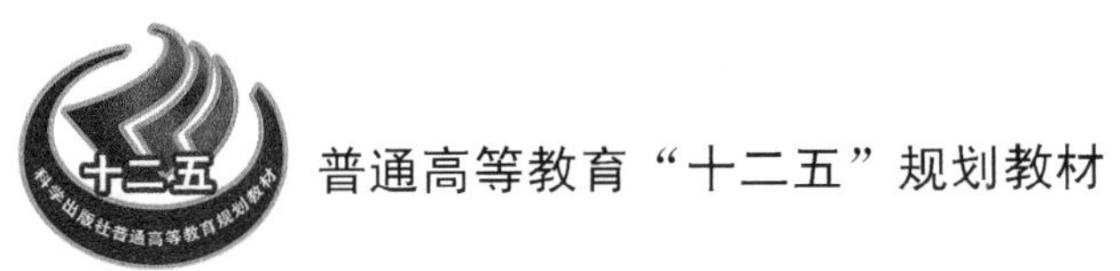


全国高等院校食品专业规划教材

# 食品毒理学

单毓娟　主编

科学出版社
北京

## 内 容 简 介

本书分上、下两篇，共16章。上篇为“理论篇”，共10章，系统阐述了食品毒理学的基本概念、基本理论以及食品(包括转基因食品)安全性毒理学评价、食品中有毒有害物质限量标准制定、危险性分析等理论体系与应用。下篇为“实验技术与应用篇”，共6章。在介绍了经典的食品毒理学实验的基础上，本书在以下三方面进行了创新性探索：① 将食品毒理学的经典理论独立编排成“案例讨论与分析”一章，力求理论与实践的完美切合；② 将“优良实验室(GLP)”的基本理论、要点及管理模式引入本书，力求从实验体系和实验操作上进一步规范食品毒理学的实践技能；③ 增加“常用实验技术”一章，重点介绍了“肝微粒体酶活性测定技术”、“单细胞凝胶电泳技术”、“DNA加合物检测技术”以及“食品中有害物质残留量检测技术”。

本书不仅可作为食品质量与安全、食品科学与工程等相关专业学生的教材，还可作为从事食品安全及其评价、食品科学、食品检验、预防医学等相关科研及工作人员的主要参考和指导用书。

**图书在版编目(CIP)数据**

食品毒理学/单毓娟主编. —北京：科学出版社，2013.7

全国高等院校食品专业规划教材

ISBN 978-7-03-037844-6

Ⅰ. ①食… Ⅱ. ①单… Ⅲ. ①食品毒理学—高等学校—教材 Ⅳ. ①R994.4

中国版本图书馆CIP数据核字(2013)第127395号

责任编辑：陈 露 / 封面设计：殷 靓

责任印制：刘 学

科学出版社 出版

北京东黄城根北街16号

邮政编码：100717

http://www.sciencep.com

南京展望文化发展有限公司排版

江苏凤凰数码印务有限公司

科学出版社发行 各地新华书店经销

*

2013年7月第 一 版 开本：889×1194 1/16

2020年1月第十六次印刷 印张：14 1/2

字数：449 000

**定价：51.00元**

# 全国高等院校食品专业规划教材

# 《食品毒理学》编委会


**主　编**　单毓娟

**副主编**　张晓宏　任　锐　李宝龙

**编　委**　（以姓氏笔画为序）

| | | | |
|---|---|---|---|
| 王舒然 | 吉林医药学院 | 王　颖 | 黑龙江八一农垦大学 |
| 包　斌 | 上海海洋大学 | 任丹丹 | 大连海洋大学 |
| 任　锐 | 哈尔滨医科大学 | 刘志宗 | 山西农业大学 |
| 刘松柏 | 浙江大学 | 李宝龙 | 黑龙江中医药大学 |
| 李　晔 | 宁波大学 | 宋　微 | 哈尔滨工业大学 |
| 迟玉森 | 青岛农业大学 | 张晓宏 | 宁波大学 |
| 单毓娟 | 哈尔滨工业大学 | 赵　芹 | 鲁东大学 |
| 段家玉 | 临沂大学 | 徐伟丽 | 哈尔滨工业大学 |
| 唐俊妮 | 西南民族大学 | 蒋东华 | 沈阳农业大学 |
| 韩晓英 | 山东师范大学 | 韩新锋 | 四川农业大学 |

# 全国高等院校食品专业规划教材
# 筹备专家组

| | | | |
|---|---|---|---|
| 王锡昌 | 上海海洋大学 | 张兰威 | 哈尔滨工业大学 |
| 刘成梅 | 南昌大学 | 陆启玉 | 河南工业大学 |
| 叶兴乾 | 浙江大学 | 赵国华 | 西南大学 |
| 李和生 | 宁波大学 | 王鸿飞 | 宁波大学 |
| 辛嘉英 | 哈尔滨商业大学 | 李　燕 | 上海海洋大学 |
| 崔　波 | 齐鲁工业大学 | 耿　越 | 山东师范大学 |
| 朱　珠 | 吉林工商学院 | 任丹丹 | 大连海洋大学 |
| 刘光明 | 集美大学 | 蒋小满 | 鲁东大学 |
| 沈　波 | 杭州师范大学 | 郑艺梅 | 闽南师范大学 |
| 白　晨 | 上海商学院 | 赵　利 | 江西科技师范大学 |
| 马汉军 | 河南科技学院 | 姚兴存 | 淮海工学院 |

（以上专家排名不分先后）

# 前言

近年来，随着我国食品工业的发展、人民生活水平及健康意识的提升，特别是中国加入WTO后，食品产业的国际化贸易日益扩大，食品安全问题引起了国内外广泛的关注。而作为研究、防控食品安全问题的关键理论和方法学——食品毒理学在食品安全性评价、食品检验、食品风险评估及食品营养等领域逐渐显示其指导性作用，目前已成为食品科学与工程、食品卫生检验、食品质量与安全、预防医学等专业的重要必修课。

本次教材编写中，在坚持"三基、五性、三特定"的基本要求前提下，还将"实践应用性"作为本次《食品毒理学》教材编写的一个指导思想。教材具有如下特点：① 本书共有16章，分上、下两篇。上篇为理论篇，重点阐述食品中存在的有毒有害物质的种类、在机体内的转运及转化过程、毒作用类型、影响因素及毒作用机制，食品添加剂以及管理毒理学在食品毒理学中应用的理论体系。下篇为实验技术与应用篇，主要以毒理学常用试验技术为核心，同时介绍了与之相关的动物实验基础、其他常用的食品毒理学试验技术以及案例分析与讨论。这样的内容编排使理论知识与实践技能有机结合。② 编写"案例讨论及分析"一章。在食品毒理学发展过程中，有很多典型的案例值得我们去推敲和分析；同时，作为一门应用学科，食品毒理学的最终目的是解决实际问题。基于以上理由，我们精心编排了"食品中有害物质限量标准制定"、"糖精的毒理学研究"、"毒物动力学模型应用举例"、"酱油中黄曲霉毒素 $B_1$ 的危险性分析"4个案例分析与讨论；以期更好的理解并掌握食品毒理学重要理论及应用价值。③ 详细阐述优良实验室规范(GLP)。本教材用了一定的篇幅阐述了GLP理论、GLP内容及主要构成、GLP实验室的资格认证程序等内容。目的是将GLP的理论逐渐渗透到从事食品毒理学工作人员的意识以及具体实验研究中，GLP已经成为将来开展食品毒理学各项试验的一个质量保证。

在本教材的编写过程中，承蒙科学出版社和哈尔滨工业大学食品科学与工程学院的鼎力支持。同时，全国17所高等院校长期从事食品毒理学、卫生毒理学、食品营养学等课程教学的一线教师花费了大量宝贵的时间和精力进行编写。在此谨向他们表示衷心的感谢！

由于我们的水平和能力有限，本书难免存在错误和不当之处。恳请使用本书的同行专家、广大师生和其他读者能将使用过程中的意见、建议反馈给我们，以不断改进。

单毓娟

2013年1月6日于哈尔滨

# 目录



## 上篇 理论篇

### 第一章 绪论



### 第二章 食品毒理学基础



### 第三章 食品中可能存在的有毒物质



### 第四章 外源化学物的生物转运

## 第五章 外源化学物的生物转化



## 第六章 外源化学物的毒作用机制



## 第七章 影响外源化学物毒作用的因素

## 第八章 外源化学物的毒作用表现

89



## 第九章 食品添加剂的毒性与安全

106



## 第十章 管理毒理学及其在食品毒理学中的应用

119



# 下篇 实验技术与应用篇

## 第十一章 食品毒理学动物实验基础

139

## 第十二章　一般毒性试验



## 第十三章　致突变毒性试验



## 第十四章　生殖发育毒性与致畸作用试验



## 第十五章　其他常用实验技术



## 第十六章　案例讨论与分析

# 上篇　理 论 篇

# 第一章
# 绪论

## 一、食品毒理学学科来源及发展

食品毒理学(food toxicology)是毒理学(toxicology)的一个分支学科,是食品卫生学的组成部分。毒理学一词由希腊文"taxikon"和"logos"组合演变而来,含义为"描述毒物的科学"。在毒理学漫长的发展历史中,其研究领域、研究对象、管理系统等方面都发生着革命性的变革,并已形成涵盖不同领域、不同角度、不同深度的毒理学交叉分支学科。根据宏观研究领域不同,毒理学被划分为描述毒理学、机制毒理学和管理毒理学。根据研究角度不同即从化学物的角度和机体的角度,毒理学被分为毒理学各论和靶器官毒理学两部分,从而派生出药物毒理学、农药毒理学、放射毒理学和靶器官毒理学;靶器官毒理学则进一步细分为血液毒理学、免疫系统毒理学、生殖与内分泌毒理学、神经系统与行为毒理学、心血管系统毒理学等。随着现代生命科学高新技术和检测手段的发展,毒理学又被细分为分子毒理学、细胞毒理学、遗传毒理学、生化毒理学、受体毒理学等。根据毒物的不同性质,毒理学主要划分为农药毒理学、金属毒理学、有机溶剂毒理学、纳米毒理学和放射毒理学等。而根据研究对象和学科领域不同,毒理学又分化为食品毒理学、药物毒理学、分析与法医毒理学、环境毒理学、职业毒理学等。

人类最早对毒理学的认识主要是一些动植物体内的天然毒素以及有毒的矿物质,如蛇毒、毒芹、乌头属植物、铅及砷等。5 000 多年前,神农尝百草时就已开始区分食物、药物及毒物。正如瑞士人 Paracelsus 所说,"所有物质都是有毒的,是否为毒物取决于剂量的高低"。早在 20 世纪 60 年代,我国食品毒理学工作者就开始从事农药残留量标准及水果保鲜工作研究。70～80 年代,举办了两届食品毒理学培训班,培养了大批食品毒理学专业人才,从而奠定了我国食品毒理学发展的基础。在此期间,我国对农药残留量进行了一系列的安全性毒理学实验,这些基础数据为制定农药标准提供了重要依据。同时,还发现污水灌溉粮食作物可导致胎鼠的胚胎毒性,该项研究结果为农业部制定农田水质灌溉标准提供了重要参考。另外,我国毒理学工作者还参与制定了一系列农药、塑料包装材料、添加剂、污染物和辐照食品等的卫生学标准,开创了危险性评价应用于食品卫生标准制定的先河。

改革开放后,我国率先在预防医学专业开设了食品毒理学基础课程。20 世纪 80 年代以来,全国各地的食品毒理学科派出了大批学者赴美国、欧洲、日本等国进修学习,极大地推动了我国食品毒理学事业的发展,并与国际水平接轨。与此同时,随着我国食品工业的快速发展,特别是 2002 年教育部批准设立"食品质量与安全专业"以后,诸多相关高等院校都将食品毒理学设置为"食品科学与工程专业"和"食品质量与安全专业"的学位课程。这些举措都在不同层面上传播了食品毒理学相关知识,培养了大批食品毒理、食品安全方面的专业人才,极大促进了我国食品毒理学科的发展和壮大。当前,食品毒理学的发展与生命科学学科的发展紧密相连,特别是生命科学领域中新理论和新技术日益渗透到食品毒理学科,拓宽和加深了食品毒理学的研究内容,促进了食品毒理学由宏观向微观、由整体向细胞乃至分子水平的发展转变,迎来了我国食品毒理学迅猛发展的新时期。

## 二、食品毒理学概念

现代毒理学被定义为研究外源因素(包括化学、物理和生物因素)对生物系统的损害作用、生物学机制、安全性评价与危险性分析的科学。据此,可将食品毒理学定义为"应用毒理学方法研究食品中可能存在或混入的外源性物质(化学、生物或物理因素)对人体健康的不良影响及其作用机制;并通过危险性分析及安全性评价,制定这些物质在食品中的安全限量标准,最终达到保护人类健康的目的”。由此可见,食品毒理学的研究对象涵盖了与食品的生产、加工、包装、贮藏和销售过程中诸多可能对健康造成危害的化学、物理及生物因素,如食品添加剂、食品(生物性、化学性和物理性)污染物、食品中的天然毒素、食品辐照、食品加工烹调中产生的致突变物或致癌物等。近年来,食品毒理学的研究对象又延伸到天然食物成分的抗突变/抗癌作用领域。针对食品毒理学的研究对象,其主要任务有:研究食品中外源性毒物的结构、分布、理化特性及进入人体的途径与代谢规律;阐明影响毒性发生及引起潜在危害的各种因素及其分子机制;阐明毒性的基本特征如急性和慢性毒性,特别是致突变、致畸、致癌和致敏等特殊毒性;研究并制定食品中有害物质的限量标准和残留量;评定食品的安全性;食品中潜在有害物质的危险性分析。简而言之,食品毒理学研究的最终目标就是阐明存在于食品中的外源性因素的毒理学安全性,制定安全限量,提出食品及食品中有毒物质的预防及管理措施,保障食品安全。

## 三、食品毒理学研究内容

食品毒理学既是一门基础性学科,又是一门方法学科,其主要的研究内容简述如下。

**1. 食品中可能存在的或混入的有毒有害物质的化学结构、理化性质、在食品内外环境中存在的形式以及降解过程及降解产物等** 近年来,因工业、农业及环境等对食品种植业、养殖业、加工及贮藏等的影响,一些新的食品污染物如环境持久性有机污染物(POPs)中的二噁英及其类似物、氯丙醇、丙烯酰胺,其结构、理化性质特别是其有毒降解产物将是食品毒理学新的研究内容。另外,营养素过量的毒性问题也被外延到食品毒理学的研究内容中。

**2. 外源性物质随食品被机体吸收后在体内的分布、代谢转化、排泄过程及毒物代谢动力学规律** 毒物动力学是应用速率论的观点,用数学模型分析和研究外源化学物在体内的吸收、分布、代谢过程及规律。上述研究资料将为毒理学研究的实验设计如剂量选择、剂量效应关系研究、毒作用机制解释以及危险性分析提供基础。近年来,随着代谢组学技术在毒理学中的广泛应用,寻找其特异性代谢标志物及生物标志物的研究逐渐成为该领域的新热点。

**3. 外源性物质对机体造成的毒性损害及中毒机制研究** 该研究内容既包括了描述毒理学,又涵盖了机制毒理学的内容。重点探讨食品中潜在有毒物质的毒性损伤特征及是否会产生特殊毒性及毒作用特点。机制研究成果为解释描述性毒性资料、评估食品中化学物的有害效应以及确定预防和拮抗毒性效应的方法等方面提供了关键性资料。由于受到生命科学如生物化学、生物物理学、遗传学和分子生物学飞速发展的影响,食品中外源性物质对机体的中毒机制研究已经深入到分子水平。外源性物质与酶、受体等的结合还可能导致生命细胞信息传递的改变,这对解释外源性物质的作用机制及化学物危害都极为重要。

**4. 安全性毒理学评价** 食品安全性毒理学评价是保障食品安全和国民健康的重要手段。我国政府也历来重视食品安全性毒理学评价的工作,在短短的近20年里,制定和修订完善了新资源食品、保健食品、食品添加剂、转基因食品的相关管理法规,出台了针对这些不同食品开展安全性毒理学评价的标准和技术规范,发展了食品安全性毒理学评价的新方法和新技术,使得我国整体食品安全性毒理学评价水平无论是检验设备、人员素质,还是检验的技术等均有显著提高,并逐渐与国际接轨,在保障食品安全和确保食品食用安全性方面发挥了重要作用。

**5. 食品中有害因素的危险性评估** 危险性评估是世界贸易组织(World Trade Organization, WTO)和国际食品法典委员会(Codex Alimentarius Commission, CAC)强调的用于制定食品安全控制措施的必要技术手段,是政府制定食品安全法规、标准和政策的主要基础,也是实施危险管理措施的主要依据。因此目前国际上对食品安全性评价均采用危险性评估原则。危险性评估包括危害识别、危害特征描述、摄入量评估和危险性特征描述,而通过毒理学安全性检测对这些有害因素进行危害认定及特征描述,确定剂量效应关系,是对食品中有害因素进行危险性评估的基础。

## 四、食品毒理学研究方法

食品毒理学的研究方法主要有实验研究和人群流行病学研究两大方面;而实验研究又可细分为整体动

物试验方法和体外试验方法。

**1. 整体动物试验方法** 动物试验是食品毒理学发展最早、应用最广的方法，是进行食品毒理学相关研究的主要手段。毒理学研究的最终目的是研究外源化学物对人体的损害作用（毒作用）及其机制，但不可能在人身上直接进行研究和观察。因此，毒理学研究主要是借助于整体动物试验方法，观察所研究的外源化学物对动物造成的各种毒性反应类型、毒作用靶器官和毒作用机制，最后再将动物试验的研究结果外推到人。

啮齿类动物如大鼠、小鼠是传统的食品毒理学常用的实验动物。通过动物试验的毒理学数据建立剂量-反应关系及生物学机制模型，观察毒作用终点，以评估化学物质对人类健康所造成的潜在风险，其中生理毒物动力学模型（physiologically-based toxicokinetics models，PBPK）和生物剂量-反应关系模型（biologically-based dose response models，BBDR）是毒理学中最经典的两个模型。此外，近年来，利用新型模式生物开展的高通量筛选方法对于快速筛检潜在毒物并研究毒物的分子机制有着十分重要的作用。模式生物（model organism）不是生物系统的一个分类单位，而是一类为理解一系列的生物学现象而被广泛使用的非人类的种属。目前将模式生物划分为传统模式生物和新型模式生物两大类。小鼠是哺乳动物中经典的传统模式生物，由于与人类基因的高同源性，已广泛应用于安全性评价、毒性试验、生物效应测定和药物效价比较、药物筛选、遗传、免疫及衰老等多个研究领域。新型模式生物主要有果蝇、斑马鱼、大型蚤、秀丽隐杆线虫、爪蟾、大肠杆菌和酵母菌等。通过对其研究所获得的数据和理论可以应用于其他生物中，特别是在一定程度上应用于比此模式生物更复杂的生物中。自 1970 年以来，尤其在人类及部分模式生物的基因组测序计划完成之后，模式生物研究得到前所未有的发展。据统计，刊登在 *Nature*、*Science* 和 *Cell* 等重要期刊上的论文中，80%以上有关生命过程和机制的研究都是通过模式生物进行的。这些新型模式生物具有许多特点和优势，如易于培养，繁殖速度较快，后代数量众多，可以获得丰富的突变型；相对于较高等生物，新型模式生物形态结构比较简单，从而减少了特有生命现象的干扰，更有利于研究生命体的基础代谢机制。

**2. 体外试验方法** 尽管体外试验尚不能代替整体动物试验，但在化学物的毒性筛选以及作用机制的研究方面具有很大的优越性和发展前途。目前，食品毒理学常用的体外实验方法主要有微生物试验和哺乳动物体外试验。

（1）微生物试验：毒理学中典型的微生物学试验主要是鼠伤寒沙门氏菌营养缺陷型回复突变试验（*Salmonella typhimurium*/reverse mutation assay），又称 Ames 试验。该方法的遗传学终点是基因突变，用于检测受试物能否引起基因组碱基置换或移码突变，具有敏感、简便、检出率高的特点，已成为毒理学致突变遗传学终点初筛检测的标准方法，并被各国列为食品安全性毒理学评价的试验内容之一。由于微生物与哺乳动物在种属上差异较大，因此，Ames 试验结果与哺乳动物体内的实际情况会有一定差异。

（2）哺乳动物体外试验：分以下三个水平。

1）器官水平：包括器官灌流和组织培养两种方法。器官灌流技术是将一定的灌流液通过血管流经某一器官，观察脏器在保持活的状态下对受试物的反应，包括脏器出现的形态和功能变化以及化学物质在脏器中的代谢情况。该方法的优点是基本保持器官完整性，常用的灌流器官有肝脏、肾脏、肺脏和脑。

2）细胞水平：细胞培养是在多学科研究中被广泛采用的技术。所用的细胞既可以是已建系的并可无限传代的细胞株，也可以是从器官组织中分离并培养的原代细胞株（一般只能在 3 代以内）。细胞培养方法可用于外源性化学物毒性和致癌性研究及筛选，由于细胞培养的可操作性、重复性、周期短等优势，以及近年来分子生物学相关技术在细胞培养体系中的成熟应用，细胞培养方法已经成为深入研究毒作用机制、代谢机制的关键手段。

3）亚细胞水平：即细胞器水平检测。毒理学中经常制备的细胞器有微粒体、线粒体。微粒体是指组织匀浆液经超速离心后获得的内质网碎片形成的小泡。微粒体富含细胞色素 P－450 酶系（由多种同工酶组成）、细胞色素 b5 等，这些酶类（通常被统称为混合功能氧化酶）为氧化反应的多样性和广泛性提供了基础。目前，亚细胞水平检测技术在中毒机制、毒性的亚细胞定位以及化学物代谢中有广泛的应用。

**3. 人群流行病学研究** 由于种属以及体外实验环境条件与人体的差异，整体动物试验和体外实验研究的结果都无法准确反映人体的真实情况。食品毒理学的最终目的是服务于人类，所以必须尽可能地对接触人群进行实地调研。人群流行病学研究就是采取一定安全的方式，对人体直接进行观察。原则上，人类应该避免摄入含有毒或可能有毒的物质，更不能有意识地对人体进行有毒物质的试验。但有时由于缺乏认识或偶然发生的意外事故，某些人群可能摄入有毒物质或含有有毒物质的食物。对这些人群采用流行病学调查方法，了解一般健康状况、发病率、可能有关联的特殊病症或其他异常现象，对接触者进行横向（断面）或纵向观察；将整体动物试验或体外实验得到的结果与人群研究结果相互印证，才能获得较正确的结论。可见，人群流行病学研究资料对于明确一些潜在毒性物质是否对人体造成损伤是必不可少的。例如，人造甜味剂糖精可致大鼠膀胱癌，而人群研究发现正常饮食中的糖精摄取量并不引起人类膀胱癌，即使在大量饮食后，人的膀胱中也不可能达到如此高的糖精浓度。此外，在保证人体安全并充分了解毒物的毒作用性质、特点的前提下，还可进行人体自愿者试验，例如，在了解潜在毒性物质的代谢规律时，会使用同位素标记人体自愿者试验；此外，人体自愿者试验还用于对某些食品中污染物感官性状的分析，如味觉、嗅觉刺激作用，以便确定对人的阈剂量或阈浓度。

近年来，一些新技术如基因重组技术、PCR 技术、基因组学技术、DNA 测序技术、突变检测技术、代谢组学技术、磁共振技术、荧光原位杂交技术等逐步应用于食品毒理学的研究领域，但是这些技术的普及性不高，尚没有被权威机构颁布的相关标准所采纳。相信这些新技术和新方法在食品毒理学领域的成熟应用以及在全国各毒理学检测机构的广泛普及，将使我国食品毒理学检测能更好地为人群健康服务，并能被早日列入我国政府发布的权威检测方法中。

## 五、食品毒理学在食品安全及风险评估中的作用

2009 年 6 月 1 日，我国开始施行《中华人民共和国食品安全法》，明确了以食品安全风险监测和评估为基础的科学管理制度，确定将食品安全风险评估结果作为制定、修订食品安全标准和对食品安全实施监督管理的科学依据。2011 年，我国正式建立国家食品安全风险评估中心。风险评估的技术方法和体系已经在农产品、水产品等领域进行了广泛的应用并取得一定成效。《食品中农药最大残留限量标准》、《食品中污染物限量》均较大程度地引用了 CAC 标准的风险评估数据。我国农业部成立的农业转基因生物安全评价专家委员会，可针对转基因动植物和微生物进行风险评估和安全评价。风险评估是 WTO 和 CAC 强调用于制定食品安全控制措施的必要技术手段，是政府制定食品安全法规、标准和政策的主要基础，也是实施危险管理措施的主要依据，目前国际上对食品的安全性评价均采用风险评估原则。在国际上，风险评估已经成为构建国家级食品安全管理体系时考虑的重要因素。多个国家的实践证实，风险评估是以科学为基础，合理有效地解决食品安全问题的强有力手段。

食品毒理学是食品安全及风险评估的关键技术手段和技术支撑。风险评估是风险分析的核心环节，包括危害识别、危害特征描述、暴露评估和危险性特征描述 4 个环节。风险评估的最终目的是为制定食品安全标准奠定科学依据。通过流行病学调查、动物试验、志愿者试验、数学模型等手段，对这些有害因素进行危害认定及特征描述，确定剂量-效应关系，推测危害剂量与人体不良反应之间的作用关系，这些资料将是对有害因素进行风险评估的基础。因此，食品毒理学检验是风险评估的第一步，是对食品安全实施风险评估和安全性评价的基础。目前，我国食品风险评估的应用主要集中于农产品中的农药残留和霉菌毒素污染、饮用水中的重金属、保健食品的安全性评价及功能性评价、转基因动植物和微生物风险评估和安全评价、食品添加剂毒性效应和新资源食品安全性的评估。

## 六、食品毒理学展望

可以预见，随着我国食品工业的发展、生命科学各相关领域的发展，食品毒理学将会更加深入地探索毒物结构与毒性、混合毒物联合作用、模式生物研究结果的外推等问题，并取得更大成果。

**1. 确定食物中潜在毒性物质的结构与毒性关系** 应用定量的构-效关系建立食物中潜在毒性物质的预测系统是今后一个阶段食品毒理学的重要任务。食品中具有潜在毒性的物质可能是食品本身存在的，或者是在食品生产加工及贮存中产生的，亦或是外源性的化学物污染所致。研究化学物的构-效关系，建立食品中潜在毒性物质的毒性预测系统，对快速确定其毒性具有重要意义。

**2. 混合化学物的联合作用及食品安全性毒理学评价** 随着科学技术的进步和人们需求的增加，具有一定保健功能、绿色天然的食品形式如保健食品、新资源食品、新型食品（如转基因食品），越来越受到关注和青睐。特别是我国传统医学的中草药材，其强大的保健功能逐渐被认识和挖掘，其中相当部分的中草药都是由多种复杂的化学成分或功能成分组成。另外，混合膳食中我们经常会同时摄入多种具有潜在毒性的化学物质，如何评价食品中多种化学物的毒性作用及特点、联合作用及方式，特别是如何对保健食品、新型食品、新资源食品进行恰当的食品安全性毒理学评价，仍将是食品毒理学的重要工作内容。

**3. 整体动物试验（乃至模式生物）研究结果的外推到人** 人体试验资料对于毒理学的最终评价是最重要的，但是伦理道德的限制使人体资料十分不易获得，生物学标志物在人体试验中的研究与应用已成为当前研究的前沿方向。此外，食品毒理学在体外试验方法特别是模式生物研究中的发展迅速，虽然它不能代替体内试验，但对化学物的毒性筛选具有很大的优越性。在食品毒理学的研究中，如何提高检测的敏感性、如何将从模式生物所获得的实验资料用于人等问题将是食品毒理学今后开展的重要课题。毋庸置疑，转基因技术为解决这些问题提供了崭新的手段。在代谢途径上，通过基因转移能人为控制某一化学物的代谢；在整体水平上，可以人为控制某一基因的表达水平，从而阐明该基因在化学物致毒过程中的作用。

**4. 新技术在食品毒理学上的应用和普及** 这是今后食品毒理学的发展方向。随着我国经济特别是食品工业的迅猛发展，食品新原料、新的食品污染物大量涌现，出现了氯丙醇、丙烯酰胺、环境持久性有机污染物（如二噁英等）、兽药（包括激素）残留、霉菌毒素污染等新的毒理学问题；新食品加工技术的应用，不可避免地产生一些新的污染物，从而亟需研发一些灵敏度更高、检测速度更快的新检测仪器和检测方法。虽然我国食品毒理学研究已与国际接轨，进入到分子水平，但是，近年来新涌现出来的生物技术在食品毒理学研究中的普及率并不高。在目前使用的《食品安全性毒理学评价程序和方法》中，依然沿用了多年来传统的毒理学研究方法。同时，上述新技术在我国大多数食品毒理检测机构中并未广泛实施。这些弊端无疑限制了我国食品毒理学的发展及解决实际问题的能力。

（单毓娟）

## 思考题

1. 简述食品毒理学的概念及学科来源。
2. 简述食品毒理学的研究内容及方法。
3. 试述食品毒理学的地位及作用。

# 第二章

# 食品毒理学基础

## 第一节　毒物、毒性及毒性作用

### 一、毒物

在一定条件下，以较小剂量进入机体就能干扰正常的生化过程或生理功能，引起暂时或永久性的病理改变，甚至危及生命的化学物质称为毒物（toxicant）。实际上，几乎所有的化学物质都有损伤机体的可能。例如，食盐是人类不可缺少的调味品，但一次摄入 60 g 左右会导致体内电解质紊乱，超过 200 g 即可因电解质严重紊乱而死亡，另外长期高盐饮食也会增大血管的脆性，诱发心脑血管疾病。可见，毒物与非毒物之间并没有严格的界限，使二者发生转变的重要条件是剂量。通常认为，按人们日常接触方式，以较小剂量即可引起机体产生损害作用的化学物质称作毒物。

人类最早接触的毒物主要是动植物中的一些天然毒素以及有毒的矿物质，如蛇毒、毒芹、乌头属植物、铅和砷等。自 19 世纪工业革命以来，化学合成物大量面世。特别是 20 世纪 40 年代以来，随着科学技术的迅猛发展，越来越多的化学合成品进入人类的生产和生活领域。目前，全世界登记的化学物质已达 1 000 多万种，人们经常使用和接触的有 7 万～8 万种。此外，每年还有 1 000 多种新产品投入市场，人们接触的化学物质无论是种类还是数量都在不断增加。目前毒物分类有多种方法，如按化学物结构、理化性质、毒性级别、毒作用性质和部位、毒作用机制等进行划分。较常用的是按照化学物的用途和分布范围进行分类：① 工业毒物，如生产原料、辅料、中间体、副产品、杂质、成品、废弃物等；② 环境污染物，如生产中排放的废气、废液和废渣，汽车尾气中的各种化学物质等；③ 食品中的有毒成分，如天然毒素、食品变质后产生的毒素以及食品中不规范使用的添加剂等；④ 农用化学品，如农药、化肥等；⑤ 医用化学品，如各种剂型的人用药物、医用消毒剂、血管造影剂以及兽药等；⑥ 日用品，如嗜好品（如卷烟）、化妆品、洗涤用品、家庭卫生防虫杀虫用品等；⑦ 生物毒素，如动植物毒素、细菌毒素、真菌毒素等；⑧ 军事毒物，如芥子气、沙林、索曼、塔崩等化学武器毒剂；⑨ 放射性核素。

与食品相关的毒物按其来源可大致分为 5 类：第 1 类是食品原料自身含有或因有害微生物或环境污染产生的，如大豆中的蛋白酶抑制剂、马铃薯发芽产生的龙葵素、河豚毒素、发霉花生和玉米中的黄曲霉毒素、工业污染物（如铅、汞、砷、镉）等；第 2 类是食品动植物原料生产过程中人类使用的化学物质，如农药、兽药等；第 3 类是食品加工过程中人类使用的一些化学物质，如食品包装材料和食品添加剂等，此类物质使用不当会危害人类健康；第 4 类是食品加工过程中产生的有毒化学物质，如酱油酿造时产生的氯丙醇，食品在高温、油炸烹调过程中形成的多环芳烃、丙烯酰胺等；第 5 类是食品在体内代谢过程中产生的有害中间产物或终产物，如亚硝酸盐和仲胺类物质在胃内酸性环境中可反应生成致癌物亚硝胺。前 4 类物质均来自外部环境，将其统称为外源化学物，它们是食品毒理学研究的主要对象；第 5 类物质属于内源化学物，目前毒理学也加强了对内源性毒物的研究，如含氧自由基、含氮自由基、同型半胱氨酸等。

### 二、毒性、危险性与安全性

**1. 毒性（toxicity）**　毒性是指外源化学物与机体接触或进入体内的易感部位后，能引起损害作用的能力。相同剂量下，对机体损害能力越大的外源化学物，其毒性越高；而对于同一损害指标，需要剂量越小的外源化学物，其毒性越大。剂量是衡量毒物毒性大小的重要指标。毒性是化学物一种内在的、固有的生物学性质，取决于物质的化学结构，而暴露条件如暴露途径、暴露期限、暴露速率和频率，则可影响到化学毒物在特定条件下引起机体健康损害作用的表现，即毒效应。

(1) 暴露途径：多数情况下，外源化学物需要进入血液并随血流到达作用部位才能发挥其毒性作用，而同一种化学物质经由不同途径(经口、经皮、经呼吸道等)与机体接触时，其吸收系数(即入血量与暴露量之比)是不同的。例如，经静脉染毒时，化学物质直接入血，吸收系数为1，即完全被吸收，通常表现出的损害作用也最大；经其他途径染毒时，一般吸收系数都小于1，表现出的损害作用也相对较小。经口染毒时，化学物质在胃肠道吸收后经由门静脉系统到达肝脏被代谢(称为首过效应)，代谢产物的毒性直接影响外源化学物对机体的损害能力。

(2) 暴露期限和暴露频率：在毒理学研究中，动物实验通常按染毒期限分为4类：急性毒性试验、短期重复剂量毒性试验、亚慢性毒性试验和慢性毒性试验。急性毒性试验是指1次或24 h内多次对实验动物高剂量染毒；短期重复剂量毒性试验是指1个月或短于1个月的重复染毒；亚慢性毒性试验是指1～3个月的重复染毒；慢性毒性试验则为较长时间(至少3个月以上)内对动物反复多次低剂量染毒。许多外源化学物的急性染毒与较长时间低剂量染毒的毒性表现不同，一般前者迅速而剧烈，后者则相对平缓。除了强度差别外，有时还有性质差别。例如，有机溶剂苯的急性中毒表现是中枢神经系统抑制，而长期低剂量暴露则导致再生障碍性贫血和白血病。

与时间相关的另一影响因素是暴露频率。对于具体的外源化学物而言，暴露的时间间隔短于其生物半减期($t_{1/2}$)时，进入机体的量大于排除的量，则容易累积至一个高浓度水平而引起中毒；反之，长于$t_{1/2}$时，就不易引起中毒。但高剂量暴露时除外。

**2. 选择毒性(selective toxicity)** 选择毒性是指一种外源化学物只对某种生物产生损害作用，而对其他种类生物无害；或只对机体内某一组织器官产生毒性，而对其他组织器官无毒性作用。受到损害作用的生物或组织器官称为靶生物或靶器官，未受损害的即为非靶生物或非靶器官。

外源化学物对机体存在选择毒性的原因可能有以下几个方面。

(1) 物种和细胞学的差异：植物在许多方面不同于动物，它们没有神经系统和有效的循环系统及肌肉系统，但具有细胞壁和光合作用系统。大多数细菌具有细胞壁，人体细胞则没有细胞壁，利用这种细胞学的差异研制出具有选择毒性的β-内酰胺类抗菌药物，可以杀死致病菌而对人体无害。

(2) 不同生物或组织器官对外源化学物生物转化过程的差异：细菌不能直接吸收叶酸，而是利用对氨基苯甲酸、谷氨酸和喋啶来合成叶酸。与其相反，哺乳动物体内不能合成叶酸，只能从食物中直接摄取。据此发明了磺胺类药物，它们在电荷数和分子结构方面与对氨基苯甲酸相似，可以拮抗其参与叶酸的合成，故对细菌有选择毒性，而对人体无害。

(3) 不同组织器官对化学物质的亲和力不同：一氧化碳(CO)与血红蛋白中的$Fe^{2+}$具有高度亲和力，可浓集于红细胞中阻断氧的摄取，引起机体缺氧。除草剂百草枯主要蓄积在肺内，导致肺组织损伤，继而纤维化，丧失通气功能。

(4) 不同组织器官对化学物质所致损伤的修复能力不同：致癌物*N*-甲基-*N*-亚硝基脲主要诱发大鼠脑肿瘤，在肝脏中从未发现。这是因为肝脏能有效地将RNA和DNA分子中形成的$O^6$-烷基-鸟嘌呤进行酶解，而脑组织却不存在这种酶解作用。又如，脑组织再生能力较差，一旦发生实质性损害就很难恢复；而肝肾组织的再生能力很强，即使造成实质性损害，只要脱离与毒物接触，就有可能修复，恢复正常形态和功能。

选择毒性反映了生物现象的多样性和复杂性，给毒理学动物试验结果外推至人群时造成困难。但也正是由于选择毒性的存在，人类才得以发明各种特异性药物用于临床医疗、农业和畜牧业等领域，并从中获益。

**3. 危险性(risk)** 危险性又称危险度，指在特定条件下，因暴露某种水平的化学毒物而造成机体损伤、引起疾病甚至导致死亡的预期概率。需要指出的是，化学毒物的毒性大小与其引起中毒的危险性大小并非同一概念，应注意二者的区别。有些物质的毒性极大，如肉毒杆菌毒素，极少量即可致死，但实际上人们接触它的机会较少，故罕见中毒。而乙醇的毒性虽然很小，却经常有中毒病例的发生，危险性反而较大。因此，对外源化学物的危险性进行评价，应根据外源化学物对机体可能存在的损害作用、损害作用的类型和特点、机体与其接触的可能性、暴露的剂量、暴露途径和暴露的持续时间等进行综合评价。

**4. 安全性(safety)与危险性** 安全性与危险性都属于统计学概念。安全性是指化学毒物在特定条件下不引起机体出现损害效应的概率。实际上，二者是从不同角度来研究同一问题，即化学毒物与机体接触的结果。从理论上讲，安全性描述的是无危险度或危险度低至可以忽略的程度。但人类在日常生活与生产过程中从事每一项活动都会伴随一定的危险度，并不存在绝对安全或危险度为零的情况，故安全性只能是相对的。因此，提出了可接受危险度(acceptable risk)的概念，是指公众和社会在精神、心理等各方面均能承受的危险度。例如，美国把 $10^{-6}$ 的肿瘤发生率和 $10^{-3}$ 的畸胎发生率分别作为致癌物和致畸物作用的可接受危险度。

## 三、毒性作用及其类型

毒性作用(toxic effect)又称毒性效应，指外源化学物对机体所产生的不良或有害的生物学改变。毒性作用根据其特点、发生的时间和部位，可分为以下类型。

**1. 速发毒作用与迟发毒作用** 速发毒作用(immediate toxic effect)指某些外源化学物在机体暴露后的短时间内引起的毒性作用，如CO、KCN等物质引起的毒作用。迟发毒作用(delayed toxic effect)指机体一次或多次暴露某种外源化学物后，经一定时间间隔才出现的毒性作用，如马拉硫磷、敌百虫、三硫磷、乐果、甲基对硫磷等有机磷农药有迟发性神经毒作用，即在急性中毒症状恢复后十几天又可出现神经毒症状。

**2. 局部毒作用与全身毒作用** 局部毒作用(local toxic effect)指某些外源化学物在机体暴露部位直接造成的损害作用，如接触强酸或强碱引起的皮肤灼伤。全身毒作用(systemic toxic effect)指外源化学物被机体吸收并分布至体内多个组织器官所引起的损害作用。大多数化学物质可引起全身毒作用，例如，铅中毒可引起血液、神经、消化、生殖等多系统病变。

**3. 可逆毒作用与不可逆毒作用** 可逆毒作用(reversible toxic effect)指停止接触外源化学物后可逐渐消失的毒性作用。一般情况，机体接触毒物的浓度越低、时间越短、损伤越轻，脱离接触后毒性损伤也越容易恢复。不可逆毒作用(irreversible toxic effect)指停止接触外源化学物后其毒性作用继续存在，甚至对机体的损害作用可进一步加深。例如，长期、过量饮酒引起的肝硬化就是不可逆的。

**4. 超敏反应** 超敏反应(hypersensitivity)是机体对外源化学物产生的一种病理性免疫反应。引起超敏反应的外源化学物称为致敏原，致敏原可以是完全抗原，也可以是半抗原。外源化学物可作为半抗原，进入机体后与内源性蛋白质结合形成完全抗原，并进一步激发免疫系统，称为致敏；当机体再次暴露于该化学物质或结构类似物质时，即可引发超敏反应，产生过敏反应症状。超敏反应可分为Ⅰ～Ⅳ型，Ⅰ型超敏反应也称为变态反应(allergic reaction)。变态反应难以观察到典型的“S”形剂量-反应关系曲线。但对特定的个体来说，变态反应可与剂量有关，例如一个经花粉致敏的个体，其过敏反应强度与空气中花粉的浓度有关。

**5. 高敏感性与高耐受性** 少数个体对某种外源化学物具有高反应性，即机体一次接触小剂量的该化学物即可产生显著的、远远高于正常人的毒性损伤，称为高敏感性，这部分人群称为易感人群。而少数个体对某种外源化学物特别不敏感，能够耐受远远高于大多数个体所能耐受的剂量，称为高耐受性。

高敏感性与超敏反应虽然均为少数个体对某些外源化学物的高反应性，但二者并不相同。高敏感个体只要一次接触小剂量特定外源化学物即可产生毒性作用，而不需要预先接触，且其化学反应本质不属于抗原抗体反应。

**6. 特异体质反应** 特异体质反应(idiosyncratic reaction, IR)指由于遗传因素导致的个体对某些外源化学物表现出的异常反应性。例如，对亚硝酸盐等能引起高铁血红蛋白症的外源化学物异常敏感的个体，原因是其体内缺乏NADH-细胞色素 $b_5$ 还原酶活力，该酶基因中的第127位密码子发生突变，使丝氨酸被脯氨酸取代而丧失酶活性，无法将高铁血红蛋白还原。IR一般较为罕见，发生率为 $10^{-6}$～$10^{-5}$。

## 四、损害作用与非损害作用

外源化学物在生物体内可引起一定的生物学效应，其中包括损害作用和非损害作用。损害作用是外源化学物毒性的具体表现，研究损害作用并阐明其作用机制是毒理学的主要任务之一。但在许多情况下，区别损害作用和非损害作用比较困难，尤其在临床症状出现之前更是如此。

损害作用(adverse effect)引起的机体生物学改变一般是持久的，可逆或不可逆。其特点有：① 机体的形态、生长发育过程受到严重影响，寿命亦将缩短；② 机体的进食量、体力劳动负荷能力等功能容量或对额外应激状态的代偿能力降低；③ 机体维持稳态能力下降；④ 机体对其他某些环境因素不利影响的易感性增高。

与损害作用不同，非损害作用(non-adverse effect)所致机体发生的一切生物学变化都是暂时和可逆的，应在机体代偿能力范围之内，不造成机体形态、生长发育过程及寿命的改变，不降低机体维持稳态的能力和对额外应激状态的代偿能力，不导致机体功能容量的各项指标发生异常改变，也不引起机体对其他环境有害因素的易感性增高。

由于现有水平的限制，人们对于损害作用的认识尚不完全，现在认为是非损害作用的生物学改变将来可能会被判定为损害作用。随着科学研究的不断深入，检测技术和手段的进步，有关化学物质毒作用机制将获得更深层次的阐明，损害作用的指标和概念将不断得以更新。

## 五、毒效应谱

外源化学物与机体接触后引起的毒效应包括肝、肾、肺等实质器官损伤，内分泌系统紊乱，免疫抑制，神经行为改变，出现畸胎，形成肿瘤等多种形式；效应的强度从微小的生理生化正常值的异常改变到明显的临床中毒表现，直至死亡。毒效应的这些性质和强度的变化构成了外源化学物的毒效应谱(spectrum of toxic effects)。

在毒理学研究中，人们使用不同的毒作用终点来检测外源化学物引起的各种毒效应。这些反映毒作用终点的观察指标大致可以分为两类。一类是特异指标，如有机磷农药抑制血液中胆碱酯酶活性，致使神经递质乙酰胆碱不能及时被水解而堆积于神经突触处，引起瞳孔缩小、肌肉颤动、大汗、肺水肿等中毒表现，这类指标的出现与特定化学物质之间有着明确的因果关系，常有助于中毒原因的判断和中毒机制的阐明；不足之处是这样的指标在完成系统的毒理学研究之前常难以确定，而且由于指标多种多样，无法对不同外源化学物毒性的大小进行比较。另一类指标是死亡指标，该指标简单、客观、易于观察，虽然比较粗糙，不能反映毒作用的本质，但可作为衡量不同作用部位和作用机制的外源化学物毒性大小的标准。特别是在急性毒性评价中，死亡是评价化学物毒性大小的主要指标。

## 六、靶器官

外源化学物进入机体后，对体内各器官的损害作用并不等同，往往具有选择性，其中可以直接发挥毒作用的组织器官称为该物质的靶器官(target organ)。如脑是甲基汞的靶器官，眼睛是甲醇的靶器官。毒作用的强弱主要取决于该物质在靶器官中的浓度，但靶器官不一定是该物质在体内浓度最高的部位。例如，有机氯农药DDT在脂肪中的浓度最高，但并不对脂肪组织产生损害作用，而主要损害神经系统和肝、肾等实质脏器。在全身毒作用中常见的靶器官有神经系统、造血系统、肝、肾和肺等。机体与外源化学物接触后引起毒性效应的器官称为效应器官。效应器官与靶器官可以相同，也可以不同。例如，马钱子碱中毒可引起抽搐和惊厥，靶器官是中枢神经系统，而效应器官是肌肉。

某个组织器官成为毒物的靶器官是多种因素作用的结果。机体对于化学毒物的处置过程、化学物质本身的结构与理化性质、组织器官的结构和生理功能、代谢酶的活性、外源化学物或其代谢产物与生物大分子核酸、蛋白质间相互作用的能力等都可以明显影响外源化学物对于特定组织器官的毒作用。

## 七、生物学标志

为了更好地保护人群健康，要求对外源化学物的损害作用进行早期预防、早期诊断和早期治疗，因此，毒理学近年来发展了生物学标志的概念。

生物学标志(biomarker)又称生物学标记或生物标志物，是指外源化学物通过生物学屏障进入组织或体液及其代谢产物后，对该外源化学物或其生物学后果的测定指标。生物学标志根据测定指标和用途的不同，可分为暴露生物学标志、效应生物学标志和易感性生物学标志。

暴露生物学标志(biomarker of exposure)是测定组织、体液或排泄物中存在的外源化学物及其代谢物或与内源性物质的反应产物的含量,作为吸收剂量或靶剂量的指标,可提供暴露于有关外源化学物的信息。

暴露生物学标志分为内剂量标志和生物效应剂量标志。内剂量标志可以反映机体中特定外源化学物及其代谢物的含量,即内剂量或靶剂量。如检测人体的某些生物材料血液、尿液或粪便的成分可以准确判断机体对特定化学物的暴露水平。生物效应剂量标志可以反映外源化学物或其代谢物与某些组织细胞或生物大分子相互作用形成的产物含量。如苯并[a]芘可与DNA结合形成加合物,环氧乙烷可与血红蛋白形成加合物,这些加合物的形成往往预示着毒效应的起始,而加合物的数量则决定了毒效应的强度。故生物效应剂量标志的使用有助于准确建立剂量-反应关系。

效应生物学标志(biomarker of effect)指机体中可以测出的生理、生化、行为等方面的异常变化或病理组织学方面的改变,可反映与不同靶剂量的外源化学物或其代谢产物有关联并对健康有害效应的信息。

效应生物学标志包括早期效应生物学标志、结构和(或)功能改变效应生物学标志以及疾病效应生物学标志。早期效应生物学标志主要反映外源化学物与组织细胞作用后,在分子水平产生的改变,如DNA损伤、原癌基因活化与抑癌基因失活、代谢酶活性异常等。结构和(或)功能改变效应生物学标志反映的是化学物质造成的组织器官功能失调或形态学改变,如血清谷丙转氨酶活力增高表示有肝脏损伤。疾病效应生物学标志则与化学物质导致机体出现的亚临床或临床症状密切相关,常用于疾病的筛选与诊断,如心肌梗死患者表现为血清谷草转氨酶活性增高。

易感性生物学标志(biomarker of susceptibility)是反映机体对外源化学物毒作用敏感程度的指标。个体易感性差异的产生是多种因素综合作用的结果,其中遗传因素起十分重要的作用。易感性生物学标志主要用于易感人群的筛检与监测,保护高危人群。

通过动物体内试验和体外试验研究生物学标志并推广到人体和人群的研究,生物学标志可能成为评价外源化学物对人体健康状况影响的有力工具。暴露生物学标志用于确定个体的暴露水平;效应生物学标志可为人体暴露与环境引起的疾病提供联系,可用于确定剂量-反应关系,有助于将高剂量暴露下获得的动物试验资料外推人群低剂量暴露的危险度;易感生物学标志可鉴定易感个体和易感人群,在危险度评价和危险度管理中应予以充分考虑。

## 第二节 剂量和剂量-反应关系

### 一、剂量

剂量(dose)可有多种表示方式,既可以指机体暴露化学物质的量或在试验中给予机体受试物的量(外剂量),也可指化学物质被吸收入血的量(内剂量)或到达靶器官并与其相互作用的量(靶剂量或生物有效剂量)。虽然靶剂量直接决定了化学物质所致机体损伤的性质与强度,但测定此剂量比较复杂。通常情况下,暴露或摄入的剂量越大,靶器官内的剂量也越大。故毒理学中的剂量通常是指机体暴露化学物质的量或试验中给予机体化学物质的量,常以单位体重暴露的外源化学物的量(mg/kg体重,即mg/kg・bw)或环境中的浓度($mg/m^3$空气或mg/L水)表示。当一种化学物质经由不同途径与机体接触时,其吸收系数与吸收速率各不相同,毒效应亦有差别。因此,在提及剂量时必须说明暴露途径。

### 二、效应和反应

在毒理学研究中,效应(effect)指暴露于一定剂量外源化学物后在个体、器官或组织中发生的有害生物学改变。效应一般可分为两种类型。一类为量性效应,即观察结果具有强度的差别,可以被定量测定,所得数据具有连续性,属于计量资料。如有机磷农药抑制血中胆碱酯酶活性,其程度可用酶活性单位的测定值表示。又如氯霉素能抑制机体的造血机能,使红细胞含量下降,可以用血细胞沉积来表示该效应。另一类为质性效应,即其观察结果无强度差别,不能以具体的、连续性数值表示,只有两种可能性,即发生与不发生。常以“阴性或阳性”、“有或无”来表示，如死亡或存活、患病或未患病等效应，属于计数资料。但在一定条件下，量性效应可转换为质性效应。如把血液中转氨酶的活性单位大于或等于80时确定为肝损伤的指标，低于此值则为肝功能正常，以该值为界，即可将量性效应转换为质性效应。

反应(response)指暴露于某一外源化学物后出现某种质效应个体在群体中所占的比率。一般以百分率或比值表示，如死亡率、肿瘤发生率、致畸率等。在毒理学研究中，评价外源化学物的毒性作用通常采用一定数量的实验动物样本，因为个体暴露所产生的生物学效应难以准确评价群体接触的危险性。

## 三、剂量-效应关系和剂量-反应关系

剂量-效应关系(dose-effect relationship)表示外源化学物的剂量与个体中发生的量效应强度之间的关系。如空气中的CO浓度增加，导致红细胞中碳氧血红蛋白含量随之升高。

剂量-反应关系(dose-response relationship)表示外源化学物的剂量与群体中出现某种质效应个体所占比例之间的关系。例如，在急性毒性试验中，经口给予小鼠有机磷农药，随着农药剂量的增加，各试验组小鼠死亡率相应增高。

与量效应和质效应一样，在一定条件下，剂量-效应关系可转换为剂量-反应关系。例如，研究工人接触铅的剂量与尿中δ-氨基乙酰丙酸(δ-ALA)含量变化之间的关系是典型的剂量-效应关系。但如果把尿中δ-ALA的含量为20 mg/L定为危险值，凡测定值超过20 mg/L为铅中毒的诊断指标，低于该比值为正常，则所得到的在人群中铅中毒的发生率就是剂量-反应关系。

确定各种外源化学物的不良作用及其在食品中的安全限量是食品毒理学研究的重要任务。外源化学物与某种毒性效应存在明确的剂量-效应关系或剂量-反应关系是确定其毒性的重要依据，而对外源化学物的安全性评价和各种安全限量的制定也主要建立在剂量-效应关系或剂量-反应关系之上。因此，剂量-效应关系和剂量-反应关系是毒理学研究的一个核心内容。

## 四、剂量-效应曲线和剂量-反应曲线

剂量-效应关系和剂量-反应关系可用曲线表示，即以表示效应强度的计量单位或表示反应的百分率或比值为纵坐标、以剂量为横坐标，绘制散点图所得到的曲线。由于不同外源化学物作用于机体引起的效应或反应类型往往不同，故可表现为不同的曲线形式。常见的剂量-效应曲线和剂量-反应曲线有以下四种形式。

**1. 直线** 直线形曲线即表示随着剂量的增加，效应强度随之增强或反应率随之升高，二者成正比关系。在动物体及人体内，此种类型关系极少出现。仅在某些体外试验中，一定剂量范围内存在。如采用缺陷型细菌或细胞试验系统进行致突变试验时，在较低剂量下即曲线的起始部分可观察到线性的剂量-反应关系。

**2. 抛物线** 营养品和一些生命所需的微量元素和维生素的剂量-效应或剂量-反应关系曲线呈抛物线形，即随着剂量的增加，最初的损害效应会逐渐降低，然后剂量的增加在一定范围内对机体是有益的；剂量再进一步增加时，则会引起机体中毒，甚至死亡，即剂量过大或过小对机体健康均不利(图2-1)。如微量元素硒，人体的每日安全摄入量为50～200 μg，若低于50 μg则会导致心肌炎、克山病等疾病，并诱发免疫功能低下和老年性白内障的发生；若摄入量在200～1 000 μg之间则会引起中毒，每日摄入量超过1 mg则可导致死亡。

**3. “全或无”型** 在某些毒性试验中可见到“全或无”型剂量-反应关系现象。这种现象仅在一个狭窄的剂量范围内才能观察到，为坡度极陡的线性剂量-反应关系。例如，致畸试验中，在低剂量时，只有极个别的动物易感，因此致畸率的增长并不明显，当剂量增加到一定程度时，致畸率迅速增高，随后剂量稍有增加，即可引起胎儿或母体的死亡，因此在高剂量范围内致畸率增高的曲线就无法被观察和描述。

**4. S形曲线** S形曲线是剂量-反应关系曲线的基本形式，分为对称S形曲线和非对称S形曲线。

(1) 对称S形曲线：当群体中全部个体对某一外源化学物的敏感性差异呈正态分布时，剂量与反应率之间的关系表现为对称S形曲线。对称S形曲线往往见于试验组数和每组动物数均足够多时，在毒理学实际研究中仍属少见。

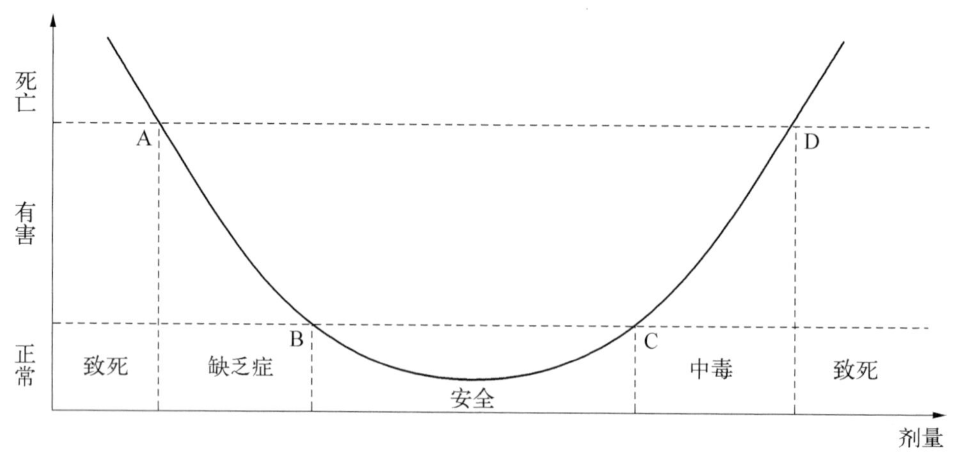


图 2-1 抛物线形剂量-反应关系曲线

A. 致死的最低剂量 B. 适合健康的最低剂量 C. 适合健康的最高剂量 D. 不致死的最高剂量

(引自沈建忠,2002)

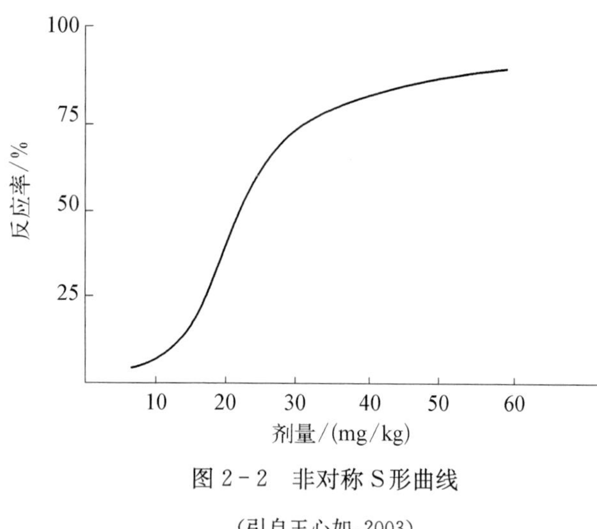


图 2-2 非对称 S 形曲线

(引自王心如,2003)

(2) 非对称 S 形曲线：与对称 S 形曲线相比，该曲线在靠近横坐标左端的一端曲线由平缓转为陡峭的距离较短，而靠近右端的一端曲线则伸展较长(图 2-2)。它表示随着剂量增加，反应率的变化呈偏态分布。由于毒理学试验的试验组数和动物数均有限，受试群体中往往存在一些高耐受性个体，故此种曲线最常见。

无论是对称还是非对称 S 形曲线，在 50%反应率处的斜率最大，剂量与反应率的关系相对恒定。因此，常用引起 50%反应率的剂量来表示外源化学物毒性的大小。如半数致死剂量(median lethal dose, $LD_{50}$)、半数中毒剂量(median toxic dose, $TD_{50}$)、半数效应剂量(median effective dose, $ED_{50}$)等。

为了更加准确地计算 $LD_{50}$ 等重要的毒理学参数并得出曲线的斜率，毒理学研究中常将剂量-效应曲线或剂量-反应曲线转换为直线。

当把纵坐标的标识单位反应率改为反应频率时，对称 S 形曲线转换为高斯曲线。在该分布曲线下，如把使一半受试个体出现反应的剂量作为中位数剂量，并以此为准划分若干个标准差，则在其两侧 1 个、2 个或 3 个标准差范围内分别包括了受试总体的 68.3%、95.5%和 99.7%。将各标准差的数值均加上 5(−3～3 变为 2～8)即为概率单位。概率单位与反应率之间的对应关系见表 2-1。当纵坐标标识单位用概率单位表示时，对称形 S 曲线即转变为直线(图 2-3)。

**表 2-1 反应率与概率单位之间的对应关系**

| 反应率/% | 概率单位 |
|---|---|
| 0.1 | 2 |
| 2.3 | 3 |
| 15.9 | 4 |
| 50.0 | 5 |
| 84.1 | 6 |
| 97.7 | 7 |
| 99.9 | 8 |

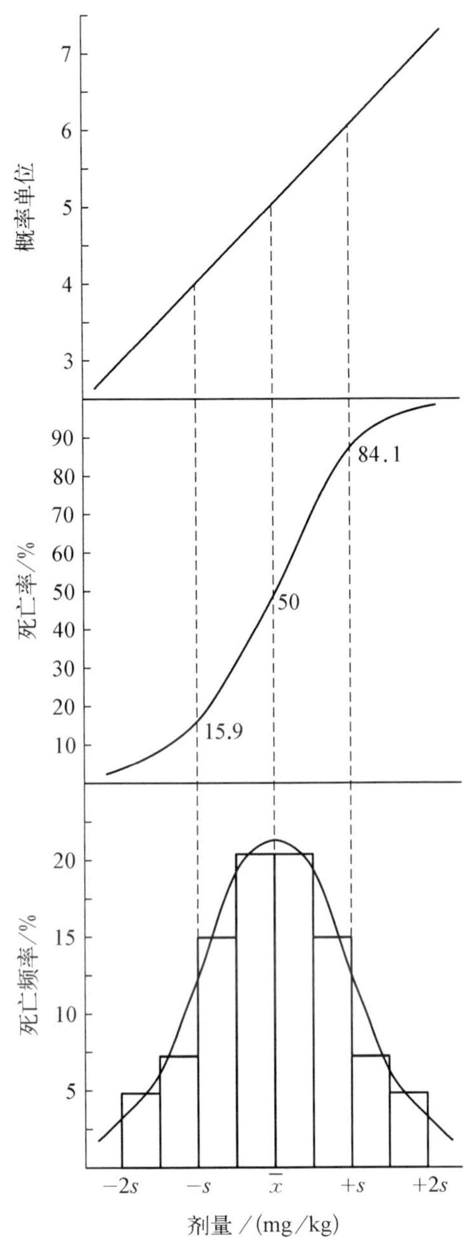


图 2-3 S形剂量-反应曲线向直线的转换

(引自王心如,2003)

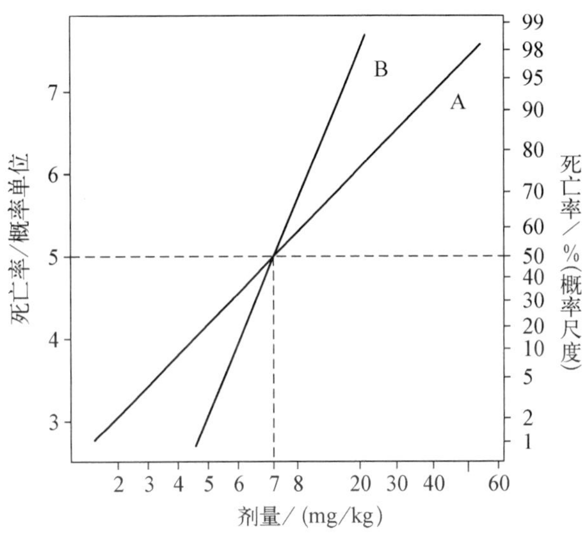


图 2-4 两种化学物质的毒性比较

(引自王心如,2003)

非对称S形曲线转换为直线,需要分两步进行:先把横坐标的剂量单位换算为相应的对数,再把纵坐标的反应率改为概率单位,即可得到一条直线。

转换为直线后可以建立数学方程,计算出各剂量对应的反应率及曲线斜率。$LD_{50}$、$TD_{50}$、$ED_{50}$等只是引起50%反应率发生的一个点剂量,不能全面反映外源化学物的毒性特征,而曲线斜率可反映这方面的情况。如图2-4所示,A、B两种外源化学物的$LD_{50}$相同,但其曲线斜率不同。A物质的曲线斜率小,需要有较大的剂量变化才能引起明显的死亡率改变;而B物质的曲线斜率大,相对较小的剂量变化即可引起明显的死亡率变化。在较低剂量时,A物质的危险性较大,而在较高剂量时,B物质的危险性较大。

## 五、时间因素

外源化学物对机体的毒性作用规律通常使用剂量-效应关系或剂量-反应关系描述。事实上,外源化学物在一定剂量下对机体的损害作用还与时间因素有密切联系。例如引起某种毒效应,所需的暴露时间与暴露浓度存在一定的关系。如果暴露浓度(C)固定,吸收量将与暴露浓度和暴露时间(t)的乘积成比例,累积剂量(cumulative dose)与 C · t 成比例。当累积剂量达到有效剂量(effective dose)时,就可发生毒性效应。因此,还应该使用时间生物学或时间毒理学的方法阐明毒物对机体的影响,即研究时间-剂量-反应关系(time-dose-response relationship)。在毒理学研究中,时间-剂量-反应关系对于深入认识毒物的毒作用特点具有重要意义。

## 第三节 表示毒性的常用参数

外源化学物毒性的大小常用引起某种损害作用的剂量来衡量,所用剂量越小,毒物的毒性越大;反之,毒性则越小。毒理学中常用致死剂量、观察到有害作用的最低水平、未观察到有害作用的水平和毒作用带等参数来反映化学物的毒性。毒性参数的测定是毒理学中剂量-效应关系和剂量-反应关系研究的重要内容。

### 一、致死剂量或浓度

致死剂量或浓度(lethal dose/concentration)指在急性毒性试验中外源化学物引起受试实验动物死亡的剂量或浓度,通常按照引起动物不同死亡率所需的剂量来表示。

**1. 绝对致死剂量或浓度(absolute lethal dose/concentration, $LD_{100}$或 $LC_{100}$)** 绝对致死剂量是指引起一组受试实验动物全部死亡的最低剂量或浓度。由于一个群体中,不同个体对外源化学物的敏感性存在差异,个别个体可能耐受性过高,由此可造成100%死亡的剂量显著增加。所以在表示一种外源化学物的毒性大小或对不同外源化学物的毒性进行比较时,一般不使用绝对致死剂量。

**2. 半数致死剂量或浓度(median lethal dose/concentration, $LD_{50}$或 $LC_{50}$)** 半数致死量又称致死中量,指引起一组受试实验动物半数死亡的剂量或浓度。$LD_{50}$受群体中个体耐受性差异的影响较小,相对较为准确,常用以表示化学物急性毒性的大小,是对不同化学物急性毒性分级的主要标准。

$LD_{50}$是一个生物学参数,受多种因素的影响。对同一种化学物质,不同种属的动物敏感性存在差异,如有机化工原料异氰酸甲酯对大鼠的 $LD_{50}$为 69 mg/kg · bw,对小鼠则为 120 mg/kg · bw。暴露途径不同也可影响 $LD_{50}$的值,如农药内吸磷对大鼠经口染毒的 $LD_{50}$为 2.5 mg/kg · bw,经皮染毒时 $LD_{50}$为8.2 mg/kg · bw。因此,在表示 $LD_{50}$时,必须注明动物的种属和暴露途径。对于某些外源化学物,同种不同性别的动物敏感性可能不同,在表示毒性时,也应该注明不同性别的 $LD_{50}$。此外,实验室环境、喂饲条件、染毒时间、受试物浓度、溶剂性质、实验者操作技术的熟练程度等均可对 $LD_{50}$产生影响,使得化学物的 $LD_{50}$存在较大的波动性。因此,在计算 $LD_{50}$时,还应求出95%的可信区间,以 $LD_{50} \pm 1.96\sigma$ 来表示误差范围。例如,氨基甲酸酯类杀虫剂西维因的 $LD_{50}$为 363 mg/kg · bw(小鼠,经口),其95%的可信区间为 294~432 mg/kg · bw。

**3. 最小致死剂量或浓度(minimal lethal dose/concentration, MLD, $LD_{01}$或 MLC, $LC_{01}$)** 最小致死剂量(浓度)是指一组受试实验动物中,仅引起个别动物死亡的最小剂量或浓度。

**4. 最大非致死剂量或浓度(maximum non-lethal dose/concentration, $LD_0$或 $LC_0$)** 最大非致死剂量(浓度)是指一组受试实验动物中,不引起动物死亡的最大剂量或浓度。$LD_{01}$和 $LD_0$会受到群体中高敏感性个体的影响,其数值也存在较大的波动性。但在毒理学研究中,$LD_0$和 $LD_{100}$可作为急性毒性试验中剂量分组的参考资料。

### 二、阈剂量和最大无作用剂量

**1. 阈剂量(threshold dose)** 阈剂量是指外源化学物引起受试群体中少数个体出现某种最轻微异常改变所需要的最低剂量,又称为最小有作用剂量(minimal effect level, MEL)。分为急性和慢性两种:急性阈剂量(acute threshold dose, $Lim_{ac}$)是使少数个体出现某种急性毒效应的最低剂量;慢性阈剂量(chronic threshold dose, $Lim_{ch}$)是使少数个体出现某种慢性毒效应的最低剂量。

实际工作中,在哪个剂量水平才能发现化学物质产生的损害作用受所选观察指标、检测技术的灵敏度和准确性、试验设计的剂量组数以及每组受试个体的数目等多种因素的影响,因此准确测定阈剂量很困难,故该概念只有理论上的意义。在毒理学试验中获得的类似参数是观察到损害作用的最低水平(lowest observed adverse effect level, LOAEL),它是指在规定的暴露条件下,通过试验和观察,一种化学物质引起机体(人或实验动物)形态、功能、生长、发育或寿命发生某种有害改变的最低剂量或浓度,此种有害改变与同一物种、同一品系的正常机体应当可以区别。

**2. 最大无作用剂量(maximal no-effect dose, $ED_0$)**　最大无作用剂量是指外源化学物在一定时间内、按一定方式与机体接触,用最灵敏的检测方法和观察指标不能发现任何损害作用的最高剂量。与阈剂量相同,最大无作用剂量也不能通过试验获得。毒理学试验能够确定的是未观察到损害作用的水平(no observed adverse effect level, NOAEL),是指在规定的暴露条件下,通过试验和观察,一种外源化学物不引起机体(人或实验动物)形态、功能、生长、发育或寿命等发生可检测到的有害改变的最高剂量或浓度。

LOAEL 和 NOAEL 是毒理学中的重要参数,在评价外源化学物的毒作用和制定安全限值时起重要作用。

目前认为,外源化学物的一般毒性和致畸作用是有阈剂量的,而遗传毒性致癌物和性细胞致突变物的毒性作用在零以上的任何剂量均可发生,即不存在阈剂量。

关于致癌作用有无阈值的问题,Staffa 等对遗传毒性致癌物 2-乙酰氨基芴(2-AAF)进行了大规模剂量-反应研究——"百万小鼠(megamouse)"试验。此试验利用雌性 BALB/c St Cifl C3H/N ctr 小鼠,此品系小鼠本底肿瘤发生率较低,寿命较长,将 24 192 只小鼠分到各组中(在饲料中 2-AAF 分别为 0、30、35、60、75、100 和 150 μg/kg,饲喂 15 个月)。分别于试验的第 9、12、14、15、16、17、18、24 和 33 个月处死动物。结果发现 2-AAF 诱发肝细胞癌的剂量-反应曲线接近线性,潜伏期约 18 个月,不能确定阈浓度。此试验提示利用动物致癌试验,精确研究低水平肿瘤发生率的剂量-反应关系是不可行的。此试验的计划用了 18 个月,生产小鼠和分组用了 9 个月,试验和分析用了 4 年,共花费约 700 万美元。此后,一般都认为遗传毒性致癌物是没有可检测阈值的,没有必要进行更大规模的致癌试验。

## 三、毒作用带

毒作用带(toxic effect zone)是反映外源化学物毒性和毒作用特点的重要参数之一,分为急性毒作用带和慢性毒作用带。

急性毒作用带(acute toxic effect zone, $Z_{ac}$)为半数致死剂量与急性阈剂量的比值,表示为:$Z_{ac}=LD_{50}/Lim_{ac}$。$Z_{ac}$值越小,说明外源化学物从产生轻微损害到导致急性死亡的剂量范围窄,引起死亡的危险性大;反之,则说明引起急性中毒死亡的危险性小。

慢性毒作用带(chronic toxic effect zone, $Z_{ch}$)为急性阈剂量与慢性阈剂量的比值,表示为:$Z_{ch}=Lim_{ac}/Lim_{ch}$。$Z_{ch}$值越大,说明 $Lim_{ac}$与 $Lim_{ch}$之间的剂量范围大,由轻微的慢性毒效应到较为明显的急性中毒之间的剂量范围宽,易被忽视,故发生慢性中毒的危险性大;反之,则说明发生慢性中毒的危险性小。

## 四、安全限值

安全限值(safety limit)是对各种环境介质(食品、水、空气、土壤等)中的化学、生物和物理有害因素规定的浓度和暴露时间的限量要求,在低于该浓度和暴露时间内,根据现有的知识,不会观察到任何直接和(或)间接的有害作用。它是国家颁布卫生法规的重要组成部分,是政府部门对人类生活和生产环境实施卫生监督和管理的依据,是提出防治要求、评价改进措施和效果的准则,对于保护人民健康和保障环境质量具有重要意义。

制定安全限值的前提是通过动物试验或人群调查获得 LOAEL 或 NOAEL,安全限值一般包括以下内容。

**1. 每日容许摄入量(acceptable daily intake, ADI)**　ADI 是指允许正常成人每日由外环境摄入体内的特定化学物质的总量。在此剂量下,终生每日摄入该化学物质不会对人体健康造成任何可测量出的健康危害,单位用 mg/kg 体重表示。

**2. 最高容许浓度**　在劳动环境中,最高容许浓度(maximum allowable concentration, MAC)指车间内

工人工作地点的空气中某种外源化学物不可超越的浓度。在此浓度下，工人长期从事生产劳动，不致引起任何急性或慢性的职业危害。

在生活环境中，MAC 指对大气、水体、土壤等介质中有毒物质浓度的限量标准。暴露人群中最敏感的个体即刻暴露或终生暴露该水平的外源化学物，不会对其本人或后代产生有害影响。

由于暴露于有毒物质的人群以及暴露的时间、浓度等条件的不同，同一化学物在生活或劳动环境中的 MAC 可能不同。

**3. 参考剂量(reference dose, RfD)或参考浓度(reference concentration, RfC)** RfD(RfC)是由美国环境保护局(EPA)首先提出，用于非致癌物的危险度评价。RfD 为环境介质(空气、水、土壤、食品等)中化学物质的日平均暴露剂量或浓度的估计值。人群(包括敏感亚群)在终生暴露于该水平化学物质的条件下，预期一生中发生非致癌或非致突变有害效应的危险度可低至不能检出的程度。

**4. 阈限值(threshold limit value, TLV)** TLV 是美国政府工业卫生学家委员会(ACGIH)推荐的生产车间空气中有害物质的职业暴露限值。为绝大多数工人每天反复暴露不致引起损害作用的浓度。由于个体敏感性的差异，在此浓度下不排除少数工人出现不适、既往疾病恶化，甚至发生职业病。

在制定安全限值时，毒理学资料是重要的参考依据，其中最重要的毒性参数是 LOAEL 和 NOAEL。外源化学物的安全限值一般是将动物试验所得 LOAEL 或 NOAEL 缩小一定的倍数来确定，这个倍数称为安全系数或不确定系数。在选择安全系数或不确定系数时要考虑多种因素，如外源化学物的急性毒性等级、在机体内的蓄积能力、挥发性、测定 LOAEL 或 NOAEL 时采用的观察指标、慢性中毒的后果、种属与个体差异大小、中毒机制与代谢过程是否明了等。需要说明的是，经验在安全系数或不确定系数的选择上会起到很大的作用，故最后确定的数值大小常带有一定的主观色彩。在食品领域，从 NOAEL 推导人的 ADI，安全系数常采用 100，但根据毒性资料，可供选择的范围也很大，例如 WHO 专家委员会曾建议可在 10～2 000 范围内选用。

对于毒效应无阈值的外源化学物，根据定义，此类化学物在零以上的任何剂量，都存在某种程度的危险度。因此，对于遗传毒性致癌物和致突变物就不能使用安全限值的概念，只能引入实际安全剂量(virtual safety dose, VSD)的概念。化学致癌物的 VSD 是指低于此剂量能以 99%可信限的水平使超额癌症发生率低于 $10^{-6}$，即 100 万人中癌症超额发生少于 1 人，也就是确定一个公众和社会可以接受的相对安全的剂量水平。

(刘志宗)

## 思考题

1. 生物学标志有哪几类？简述各类生物学标志的意义。
2. 简述剂量-效应关系和剂量-反应关系研究的意义。
3. 毒理学中主要的毒性参数有哪些？
4. 一般认为哪些毒性作用有阈值，哪些毒性作用无阈值？对于无阈值毒物如何进行管理？

# 第三章

# 食品中可能存在的有毒物质

## 第一节　天然存在的动植物源性毒物

动植物在长期的进化过程中为了防止昆虫、微生物、人类等的危害，在体内产生、累积了一定的有毒物质，这是生物自我保护的一种手段。例如，马铃薯中含有有毒物质茄碱，它作为一种很好的天然农药，可杀灭马铃薯甲虫、叶跳虫和其他马铃薯害虫，有利于物种生存；此外，正常植物在代谢作用中产生废物或是代谢产物，它们对植物本身有利，而对哺乳动物有害，亦即有毒物质。因此，天然食品并非完全无毒。植物中的天然有毒物质主要包括抗营养因子、有毒生物碱、有毒蛋白质、外源凝集素和过敏原等；动物食品中的天然有毒物质主要包括河豚毒素、贝类毒素、鱼类组胺等。

### 一、植物源性有毒有害物质

**1. 抗营养因子**　食品中能产生营养缺乏或干扰身体对营养素吸收利用的物质称为抗营养物。抗营养物主要存在于植物性食品原料中，植物在生长代谢过程中产生许多对动物生长和健康有害的物质。如果这些物质对动物主要产生毒性作用，称之为毒素；如果对动物主要产生抗营养作用，则称之为抗营养因子(anti-nutritional factor，ANF)。抗营养因子可定义为“植物代谢产生的并以不同机制对动物产生抗营养作用的物质”。抗营养因子的作用主要表现为降低营养物质的利用率、动物生长速度和健康水平。抗营养因子和毒素之间没有特别明确的界限，有些抗营养因子也会表现一些毒性作用。

抗营养物可分为三类：① 干扰蛋白质及其他营养素的消化吸收与利用的物质，如消化性蛋白酶抑制物(黄豆含有)、植物凝集素(黄豆、蚕豆含有)、皂角苷等；② 干扰矿物元素的吸收或代谢利用的物质，如肌醇六磷酸、草酸盐、致甲状腺物，膳食纤维；③ 抗维生素类物质：在一定条件下，无论是非经口、经口或随食品中维生素一起摄入后能够引起或有可能引起相应维生素缺乏而表现出中毒症状的任何物质。

(1) *胰蛋白酶抑制剂*：胰蛋白酶抑制剂(trypsin inhibitor，TI)属于丝氨酸蛋白酶抑制剂，泛指具有抑制胰蛋白酶活性的小分子多肽或蛋白质。胰蛋白酶抑制剂中又以 Kunitz 胰蛋白酶抑制剂(Kunitz soybean trysin inhibitor，STI)和 Bowman-Birk 胰蛋白酶抑制剂(Bowman-Birk proteinase inhibitor，BBI)最为重要。STI 主要抑制胰蛋白酶，对糜蛋白酶作用较弱；BBI 抑制胰蛋白酶和糜蛋白酶。胰蛋白酶抑制剂广泛存在于豆类、谷类、油料作物等植物中。

胰蛋白酶抑制剂拮抗营养物质的动力学特点为：蛋白酶＋抑制因子＝蛋白酶与抑制因子复合物。胰蛋白酶上的丝氨酸侧链与底物特异部位的肽键结合而形成一个四面体结构，从而发挥催化作用。当机体接触到胰蛋白酶抑制剂时，胰蛋白酶抑制剂可与胰蛋白酶的活性中心——丝氨酸侧链结合，从而导致胰蛋白酶活性中心闭锁，而不再与底物结合，使酶活性丧失。与通常的酶催化反应相比，蛋白酶与抑制剂之间反应的米氏常数($K_m$)很低，故蛋白酶与抑制剂的亲和力大，二者可以迅速结合成复合物，且复合物的解离速度非常缓慢。胰蛋白酶抑制剂不仅引起胰蛋白酶活性的降低，而且还导致动物内源蛋白的非正常消耗。

胰蛋白酶抑制剂的抗营养作用主要表现在：降低食物中蛋白质消化率、抑制动物生长以及引起胰脏的增生和肿大。胰蛋白酶抑制剂引起动物蛋白质消化率的下降，一方面是因为其抑制了消化道中胰蛋白酶的活性，更为重要的是增加动物内源蛋白质和含硫氨基酸的损失。

(2) 草酸和草酸盐：草酸(oxalic)又名乙二酸，在植物中大多以草酸盐(oxalate)的形式存在。新鲜茎叶中含有大量草酸盐，尤以叶部最多，如菠菜、雍菜、苋菜、牛皮菜等。植物中的草酸一般多以可溶性的钾盐、钠盐和不溶性的草酸钙结晶存在于植物细胞中。草酸是植物食品原料中的一种抗营养因子，被摄入后，在消化道中能与二价、三价金属离子如钙、锌、镁、铜和铁等形成不溶性的草酸盐沉淀而随粪便排出，从而使这些矿物质元素的利用率降低，并能对很多器官造成损害，引起中毒。草酸盐对黏膜具有较强的刺激作用，故大量摄入草酸盐可刺激胃肠道黏膜，从而引起腹泻，甚至导致胃肠炎。草酸被大量吸收入血后，能与血钙结合成草酸钙沉淀，导致低钙血症，从而严重扰乱体内钙的代谢，使神经肌肉的兴奋性增强(表现为肌肉震颤、痉挛等)和心脏机能减退，血液的凝血时间延长。草酸盐晶体有时也能在脑组织内形成，从而引起中枢神经系统的机能紊乱。草酸盐的中毒量与致死量一般较难确定。动物发生草酸盐中毒主要是由于大量饲喂富含草酸盐的植物性饲料，或是放牧时在短时间内大量食入含草酸盐的牧草或野草而引起，特别是当动物饥饿时和新引进的动物更易发生中毒。

肾脏是体内草酸盐排出的唯一途径，摄入的草酸盐中，90%以上经尿排出。草酸盐结晶通过肾脏排出时，可导致肾小管阻塞、变性和坏死，引起肾功能障碍。草酸盐结晶对膀胱壁具有刺激作用，有人认为，某些膀胱肿瘤的发生可能与此有关。尿中草酸盐排出增多还可使尿道结石的发病率增高。

(3) 单宁类：单宁(tannin)即鞣质，也称草鞣质或草鞣酸，普遍存在于植物性食物中，如豆科植物、油菜籽、株叶及谷物(如高粱、黍等)。单宁主要存在于种皮中，其含量多少与种皮颜色有关，按结构可分为水解单宁和缩合单宁两大类。单宁的化学性质活泼，可通过与蛋白质、糖类、酶类、金属离子结合生成沉淀物质，严重影响食品中营养物质的消化和吸收利用，降低食物的营养价值。主要的抗营养机制包括：① 与蛋白质发生多种交联反应，影响蛋白质的吸收，疏水作用是单宁-蛋白质反应的驱动力；② 单宁酸的多个邻位酚羟基结构，可以作为一种多羟基配体与金属离子发生络合反应，影响微量元素的吸收；③ 与消化酶发生互作用，从而抑制酶的活性。单宁对酶活性的影响，目前尚有争议。

**2. 有毒生物碱** 生物碱类(alkaloids)也称植物碱，为一类天然有机含氮化合物，难溶于水；味苦；具有旋光性；呈碱性，能与酸生成水溶性盐。生物碱多见于中草药中，如三尖杉、麻黄、黄连等。有毒生物碱类存在于毛茛科、芸香科、豆科等许多植物根、果中，食物中的有毒生物碱主要有龙葵素、咖啡碱、秋水仙碱、麦角碱等。

(1) 龙葵素(solanen)：龙葵素又称马铃薯素，为马铃薯的有毒物质，是一种有毒的糖苷生物碱，主要是以茄啶(solanidine)为糖苷配基构成的茄碱(solanine)和卡茄碱(chaconine)，有 6 种不同结构类型。新鲜土豆每 100 g 中只含龙葵素 4 mg，由于含量极少，一般情况下不会使人中毒。但如果土豆尚未成熟，或土豆发芽、变绿、腐烂，龙葵素含量就明显增多，并较集中分布于发芽、变绿和溃烂部分。如发芽的薯块可由正常的 0.004%提高到 0.08%；芽内由发芽前的 0.5%提高到 4.76%；霉坏的薯块可达 0.58%～1.84%；贮存时间过长也可使毒素增多。

龙葵素结构与人类的甾体激素如雄激素、雌激素、孕激素等性激素相似，孕妇若长期大量食用含生物碱较高的土豆，蓄积体内会产生致畸效应。

(2) 咖啡碱：咖啡碱是茶叶、咖啡果中提炼出来的一种生物碱。茶叶中一般含量为 2%～5%。150 ml 的茶汤中含有 40 mg 左右咖啡碱。咖啡碱的安全性毒理学评价结论是：在人正常的饮用剂量下，咖啡碱对人无致畸、致癌和致突变作用。

咖啡碱是一种中枢神经兴奋剂，因此具有祛除疲劳、兴奋神经的作用，临床上用于治疗神经衰弱和昏迷。但是，咖啡碱需适量食用，每天以不超过 4 杯(800～1 000 ml)咖啡为宜。咖啡碱因为本身具有止痛作用，常与其他止痛剂合成复方，但是长期大量服用，能使血压上升。正常成年人咖啡碱的代谢需要 2 h，但是肝病患者或肝功能不全者，咖啡碱的代谢可能需 4～5 h。由于咖啡碱在孕妇体内的代谢缓慢，含有咖啡碱的饮料对孕妇也被列为禁忌。大剂量或长期摄取咖啡碱会对人体造成损害，特别是成瘾性，成年人咖啡碱每日摄取量最好不超过 300～400 mg。

**3. 蘑菇毒素** 蘑菇毒素又称蕈毒素，存在于毒蘑菇(毒蕈)中。我国约有 100 种有毒的蘑菇。食用野生毒蘑菇而引起的食物中毒称蕈毒中毒，一年四季均可发生，以 8、9 月份最为多见。目前已发现的蕈毒素主要有鹅膏菌素、鹿花菌素、蕈毒定、鹅膏蕈氨酸、蝇蕈醇和二甲基-4-羟基色氨磷酸等。

各种毒蘑菇所含的毒素种类不同。多数毒蘑菇的毒性较低，中毒表现轻微。但有些蘑菇毒素的毒性极高，可迅速致人死亡。毒蘑菇含有的毒素成分尚不完全清楚。毒性较强的毒素有以下几种：毒肽、毒伞肽、毒蝇碱、光盖伞素、鹿花毒素。毒肽主要损害肝脏；毒伞肽引起肝肾损害；毒蝇碱作用类似于乙酰胆碱；光盖伞素引起幻觉和精神症状；鹿花毒素导致红细胞破坏。

**4. 有毒蛋白质及其他** 目前所发现的有毒蛋白质主要来自植物性食品，包括血凝素和酶抑制剂。血凝素主要来自豆科、大戟科植物，包括蓖麻毒素、巴豆毒素、相思子毒素、大豆凝集素、菜豆毒素等。

(1) 蓖麻毒素：从蓖麻籽中提取的植物糖蛋白，其毒性是氰化物的6 000倍。蓖麻毒素由A和B两条多肽链组成，两链间由一个二硫键连接。目前，A链和B链的氨基酸序列以及二级结构已基本清楚。毒素B链上含有两个半乳糖或半乳糖残基结合位点，可和细胞表面的含半乳糖残基的受体结合，通过内陷作用进入细胞质，发挥毒性作用。蓖麻毒素是用蓖麻子加工后剩下的废物制成的毒药。存在形式可以是粉末、薄雾或颗粒，可溶于水或弱酸，是一种稳定的物质。

中毒的主要症状取决于接触方式与中毒时间。在接触后36～72 h内会发生中毒死亡。如果在3～5 d内没有死亡，受害者通常会康复。吸入蓖麻毒素中毒的最初症状可能在接触后8 h内才会出现。在吸入大量蓖麻毒素后的几小时内，可能的症状是呼吸窘迫（呼吸困难）、发烧、咳嗽、恶心和胸闷；最后出现低血压与呼吸衰竭而死亡。如果是吞咽蓖麻毒素中毒，最初症状一般在1～6 h内出现。如果吞咽大量蓖麻毒素，将会出现带血性呕吐与腹泻。皮肤与眼接触蓖麻毒素，可导致皮肤与眼睛变红和疼痛。

(2) 植物性红细胞凝集素：又称外源凝集素，是一组广泛存在于植物组织中的蛋白质成分，主要存在于豆类籽粒、花生及其饼粕中。外源凝集素虽然在保护植物免受害虫的侵害中具有保护功能，但摄入机体后可表现出毒性作用。大多数植物凝集素可识别并结合红细胞、淋巴细胞或小肠壁表面的特定受体细胞，破坏小肠壁刷状缘黏膜结构，干扰多种酶（肠激酶、碱性磷酸酶、麦芽糖酶、淀粉酶、蔗糖酶、谷氨酰基和肽基转移酶等）的分泌，导致糖、氨基酸和维生素$B_{12}$的吸收不良以及离子运转不畅，严重影响和抑制肠道的消化吸收，使动物对蛋白质的利用率下降，生长受阻甚至停滞。另外，外源凝集素可增加肠黏膜上皮细胞的通透性，使植物凝集素和其他毒素进入体内，对器官和机体免疫系统产生不良影响。此外，植物凝集素还引起肠内肥大细胞的去颗粒体作用，增加血管渗透性，影响脂肪代谢。加热可以减少和消除外源凝集素。生豆角中的植物凝集素在高温中可被分解破坏，所以烹调加工豆角必须煮熟、炒透。

(3) 生氰糖苷：是由氰醇衍生物的羟基和$D$-葡萄糖缩合形成的糖苷，广泛存在于豆科、蔷薇科、稻科的1万余种植物中。生氰糖苷物质可水解生成高毒性的氢氰酸，从而对人体造成危害。含有生氰糖苷的食源性植物有木薯、杏仁、枇杷和豆类等，主要糖苷是苦杏仁苷和亚麻仁苷（表3-1）。

**表3-1 含有生氰糖苷的食物及其中氢氰酸含量**

| 植　物 | HCN含量/(mg/100 g) | 糖　苷 |
|---|---|---|
| 苦杏仁 | 250 | 苦杏仁苷 |
| 木薯块根 | 53 | 亚麻仁苷 |
| 高粱植株 | 250 | 牛角花苷 |
| 利马豆 | 10～312 | 亚麻苦苷 |

生氰糖苷产生氢氰酸的反应由两种酶共同作用（图3-1）。生氰糖苷首先在β-葡萄糖苷酶的作用下分解生成氰醇和糖，氰醇很不稳定，分解为相应的酮、醛和氢氰酸。羟腈分解酶可加速这一降解反应。生氰糖苷和β-葡萄糖苷酶处于植物的不同位置，当咀嚼或破碎含生氰糖苷的植物食品时，其细胞结构被破坏，使得β-葡萄糖苷酶释放出来，和生氰糖苷作用产生氢氰酸，引起氢氰酸中毒。

生氰糖苷的毒性甚强，其毒性主要来自氢氰酸和醛类化合物，对人的致死量为18 mg/kg。氢氰酸被吸收后，随血液循环进入组织细胞，并透过细胞膜进入线粒体，氰化物通过与线粒体中细胞色素氧化酶的铁离子结合，导致细胞呼吸链中断。生氰糖苷的急性中毒症状包括心律失常、肌肉麻痹和呼吸窘迫。

生氰糖苷有较好的水溶性，水浸可去除产氰食物的大部分毒性。类似杏仁的核仁类食物及豆类在食用

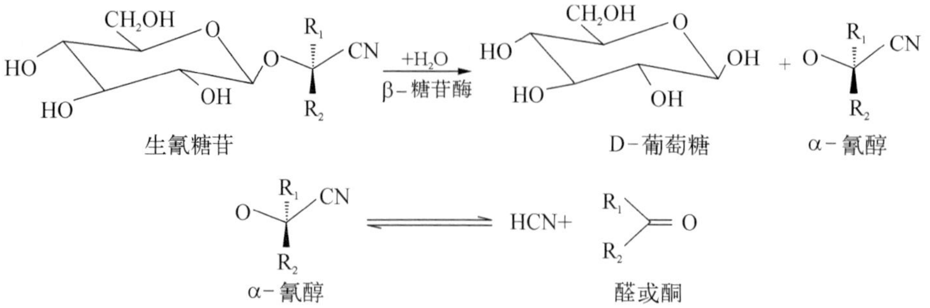

图 3-1 生氰糖苷产生氢氰酸的过程

前大都需要较长时间浸泡和晾晒。理论上，加热可灭活糖苷酶，使之不能将生氰糖苷转化为有毒的氢氰酸，但食用煮熟的利马豆和木薯仍可造成急性氰化物中毒，说明人的胃肠道中存在某种微生物，可分解生氰糖苷并产生氢氰酸。

改变饮食中的某些成分可避免慢性氰化物中毒。如果膳食中有足够多的碘，由氰化物引起的甲状腺肿就不会出现。食物中的含硫化合物可将氰化物转化为硫氰化物，膳食中缺乏硫可导致动物对氰化物去毒能力的下降。而长期食用蛋白质含量低而氰化物含量较高的食物，会加重硫缺乏状况。因此，食用含氰化葡萄糖苷的食物不仅可直接导致氰化物中毒，还可间接造成特征性蛋白质的营养不良症。

## 二、动物源性有毒有害物质

**1. 河豚毒素** 河豚毒素是一种存在于河豚、蝾螈、斑足蟾等动物中的海洋毒素。1909 年，科学家分离并命名了河豚毒素(tetrodotoxin)。但是直到 1970 年，通过对河豚毒素衍生物的 X-射线分析，才最终确定其结构(图 3-2)。河豚毒素是一种氨基全氢化喹唑啉化合物，分子式为 $C_{11}H_{17}N_3$，无色针状结晶体，微溶于水，低 pH 时较稳定，碱性条件下易于降解，对热稳定，于 100℃温度下处理 24 h 或于 120℃温度下处理 20～60 min 方可使毒素完全受到破坏。河豚毒素是一种非蛋白质神经毒素，毒性比氰化钠强 1 000 倍。

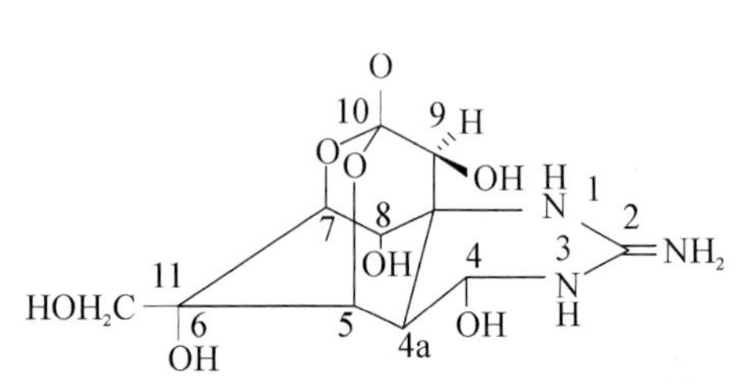

图 3-2 河豚毒素的结构

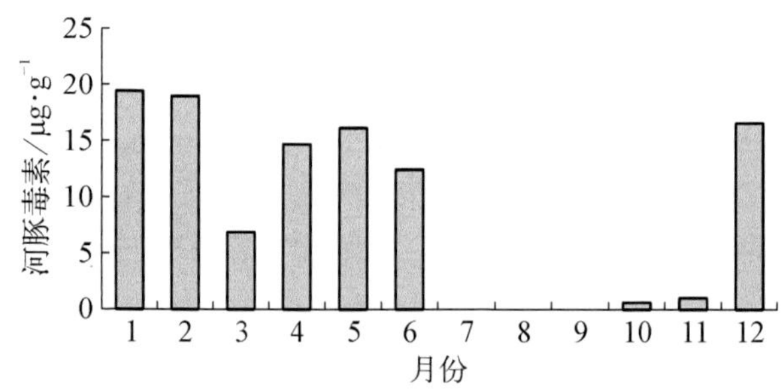

图 3-3 雌河豚卵巢和鱼卵中毒素的季节变化

(1) 河豚毒素的分布：已知大约 80 种河豚鱼含有或怀疑含有河豚毒素。毒素浓度由高到低依次为卵巢、鱼卵、肝脏、肾脏、眼睛和皮肤，肌肉和血液中含量较少。所以，中毒大多数是由于可食部受到卵巢或肝脏的污染，或是直接进食了这些内脏器官引起的。对死亡较久的河豚来说，因内脏腐烂，其中的毒素也会侵染进其肌肉中。河豚毒素含量与河豚鱼的生殖周期和季节密切相关(图 3-3)。在产卵期的冬季直至晚春初夏，怀卵的河豚毒性最大，河豚卵巢和鱼卵中含毒素的浓度最高。

(2) 河豚毒素的毒性：河豚毒素对小鼠的经口 $LD_{50}$ 为 8.7 μg/kg·bw。对人的经口最低致死量为 40 μg/kg·bw。河豚鱼毒素比蓖麻毒素的毒性强，这是因为河豚毒素经口摄入的吸收率高于蓖麻毒素。河豚毒素的神经毒性作用机制是，选择性地阻断细胞膜对 $Na^+$ 的通透性，阻断神经冲动传导，抑制呼吸，引起呼吸肌和血管神经麻痹。河豚毒素化学结构中 $C_5$ 和 $C_{10}$ 间的氧可能是决定毒性的必需元素，因为有研究证实，无氧连接的河豚酸是无毒的。河豚毒素衍生物的毒性随 $C_4$ 的取代基的不同而有所不同(表 3-2)。

**表 3-2　河豚毒素衍生物的相对毒性**

| 化　合　物 | $C_4^a$ | 相 对 毒 性 |
|---|---|---|
| 河　豚　素 | —OH | 1.000 |
| 无水河豚素 | —O— | 0.001 |
| 氨基河豚素 | $—NH_2$ | 0.010 |
| 甲氧基河豚素 | $—OCH_3$ | 0.024 |
| 乙氧基河豚素 | $—OC_2H_5$ | 0.012 |
| 脱氧河豚素 | $—H_2$ | 0.079 |
| 河　豚　酸 | — | 0.000 |

(3) *河豚毒素中毒的预防与急救*：我国《水产品卫生管理办法》明确规定："河豚鱼有剧毒，不得流入市场。捕获的有毒鱼类，如河豚鱼应拣出装箱，专门固定存放。"同时，严禁餐馆将河豚鱼作为菜肴经营。由于河豚鱼毒素无抗原性，所以没有抗血清。目前，对河豚毒素中毒的最好疗法是清洗和排出胃肠道中的毒素，并马上进行人工辅助呼吸。

因特殊情况需要加工食用的河豚鱼，应在有条件的地方集中加工，在加工处理前必须先去除内脏、皮、头等含毒部位，反复冲洗肌肉，洗净血污，加 2% $NaHCO_3$ 处理 24 h，经检验、鉴定合格后方可销售，其加工废弃物应销毁。

(4) *河豚毒素新用途*：河豚毒素在医疗上可以用于镇痛，对癌症疼痛、外科手术后的疼痛、内科胃溃疡引起的疼痛，河豚毒素制剂均有良好的止痛作用。具有用量极少(只需 3 μg)、止痛时间长、无成瘾性等优势。河豚毒素还可以止喘、镇痉、止痒等。目前，在国际市场上，河豚毒素结晶每克已经高达 17 万美元。现在，河豚毒素已经可以人工合成了。

**2. 贝类毒素**

(1) *贝类毒素的分类*：贝类是人类动物性蛋白质的来源之一。实际上，贝类自身并不产生毒物，主要是由于"赤潮"中有毒海藻类的污染所致。这些有毒的海藻包括原膝沟藻、涡鞭毛藻、裸甲藻及其他一些未知的海藻，主要感染蚝、牡蛎、蛤、油蛤、扇贝、紫蛤贝和海扇等贝类软体动物。主要的贝类毒素包括麻痹性贝类毒素(paralytic shellfish poisoning, PSP)、腹泻性贝类毒素(diaratic shellfish poisoning, DSP)、神经性贝类毒素(neurotoxic shellfish poisoning, NSP)、记忆丧失性贝类毒素(ASP)和雪卡毒素(ciguatera)5 大类。PSP 被公认为对公众健康危害最严重。在此主要以 PSP 为例进行阐述。

PSP 是一类四氢嘌呤，带有胍基的三环化合物，其基本结构为多叠六元环(图 3-4)，致病的活性基团是 7、8、9 位的胍基及附近 C12 位的羟基。该毒素为白色固体，溶于水，部分溶于乙醇和冰醋酸，难溶于脂类溶剂，是高极性、不挥发的小分子物质，在酸性条件下稳定，碱性条件下发生氧化，容易降解为芳香簇的氨基嘌呤衍生物，毒性消失。毒素对热稳定，煮沸后仍具活性。

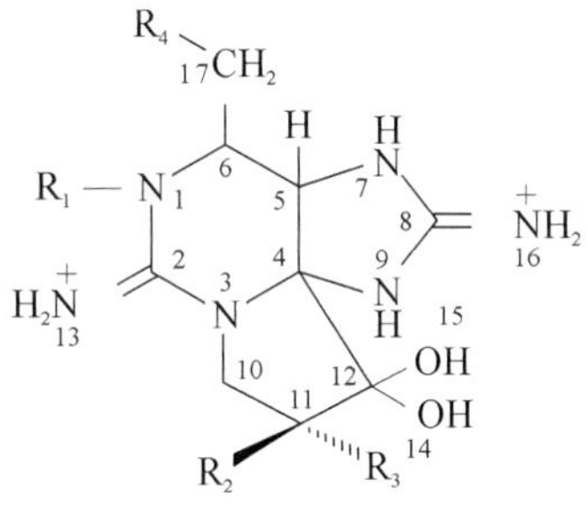

图 3-4　麻痹性贝类毒素的结构
(引自 Baden, 1983)

根据基团的相似性，麻痹性贝类毒素可分为四类：氨基甲酸酯类毒素(carbamate toxins)，包括石房蛤毒素(saxitoxin, STX)、新石房蛤毒素(neosaxitoxin, NEO)；膝沟藻毒素(gonyautoxin)，包括膝沟藻毒素 GTX1、GTX2、GTX3 和 GTX4；*N*-磺酰氨甲酰基类毒素(*N*-sulfocarbamoyl toxins)，包括 C1、C2、C3、C4、GTX5(B1)和 GTX6(B2)；脱氨甲酰基类毒素(decarbamoyltoxins)，包括 decarbamoyl saxitoxin(dcSTX)、decarbamoyl neosaxitoxin(dcneoSTX)、decarbamoylgonyautoxins1-4(dcGTX1-4)；脱氧脱氨甲酰基类毒素(deoxydecarbamoyl toxin)。

(2) *贝类毒素的毒性*：PSP 在贝类体内呈结合状态，因而贝类摄入此毒素对自身不会造成危害。而当人摄入含 PSP 的食物后，毒素会迅速释放并呈现毒性作用。PSP 的毒性作用机制是通过其结构中 7、8、9 位的胍基与细胞膜钠通道氨基酸残基的结合，从而阻断钠离子内流，主要损伤神经系统和心血管系统。贝类毒素的毒性以鼠单位(mouse unit, Mu)为毒力单位，1 Mu 是指使 18～22 g 的小白鼠在 15 min 内死亡的毒力。我国政府规定，上市的贝类其毒力必须低于 4 Mu/g。PSP 的毒性很强，摄入 1 mg 就可致人死亡。PSP 使人中毒的范围在 600～5 000 Mu 之间，致死剂量为 3 000～30 000 Mu。

**3. 水生动物毒素** 海洋鱼类是水生动物性食品的代表，是东南亚、日本、太平洋岛国和南欧国家的居民膳食的重要组成部分。海洋鱼类毒素的存在已成为热带、亚热带地区摄取动物性蛋白食品来源的重大障碍，因误食中毒者屡见不鲜。表 3－3 列出了海生动物中毒不同类型的一些例子。

**表 3－3 海洋动物的毒物类型**

| 海洋动物 | 毒物类型 |
|---|---|
| 海葵、海蜇、章鱼 | 蛋白质 |
| 鲍鱼 | 鲍光过敏素 |
| 贝类、蟹类 | 石房蛤毒素 |
| 河豚、加州蝾螈 | 河豚毒素 |
| 梭鱼、黑鲈、真鲷、鳗鱼、鹦嘴鱼 | 雪卡毒素 |
| 青花鱼、金枪鱼、蓝鱼 | 组胺 |

(1) *鱼类组胺*：海洋鱼类如鲭鱼亚目(Scobroid)的鱼类(如青花鱼、金枪鱼、蓝鱼和飞鱼等)蛋白质含量，尤其是游离氨基酸含量比较丰富，比其他动物组织更易腐败。鱼组织中的游离组氨酸在链球菌、沙门氏菌等细菌中的组氨酸脱羧酶作用下产生组胺，青花鱼、金枪鱼、沙丁鱼等在 37 ℃放置 96 h 即可产生1.6～3.2 mg/g的组胺，其他鱼类如沙丁鱼、凤尾鱼和鲥鱼中毒也与组胺有关。而鲤鱼、鲫鱼和鳝鱼等淡水鱼类产生的组胺很少，仅为 1.2～1.6 mg/kg。故淡水鱼类与组胺中毒关系不大。组胺在鱼中的浓度可达到 5 mg/g 而不会出现异味，故很难被察觉。目前，我国和日本食品中组胺的最大允许含量为 100 mg/100 g。组胺对人类的口服毒性较低，一般引起人体中毒的组胺摄入量为1.5 mg/kg · bw，但是个体对组胺的敏感程度有较大差异。组胺主要引起过敏反应。

(2) *海参毒素*：海参属于棘皮动物门的海参纲。生活在海水中的岩礁底、沙泥底、珊瑚礁和珊瑚沙泥底，活动缓慢，在饵料丰富的地方，其活动范围很小。海参是珍贵的滋补食品，有的还能制药，受到人们的重视。但有少数海参含有毒物质，易引起人类中毒。目前已知致毒海参有 30 多种，我国有近 20 种，较常见的有紫轮参、荡皮海参等。这些海参体内含有海参毒素。大部分毒素集中在与泄殖腔相连的细管状的居维叶氏器内。有的海参如荡皮海参的体壁中也含有高浓度的海参毒素。海参毒素经水解后，一种三萜系化合物皂角苷配质被离析出来，称为海参毒素苷。经光谱分析，认为海参毒素苷是一种属于萜烯系的三羟基内酯二烯，溶血作用很强。人除了误食有毒海参发生中毒外，还可因接触到海参消化道排出的黏液而引起中毒。

(3) *螺类毒素*：蛾螺科(Buccinidae)贝类(接缝香螺、间肋香螺和油螺)唾液腺毒素的主要成分是四甲胺(tatramine)。四甲胺为箭毒样神经毒，其中毒的症状是后脑部头痛、眩晕、平衡失调、眼痛、呕吐和荨麻疹，通常几小时后可恢复正常。

(4) *鲍鱼毒素*：鲍鱼的内脏器官含有一种称为鲍光过敏素(pyropheophorbide)的毒素，是海草叶绿素的衍生物，一般在春季聚集在鲍鱼的肝脏中。这种毒素具有光化活性，是一种光敏剂。如果有人吃了含有这种化合物的鲍鱼(如日本北部居民有吃盐腌鲍鱼的习惯)，然后又暴露于阳光中，该物质会促使人体内的组氨酸、酪氨酸等氨基酸类脱羧，产生组胺、酪胺等血管活性胺类化合物，从而引起皮肤的炎症和毒性反应。鲍鱼毒素的中毒症状为脸和手出现红色水肿，但不致死。

(5) *淡水鱼卵和鱼胆中毒*：我国能产生鱼卵毒素的鱼有 10 多种，其中主要是淡水鱼，包括淡水石斑鱼、鳇鱼和鲶鱼等。鱼卵毒素为一类毒性球蛋白，具有较强的耐热性，100 ℃约 30 min 的条件使毒性部分被破坏，120 ℃约 30 min 的条件能使毒性全部消失。一般而言，耐热性强的鱼卵蛋白毒性也强，其毒性反应包括恶心、呕吐、腹泻和肝脏损伤，严重者可见吞咽困难、全身抽搐甚至休克等现象。鱼胆毒素存在于鱼的胆汁中，是一种细胞毒和神经毒，可引起胃肠道的剧烈反应、肝肾损伤及神经系统异常。一般人认为鱼的胆汁可清热、解毒、明目，而恰恰相反，鱼胆毒素往往会引起中毒乃至死亡。胆汁中含有毒素的鱼类有草鱼、鲢鱼、鲤鱼、青鱼等我国主要的淡水经济鱼类。

**4. 陆生动物类食品中的天然毒素** 家畜肉如猪、牛、羊等肉是人类普遍食用的动物性食品。正常情况下，它们的肌肉是无毒的，可安全食用。但其体内的某些腺体、脏器或分泌物可用于提取医用药物，如摄食过量，可扰乱人体正常代谢。

(1) 甲状腺：在牲畜腺体中毒中，以甲状腺中毒较为多见。人一旦误食动物甲状腺，体内甲状腺激素增加，过量甲状腺素扰乱人体正常的内分泌活动，代谢加快、分解代谢增高、产热增加、各器官系统活动平衡失调，出现既有甲亢症状，又有其中毒特点的各种症状。甲状腺素的理化性质非常稳定，在 600 ℃以上的高温时才能被破坏，一般的烹调方法无法去毒。所以，最有效的防止措施是检查并摘除牲畜的甲状腺。

(2) 肾上腺：肾上腺是一种内分泌腺，左右各一，分别跨在两侧肾脏上端，俗称“小腰子”，大部分包在腹腔油脂内。肾上腺的皮质能分泌多种重要的脂溶性激素，现已知有 20 余种，一般都因屠宰牲畜时未加摘除或髓质软化在摘除时流失，被人误食，使机体内的肾上腺素浓度增高，引起中毒。

(3) 淋巴：人和动物体内的淋巴腺为灰白色或淡黄色如豆粒至枣大小的“疙瘩”，俗称“花子肉”。当病原微生物侵入机体后，淋巴腺产生相应的反抗作用，甚至出现不同的病理变化，如充血、出血、肿胀、化脓、坏死等。这种病变淋巴腺含有大量的病原微生物，可引起各种疾病，对人体健康有害。无病变的淋巴，即正常的淋巴，虽然因食入病原微生物引起相应疾病的可能性较小，但致癌物仍无法从外部形态判断。所以为食用安全，应将淋巴一律废弃为好。

(4) 胆酸：胆酸是动物肝中的主要毒素。主要存在于熊、牛、羊、山羊和兔等的肝脏中，猪肝中含胆酸较少，因而不会产生毒作用。动物食品中的毒素胆酸是指胆酸、脱氧胆酸(deoxycholec acid)和牛磺胆酸(taurocholic acid)的混合物，以牛磺胆酸的毒性最强，脱氧胆酸次之。大量摄入富含胆酸的动物肝，特别是处理不当时，可能会引起中毒症状。

(迟玉森)

## 第二节　化学性有毒物质

食品中存在的化学性有毒有害物质种类繁多，较常见的有农药及兽药、有毒金属以及食品在生产和加工过程中形成的有毒有害物质，如 *N*-亚硝基化合物、多环芳烃、杂环胺、氯丙醇、丙烯酰胺。近年来，由于环境持久性有机污染物也间接通过食物进入到人体内，带来了潜在的毒性问题，其代表就是二噁英。

### 一、农药残留

农药在促进农业发展的同时也带来了诸多负面影响。农药性质、使用方法和时间的不同，导致农药残留程度差别显著，对机体造成的急性和慢性危害，直接和间接的损伤也不尽相同。农药残留也成为食品安全领域的一个迫在眉睫的问题，如何消除农药污染，检测与限制农药残留量超标势在必行。

**1. 有机氯农药残留**　有机氯农药(organochlorine)能直接影响人体的神经系统和肝、肾等实质脏器。由于其脂溶性很高，进入人体后，主要分布在脂肪组织以及含脂肪较多的组织器官，并在这些部位蓄积而引发毒性作用。其大多数可以诱导肝细胞微粒体氧化酶类，从而改变体内某些生化反应过程。同时，还可影响机体酶的活性，引起代谢紊乱，干扰内分泌功能，降低白细胞的吞噬功能，影响抗体的形成，损害生殖系统，使胚胎发育受阻，导致孕妇流产、早产和死产。人中毒后有四肢无力、头痛、头晕、食欲不振、抽搐、肌肉振颤、麻痹等症状。

**2. 有机磷农药残留**　有机磷类农药(organophosphate)是我国农药使用量最大的一类。这种神经毒素进入人体通过血液迅速分布到全身各个组织和器官，其中以肝脏分布最多，其次是肾脏、骨骼、肌肉和脑组织。其神经毒作用机理主要是竞争性抑制乙酰胆碱酯酶的活性，导致神经突触相和中枢的神经递质乙酰胆碱的累积，从而引起中枢神经中毒。乙酰胆碱在平滑肌接头处的蓄积导致持续的刺激，可引发流涎流泪、出汗增多、肠蠕动加强(可导致恶心、呕吐、痛性痉挛和腹泻)、心动过缓和眼睛瞳孔特征性的缩小等，严重者可形成对呼吸中枢的抑制、呼吸肌麻痹、支气管平滑肌痉挛，导致人体缺氧和窒息死亡。

**3. 拟除虫菊酯农药残留**　拟除虫菊酯(pyrethrin)农药是一类中枢神经毒剂，通常不抑制胆碱酯酶，主要作用于神经系统，改变神经细胞膜 $Na^+$ 通道的功能，阻碍神经传导，抑制大脑皮层神经细胞，对脊髓运动神经元产生兴奋作用。当进入机体被吸收后可迅速分布到全身各个组织器官，出现意识障碍、反应迟钝、视力模糊、肌肉震颤、呼吸困难等临床症状，严重时抽搐昏迷、心动过速、瞳孔缩小、大小便失禁，甚至死亡。拟除虫菊酯农药对皮肤有刺激作用，可引起麻木、搔痒和迟发型变态反应。

**4. 氨基甲酸酯农药残留** 氨基甲酸酯(carbamate)农药对温血动物、鱼类和人的毒性较低。这种抑制胆碱酯酶的神经毒物进入人体后迅速被吸收，通过血液快速分布到肺脏、肝脏、心脏等组织器官，可对人体产生急性毒性和慢性毒性。作为一种可逆性抑制剂，水解后可恢复胆碱酯酶活性，所以中毒症状消失快，无迟发性毒性。急性中毒时出现精神沉郁、肌肉无力、震颤痉挛、低压流泪、瞳孔缩小、呼吸困难等症状，重者出现心功能障碍，甚至死亡。中毒轻时表现为头痛、呕吐、腹痛、腹泻、视力模糊、抽搐、流涎和记忆力下降。经研究证明氨基甲酸酯农药具有潜在的致癌性、致突变性和致畸性。

**5. 补骨脂类农药残留** 补骨脂类物质(psoralen)是一类天然杀虫剂，是光敏性致癌物，通常的存在剂量为 10～100 mg/kg。主要包括补骨脂素(psoralen)、花椒毒素(xanthotoxin)、香柠檬烯(bergapten)。具有强致癌性，故大多数国家不批准生产。

## 二、兽药残留

残留兽药是威胁动物性食品安全的主要问题之一，残留种类有抗生素类、磺胺类、喹诺酮类等化学合成抗菌药以及抗病毒药、抗寄生虫药、镇静麻醉药及激素类药等。不同程度的残留药物均可造成人体急性中毒和慢性危害，临床上主要表现为 6 大类反应，变态反应与过敏反应、细菌耐药性、致畸作用、致突变作用、致癌作用和激素样等。食品中动物禁用兽药及其他化合物详见表 3-4。

**表 3-4 食品中动物禁用兽药及其他化合物清单** (引自柳增善，2010)

| 序号 | 兽药及其他化合物 | 禁止用途 | 禁用动物 |
|---|---|---|---|
| 1 | β-兴奋剂：克仑特罗、沙丁胺醇、西马特罗及其盐、酯及制剂 | 所有用途 | 所有食品动物 |
| 2 | 性激素类：己烯雌酚及其盐、酯及制剂 | 所有用途 | 所有食品动物 |
| 3 | 具有雌性激素样作用的物质：玉米赤霉醇、去甲雄三烯醇酮、醋酸甲孕酮及制剂 | 所有用途 | 所有食品动物 |
| 4 | 氯霉素及其盐、酯(包括：琥珀氯霉素)及制剂 | 所有用途 | 所有食品动物 |
| 5 | 氨苯砜及制剂 | 所有用途 | 所有食品动物 |
| 6 | 硝基呋喃类：呋喃唑酮、呋喃它酮、呋喃苯烯酸钠及制剂 | 所有用途 | 所有食品动物 |
| 7 | 硝基化合物：硝基酚钠、硝呋烯腙 Nitrovin 及制剂 | 所有用途 | 所有食品动物 |
| 8 | 催眠、镇静类：安眠酮及制剂 | 所有用途 | 所有食品动物 |
| 9 | 林丹(丙体六六六) | 杀虫剂 | 水生食品动物 |
| 10 | 毒杀芬(氯化烯) | 杀虫剂、清塘剂 | 水生食品动物 |
| 11 | 呋喃丹(克百威) | 杀虫剂 | 水生食品动物 |
| 12 | 杀虫脒(克死螨) | 杀虫剂 | 水生食品动物 |
| 13 | 双甲脒 | 杀虫剂 | 水生食品动物 |
| 14 | 酒石酸锑钾 | 杀虫剂 | 水生食品动物 |
| 15 | 锥虫胂胺 | 杀虫剂 | 水生食品动物 |
| 16 | 孔雀石绿 | 抗菌剂、杀虫剂 | 水生食品动物 |
| 17 | 五氯酚酸钠 | 杀螺剂 | 水生食品动物 |
| 18 | 各种汞制剂包括：氯化亚汞(甘汞)、硝酸亚汞、醋酸汞、吡啶基醋酸汞 | 杀虫剂 | 所有食品动物 |
| 19 | 性激素类：甲基睾丸酮、丙酸睾酮、苯丙酸诺龙、苯甲酸雌二醇及其盐、酯及制剂 | 促长剂 | 所有食品动物 |
| 20 | 催眠、镇静类：氯丙嗪、地西泮(安定)及其盐、酯及制剂 | 促长剂 | 所有食品动物 |
| 21 | 硝基咪唑类：甲硝唑、地美硝唑及其盐、酯及制剂 | 促长剂 | 所有食品动物 |

**1. 同化激素类药物残留** 同化激素类药物主要分为β-受体激动剂(苯乙胺类)、甾类同化激素和非甾类雌性激素。本类药物主要用于蛋白质同化或吸收不足，以及蛋白质分解亢进或损失过多等情况，如严重烧伤、手术后、慢性消耗性疾病、老年骨质疏松和肿瘤恶液质等。服用时应同时增加食物中的蛋白质成分，是体育竞赛的一类违禁药。

在动物性产品中残留会出现机体代谢紊乱、发育异常等一系列毒性反应。如β-激动剂类药物可造成急性中毒，出现脸色潮红、头痛头晕、心率加速、胸闷心悸心慌，特别是原有心律失常的患者会出现室性早搏。另外，能使骨骼肌收缩增加，破坏快缩肌纤维和慢缩肌纤维间的融合，引发肌肉震颤，四肢和面部肌肉最明显，轻者感觉不适，重者行走不稳，无法握物。长期服用可引起水钠潴留及女性轻微男性化现象。有时引起肝内毛细胆管胆汁郁积而发生黄疸。

### 2. 抗生素类药物残留

(1) 大环内酯类抗生素：大环内酯类抗生素属于少数在肺组织内具有较高浓度分布的抗生素之一，毒性相对较低，一般口服吸收效果好，其分布特点是组织/血浆比值高，一般排序为肝、肺、肾、血浆、肌肉和脂肪。由于其抑制肝脏、肠细胞内细胞色素 P450A4，从而影响机体代谢，引起不良反应。临床上主要表现为腹泻(稀便)、中上腹部不适(痛或痉挛)、恶心、呕吐，嗝逆，偶见腹胀，一般为轻至中度，停药后可自行消失，新一代大环内酯类抗生素引发的消化道不良反应较轻微。

(2) 氨基糖苷类抗生素：氨基糖苷类化学物(AGs)从灰色链霉菌分离得到，氨基糖通过糖苷键连接(图 3-5)。

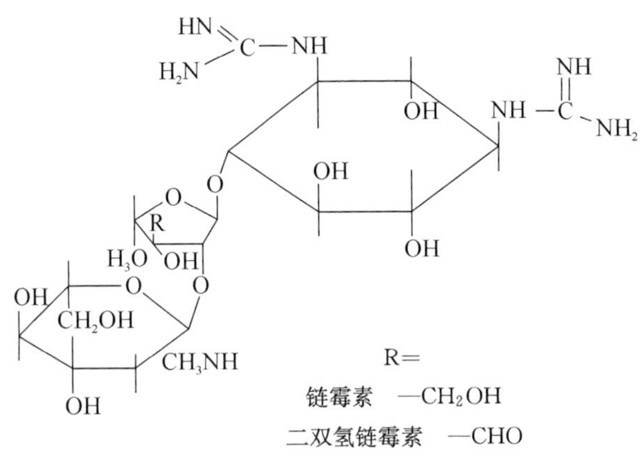

图 3-5　氨基糖苷键分子式

AGs 主要通过干扰细菌细胞壁蛋白质的合成抑制革兰阴性菌。AGs 主要经肾脏排泄，肾组织蓄积浓度最高，人体肾组织中庆大霉素浓度是肌肉组织中的 161 倍。肌肉注射 AGs 后，AGs 在动物肾脏中易于蓄积，如庆大霉素、新霉素在肌肉组织休药期通常小于 5 d，但肾组织的休药期则需要 60～90 d。表 3-5 列出了我国一些动物性食品中氨基糖苷类抗生素的最高残留限量。

**表 3-5　动物性食品中氨基糖苷类抗生素的最高残留限量(中国)**　(单位：mg/kg)

(引自李建科，2007)

| 抗生素 | 牛肉 | 羊肉 | 猪肉 | (家)禽肉 |
|---|---|---|---|---|
| 双氢链霉素 | 不得检出 | | 不得检出 | |
| 庆大霉素 | | | 0.4(脂肪、肾)<br>0.3(肝)<br>0.1(肌肉) | |
| 新霉素 | 0.2(食用组织)<br>1.00(脂肪)<br>0.75(肾脏)<br>0.5(肝)<br>0.25(肌肉)<br>0.15(奶) | 1.25(脂肪)<br>1.25(肾脏)<br>1.25(肝)<br>0.25(肌肉) | 1.00(脂肪)<br>1.00(肾脏)<br>0.75(肝)<br>0.25(肌肉) | 0.50(脂肪)<br>1.00(肾脏)<br>0.75(肝)<br>0.25(肌肉) |
| 链霉素 | 不得检出 | 不得检出 | 不得检出 | 不得检出 |
| 壮观霉素 | | | 0.1(食用组织) | |

(3) 四环素类抗生素：四环素类抗生素(TCs)为一类具有共同多环并四苯羧基母核的衍生物(图 3-6)，口服吸收效果好。这类广谱抗菌类药物能用于畜禽、鱼类和人疾病的治疗，它对革兰阳性菌、革兰阴性菌和立克次体都有很好的抗菌作用。四环素类药物吸收后在体内分布广泛，容易进入胸、腹腔和乳腺，也能通过胎盘屏障进入胎儿循环，但在脑脊液中浓度低。在体内容易沉积在骨髓和牙齿中，也可在肝组织中富集和浓缩。

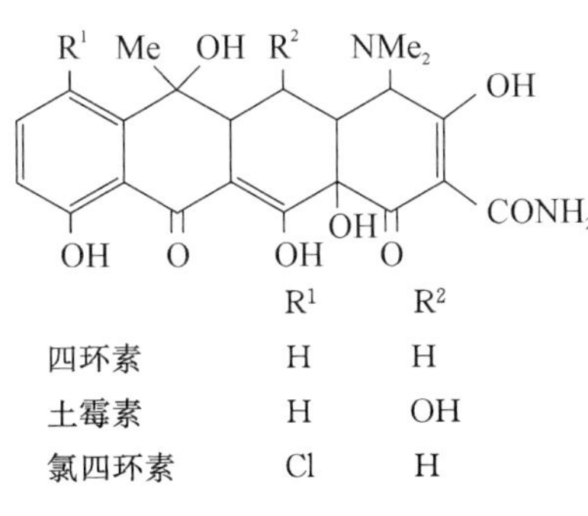

图 3-6　四环素分子式

(4) β-内酰胺类：β-内酰胺类药物是指青霉素、头孢霉素及它们的半合成衍生物。由于这些药物的成分能破坏细菌的细胞壁，故能广泛用于治疗细菌性感染(如乳腺炎)，并在细菌繁殖最旺盛时期使用，作用显著。该类药物毒性很低，除其钾盐大量静注射易引起高血钾症、肌内注射疼痛外，最常见的为过敏反应，有过敏休克、药疹、血清病型反应、溶血性贫血及粒细胞减少等。毒霉素制剂中的青霉噻唑蛋白、青霉烯酸等降解物、青霉素或 6-APA 高分子聚合物均可成为致敏原。半合成青霉素偶见胃肠道反应，个别有皮疹或荨麻疹；广谱青霉素有轻微胃肠反应。

(5) 氯霉素类抗生素：作为第一种人工化学合成法生产的抗生素，氯霉素内服吸收良好。氯霉素对哺乳动物蛋白质的合成无影响，但可抑制革兰氏阳性($G^+$)和革兰氏阴性($G^-$)细菌，且对 $G^-$ 菌的作用较强。吸收后分布全身，并能透过血脑和胎盘屏障。研究证明，氯霉素能抑制人体骨髓造血功能而引起再生障碍性贫血症和粒状白细胞缺乏症等疾病，主要发生于30日龄以下的婴儿。当给予75～100 mg/kg氯霉素时出现腹部膨胀、呕吐、呼吸节律紊乱和体温下降，皮肤呈星灰色等。尤为突出的是不可逆的再生障碍性贫血，死亡率高达50%～70%，存活者也容易发生急性白血病。

(6) *磺胺类抗菌药*：临床上常用的磺胺类药物有磺胺嘧啶、磺胺二甲嘧啶、菌得清、新诺明等。摄入的动物性食品中超过残留限量的磺胺类药物，大部分以原形由机体排出，在环境中不易被生物降解，导致饲喂药物添加剂的猪体内残留量超标。肾中残留量最高，其次是肝、心脏、骨骼肌、体脂和网膜脂肪。毒性表现有：① 过敏反应，如治疗奶牛乳房炎时未执行弃乳期规定产生过敏，对人类，轻者皮肤瘙痒和荨麻疹，重者致血管性水肿，甚者死亡；② 泌尿系统损害，磺胺药在尿中浓度高时，可在肾小管、输尿管或膀胱内形成结晶沉淀，发生刺激和阻塞现象，会有血尿、疼痛、尿闭等症状；③ 血液系统异常反应，磺胺药能抑制骨髓的白细胞生成，引发白细胞减少症，偶见粒细胞减少症，可致溶血性贫血；④ 其他表现如引起头晕、头痛、全身乏力、恶心、呕吐等消化道症状。

**3. 抗寄生虫类药物残留**

(1) *苯并咪唑类药物*：作为第一类现代广谱、高效、低毒的抗蠕虫药，苯并咪唑类药物对实验动物表现出致畸和致突变作用。此后大量资料表明，苯并咪唑类药物具有抗有丝分裂的效应，高剂量或较长时间作用后，可使动物致畸或出现胚胎毒性，绵羊和大鼠较敏感。在体外细菌真核细胞诱变试验中显示致突变效应，破坏纺锤体，阻碍染色体分离，改变染色体数目，最终导致分裂的细胞死亡。

(2) *阿维菌素类药物*：阿维菌素类药物杀虫作用强、杀虫谱广。按WHO五级分类标准，属于高毒化合物，特殊毒性试验中也未显示出任何选择性的毒作用。常引起宿主动物急性中毒。在动物体内的代谢性质上无明显差异，给药后很快被吸收，在体内分布广泛，主要以原形随粪便排出，少量经肾脏排泄。其中伊维菌素在牛、羊、猪和大鼠体内的血浆半衰期为1～3 d。伊维菌素、爱比菌素可经乳腺排泄，所以禁止用于处于泌乳期牛。

(3) *聚醚类抗球虫剂*：聚醚类抗生素是目前使用最广泛的抗球虫药，作用突出，明显促进多种动物生长，提高饲料转化率，已被用作肉牛和猪的生长促进剂。高剂量作用时主要通过干扰动物细胞的离子平衡和能量代谢而产生细胞毒性作用，使细胞变性和坏死。最明显的毒性效应是引起血管舒张、心脏冠状动脉扩张和血流量增加，引发有心脏局部缺血患者的"动脉血流改道"，导致局部缺氧严重，恶化病情。

## 三、有毒金属

汞、铅、镉、砷、铬和锡等有害元素主要通过食物链对人体产生毒害，主要来源如农用化学物质的使用和工业"三废"的排放，食品加工使用的机械、包装容器、管道及生产工艺需要加入的添加剂，生物体内通过代谢的富集作用或转化等。重金属在人体内能和蛋白质及各种酶发生强烈的相互作用，对机体的危害都是多系统、多器官、多指征和不可逆的。同时有害元素在人体内有蓄积性，半衰期较长，能产生急性、慢性毒性作用或产生致畸、致癌、致突变作用。据我国有关部门检测，汞、铅、镉、砷、铬、锡等有害元素在粮食、谷类、鱼、肉、蛋、乳、蔬菜中均被检出，且动物性食品的检出率偏高。

**1. 汞残留** 汞在自然界中分布量最小，但其毒副作用是多方面的，汞盐的毒性主要取决于浓度和存在形式。被污染的鱼、贝类是食物中汞的主要来源，经鱼体及微生物甲基化后转化成的有机汞毒性强于无机汞。汞的急性毒性靶器官主要是肾，其次为消化道、肺等；慢性毒性靶器官则主要是脑、消化道及肾。其毒性机制可大致概括为三点，酶抑制作用、激活$Ca^{2+}$介导反应和免疫致病性。汞离子易与蛋白质巯基结合，使与巯基有关的细胞色素氧化酶、丙酮酸激酶、琥珀酸脱氧酶等失去活性，并攻击膜结构蛋白中主要基团和膜结构最表层多种受体结构的重要成分巯基基团，造成功能和结构损伤，从而阻碍了细胞生物活性和正常代谢。$Hg^{2+}$可导致细胞外液$Ca^{2+}$大量进入细胞内，引起钙超载，激活细胞内的磷脂酶A，分解细胞内磷脂，生成花生四烯酸与氧自由基等，损伤细胞功能。汞与体内蛋白结合，可由半抗原成为抗原，引起变态反应，发生肾病综合征；高浓度汞可直接致肾小球免疫损伤，尚可抑制T淋巴细胞功能，从而阻碍机体免疫调节机制。汞还可减少卵巢激素分泌，致月经紊乱和异常妊娠。

**2. 镉残留** 镉在工业“三废”中含量较高。各种食物被镉污染的情况差异较大，根茎类果蔬>谷类>海产食品。镉经口摄入的吸收率与食物中镉的存在形式、蛋白质及维生素D和钙、铁等的含量直接相关。镉主要在人体的肾脏中蓄积，其次为肝脏。镉中毒主要表现在肾脏严重受损，发生肾炎及肾功能不全，出现蛋白尿、糖尿及氨基酸尿，骨质软化、疏松或变形，全身刺痛，易发生骨折；还可引起高血压、动脉粥样硬化、贫血及睾丸损伤等。镉可以干扰含锌的酶系统，当进入机体的镉大于生物体的锌量时，镉/锌的置换使需锌的酶系统的活力受到抑制和破坏，并引起一定的毒性表现，特别是高血压等。

**3. 铅残留** 由于铅中毒在初期大多无明显的和典型的临床特征表现，其发生和发展较隐蔽，易被忽视。铅毒对神经系统的危害最早，也最详尽，表现在心理、智力、感觉和神经肌肉的功能障碍上，尤其低龄儿童对铅的敏感性明显高于成年人，环境中低浓度铅即可引起儿童中枢神经系统功能失调。

当铅进入人体，对组织的亲和力极强，不同程度的铅暴露可引起血管痉挛、高血压，心脏病变、心肌炎、心电图扫描异常、心率不正常等心脏功能紊乱和铅毒性肝病等。铅对在神经系统的损伤多分布在灰质，分布量为海马>小脑>大脑皮质>髓质；铅对心血管系统急性和慢性中毒的重要临床表现为贫血和溶血；对生殖和泌尿系统影响的表征为肾功能的衰竭，男女生殖能力和质量的退化等；对免疫系统表现为引起免疫功能低下，小儿容易发生感染，患佝偻病，大脑发育迟缓、智力减退、语言障碍，注意力不集中、学习困难和协调动作差等；对骨骼的影响主要是通过损伤内分泌器官进而间接影响激素合成或对骨功能和骨矿物代谢的调节能力，还毒化细胞、干扰基本细胞过程和酶功能，进而改变成骨细胞、破骨细胞偶联关系和影响钙信使系统。

**4. 砷残留** 砷的价态变化复杂(其化合物价态变化为负三价到正五价)，化合物的种类也繁多，引发的毒性差异显著。砷中毒分为急性中毒和慢性中毒两大类，砷急性中毒可引起呕吐、腹泻、头晕、多涎、意识丧失，甚至肺肿、肺气肿等症状；砷慢性中毒主要表现对肾脏、呼吸器官的损伤。早期表现为咽痛、咳嗽、胸闷、气短、头晕、恶心、全身酸痛、无力、发热等，严重时可出现中毒性肺水肿或化学性肺炎。中毒者高度呼吸困难，咯大量泡沫血色痰，可因急性呼吸衰竭而危及生命。砷因其潜伏期短，通常摄入10～20 min后，即可发生恶心、呕吐、腹痛、腹泻等消化道症状；严重者有眩晕、大汗、虚脱、四肢麻木、抽搐。长期接触砷及其化合物可产生慢性中毒，引起肾脏损害，主要表现为尿中含大量低分子质量的蛋白，肾小球的滤过功能虽属正常，但肾小管的再吸收功能却衰弱，尿砷排出增加。其次，砷与儿童智力发育障碍正相关，记忆能力的损伤与砷降低脑突触蛋白磷酸化水平有关，大量研究表明砷含量越高，智力低下的程度越严重，主要表现为长时记忆和短时记忆的不完整，对瞬时记忆无明显影响。

## 四、食品加工过程中形成的有毒有害物质

**1. *N*-亚硝基化合物** *N*-亚硝基化学物的前体主要是亚硝酸盐、氮氧化物、胺和其他含氮物质。在适宜条件下可形成间接致癌的亚硝胺或直接致癌的亚硝酰胺。对实验动物经口$LD_{50}$在150～500 mg/kg·bw之间。亚硝胺与亚硝酰胺在致癌机制上是不同的。亚硝酰胺由于其性质活泼，不需经任何代谢激活，即可在接触部位诱发肿瘤，对胃癌的研究有重要意义。而亚硝胺则需在体内经激活后在组织内代谢产生重氮烷，致使细胞和蛋白质甲基化引起遗传因子突变作用而致癌。不同种类的*N*-亚硝基化学物在毒性上相差很大，其急性毒性主要是引起肝小叶中心出血性坏死，还可引起肺出血及胸腔和腹腔血性渗出，对眼、皮肤及呼吸道有刺激作用；*N*-亚硝酰胺直接刺激作用强，对肝脏的损害较小，引起肝小叶周边性损害。已发现约200种*N*-亚硝基化合物对实验动物小鼠、大鼠、豚鼠、兔、狗、猪、猴及鱼等有致癌性，以啮齿动物最敏感。*N*-亚硝基化合物在多种致突变试验出现阳性结果，还有致畸及胚胎毒性。流行病学调查发现，*N*-亚硝基化合物的摄入与人类胃癌和食道癌的发生有关，但证据尚不充分。

**2. 多环芳烃** 多环芳烃(PAH)引发的机体损伤主要有三种接触途径：通过肺和呼吸道吸入含PAH的气溶胶和微粒；摄入受污染的食物和饮水；通过皮肤与携带PAH的物质接触。染毒后，基本所有脏器和组织中均可发现PAH。因其属脂溶性化合物，脂肪组织中蓄积较丰富；还能通过胎盘屏障，纵向转移到胎儿组织。经皮或经口接触的典型损害是溶血性贫血。

**3. 杂环胺** 杂环胺(heterocycic amine)分为氨基咪唑氮杂芳和氨基卟啉两大类，加工温度高时或者食物与明火或灼热金属表面接触会提高环胺类的生成量。200 ℃以下时致癌物产生量很少，300 ℃以上则生成

量高。所有的杂环胺都是前致突变物，需经代谢活化才能致癌、致突变，经口服吸收快，可以通过血液分布于各组织。致突变性主要产生了间接致突变物 $N$-羟基化合物。杂环胺对啮齿类动物均具有致癌性，对肝脏的致癌性显著，也诱发其他多种部位的肿瘤。同时尿中杂环胺及其代谢物的排出量可作为直接暴露标志物，但目前还不能从动物致癌性实验直接比对出对人的致癌性，而对灵长类的肿瘤可以间接证明对人具有潜在的危险性。对心肌毒性的主要表现为心肌可发生灶性细胞坏死伴随性炎症，间质纤维化等。

**4. 氯丙醇** 氯丙醇(DCP)是继二噁英之后食品污染领域又一热点问题。早在 20 世纪 70 年代，人们就发现氯丙醇能够使精子减少和精子活性降低，并有抑制雄性激素生成的作用，使生殖能力减弱。作为一种最初在酸水解蛋白中发现的中等毒性致癌物，吸入、食入和经皮吸收是主要的污染途径。FAO/WHO 食品添加剂联合委员会报告了氯丙醇的致癌性问题，指出 3 - MCPD 具有遗传毒性，会引起癌症，影响肾脏及生育系统，表现为雄性的肾脏及睾丸产生肿瘤，且乳腺、包皮腺癌变机率也会增加。其中，1,3 - DCP 会引起肝脏、肾脏、甲状腺等的癌变；2,3 - DCP 对肝脏、肾脏和精子会有影响。但不同氯丙醇同系物的毒性差异显著。急性吸入或经皮吸收中毒时，出现头痛、头晕、乏力、嗜睡、恶心、呕吐和上腹疼痛。重者有谵妄、休克和昏迷。病程中常伴有肝脏、心肌及肾损害，肺炎和肺水肿，皮肤黏膜出血，以及溶血性贫血等。直接接触时，损害皮肤和眼睛。2000 年 10 月，诱变剂委员会(COM)与致癌剂委员会(COC)达成的共识：如果人类摄入量低于 1.1 mg/ kg · bw 的 1 000 倍，则 3 - MCPD 对人类无致癌性。

**5. 丙烯酰胺** 国际癌症研究机构(IARC)对丙烯酰胺的致癌性进行了评价，将其列为 2 类致癌物(2A)，即人类可能致癌物。丙烯酰胺单体是一种有毒的化学物质，在动物和人体均可代谢转化为致癌活性代谢产物环氧丙酰胺，从而引起动物致畸、致癌。此化合物能与细胞中 RNA 发生反应，并破坏染色体结构，从而导致细胞死亡或恶变为癌细胞。丙烯酰胺可通过未破损的皮肤、黏膜、肺和消化道吸收。丙烯酰胺的毒性特点是在体内有一定的蓄积效应，并具有神经毒性效应，主要导致周围神经病变和小脑功能障碍，损坏神经系统，甚至还可能使人瘫痪。致突变作用主要表现为可引起哺乳动物体细胞和生殖细胞的基因突变和染色体异常。动物试验研究发现，丙烯酰胺可致大鼠多种器官肿瘤，如乳腺、甲状腺、睾丸、肾上腺、中枢神经、口腔、子宫和脑下垂体肿瘤等。目前还没有充足的人群流行病学证据表明通过食物摄入丙烯酰胺与人类某种肿瘤的发生有明显相关性。密切大量接触丙烯酰胺可出现亚急性中毒，表现为嗜睡、小脑功能障碍以及感觉运动型多发性周围神经病；同时长期低浓度暴露和接触可引起慢性中毒，头痛、头晕、疲劳、嗜睡、手指刺痛、麻木感、两手掌发红、脱屑，手掌和足心多汗，进而出现四肢无力、肌肉疼痛以及小脑功能障碍等临床病症。

### 五、二噁英

固体垃圾的焚烧处理是城市二噁英污染的主要来源，WHO 国际癌症研究所(IARC)将二噁英定为 2B 类，即对人类可能致癌物。其毒性主要分为一般急性毒性、致癌性、生殖毒性和免疫毒性。二噁英(TCDD)的半数致死量($LD_{50}$)有着显著的种属差异和性别差异，导致临床反应多为迟发型反应，暴露数周后死亡。出现急性毒性反应的脏器主要有肝脏、胸腺、性腺、甲状腺、肾上腺等，且雌性的敏感性大于雄性。人以外的灵长类动物的最显著毒性反应为皮肤的病变，与发生于人的氯痤疮非常相似。特别值得注意的是，高浓度暴露可导致人体各部位的癌症发病率普遍增加，尤其以发生软组织肉瘤的危险性的增加最为显著。

## 第三节 微生物及毒素

### 一、细菌及其毒素

食源性细菌主要产生三种毒素：肠毒素(enterotoxin)、内毒素(endotoxin)和外毒素(exotoxcin)。肠毒素主要是对肠道细胞发挥作用；内毒素通常是一个已经死亡或者即将死亡的 $G^+$ 细菌所释放的脂多糖成分。这两类毒素是非特异性的，可以刺激由巨噬细胞介导的炎症反应，以及前列腺素、凝血因子、白细胞介素和其他的免疫介质等诱导的炎症反应。而外毒素是微生物自身合成并分泌的，通常不是微生物整体的组成部分，但能够增强微生物的毒性。也有些细菌如志贺菌、葡萄球菌和大肠杆菌，同时产生内毒素和外毒素。

**1. 梭状芽孢杆菌(*Clostridium*)**　梭菌属的绝大多数种为厌氧菌，只有少数可在大气条件下生长。广泛分布于土壤、下水污泥、海水沉淀物、腐败植物、食品、人和其他哺乳动物的肠道内。

(1) 肉毒梭菌(*Clostridium botulinum*)和丁酸梭菌(*Clostridium butyricum*)：肉毒梭菌中毒是由于毒素A、D、E和F引起的，可由肉毒梭菌和丁酸梭菌(只能产生E型)的一株或多株菌株产生，肉毒中毒病死率较高，可达30%～50%。为嗜神经毒素，经消化道吸收入血后主要作用于中枢神经系统的脑神经核、神经肌肉连接部位和自主神经末梢，抑制神经末梢乙酰胆碱的释放，导致肌肉麻痹和神经功能的障碍，主要死于呼吸麻痹及心肌麻痹，A型毒素比B型或E型毒素致死能力更强。婴儿肉毒梭菌中毒主要症状为便秘、头颈部肌肉软弱、吮吸无力、吞咽困难、眼睑下垂、全身肌肉张力减退。

(2) 产气荚膜梭菌(*Clostridium perfringens*)：产气荚膜梭菌主要引起气性坏疽，多寄生在动物肠道内(包括人体)，可产生肠毒素。产气荚膜梭菌分为A、B、C、D和E 5个型，引起人类食物中毒的主要是A型，也有少数为C型。临床症状为腹痛、腹泻，多为水样便，一般无脓血便，恶心和呕吐症状较少，可伴有头痛无力及发热。C型菌引起的食物中毒症状比较严重。该菌可产生β-毒素，引起坏死性肠炎，造成急性血性腹泻，并伴有黏膜脱落，最严重的可造成爆发性毒血症，病死率很高。

**2. 大肠杆菌(*Escherichia coli*)**　大肠杆菌为人类和动物肠道的正常菌群，多不致病，只有少数菌株能直接引起肠道感染。临床反应多为旅行者腹泻、婴儿腹泻、出血性结肠炎等。可产生不耐热肠毒素和耐热肠毒素，耐热肠毒素对腺苷环化酶活性无影响，但能激活鸟苷环化酶，增加细胞内cGMP水平，导致液体平衡紊乱。致病性大肠杆菌根据其致病特点进行分类，目前分类方法尚不统一，一般被分为6类：肠产毒性大肠杆菌(Enterotoxigenic *E. coli*, ETEC)、肠侵袭性大肠杆菌(Enteroinvasive *E. coli*, EIEC)、肠致病性大肠杆菌(Enteropathogenic *E. coli*, EPEC)、肠出血性大肠杆菌(Enterohemorrhagic *E. coli*, EHEC)、肠粘附性大肠杆菌(Enteroadhesive *E. coli*, EAEC)和弥散粘附性大肠杆菌(Diffuselyadherent *E. coli*, DAEC)。

**3. 蜡状芽孢杆菌(*Bacillus cereus*)**　蜡状芽孢杆菌的污染主要为泥土和灰尘，通过昆虫、不洁用具和食品从业人员的手而传播，中毒食品的种类较多。可产生两种肠毒素：耐热性呕吐型毒素和不耐热性腹泻型毒素，呕吐型肠毒素刺激迷走神经传入神经，以恶心、呕吐和腹部痉挛性疼痛为主要症状，我国发病率高。腹泻型肠毒素以腹泻及腹部痉挛性疼痛为主要症状，欧美发病率高。

**4. 金黄色葡萄球菌(*Staphylococcus aureus*)**　50%以上的金黄色葡萄球菌可产生肠毒素，致病物质主要有毒素和酶，分别为α、β、γ、δ、ε等溶血素；A、B、$C_1$、$C_2$、D、E、F型等肠毒素；杀白细胞素和致病性球菌产生的血浆凝固酶。肠毒素的形成与温度、食品受污染的程度和食品的种类及性状有密切关系，而且只有摄入达到中毒剂量的该菌肠毒素才会中毒。肠毒素作用于胃肠黏膜引起充血、水肿，甚至糜烂等，以及水、电解质代谢紊乱，出现腹泻；同时刺激迷走神经的内脏分支而引起反射性呕吐，导致虚脱、肌痉挛及严重失水等现象。儿童对肠毒素比成人更为敏感。

**5. 副溶血性弧菌(*Vibrio parahaemolyticus*)**　副溶血性弧菌是一种海洋性细菌，广泛存在于海产品中。中毒多呈暴发性，散发得较少。产生的耐热性溶血素可使小鼠、豚鼠的回肠段、心肌细胞变性，是一种心脏毒素。急性发病时表现为腹痛、腹泻、呕吐，甚者有大便混脓血，重症者亦可造成脱水、休克，发生无年龄、种族的差异，而与地域和饮食习惯有很大关系。

**6. 变形杆菌**　现在的变形杆菌属共包括普通变形杆菌、奇异变形杆菌、彭纳氏变形杆菌和产黏液变形杆菌四个种。作为条件致病菌，只在特定的条件下可引起人尿道原发性感染，也是伤口中较常见的继发感染菌。变形杆菌食物中毒分为急性胃肠炎型和过敏型两种。急性胃肠炎型中毒是因变形杆菌产生的肠毒素引发，主要表现为恶心、呕吐、腹痛剧烈如刀割、腹泻、头痛、发热、全身无力等；过敏型中毒主要是因摩根变形杆菌产生的强脱羧酶作用于组氨酸脱羧形成组胺，主要表现为颜面潮红、酒醉状、头痛、血压下降、心动过速等。有时也伴有发热、呕吐、腹泻等症状。

## 二、真菌毒素

真菌毒素是一些真菌(主要为曲霉属、青霉属及镰刀菌属)在生长过程中产生的，易引发人及动物病理变化和生理变态的一种次级代谢产物。目前已知的对人体有毒的真菌毒素达300种以上，其共同毒性主要是致DNA损伤和细胞毒性两个方面。但化学、生物学和毒理学性质各不相同，毒性作用差别也很大，主要取决于摄入水平、暴露时间、动物种属、身体状况以及饲料或食物中同时存在的真菌毒素之间的协同作用等。毒性作用包括致癌作用、遗传毒性、致畸作用、肝细胞毒性、中毒性肾损害、生殖紊乱和免疫抑制等。具有代表性的真菌毒素有黄曲霉毒素、赭曲霉毒素、展青霉素、单端孢霉烯族毒素、杂色曲霉菌素、玉米赤霉烯酮、伏马毒素等，其中最重要的是黄曲霉毒素(Aflatoxin)。

**1. 黄曲霉毒素** 黄曲霉毒素是一类化学结构相似的二呋喃香豆素的衍生物。据其在紫外光下可发出蓝色或绿色荧光的特性，分为$AFB_1$、$AFB_2$、$AFG_1$和$AFG_2$，其中以$AFB_1$的毒性最强。$AFB_2$和$AFG_2$的羟基衍生物称作$AFB_{2a}$和$AFG_{2a}$。

$AFB_1$的毒性主要表现为急性毒性、致突变性、致癌和致畸性。急性中毒主要损害肝脏，表现为肝细胞坏死和胆管上皮细胞增生等；慢性中毒则表现为发育迟缓、肝细胞变性甚至肝硬化等。人对$AFB_1$较敏感，日摄入量2～6 mg即可发生急性中毒甚至死亡，其他动物急性毒性中毒剂量如表3-6所示。

**表3-6 不同动物$AFB_1$经口$LD_{50}$** (单位：mg/kg·bw)

| 物种 | 年龄 | $LD_{50}$ | 物种 | 年龄 | $LD_{50}$ |
|---|---|---|---|---|---|
| 雏鸭 | 1 d | 0.24～0.3 | 猫 | — | 0.55 |
| 小鼠 | 1 d | 1.0 | 狗 | — | 0.62 |
| 小鼠 | 21 d | 5.5 | 恒河猴 | — | 2.2 |
| 地鼠 | 21 d | 10.2 | | | |

**2. 赭曲霉毒素(aflatoxin)** 赭曲霉毒素A(OTA)是一种较强的肾脏毒(大鼠经口$LD_{50}$为20 mg/kg)，也是人类可能的致癌剂。临床分析中毒靶脏器为肾、肝、脾、心肌、肌肉、肠管等，以肝细胞和肾小管基底膜残留较多。除特异性肾毒性作用以外，OTA还对免疫系统有毒性，并有致畸、致突变和致癌作用。除了潜在的遗传毒性和致癌性外，OTA也是一种具有免疫抑制和神经毒性的物质。

**3. 杂色曲霉菌素** 杂色曲霉菌素(ST)主要污染玉米、花生和小麦等谷物，但污染范围和程度不如$AFB_1$。因结构与$AFB_1$相似，且可转化为$AFB_1$，是一种毒性很强的肝及肾脏毒素。能够引起脏器坏死，造成大鼠和猴子类似$AFB_1$的损伤，如胆管增生、核多型性变、肾和肝的出血坏死等；还可导致大鼠的肝瘤和皮肤扁平细胞癌，诱发猴的肝肿瘤，反复多次静脉注射杂色曲霉毒素可引起大鼠肉瘤。亚急性与慢性毒性中毒主要表现为肝和肾中毒，特征性病变是皮肤和内脏器官高度"黄染"，杂色曲霉菌素具有明显量效关系和强致突变性。

**4. 岛青霉素** 岛青霉素临床可引发肝中毒、肝坏死、肝昏迷和肝硬化等症状。岛青霉还可产生环氯素(Cyclochlorotin)、黄天精(Luteoskyri)和红天精(Erythroskyrin)等多种霉菌毒素。岛青霉素和黄天精均有较强的致癌活性，黄天精的结构、毒性和致癌活性均与$AFB_1$相当。小鼠日服7 mg/kg·bw的黄天精数周可导致其肝坏死，长期低剂量摄入可导致肝癌。环氯素为含氯环结构的肽类，对小鼠经口$LD_{50}$为6.55 mg/kg·bw，有强的急性毒性。摄入后短时间内可引起小鼠肝的坏死性病变，小剂量长时间摄入可引起癌变。

**5. 展青霉素** 展青霉素(Pat)作为一种神经毒素，还具有致畸性和致癌性。Pat急性中毒表现为胃肠道充血扩张、水肿、出血和黏膜溃疡。亚急性毒性试验表明，Pat还具有致畸性、致突变性和致癌性，皮下注射引起雄性大白鼠发生局部肉瘤；能导致植物和动物细胞的染色体有丝分裂受阻和双核细胞的形成；对鸡胚有明显的致畸作用，幼鸡出现外张爪、颅裂、突眼等症状。

**6. 单端孢霉烯族化合物** 单端孢霉烯族化合物(trichothecenes, TCTCs)是一组由镰刀菌的某些菌种产生的生物活性和化学结构相似的有毒代谢产物。主要毒性作用为细胞毒性、免疫抑制和致畸作用，甚至还有弱的致癌性。中毒动物的主要症状有呕吐、衰弱、血性腹泻及运动失调等。肉眼可见肠道、淋巴结和心脏多发性出血点或出血斑，肠腔内含有大量的暗红色内容物。显微镜下可见肠道、淋巴结、心脏出血，胃肠道上皮细胞坏死，淋巴结、骨髓及肝脏细胞构成减少。

**7. 玉米赤霉烯酮** 玉米赤霉烯酮(Zearalenone)主要污染玉米、小麦、大米、大麦、小米和燕麦等谷物。具有雌激素作用，主要作用于生殖系统，可使家畜、家禽和实验小鼠产生雌性激素亢进症。人患病症状包括发热、出疹，鼻咽和牙龈出血坏死性疼痛等，持续性中毒可使血液中的白细胞和粒细胞数减少、凝血时间延长、内脏器官出血和骨髓造血组织坏死，还表现为中枢神经系统的中毒症状，如恶心、发冷、头痛、神智抑郁和共济失调等。如果妊娠期的动物（包括人）食用可引起流产、死胎和畸胎。

**8. 伏马毒素**　伏马毒素B具有强致癌性，并表现为细胞毒性、肝脏毒性和肾脏毒性。伏马毒素B常与$AFB_1$混合存在，增加了危害的严重性。可引起马脑白质软化症（ELEM），表现为精神紧张、淡漠、偏向一侧的蹒跚、震颤、共济失调、下嘴唇和舌轻度瘫痪等症状；还可引起猪肺水肿症候群（PPE），羊的肝病样改变和肾病，大鼠的肝坏死、心室内形成血栓等或是慢性中毒，表现为肝硬变、结节增生、胆管增生、肝细胞肿瘤和肝胆管肿瘤等。伏马毒素对人的危害研究目前还未得到直接的证据。但伏马毒素在食品中的污染状况以及与人和动物疾病或肿瘤之间的关系已引起人们的高度重视。

（王　颖）

## 思考题

1. 天然存在的植物源性毒物种类有哪些？各自的毒性或者对机体的损伤表现在哪些方面？
2. 天然存在的动物源性毒物种类有哪些？各自的毒性表现在哪些方面？
3. 农兽药残留的危害表现在哪些方面？
4. 有毒金属对机体的损伤及其毒性作用有哪些？
5. 简述食品加工过程中形成的有毒有害物质的主要种类及其危害。
6. 几种常见细菌毒素的毒性有哪些各自的特点？

# 第四章

# 外源化学物的生物转运

相同暴露剂量的不同外源化学物到达某一或某些靶器官的数量可能相差悬殊，存留时间亦可有很大差别，其根本原因在于机体对于它们的处置过程不同。机体对化学毒物的处置可简单地分成相互有关的吸收(absorption)、分布(distribution)、代谢(metabolism)、排泄(excretion)四个过程(又称 ADME 过程)。外源化学毒物通过与机体接触进入循环系统的过程称为吸收；由循环系统分散到全身组织细胞的过程称为分布；在组织细胞内经酶类催化发生化学结构与性质变化的过程称为代谢，在代谢过程中可能形成新的衍生物以及分解产物即代谢产物；最后外源化学物及其代谢物通过排泄过程离开机体。化学毒物在体内的吸收、分布和排泄过程具有共性，都是外源化学物穿越生物膜的过程，其本身的结构和性质不发生变化，故统称为生物转运(biotransportation)。代谢则不同，是外源化学物转化为新的衍生物的过程，形成的产物结构与性质均发生了改变，故称之为生物转化(biotransformation)或代谢转化(metabolic transformation)。由于外源化学物转化为代谢产物与其排泄到体外的结果都是使原物质在体内的数量减少，故代谢过程与排泄过程又合称为消除(elimination)。ADME 各过程之间存在密切的关联，彼此相互影响，通常可以同时发生。影响 ADME 的各种因素见图 4-1。

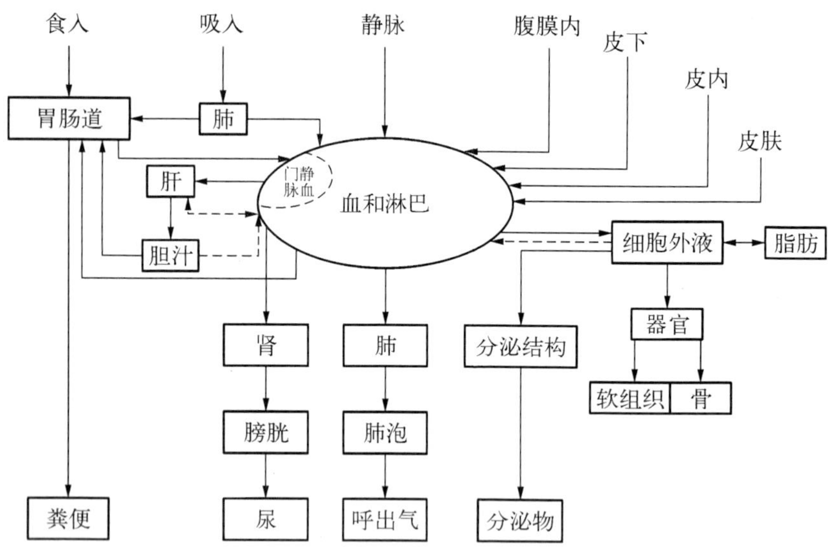


图 4-1　机体内毒物吸收、分布和排泄的路径　(引自卡萨瑞特·道尔，2005)

## 第一节　生物膜与生物转运

在吸收、分布和消除过程中，毒物到达靶组织之前需要穿越多种类型的生物膜。这些过程的每一步均涉及不同的跨膜迁移，如皮肤或黏膜、毛细血管膜、细胞膜、亚细胞器膜等。这些膜屏障的厚度是不同的，如皮肤屏障较厚，而肺的膜屏障较薄。

### 一、生物膜的结构与功能

生物膜(biomembrane)是包围着每个细胞的细胞膜(也称质膜)和细胞器膜(如核膜、线粒体膜、内质网膜和溶酶体膜等)的总称。

**1. 化学组成** 生物膜主要由脂质、蛋白质(包括酶)和多糖组成,此外还有少量的核酸、水、金属离子等。

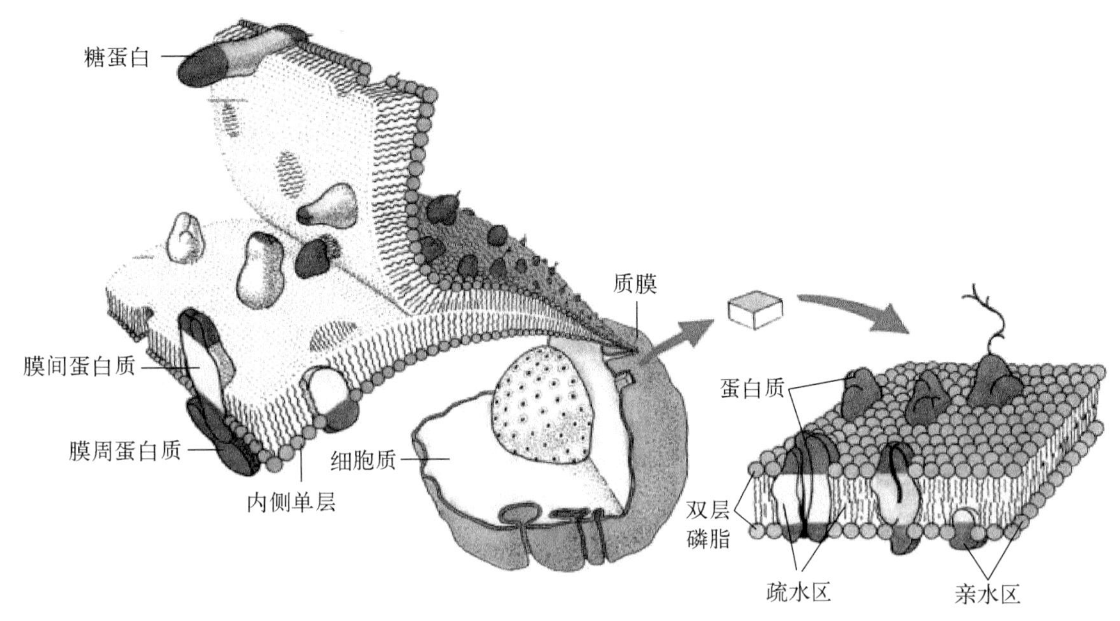


图 4-2 生物膜的组成和结构

(1) 脂质:脂质中大部分是磷脂,其次是胆固醇,还有少量糖脂。磷脂的亲水端含有磷酸和其他亲水基团(如胆碱、丝氨酸或乙醇胺等);疏水端大多是脂酰基(一般有 16~18 个碳原子)。生物膜中磷脂分子的亲水端向外,疏水端向内排成脂质双分子层。胆固醇以其第三个碳原子上的羟基为亲水端,以芳香环作为疏水端与磷脂的相应部分并列在脂双层中。脂双层的内外两层中的脂质分子分布是不对称的。糖脂都在外层,糖残基位于脂双层的表面。磷脂在内外两层中的分布是不相等的。人红细胞膜的外层中磷脂酰胆碱和鞘磷脂较多,内层中磷脂酰乙醇胺和磷脂酰丝氨酸较多。

(2) 膜蛋白:细胞中有 20%~25%的蛋白质分子是与膜结构结合的。根据这些蛋白质与膜脂的相互作用方式及其在膜中分布部位的不同,粗略地可分为两大类:外周蛋白和内部蛋白。外周蛋白分布于膜的外表面,占膜蛋白的 20%~30%,通过离子键或非共价键与膜脂相连,结合力较弱,只需用比较温和的方法,如改变介质的离子强度、pH 或加入螯合剂等即可把外周蛋白分离下来,外周蛋白都为水溶性蛋白质。内部蛋白约占膜蛋白的 70%~80%,有的部分嵌入脂质双分子层中,有的跨膜分布,还有的则全部埋藏在双分子层的疏水区内部。由于内部蛋白主要靠疏水键与膜脂相互结合,因而只有在较为剧烈的条件下(如超声、加入去垢剂或有机溶剂等)才能把它们从膜上溶解下来。

(3) 多糖:生物膜含 5%~10%的多糖,主要以糖脂或糖蛋白形式存在,具有很重要的生理功能。细胞与周围环境相互作用(如细胞间识别、激素作用等)几乎都涉及糖脂和糖蛋白,它们也是膜抗原的重要组分。

**2. 流动性** 流动性是生物膜结构的基本特征,既包括脂质,也包括膜蛋白的运动状态。

(1) 膜脂的流动性:在正常生理条件下,膜脂大多呈流动的液晶态。由纯磷脂形成的双分子人工膜,在温度降低至某一点时,可以从液晶态变为晶态(或称凝胶态),这一温度称为相变温度。生物膜含有多种脂质分子,具有各自的相变温度。在一定温度下,有的膜脂处于凝胶态,有的则呈流动的液晶态。流动与不流动的膜脂各自汇集的现象称为分相。膜脂的运动一般可分为 5 种方式:① 侧向运动——同一平面上相邻的脂分子交换位置;② 自旋运动——围绕与膜平面垂直的轴进行快速旋转;③ 摆动运动——围绕与膜平面垂直的轴进行左右摆动;④ 翻转运动——膜脂分子从脂双层的一层翻转到另一层;⑤ 伸缩震荡运动——脂肪酸链进行伸缩震荡运动。生物膜中不饱和脂肪酸的含量和结构与膜的流动性密切相关。

(2) 膜蛋白的运动:主要有侧向扩散与旋转扩散两种方式。各种膜蛋白由于其本身及微环境的差异,它们的运动速度有很大的差异，一般而言，膜蛋白的侧向扩散比膜脂要慢得多，而大部分膜蛋白的旋转扩散则又慢于侧向扩散。

膜的流动性与细胞膜功能，如细胞融合、细胞间识别、细胞表面受体的功能及其调节、物质运送、膜结合酶和酶系的活性密切相关。影响细胞膜流动性的因素很多，除膜脂和膜蛋白本身的组分外，温度、pH、金属离子以及离子强度等都会对流动性产生影响。合适的流动性使膜蛋白（包括酶）呈现合适的构象，从而具有较高活性的重要条件。

**3. 功能** 细胞膜具有多种功能，主要为物质运送、能量转换和信息传递。

（1）*物质运送*：脂质双分子层是细胞膜结构的基本框架。理论上，不带电荷的脂溶性物质容易通透，而带有电荷或极性基团的亲水物质则难以自由出入。但实际上一些水溶性小分子（如氨基酸，葡萄糖等）或离子能以很高速率穿越生物膜，而另一些则不能。换言之，通过细胞膜的运送过程具有高度选择性。

（2）*能量转换*：真核细胞的能量转换过程主要在线粒体、叶绿体中进行。有些原核细胞的能量转换过程可在细胞质膜上进行，如大肠杆菌的细胞质膜也分布有氧化磷酸化酶系，通过氧化进行能量转换。

（3）*信息传递*：全过程包括信息分子的产生、识别、接受和传递。细胞表面在信息传递过程中起着中间媒介作用。细胞间识别、细胞免疫、神经传导、激素作用、毒素作用都牵涉到细胞表面的信息传递功能。

许多外源化学物可以作用于生物膜，通过破坏其结构或影响其功能而发挥毒性。膜毒理学即是研究外源化学物对生物膜的损害作用及作用机制的学科。

## 二、生物转运的方式

生物转运是指外源化学物主要依据物理学规律，本身不发生化学结构改变，从接触部位吸收，转运进入血液，再转运至组织与脏器，最终转运到排泄器官离开机体的过程。

**1. 被动转运** 被动转运（passive transport）是外源化学物顺浓度梯度通过生物膜的过程，包括简单扩散、滤过和易化扩散三种。

（1）*简单扩散*（simple diffusion）：又称脂溶扩散（lipid diffusion）。大多数化学毒物经简单扩散方式通过生物膜。化学毒物从浓度较高的一侧向浓度较低的一侧经脂质双分子层进行扩散性转运。简单扩散的条件有：① 膜两侧存在浓度梯度；② 化学毒物必须有脂溶性；③ 化学毒物必须是非电离状态。简单扩散方式不消耗能量，不需膜蛋白的协助，不受饱和限速与竞争性抑制的影响；毒物与生物膜不发生化学反应；生物膜不具有主动性，是一个简单的物理学过程。

外源化学物经简单扩散方式的扩散速率 $R$ 遵从 Fick 定律：

$$R = K \cdot A(C_1 - C_2)/d$$

式中，$K$ 为扩散常数，$A$ 为膜的面积，$(C_1 - C_2)$为外源化学物在膜两侧的浓度梯度，$d$ 为膜的厚度。其中最主要的是浓度梯度。

被动扩散依赖于外源化学物溶解于膜的脂质，因此具有脂溶性（亲脂性）的化学毒物可以通过生物膜。外源化学物的脂溶性（亲脂性）可用脂/水分配系数（lipid/water partition coefficient）来表示。脂/水分配系数是当一种物质在脂相和水相之间的分配达到平衡时，其在脂相和水相中溶解度的比值。实际工作中，常以正辛醇、氯仿或己烷来代表脂相。一般来说，外源化学物的脂/水分配系数越大，越易溶解于脂肪，经简单扩散转运的速率越快。如外源化学物 A 和 B 的脂/水分配系数分别为 1 和 10，当膜外侧水相浓度为 1，膜内侧水相浓度为 0.5 时，在膜脂相外侧和内侧的浓度差外源化学物 A 为 0.5（即 1×1～0.5×1），而化学毒物 B 为 5（即 1×10～0.5×10）。因此外源化学物 B 经膜扩散速率为 A 的 10 倍。但脂/水分配系数极高的化学毒物易存留在膜内，不易通过膜，这是因为简单扩散时不仅需要通过生物膜的脂相，还要通过水相。

简单扩散受外源化学物的电离（ionization）和解离（dissociation）状态的影响很大。有很多化学毒物为弱有机酸或弱有机碱，在体液中可部分解离。解离型极性大，脂溶性小，难以扩散；而非解离型极性小，脂溶性大，容易跨膜扩散。非解离型的比例，取决于该化学毒物的解离常数 p$K$a（该物质 50%解离时的 pH）和体液的 pH。可以根据 Henderson-Hasselbach 公式计算这些物质处于解离态和非解离态的比例：

有机酸：$pKa-pH=lg$(非解离型 HA/解离型 $A^-$)

有机碱：$pKa-pH=lg$(解离型 $BH^+$/非解离型 B)

由公式可知，弱有机酸在酸性环境中、弱有机碱在碱性环境中多处于非解离态，易于透过生物膜转运。

因此，非极性的小分子如 $O_2$、$CO_2$、$N_2$ 可以很快透过脂双层；不带电荷的极性小分子，如水、尿素、甘油等也可以透过人工脂质双分子层，但速度较慢；分子质量略大一点的葡萄糖、蔗糖则很难透过，而膜对带电荷的物质如 $H^+$、$Na^+$、$K^+$、$Cl^-$、$HCO_3^-$ 是高度不通透的。

(2) *滤过*(filtration)*和水溶扩散*(aqueous diffusion)：生物膜上具有一些亲水性孔道或间隙，大多数细胞的膜孔都较小(小于 4 nm)，毛细血管和肾小球的膜上具有较大的孔(约 70 nm)，在生物膜两侧的渗透压梯度和液体静压的作用下，大量的水可以通过这些孔道进入细胞，水还可以作为载体，携带一些其他化学物(相对分子质量在 60 000 以下)通过这种孔道，进行膜孔过滤，完成生物转运过程，但其分子直径必须小于亲水性孔道的直径。

一般情况下，4 nm 的膜孔只能通过相对分子质量小于 100、不带电荷的极性分子如水、乙醇、尿素、乳酸等水溶性小分子和 $O_2$、$CO_2$ 等气体分子，这种方式即为水溶扩散。其相对扩散率与该物质在膜两侧的浓度差成正比。甘油难以经水溶扩散通过生物膜，葡萄糖几乎不能经水溶扩散通过生物膜。

需要注意的是，滤过可使化学毒物的浓度在血浆和细胞外液之间达到平衡，但不能使化学毒物的浓度在细胞外液和细胞内液之间达到平衡。

(3) *易化扩散*(facilitated diffusion)：又称为载体扩散，其机制可能是膜上蛋白质载体特异地与某种化学毒物结合后，其分子内部发生构型变化而形成适合该物质透过的通道而进入细胞。易化扩散只能按顺浓度方向转运，因而不需消耗能量。一些水溶性分子(如氨基酸、糖和金属离子)在体内的转运，由肠道进入血液、由血浆进入红细胞和由血液进入中枢神经系统都是通过这一转运过程。

**2. 主动转运**　主动转运(active transport)是细胞在特殊的蛋白质介导下消耗能量，将物质从低浓度一侧转运到高浓度一侧的过程。生物膜的主动转运具有下列特点：① 需有载体参加；② 化学毒物可逆浓度梯度转运，因此该系统需消耗能量，应用代谢抑制剂可阻止此转运过程；③ 载体对转运的化学毒物有特异选择性；④ 转运量有一定极限，当化学毒物达一定浓度时，载体可达饱和状态；⑤ 由同一载体转运的两种化学毒物间可出现竞争性抑制。例如，$Na^+$、$K^+$ 通过钠泵逆浓度梯度转运、小肠上皮细胞从肠腔中吸收葡萄糖、肾小管上皮细胞从小管液中重吸收葡萄糖，都是利用细胞膜上钠泵分解 ATP，为其提供能量，均属于主动转运过程。

主动转运分为原发性主动转运和继发性主动转运两类。原发性主动转运即由 ATP 直接供能，逆浓度差转运的方式。钠/钾 ATP 酶(钠泵)参与的转运是最为典型的一种原发性主动转运(图 4－3)。钠泵也是一种

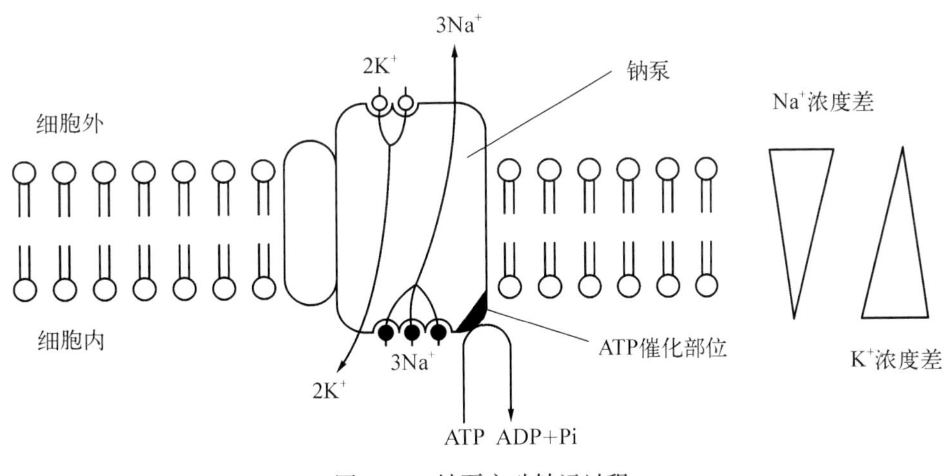


图 4－3　钠泵主动转运过程

特殊的膜蛋白，不但可以逆浓度梯度转运 $Na^+$、$K^+$，还具有 ATP 酶的活性，分解 ATP 释放能量，将能量用于 $Na^+$、$K^+$ 的主动转运。因此钠泵是钠-钾依赖的 ATP 酶。每分解一个 ATP 分子，可将 3 个 $Na^+$ 移出膜外，2 个 $K^+$ 移入膜内。继发性主动转运是由 ATP 间接供能的逆浓度差转运方式。它利用钠泵活动形成的势能储备，来完成其他物质逆浓度梯度的跨膜转运。例如，小肠上皮细胞从肠腔中吸收葡萄糖、肾小管上皮细胞从小管液中重吸收葡萄糖都属于继发性主动转运(图 4-4)。

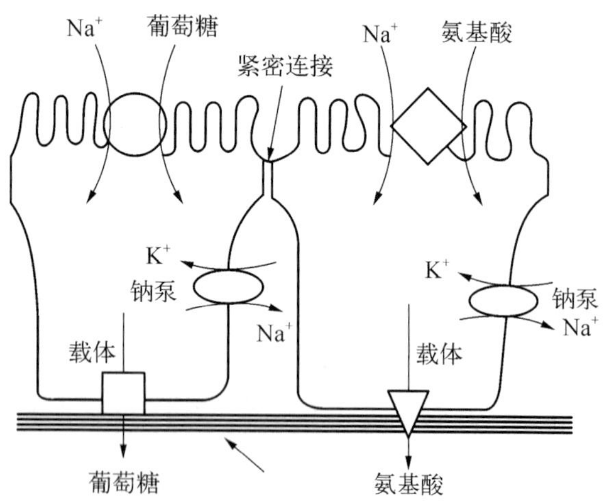


图 4-4 葡萄糖、氨基酸继发主动转运过程

主动转运能够保证活细胞按照生命活动的需要，主动地选择摄入所需要的营养物质，排出新陈代谢产生的废物和对细胞有害的物质。此外，主动转运也是维持细胞内正常的生命活动，神经冲动的传递、细胞的渗透平衡以及恒定细胞体积的重要保障。

近年来，对外源化学物主动转运系统的认识有了重大的进展，目前已鉴定的主动转运系统有以下 8 种：① 多药耐受(mdr)蛋白或 $p$-糖蛋白质家族，这是第一个被识别的转运体家族，最早是在对化疗药具抗药性的肿瘤细胞中发现的，认为该转运蛋白可将化疗药物转运出肿瘤细胞，导致肿瘤的耐药，后来证实 mdr 也可通过将化学物质转运出小肠细胞、脑上皮细胞、肝细胞、肾细胞等以保护这些细胞不受化学物质的伤害，也可保护胎体免受某些化学物质的伤害；② 多耐受药物蛋白质(mrp)家族，也可将化学物质移出细胞，且Ⅱ相代谢物(葡萄糖醛酸和谷胱甘肽结合物)是它们的首选底物；③ 有机阴离子转运多肽(oatp)家族，这个转运体家族不仅转运酸，还转运碱和中性化合物，它们在肝脏吸收外源化学物中也特别重要；④ 有机阴离子转运体(oat)家族，与有机阴离子转运多肽相反，在肾脏吸收阴离子中特别重要；⑤ 有机阳离子转运体(oct)家族，在肝脏和肾脏吸收外源化学物中都很重要；⑥ 核苷转运体(nl)家族，协助胃肠道吸收核苷；⑦ 二价金属离子转运体(dmt)，协助胃肠道吸收金属；⑧ 肽类转运体(pept)，协助胃肠道吸收二肽和三肽。

**3. 膜动转运** 颗粒物和大分子物质的转运常伴有膜的运动，称为膜动转运(cytosis)，如图 4-5 所示。

(1) 胞吞(endocytosis)：细胞以质膜凹入的形式从环境摄取大分子物质的过程。当细胞摄取大分子时，利用细胞膜的流动性，首先是大分子附着在细胞膜表面，这部分细胞膜内陷形成小囊，包围着大分子，然后小囊从细胞膜上分离下来，形成囊泡，进入细胞内部，这种现象叫胞吞。胞吞使一些不能穿过细胞的物质如食物颗粒、蛋白质大分子等，都能进入细胞，形成液体或固体小泡(食物泡)。

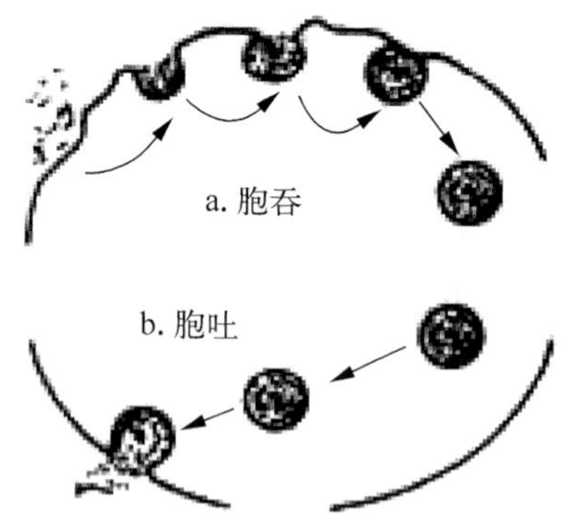


图 4-5 胞吞、胞吐作用

胞吞是需要消耗能量的。胞吞作用可分为吞噬作用、胞饮作用以及受体介导的胞吞作用。吞噬作用(phagocytosis)是以大的囊泡形式(常称为液泡)内吞较大的固体颗粒、直径达几微米的复合物、微生物以及细胞碎片等的过程。胞饮作用(pinocytosis)是指以小的囊泡形式将细胞周围的微滴状液体(直径一般小于 1 μm，常含有离子或小分子)吞入细胞内的过程。胞饮作用不具有明显的专一性。受体介导的胞吞作用是指被内吞物(称为配体)与细胞表面的专一性受体相结合，并随机引发细胞膜的内陷，形成的囊泡将配体裹入并输入到细胞内的过程，它是一种专一性很强的胞吞作用。

(2) 胞吐(exocytosis)：又称局浆分泌，与胞吞相反，细胞需要外排的大分子，先在细胞内形成囊泡，囊泡移动到细胞膜处，与细胞膜结合，将大分子排出细胞。细胞通过胞吐向外分泌物质，如胰腺细胞分泌酶原颗粒(蛋白质)就是一种胞吐。胞吐是需要消耗能量的。胞吐的是大分子颗粒性物质。

因主动转运、易化扩散和膜动转运是外源化学物借助于载体或特殊转运系统而发生的跨膜运动，又被称为特殊转运(special transport)。

# 第二节　吸　　收

吸收(absorption)是指外源化学物从接触部位，通常是机体的外表面或内表面(如皮肤、消化道黏膜和肺泡)透过生物膜转运至血循环的过程。毒物的吸收没有单独的特殊系统或通路，外源化学物在吸收过程中的跨膜转运与氧气、食物和其他营养素等生物学必需物质具有相同的过程。因此，外源化学物也主要通过呼吸道、消化道和皮肤吸收。在毒理学实验研究中有时还采用特殊的染毒途径如腹腔注射、静脉注射、肌肉注射和皮下注射等。

外源化学物在从吸收部位转运到血循环的过程中已开始被消除，此即在胃肠道黏膜、肝和肺的首过效应(first-pass effect)。例如，乙醇可被胃黏膜的醇脱氢酶氧化，吗啡在小肠黏膜和肝内与葡糖醛酸结合。因此，首过效应可减少经血循环到达靶器官组织的外源化学物数量或可能减轻毒性效应。外源化学物在吸收部位引起的消化道黏膜、肝和肺的损伤也与首过效应有关。

## 一、经胃肠道吸收

胃肠道是外源化学物的主要吸收途径之一。凡是由大气、水和土壤进入食物链的外源化学物均可经胃肠道吸收，口服或误服的药物、毒物等也经该途径吸收。胃肠道可视为一个贯穿身体的管道。尽管它在机体内，但其内容物可认为是在体外的。因此，除非有害的物质具有腐蚀性或刺激性，在胃肠道中的毒物通常在吸收前不会对机体造成系统损害。

多数外源化学物在胃肠道的吸收是通过简单扩散。部分物质可以通过吸收营养素或内源性化合物主动转运系统进入血液。少数物质经滤过、吞噬作用和胞饮作用被吸收。毒物的吸收可发生于整个胃肠道，甚至是在口腔和直肠中，但主要是在小肠，因肠绒毛可增加 200～300 $m^2$ 的小肠吸收面积。

外源化学物经胃肠道简单扩散主要取决于外源化学物的脂溶性和 p*K*a、胃肠道腔内 pH。消化道从口腔至胃、肠各段的 pH 相差很大，吸收率的物种差异可能与消化道中 pH 有关，如大鼠胃 pH 为 3.8～5.0，兔为 1.90(表 4-1)。有机酸和有机碱在不同 pH 溶液中的解离度不同，在胃肠道不同部位的吸收有很大差别，如弱酸(苯甲酸)易被胃吸收；相反，在小肠内(pH 为 6)则苯甲酸吸收减少，而弱碱(苯胺)吸收增多。因此，有机酸在胃内(pH 为 2)主要呈非解离状态，脂溶性大，主要在胃和十二指肠内吸收，而有机碱在胃内呈解离状态难以吸收，主要在小肠吸收。但由于小肠的表面积很大(绒毛和微绒毛可使其表面积增加约 600 倍)，血流又可不断地将吸收的弱酸性物质由小肠固有层移除，从而保持一定的浓度梯度，因此，弱有机酸在小肠也有相当数量的吸收。

**表 4-1　不同物种胃肠道 pH**　　(引自卡萨瑞特·道尔，2005)

| 物　种 | pH | | | | |
|---|---|---|---|---|---|
| | 胃 | 空　肠 | 盲　肠 | 大　肠 | 粪　便 |
| 猴 | 2.8 | 6.0 | 5.0 | 5.1 | 5.5 |
| 狗 | 3.4 | 6.6 | 6.4 | 6.5 | 6.2 |
| 大鼠 | 3.8 | 6.8 | 6.8 | 6.6 | 6.9 |
| 家兔 | 1.9 | 7.5 | 6.6 | 7.2 | 7.2 |

分子质量较小的水溶性外源化学物可经膜孔滤过。通过膜孔的水流可携带小分子外源化学物通过膜。特别是高剂量水溶性差的外源化学物以较大容量的低渗溶液染毒时，可能因大量水流通过膜孔导致吸收增加。

某些外源化学物可以通过相同的特殊转运系统吸收，表 4-2 列出了人和动物肠道特殊转运系统的位点分布情况。例如，氟尿嘧啶通过嘧啶转运系统吸收，铊、钴和锰通过铁转运系统吸收，铅通过钙转运体吸收。

表 4-2 人和动物肠道特殊转运系统的位点分布（引自卡萨瑞特·道尔，2005）

| 基质 | 吸收能力定位 | | | |
|---|---|---|---|---|
| | 小肠 | | | 大肠 |
| | 上段 | 中段 | 下段 | |
| 糖（葡萄糖、半乳糖等） | ++ | +++ | ++ | 0 |
| 中性氨基酸 | ++ | +++ | ++ | 0 |
| 碱性氨基酸 | ++ | ++ | ++ | ? |
| γ-球蛋白（新生动物） | + | ++ | +++ | ? |
| 嘧啶（胸腺嘧啶、尿嘧啶） | + | + | ? | ? |
| 甘油三酯 | ++ | ++ | + | ? |
| 脂肪酸吸收和转化为甘油三酯 | +++ | ++ | + | 0 |
| 胆盐 | 0 | + | +++ | |
| 维生素 $B_{12}$ | 0 | + | +++ | 0 |
| $Na^+$ | +++ | ++ | +++ | +++ |
| $H^+$（和/或 $HCO_3^-$ 分泌） | 0 | + | ++ | ++ |
| $Ca^{2+}$ | +++ | ++ | + | ? |
| $Fe^{2+}$ | +++ | ++ | + | ? |
| $Cl^-$ | +++ | ++ | + | 0 |

+，++，+++：分别表示弱、中、强；?：不确定；0：无

某些外源化学物受胃肠道中的消化酶或菌群的作用后，可形成新的化学物质而影响其吸收或改变其毒性。如饮用含有高浓度硝酸盐的井水，易引起婴儿高铁血红蛋白血症，因新生儿胃肠道的 pH 较高并存在某些细菌，可使硝酸盐还原成亚硝酸盐，使血中变性血红蛋白增高。小肠内的菌群还能还原芳香硝基成芳香胺，后者是可疑致甲状腺肿物和致癌物。

此外，其他因素诸如胃肠道内容物的数量和性质、胃肠的蠕动和排空速度以及药物作用等也能从一定程度影响外源化学物的吸收。

外源化学物经胃肠道吸收的规律可总结如下：双嗜性物质（同时有亲水性和亲脂性的分子）通过胃肠管壁是依据物理化学的基本原理；对于亲脂性较强的分子，静水层是限速屏障；而对于亲水性较强的分子，则上皮细胞膜是屏障；极端亲水性的分子部分可通过主动过程吸收，极端亲脂性分子[二噁(TCDD)、滴滴涕(DDT)、多氯联苯(PCB)等]则借助于其脂质通过微团和其后与脂类代谢相关的生物学过程而吸收。

外源化学物的胃肠吸收具有物种差异的原因尚不清楚，可能机制有：① 大部分外源化学物吸收的限速屏障是肠黏膜的静水层，静水层厚度的物种差异可能对亲脂性化合物吸收有影响；② 被动扩散具有膜表面积和位置依赖性，不同物种肠道的相对长度差异很大，在反刍动物和杂食动物还存在功能差异，而且不同物种胃肠道的 pH 差异可以达到 2；③ 胃肠菌丛的差异。

## 二、经呼吸道吸收

空气中的外源化学物多以气态（气体、蒸气）和气溶胶（烟、雾、粉尘）的形式存在，呼吸道是它们吸收的主要途径，肺是主要的吸收器官。呼吸道从鼻腔到肺泡由于各部分结构不同，对外源化学物的吸收情况也不同。经呼吸道吸收，以肺泡吸收为主。由于肺泡数量众多、表面积大、肺泡气体与血液之间距离短、肺内血液灌注量大等解剖生理特点，经肺吸收的速度相当快，仅次于静脉注射。鼻腔的表面积较小，但鼻黏膜有高度通透性，因此经鼻腔吸收也受到重视。

气态物质在呼吸道吸收与作用的部位主要取决于其脂溶性和浓度。鼻咽腔和上呼吸道气管、支气管黏膜层内的黏液腺比较丰富，分泌水性黏液湿润黏膜表面，低浓度的盐酸、氨等水溶性刺激气体可被这些部位的黏膜层吸收，引起局部充血和不适；但如果浓度过大，则有可能深入到下呼吸道乃至肺泡而造成肺的化学性灼伤、局灶或广泛性肺水肿。脂溶性较好的气态物质如二氧化氮、二氧化硫、氯仿等不易引起上呼吸道的

刺激症状，也不易被吸收，但它们可以轻易地进入呼吸道深处，并主要通过肺泡吸收。气态物质到达肺泡后，主要经简单扩散透过呼吸膜而进入血液，其吸收速度受多种因素影响，主要是肺泡和血液中物质的浓度（分压）差。该浓度（分压）差越大，吸收的速率越快。开始时，气态物质在肺泡气中的浓度越高，溶于血液中的速率越快，气态物质不断溶于血液并被移走；随着吸收过程的进行，溶入血液的分子越来越多，直至达到动态平衡，即呼吸膜两侧的分压达到动态平衡，此时，气态物质在血液内的浓度（mg/L）与在肺泡气中的浓度（mg/L）之比称为该物质的血/气分配系数（blood/gas partition coefficient）。对于一种特定的气态物质而言，血/气分配系数是一个常数。例如，甲醇的血/气分配系数为 1 700，乙醇为 1 300，乙醚和氯仿为 15，苯为 6.85，二硫化碳为 5，乙烯为 0.14。血/气分配系数越大的物质，在血液中的溶解度越高，越容易被吸收，达到平衡所需的时间也越长。

气态物质的吸收速率还取决于肺通气量和血流量。血/气分配系数低的气态外源化学物经肺吸收速率主要取决于经肺血流量（灌注限制性），因为肺血流量决定其被吸收后移走的速度，该流量越大越有利于其吸收，通常血/气分配系数低的气态外源化学物在血液和气相之间达到平衡时间为 8～21 min。而血/气分配系数高的气态外源化学物经肺吸收速率主要取决于呼吸的频率和深度（通气限制），在血液和气相之间达到平衡的时间至少为 1 h。

气溶胶的吸收与气态物质相似，主要受脂溶性和吸入浓度的影响。烟和粉尘的颗粒直径大小与其到达呼吸道的部位关系密切（图 4－6、图 4－7）。直径在 5 μm 及以上的颗粒物通常因惯性冲击而在鼻咽部沉积。沉积于无纤毛的鼻前庭处的颗粒物可经擦拭或打喷嚏清除；沉积在有纤毛的鼻表面黏液层的不溶性颗粒，被纤毛运动推动，这些颗粒物和经口吸入的颗粒物在数分钟内被咽下；可溶性颗粒物则溶解于黏液中，并被转移至咽部或经鼻上皮细胞吸收入血。直径在 2～5 μm 的颗粒物主要依靠重力沉降在肺的气管、支气管区域，并主要通过呼吸道纤毛部分的黏液层逆向运动至口腔，最终被咳出或吞咽入胃肠道吸收。直径在 1 μm 及以内的颗粒物可到达肺泡，它们可以被吸收入血或通过肺泡巨噬细胞吞噬移动到黏液纤毛远端的提升装置被清除或通过淋巴系统清除。颗粒物从肺泡中清除的效率不高，在第一天仅有约 20％的颗粒物被清除，24 h 后剩余部分的清除非常缓慢。

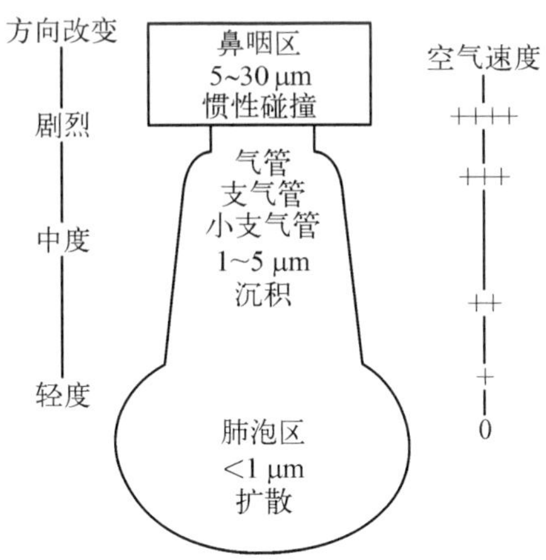


图 4－6　影响颗粒物沉积的参数

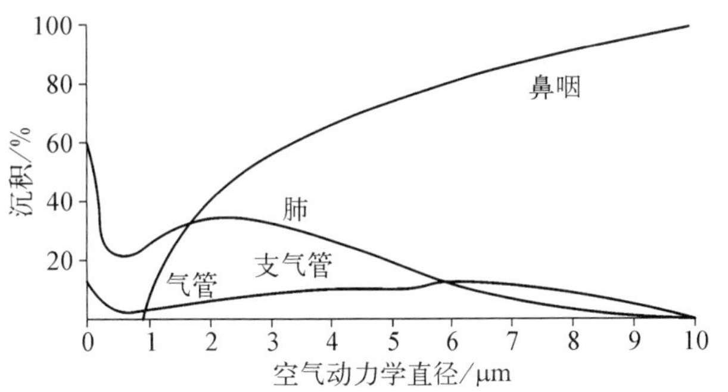

图 4－7　吸入颗粒物沉积部位与颗粒大小的关系

颗粒物可引起上呼吸道炎症、肺炎（如锰尘）、肺肉芽肿（如铁尘）、肺癌（如石棉尘、镍尘）、肺尘埃沉着病（如二氧化硅尘）以及过敏性肺部疾患。可溶性有毒颗粒物很快被吸收入血引起中毒，不溶性颗粒物则可引起肺尘埃沉着病。

## 三、经皮肤吸收

皮肤是将机体与环境有害因素分隔开来的主要屏障。毒物经皮吸收必须通过表皮或附属物（汗腺、皮脂腺和毛囊）。汗腺和毛囊在皮肤的分布密度不同，其总截面积仅占皮肤总面积的 0.1％～1.0％。尽管小量毒物能以较快速度通过皮肤附属物吸收，但化学物质主要还是通过表皮吸收。化学物质经皮吸收必须通过多层细胞才能进入真皮小血管和毛细淋巴管。化学物质经皮吸收的限速屏障是表皮的角质层。

外源化学物经皮吸收的过程可分为穿透阶段和吸收阶段。穿透阶段是外源化学物通过被动扩散通过角质层的过程，但极性物质与非极性物质的扩散机制不同。极性物质可能是通过含水的角质层蛋白细丝的外表面扩散，而非极性分子则溶解于蛋白细丝间脂质基质并扩散。非极性毒物的扩散速度与其脂溶性成正比，与其相对分子质量成反比。但也有例外，如高度亲脂性的 TCDD 的皮肤渗透速度非常有限。吸收阶段是指外源化学物通过表皮深层（颗粒层、棘层和生发层）及真皮层，然后通过真皮内静脉和毛细淋巴管进入体循环的过程。在这些细胞层中含有非选择性的多孔水相扩散介质，其屏障作用远小于角质层。在此过程，影响外源化学物扩散速度的因素包括血流量、细胞间液体的运动及真皮成分之间的相互作用。

一般来说，脂水分配系数高的外源化学物质易经皮肤吸收（但高脂溶性或高水溶性的物质经皮吸收困难），相对分子质量大于 300 的物质不易通过无损的皮肤。外源化学物的经皮吸收还受其他一些因素的影响，如表皮损伤可促进外源化学物的吸收；在皮肤潮湿时，角质层可使其结合水增加 3～5 倍，导致通透性增加 2～3 倍；溶剂二甲基亚砜（DMSO）也可通过增加角质层的通透性等机制，增加毒物经皮吸收。

人体不同部位皮肤对毒物的通透性不同，阴囊＞腹部＞额部＞手掌＞足底。不同物种动物皮肤通透性不同，大鼠及兔的皮肤较猫的皮肤更易通透，而豚鼠、猪和猴的皮肤通透性则与人相似。化学物质经皮肤附属物吸收和穿透角质层都有高度的物种依赖性，此外，皮肤血流量和有助于吸收的皮肤生物转化也有物种差异。皮肤吸收的物种差异可解释农药对昆虫和人的毒性不同。例如，对哺乳动物和昆虫注射途径给予 DDT 的 $LD_{50}$ 相近，但当经皮肤接触时，DDT 对昆虫的毒性远大于哺乳动物，这可能是由于 DDT 很容易穿过昆虫的壳质外甲，且昆虫相对于其体重的体表面积大。

### 四、其他吸收途径

外源化学物通常经上述三种途径吸收。但在毒理学动物实验中有时也采用腹腔、皮下、肌肉和静脉注射进行染毒。静脉注射可使外源化学物直接进入血液，分布到全身。腹腔注射因腹腔具有丰富的血流供应和较大的表面积，使外源化学物的吸收迅速。经腹腔染毒的化合物主要通过门脉循环吸收，因此在其到达其他器官前必先经过肝脏。皮下或肌肉注射时吸收较慢，但可直接进入体循环。

## 第三节 分　　布

外源化学物通过吸收进入血液和体液后，随血流和淋巴液分散到全身各组织的过程称为分布（distribution）。不同的外源化学物在体内各器官组织的分布也不一样。研究外源化学物在体内的分布规律，有利于了解外源化学物的靶器官和贮存库。

器官或组织的血流量和对外源化学物的亲和力是影响外源化学物分布的最关键的因素。在外源化学物的初始分布阶段主要取决于器官或组织的血流灌注速率。人体器官组织灌注速率高的有肺、肾上腺、肾脏、甲状腺、肝脏、心脏、小肠、脑，灌注速率低的有皮肤、骨骼肌、结缔组织、脂肪。在初始分布阶段，灌注好的器官组织，外源化学物浓度高。但随时间延长，分布受到外源化学物经膜扩散速率和器官组织对外源化学物的亲和力的影响，引起外源化学物的再分布（redistribution）。

### 一、毒物在体内的贮存

外源化学物以相对较高的浓度富集于某些组织器官的现象称为蓄积（accumulation）。许多外源化学物可以发生蓄积，如 CO 与血红蛋白结合，铅在骨中贮存。外源化学物的蓄积部位可能就是其靶器官，如百草枯蓄积于肺，可引起肺组织充血、水肿、发炎、坏死及广泛的纤维化；也可能只是它们单纯的存积地点，如 DDT 在脂肪中含量最高，但其致毒作用发生在神经系统等组织。进入血液的外源化学物在某些器官组织蓄积而浓度较高，但对这些器官组织未显示明显的毒作用，称为贮存库（storage depot）。贮存库中的毒物与其在血浆中的游离型保持动态平衡，随着游离毒物的排除，贮存库中的毒物会逐渐释入血液循环。所以毒物在体内的贮存具有两重意义：一方面对急性中毒具有保护作用，可减少在靶器官中的化学毒物的量；另一方面可能成为一种游离型化学毒物的来源，具有潜在的危害。

**1. 与血浆蛋白结合作为贮存库** 血浆中各种蛋白均有结合其他化学物质的功能，尤其是白蛋白的结合力最高。白蛋白是血浆中含量最多的蛋白质，成人可达 40 g/L 血液以上，结合能力最强。其他可与外源化学物结合的血浆蛋白有：转铁蛋白（一种β球蛋白）能与铁结合，铜蓝蛋白可与铜结合，α-脂蛋白和β-脂蛋白可与多种脂溶性物质结合，$\alpha_1$-酸性糖蛋白可与碱性物质结合。

不同的化学毒物与血浆蛋白质结合的量不同，如安替比林不结合，丙烯巴比妥结合 50%，杀虫剂狄氏剂结合 99%。结合型化学毒物由于分子质量增大，不能跨膜转运，暂无生物效应，不被代谢排泄，可延缓消除过程和延长化学毒物的毒作用。因此，也有认为血浆蛋白是暂时贮存库。化学毒物与血浆蛋白结合可降低血游离型化学毒物浓度，从而可能增加胃肠道或肾小管与血液的浓度梯度，增加从胃肠道或肾小管向血液的扩散。化学毒物与血浆蛋白结合是可逆的，与血浆中游离型化学毒物形成动态平衡。游离型化学毒物转运到靶部位产生毒作用，游离型化学毒物浓度与毒作用强度相关。化学毒物-蛋白复合物的解离速率以毫秒计，与组织扩散时间比较可以忽略不计。在肝和肾等以主动转运作用使血浆游离型浓度迅速降低的组织，化学毒物可迅速从血浆蛋白解离。不同的化学毒物与血浆蛋白的结合是有竞争性的，结合力更强的化学毒物可取代已被结合的化学毒物，使之成为游离态而显示毒性。例如，DDE（DDT 的代谢产物）能竞争性置换已与白蛋白结合的胆红素，使其在血中游离出现黄疸。

**2. 肝和肾作为贮存库** 肝和肾具有与许多化学毒物结合的能力，这些组织的细胞中含有一些特殊的结合蛋白。如肝细胞中有一种配体蛋白（ligandin）能和许多有机酸结合，而且还能与一些有机阴离子、偶氮染料致癌物和皮质类固醇结合，使这些物质进入肝脏。肝、肾组织中含有金属硫蛋白（metallothionein），能与镉、汞、锌及铅结合。肝、肾既是一些外来化学毒物贮存的场所，又是体内有毒物质转化和排泄的重要器官。

**3. 脂肪组织作为贮存库** 环境中的许多有机毒物具有高脂溶性，易于分布和蓄积在脂肪组织中，如有机氯农药（氯丹、DDT、六六六）和 TCDD 等。它们对脂肪组织无生物学活性，且可降低靶器官中的毒物浓度，对于机体具有一定的保护作用。身体脂肪占肥胖者体重的 50%，占消瘦者体重的 20%，因此，这类化学毒物对肥胖者的毒性要比消瘦者低。

**4. 骨骼组织作为贮存库** 由于骨骼组织中某些成分与某些化学毒物有特殊亲和力，因此，这些物质在骨骼中的浓度很高，如氟离子可替代羟基磷灰石晶格基质中的-OH，使骨氟含量增加，而铅和锶则替代了骨质中的钙而贮存在骨中。化学毒物在骨中的沉积和贮存是否有损害作用，取决于化学毒物的性质，如铅对骨并无毒性，但骨氟增加可引起氟骨症，放射性锶可致骨肉瘤及其他肿瘤，故骨骼也是氟和锶的靶组织。外源化学物与骨组织的结合也是可逆的，可以通过晶体表面的离子交换和破骨活动从骨中释放入血，使血浆浓度增加。

## 二、机体的屏障作用

有些器官或组织的生物膜具有特殊的形态学结构和生理学功能，可以阻止或延缓某些外源化学物进入，称为屏障。屏障是阻止或减少化学毒物由血液进入某种组织器官的一种生理保护机制。主要的屏障有血脑屏障和胎盘屏障等，但是这些屏障都不能有效地阻止亲脂性物质的转运。

**1. 血-脑屏障** 血-脑屏障（blood-brain barrier，BBR）的解剖学和生理学基础是：① 中枢神经系统（central nervous system，CNS）的毛细血管内皮细胞间相互连接很紧密，几乎无空隙；② 在毛细血管周围被星形胶质细胞突起包围，因此，化学毒物必须穿过上述屏障才能进入大脑，其通透速度主要取决于化学毒物的脂溶性和解离度，如脂溶性的甲基汞很易进入脑组织，引起 CNS 中毒，而非脂溶性的无机汞盐则不易进入脑组织，故其毒作用主要不在脑而在肾脏，但由于脑内的甲基汞逐渐被代谢转化成汞离子而不能反向穿透出血脑屏障被排除，可在脑内滞留而引起中毒；③ 在 CNS 间液中蛋白质浓度很低，因此在不溶性化学毒物从血液进入脑的过程中，蛋白质结合机制不能发挥作用，但是也有例外，一些脂溶性化学毒物如 TCDD 也不易进入脑，其机制尚不清楚，可能由于它和血浆蛋白或脂蛋白的紧密结合，限制了 TCDD 进入大脑；④ 脑毛细血管内皮细胞具有 mdr 蛋白，可将某些物质转运回血液。

新生动物的血-脑屏障发育不完全，这也是吗啡、铅等化学物质对新生儿的毒性较成人大的原因之一。

**2. 胎盘屏障** 胎盘是由在母体与胎儿血液循环之间的多层细胞构成。胎盘屏障的细胞层数随动物物种不同和不同妊娠阶段而各异。最多有 6 层，如猪、马、驴，称为上皮绒膜胎盘；羊、牛次之，有 5 层细胞，称为联合绒毛胎盘；猫、狗有 4 层细胞，称为内皮绒毛胎盘；人有 3 层，称为血绒膜胎盘；大鼠仅有一层，称为血内皮胎盘。一般认为，胎盘细胞的层数越少，通透性越强。但胎盘屏障的作用较为有限，事实表明，多种化学毒物可经胎盘转运至胎儿体内。例如，一些致畸物可经过胎盘引起胚胎畸形，有些致癌物也具有经胎盘致癌作用。

外源化学物通过胎盘屏障的主要方式是简单扩散。脂溶性越高，达到母体-胚胎平衡越迅速。胚胎中不同组织的毒物浓度则取决于胚胎组织浓集该毒物的能力。例如，在胚胎脑中可见到较高浓度的铅和二甲基汞，这是因为胚胎的血脑屏障未发育完全。母体和胚胎的组织成分的差别是胎盘屏障的另一个原因，例如，胚胎几乎没有脂肪，因此对高度脂溶性物质(如 TCDD)无蓄积作用，而母体则相反。胎盘具有主动转运系统，内源性嘌呤和嘧啶的载体可将与其结构类似的抗代谢物从母体转运至胎儿体内，而 mdr 蛋白则可排除某些毒物使胎儿免受伤害。胎盘还具有生物转化能力，可使某些毒物经代谢而解毒。

**3. 其他屏障** 血-眼屏障、血-睾丸屏障等可以保护这些器官减少或免受外来化学毒物的损害。在性腺，由于有多层细胞将生殖细胞与毛细血管分隔开，可阻止水溶性毒物进入生殖细胞，如卵母细胞为粒层细胞包绕，精原细胞由支持细胞和血-睾丸屏障的其他成分所包绕。

此外，某些细胞具有特殊的膜转运机制，能主动摄取毒物，使这些细胞成为靶细胞或使细胞避免毒物的损害。

## 第四节 排 泄

排泄(excretion)是化学毒物及其代谢产物向机体外转运的过程，是生物转运的最后一个环节。毒物及其代谢产物从机体排出的主要途径是经肾脏随尿排出和经肝、胆通过肠道随粪排出。其次，可随各种分泌液如汗液、乳汁和唾液排出。挥发性物质还可经呼吸道排出。

### 一、经肾脏排泄

肾脏排泄外源化学物的效率极高，也是最重要的排泄器官，其主要排泄机理有三种：肾小球滤过、肾小管被动扩散和肾小管主动分泌。

**1. 肾小球滤过** 肾小球滤过是指血液流经肾小球时，血浆中的水分子、小分子溶质(包括相对分子质量较小的血浆蛋白质)，从肾小球的毛细血管中转移到肾小囊的囊腔而形成原尿的过程。肾脏血液供应丰富，约为心搏出量的 25%，其中有约 80%通过肾小球滤过。肾小球的毛细管有较大的膜孔(70 nm)并有滤过压，除与大分子蛋白结合的化学毒物外，相对分子质量小于白蛋白(60 000)的外源化学物分子几乎都能通过肾小球滤过而到达肾小管。正常成人 24 h 生成的原尿量可达 180 L。约有 20%的游离型化学毒物由血浆携带进入肾小球滤液。肾小球的滤过膜由三层结构组成：① 内层是毛细血管的内皮细胞，内皮细胞上有许多直径 50～100 nm 的小孔，称为窗孔，它可防止血细胞通过，但对血浆蛋白的滤过可能不起阻留作用；② 中间层是非细胞性的基膜，是滤过膜的主要滤过屏障，基膜是由水合凝胶构成的微纤维网结构，水和部分溶质可以通过微纤维网的网孔，网孔的大小可能决定着分子大小不同的溶质何者可以滤过；③ 外层是肾小囊的上皮细胞，上皮细胞具有足突，相互交错的足突之间形成裂隙，裂隙上有一层滤过裂隙膜，膜上有直径 4～14 nm 的孔，它是滤过的最后一道屏障，通过内、中两层的物质最后将经裂隙膜滤出。此外，滤过膜各层含有许多带负电荷的物质，主要为糖蛋白。这些带负电荷的物质排斥带负电荷的血浆蛋白，限制它们的滤过。肾在病理情况下，滤过膜上带负电荷的糖蛋白减少或消失，就会导致带负电荷的血浆蛋白滤过量比正常时明显增加，从而出现蛋白尿。

滤入肾小管腔的毒物有两条去路：随尿液排出体外或经肾小管重吸收。脂/水分配系数高的毒物可以简单扩散的方式进入肾小管上皮细胞并重新吸收入血，而水溶性高的毒物则随尿液排泄。弱酸性物质在 pH 较高、弱碱性物质在 pH 较低的尿液中多数处于解离状态，可被大量排出体外。在生理条件下，尿液的 pH 为 6 左右，一般要低于血浆，有利于弱酸性物质的排泄。以氯化铵处理可降低尿 pH，碳酸氢钠处理可升高尿 pH。血浆因缓冲能力强，pH 几乎无改变。但改变了毒物在肾小管内液和血浆的 pH 分配，可以增加或降低消除速率。尿呈酸性时，有利于碱性毒物的解离和排出，呈碱性时则酸性化学毒物较易排出。

**2. 肾小管重吸收**　重吸收是指肾小管上皮细胞将小管液中的水分和某些溶质，部分地或全部地转运到血液的过程。原尿中 99%的水，全部葡萄糖、氨基酸、部分电解质被重吸收，尿素部分被重吸收，肌酐完全不被重吸收。

重吸收有主动重吸收和被动重吸收两种。主动重吸收是指肾小管上皮细胞逆电化学差，将小管内溶质主动转运到小管外组织间液的过程，需消耗能量，葡萄糖、氨基酸、钠离子、钾离子等都属主动重吸收；被动重吸收是指小管液中的水和溶质凭借电化学差通过肾小管上皮细胞进入细胞外液的过程。近曲小管是大部分物质的主要重吸收部位，滤过液中的约 67% $Na^+$、$Cl^-$、$K^+$ 和水被重吸收，还有 85%的 $HCO_3^-$ 以及全部的葡萄糖、氨基酸都在此被重吸收。能被重吸收的物质也有一个重吸收的界限，称为转运极限。有人认为转运极限与该物质转运的膜载体有关，当膜载体完全饱和后，则该物质就不再被转运而从尿中排出。当尿中开始出现某物质时，血浆中该物质的浓度称为该物质的肾阈值。葡萄糖的肾阈值为 16～18 g/ml。其他物质也有各自的肾阈值。

肾小管重吸收具有选择性，既能保留对机体有用的物质，又可有效地清除对机体有害的和过剩的物质，从而维持机体内环境的稳态。

**3. 肾小管分泌**　肾脏具有不同的转运体家族。有机阴离子转运蛋白家族定位于近曲小管的底侧膜上，可吸收有机酸如 *p*-氨基马尿酸；有机阳离子转运蛋白家族则在吸收某些阳离子时发挥作用。通过这些转运系统进入肾小管细胞的毒物可被多药耐受蛋白或多耐受药物蛋白排入管腔。而有机阳离子转运蛋白和肽类转运蛋白可将肾小管腔内的毒物重新吸收。

经肾小球滤过的小分子血浆蛋白可被近曲小管重吸收。如果毒物与这些血浆蛋白结合，就可造成近曲小管细胞的损伤。如镉与金属硫蛋白结合后被肾小管重吸收而引起肾损伤；三甲基戊烷与 $\alpha_{2u}$-球蛋白结合后被雄性大鼠近曲小管吸收可导致肾病和肾肿瘤。

## 二、经粪便排泄

粪便排泄是外源化学物排出体外的另一个主要途径，其过程比较复杂，目前还未像肾脏排泄一样研究得很清楚。

**1. 未吸收的食物**　食物中不能被吸收的成分、未被吸收营养素和/或药物以及外源化学物，存在于肠道中，随肠道蠕动，可经粪便排泄到体外。

**2. 胆汁排泄**　这是经粪便排泄外源化学物的主要来源。有毒物质经胃肠道吸收后，首先进入肝脏进行生物转化，其代谢产物及某些毒物原形可以直接排入胆汁，最终随粪便排出体外。

排入胆汁的外源化学物通常根据其在胆汁和血浆中的浓度的比值可分为三类。A 类物质其比值几乎为 1，包括钠、钾、葡萄糖、汞、铊、铯和钴。B 类物质在胆汁和血浆中的比值远大于 1(通常在 10～1 000 之间)，包括胆汁酸、胆红素、磺溴酞、铅、砷、锰和许多其他外源化学物。C 类物质的比值低于 1，如菊粉、白蛋白、锌、铁、金和铬。B 类物质是最可能快速排泄到胆汁中的化合物。但化合物经胆汁排泄不一定需要其在胆汁中高度富集，例如，汞并不在胆汁中富集，而胆汁却是缓慢清除汞的主要途径。

化学毒物及其代谢物由胆汁进入肠道。一部分可随粪便排出，一部分由于肠液或细菌的酶催化，增加其脂溶性而被肠道重吸收，重新返回肝脏，形成肠肝循环(enterohepatic circulation)，这就使化学毒物从肠道排泄的速度显著减慢，生物半减期延长，毒作用持续时间延长。

**3. 肠道**　外源化学物可经被动扩散从血液直接转运到小肠腔内，也可在小肠黏膜经生物转化后排入肠腔，小肠细胞的快速脱落则是毒物进入肠腔的另一种方式。肠道排泄的过程相对缓慢，只有那些生物转化速率低和(或)肾脏、胆汁清除量少的物质才主要以此种方式排泄。此外，大肠还存在有机酸和有机碱的主动排泌系统。

**4. 肠道菌群** 肠道菌群是粪便的主要成分之一，有30%～42%的粪便干重源自细菌。肠道菌群可以摄取外源化学物并对其进行生物转化，粪便中的许多化学物质是细菌的代谢产物。

## 三、经肺脏(呼气)排泄

在体内优先以气态存在的物质以及挥发性液体，主要经肺排泄，排出方式为简单扩散，排出速度与吸收速度成反比。如在血液中溶解度低的乙烯被快速排泄，而溶解度高的氟烃类麻醉剂则排泄速度缓慢。在血液中溶解度低的气态物质，其排出速度受灌注限制，溶解度高的则受通气限制。

## 四、其他排泄途径

**1. 脑脊液** 脑脊液是毒物从特殊器官经特殊途径排出体外的代表。所有的化合物都可以随脑脊液的大量流动通过蛛网膜绒毛而离开中枢神经系统，脂溶性毒物也可通过血脑屏障排出。主动转运也是脑脊液排出毒物的方式，如有机离子转运系统。

**2. 乳汁** 乳汁对于一些外源化学物的排泄具有重要的毒理学意义，因为毒物可经母乳进入婴儿体内，也可通过乳制品转移给人。有毒物质可通过简单扩散排到乳汁中，脂溶性毒物如DDT、PCB、多溴联苯和TCDD等可随脂肪从血液进入乳腺中，并通过乳汁排泄。化学性质与钙类似的金属(如铅)以及能与钙形成配位体的螯合剂也可从乳汁排出相当数量。

**3. 汗液和唾液** 非解离态、脂溶性毒物可经简单扩散排入汗液和唾液。随汗液排泄的毒物可能引起皮炎，随唾液排泄的毒物可被咽下并经胃肠道吸收。

**4. 毛发和指甲** 砷、汞、铅、锰等可富集于毛发和指甲中，当它们脱落时，其中的毒物也随之排出。存在于毛发和指甲中的重金属等物质的含量可以作为生物监测指标。

(韩晓英)

# 第五节 毒物动力学

毒物动力学(toxicokinetics)又称毒物代谢动力学或毒代动力学，是将药物动力学(pharmacokinetics)的原理和方法应用在研究毒物的毒性和不良反应上，研究中毒剂量下毒物在体内吸收、分布、代谢和排泄的动力学。具体定义为：毒物动力学是从速率论的观点出发，用数学模型分析和研究外源化学物数量在生物转运和转化过程中的动态变化规律。

一般来说，毒物动力学主要研究内容包括：① 不同剂量单次染毒的毒物动力学，探讨大剂量对毒物吸收、分布及消除动力学的影响；② 反复染毒的毒物动力学，探讨动力学特征可能发生的改变；③ 在毒性试验过程中进行毒性血药浓度监测，确证动物的实际暴露水平并测定可能存在的药物蓄积；④ 年龄对动力学的影响；⑤ 不同种属动物在毒物代谢和动力学方面的差异，为解释可能出现的毒性反应以及毒性的种属差异提供科学依据。

毒物动力学研究目的有：① 有助于毒理学研究的设计(如剂量和染毒途径)；② 通过对暴露、时间依赖性的靶器官剂量与毒作用关系研究，解释毒作用机制；③ 确定有关剂量、分布、代谢和消除的参数，用以评价对人的危险性。

毒物经各种途径吸收，进入机体才能发挥其毒性作用。毒物是否对机体造成损害，除了取决于这些物质本身的理化性质和机体的敏感性外，还与接触途径和方式有直接关系。这主要是因为接触途径和方式直接影响着毒物的吸收、分布速率及其在体内的作用剂量水平。体内毒物及其代谢产物的浓度随时间变化的动态过程是毒物动力学研究的中心问题。研究毒物血液浓度随时间的推移而发生变化的规律，通常用相应的动力学参数来表示。当一个化学物质进入单一模型后，所有的基本信息都是统一完整的。这种模型有助于对毒性作用位点和机制研究。动力学模型越来越多地用于人类给药后检测，或对动物实验进一步获得的

"量-分布"或"作用-效应"的理解，尤其是对人健康危险度评估领域。

目前，动力学模型总体上可分为两种，即经典动力学（classical toxicokinetics）模型和生理动力学（physiological toxicokinetics）模型。经典毒物动力学模型主要通过血液中毒物随时间变化的规律描述受试物在体内吸收、分布、代谢和排泄过程，由数据定义速率常数，通常基于数据进行论述；而生理毒物动力学模型近年来广泛用于毒理学领域，可用以表示组织中毒物的浓度，体现已知的或假设的生理过程。

## 一、经典毒物动力学模型

经典毒物动力学的基本理论是速率论和房室模型，基本思想是外源化学物在血液或血浆中的浓度与其组织中的浓度保持动态平衡，血浆浓度的变化可以反映组织中的浓度变化。研究的核心问题是时间与毒物浓度水平的关系，即时-量关系。

**1. 时-量关系曲线** 血浆毒物浓度随时间变化的动态过程可用时-量关系来表示。在染毒后不同时间采血样，测定血毒物浓度，以血毒物浓度为纵坐标，时间为横坐标作图即为毒物浓度时间曲线（concentration-time curve），简称时-量曲线，可定量地分析毒物的体内动态变化。时-量关系反映血浆毒物浓度随时间的推移而发生变化的规律：血药浓度变化→反映作用部位毒物浓度的变化→毒物的效应随时间变化。时-量关系的表现形式则是毒效从显效到消失的过程。毒效与时间的这种关系称为毒物的时-效关系。图 4-8 为单次口服给药后血药浓度-时间曲线，反映毒物吸收、分布和消除之间的相互消长的关系。

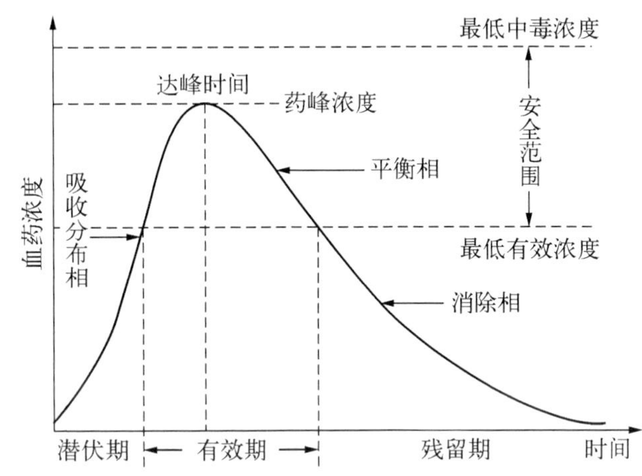

图 4-8 单次口服给药后的血药浓度-时间曲线

由图 4-8 可以看出，非静注染毒的时-量曲线分为三相：吸收分布相、平衡相和消除相。① 吸收分布相：曲线的上升段，毒物自给药部位迅速吸收，迅速向组织中分布，毒物吸收远大于消除；② 平衡相：曲线的中间段，毒物吸收速率和消除速率相当，体内药量达到暂时的动态平衡，血毒浓度的变化趋于平缓；③ 消除相：曲线的下降段，血毒浓度迅速下降。

非静注染毒的时-量曲线又分为三期：潜伏期、有效期和残留期。① 潜伏期：给药后到开始出现疗效的时间，主要反映毒物的吸收与分布，但也与毒物的消除有关。② 有效期：毒物维持在最低有效浓度之上的时间，其长短取决于毒物的吸收和消除速率。此期中，血毒浓度有一峰值，称为峰浓度。对于特定的药物制剂，峰浓度与给药剂量成正比。达到峰浓度所需的时间称为达峰时间，其长短与吸收和消除的速率有关。在时-量曲线上，曲线在峰值浓度时表明毒物吸收速率与消除速率相等。药峰浓度（$C_{max}$）和达峰时间（$T_{max}$）的大小综合反映药物制剂的吸收、分布、排泄和代谢情况。同一受试者 $C_{max}$ 和 $T_{max}$ 主要与药物制剂有关。③ 残留期：血毒浓度已降到最低有效浓度以下，直至完全从体内消除的时间。长短取决于毒物的消除速率。如睡眠药物残留期长，在体内有蓄积现象，反复用药易致蓄积中毒。

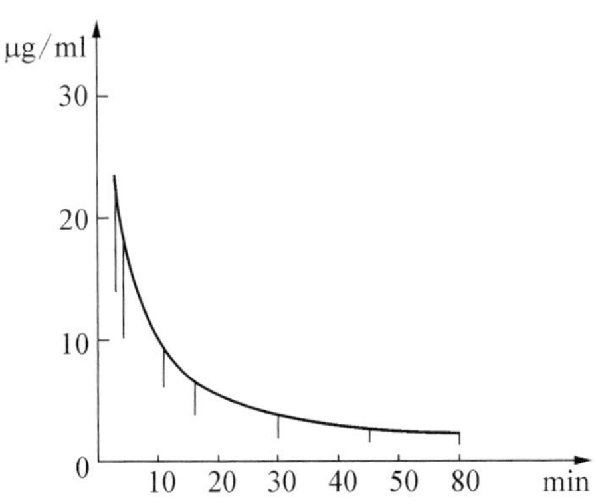

图 4-9 大鼠静脉注射染毒后血液中蝇胺磷浓度-时间曲线（引自郑波，1999）

特别注意的是静注染毒的时-量曲线一般无潜伏期。郑波等（1999）运用高效液相色谱法，研究了静脉注射时，蝇胺磷在大鼠体内的代谢动力学特征、组织分布及排泄途径。大鼠静脉注射染毒后血液中蝇胺磷浓度-时间曲线见图 4-9。

多次染毒的时-量曲线为锯齿形。一次接触毒物，每经过一个半减期，体内毒物量下降至原有量的一半，经 5 个消除半减期（$t_{1/2}$）可消除 96%以上，可认为是基本消除；每隔一个半减期染毒一次，约 5 个半减期可达到稳态浓度。

影响锯齿形曲线的主要因素为：毒物的生物利用度、血浆半衰期、剂量(mg/kg)、染毒间隔时间、毒物的表观分布容积和每日染毒总量等。

**2. 房室模型(compartment model)** 毒物在体内的变化过程较为复杂,其在体内经历了吸收、分布、生物转化(代谢)和排泄过程的处置,且自始至终处于动态变化之中,这些过程可用图 4-10 表示,其中 $x_1$, $x_2$, $x_3$, $x_4$, $x_5$ 分别为不同组织和器官中的药量,$k_1$, $k$, $k_2$, $k_3$ 分别为药物在不同组织和器官之间的转运速率常数。为此产生了各种数学模型以及动力学性质模型的一切生物学过程,为了描述一个复杂的体内过程,需要对毒物的体内动态变化进行模拟假设,赋予一定模型,并以数学形式来表示,以简单的数学方程式反映出浓度与时间的关系,即用数学模型来拟合药物的吸收、分布和消除过程。房室模型理论就是从速度论角度出发,建立一个数学模型来模拟机体,将机体视作一个系统,并将该系统按动力学特性划分为若干个房室,把机体看成是由若干个房室组成的一个完整的系统。

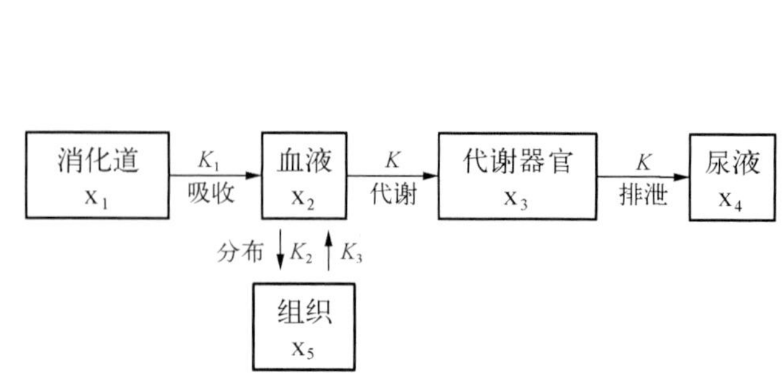


图 4-10 毒物的体内过程模式

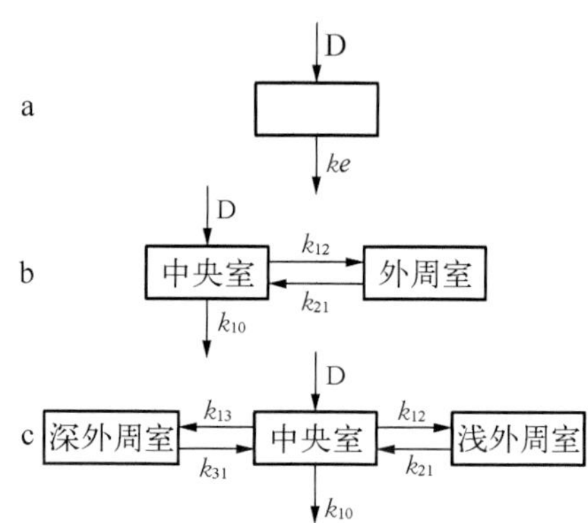


图 4-11 毒代动力学房室模型示意图

(a:一室模型;b:二室模型;c:多室模型)

因此,房室模型是用来描述毒物在体内的分布情况,房室模型中的房室划分主要是依据毒物在体内各组织或器官的转运速率而确定的,同一房室中的各组织部位的毒物浓度并不一定相同,但毒物在其间的转运速率是相同或相似的。根据毒物在体内的动力学特性,房室模型可分为一房室模型、二房室模型和多房室模型。

(1) 室:又称房室(compartment),它是毒物动力学的数学模型,其含义是假设机体是由一个或多个室组成,室为有界的空间,外源化学物随时间变化在其中运动。室不代表解剖学的部位或器官或生理学的功能单位,而是理论的机体容积(图 4-11)。

(2) 一室模型:或称单室模型,是将机体视为一个整体空间,外源化学物进入机体后,能迅速均匀地分布于全室之中,即毒物在全身各组织部位的转运速率是相同或相似的。此时把整个机体视为一个房室,称之为一房室模型,如图 4-11a 所示,D 为所给机体化学物剂量,$ke$ 为消除速率常数。此概念是假设药物在其中转运迅速,瞬时达到分布平衡的条件下推导而得的,即药物进入血液循环后快速向组织分布,在血浆、细胞外液及细胞内液等组织细胞之间达到动态平衡。

(3) 二室模型:外源化学物在机体内随时间变化的规律呈一室模型较为少见,即外源化学物进入机体后,并非迅速和均匀地分布到全身,而是从血浆(包括体液)到组织脏器间有一个逐步分布与逐步达到平衡的过程。对化学物这种动力过程应用多室模型来表达,而其中以二室模型为多。

二房室模型是将机体分为两个房室,即中央室(central compartment)和外周室(peripheral compartment)。中央室由一些血流较丰富、膜通透性较好、药物易于灌注的组织(如心、肝、肾、肺等)组成。药物往往首先进入这类组织,血液中的药物可迅速与这些组织中的药物达到动态平衡;把血流不太丰富、药物转运速度较慢的,且难于灌注的组织(如脂肪、静止状态的肌肉等)归并成一个房室,称为外周室,这些组织中的药物与血液中的药物需经一段时间方能达到动态平衡,如图 4-11b 所示,$k_{10}$ 为药物从中央室消除的一级速率常数,$k_{12}$ 为药物从中央室向外周室转运的一级速率常数,$k_{21}$ 为药物从外周室向中央室转运的一级速率常数,总消除速率常数($k$)为各房室的消除速率常数之和。二室模型是以"Ⅰ室"表示血浆(或包括体液),而以"Ⅱ室"表示组织脏器。"Ⅰ室"也可称为中央室,"Ⅱ室"也称为周边室(外周室)。上面只有一个外周室的模型我们称为二室模型,而有些药物在外周室的组织器室中转运速率有较大差异,因而分为两个外周室,称为三室模型,如图 4-

11c,其转运速率常数分别为 $k_{12}$、$k_{21}$、$k_{13}$ 和 $k_{31}$。

房室模型是毒物动力学最为常用的研究分析手段。应用房室模型的前提是“线性速率转运”。在体内以扩散方式转运的毒物其转运速度根据毒物浓度改变,速度的变化率即速率呈线性。所以,尽管毒物浓度对时间作图为曲线,其速率仍为“线性速率”。房室模型是按药物分布速度以数学方法划分的毒动学概念,反映毒物分布状况的假设空间,凡摄取或消除毒物速率相似的组织器官均可划归为同一房室。

**3. 毒物动力学基本参数**

(1) 消除速率常数(elimination constant, $ke$):指单位时间内体内毒物被消除的百分率,单位是 $h^{-1}$。$ke$ 越大,化学物从机体消除速度越快。

(2) 消除半减期(生物半减期,half life, $t_{1/2}$):指化学物从机体减少一半所需的时间。单位 min 或 h,是表达与衡量一个外源化学物从体内清除速度的尺度。

公式为:
$$t_{½} = \frac{0.693}{ke}$$

(3) 曲线下面积(area under curve, $AUC$):指血液中化学物浓度与时间作图,时-量曲线下所覆盖的面积(单位 $\mu g \cdot min \cdot ml^{-1}$ 或 $mg \cdot h \cdot L^{-1}$)。可用梯形或积分法求出。$AUC$ 反映药物在血液中的总量和毒物的吸收程度。对于同一受试者,$AUC$ 大则毒物吸收程度高;外源化学物 $AUC$ 越大,从机体消除的速度越慢。

一室模型的积分公式为:
$$AUC = \frac{C_0}{ke}$$

式中,$C_0$ 指的是零时血中化学物浓度。

(4) 表观分布容积(apparent volume of distribution, $V_d$):其意义为外源化学物在机体的分布相当于血浆浓度所占体液的容积,是表示外源化学物在体内的分布容积的重要参数。它不是机体的生理真实容积,而是依据化学物在血浆中的浓度推测而来。单位为 L 或 L/kg。

公式为:$V_d = \dfrac{D}{C_0}$(式中 $D$ 指的是给予机体化学物剂量)

(5) 总廓清率(clearance, $CL$):单位时间内从机体内清除的表观分布容积,或视为机体对化学物的代谢廓清率加肾廓清率的总和,是反映机体清除外源化学物效率的参数。单位是 L/h。其公式为:$CL = D/AUC$ 或者 $CL = V_d \cdot ke$

(6) 生物利用度(bioavailability, $F$)或称生物有效度:是指外源化学物被吸收进入机体的量或吸收的程度,也就是化学物的吸收率。利用此参数可以比较外源化学物不同染毒途径吸收进入机体的吸收率。一般来说,生物利用度较高者,对机体的损害效应也较强。

$F$ 具体指毒物被机体吸收利用的程度。经口生物利用度指经口染毒的 $AUC_{po}$ 与该毒物静注后的 $AUC_{iv}$ 的比值,以经口吸收百分率表示。其公式为:$F=(AUC_{po}/AUC_{iv})\times 100\%$

(7) 高峰时间(peak time, $T_p$ 或 $T_{max}$):是指血浆中化学物达到高峰的时间(单位 min 或 h),其公式为:$T_p=\ln(ka/ke)/(ka-ke)$(式中 $ka$ 指的是化学物吸收速率常数)

毒物动力学基本参数的比较见表 4-3。

**表 4-3　各种毒物动力学参数的比较**

| 参　数 | 缩　写 | 公　式 | 单　位 | 代 表 意 义 |
|---|---|---|---|---|
| 消除半减期 | $t_{1/2}$ | $t_{½}=\frac{0.693}{ke}$ | min、h、d | 毒物消除速度 |
| 曲线下面积 | $AUC$ | $AUC=\frac{C_0}{ke}$ | $mg \cdot h \cdot L^{-1}$ | 机体对毒物吸收程度和速度 |
| 表观分布容积 | $V_d$ | $V_d=\frac{D}{C_0}$ | L 或 L/kg | 毒物分布情况 |
| 消除速率常数 | $ke$ | | | 毒物消除快慢 |
| 总廓清率 | $CL$ | $CL=D/AUC$ 或 $CL=V_d \cdot ke$ | L/h | 单位时间毒物消除的量 |
| 生物利用度 | $F$ | $F=(AUCpo/AUCiv)\times 100\%$ | | 机体吸收毒物程度 |

**4. 毒物消除动力学** 毒物动力学是从速率论的观点出发，研究化学物（毒物）在吸收、分布、生物转化和排泄过程中随时间发生的量变规律，用数学模型分析和阐明化学物在体内的位置、数量与时间关系的科学。按化学物在体内转运或转化的速率不同将化学毒物体内转运的速率过程分为一级、零级和非线性。

（1）一级速率过程（first order rate process）：指毒物在机体内某一瞬间的变化速率与其瞬间含量的一次方呈正比。

$$dC/dt = -keC$$

式中，$dC/dt$ 为毒物浓度随时间的变化率，$ke$ 为速率常数，$C$ 为体内毒物浓度多数毒物在体内过程符合一级速率过程。

一级消除动力学的特征有：① 毒物在任何时间的消除速率与毒物该时间在体内的量成正比；② 血浆毒物浓度对时间作图为一曲线，但血浆毒物浓度的对数值对时间作图得一直线；③ 毒物的半减期恒定，不因毒物本身数量、染毒途径或方式而发生变化；④ 血浆和其他组织的毒物浓度以单位时间某恒定分值（消除速率常数）减少，即恒比衰减。

（2）零级速率过程（zero order rate process）：当化学物的量超过机体的转运能力时，它们的转运速率与其本身数量无关，即转运速率与化学物数量的零次方呈正比。

$$dC/dt = -ke$$

说明毒物在体内随时间变化速率过程与毒物浓度无关。部分需要载体转运或限速酶代谢的毒物的体内过程符合零级速率。

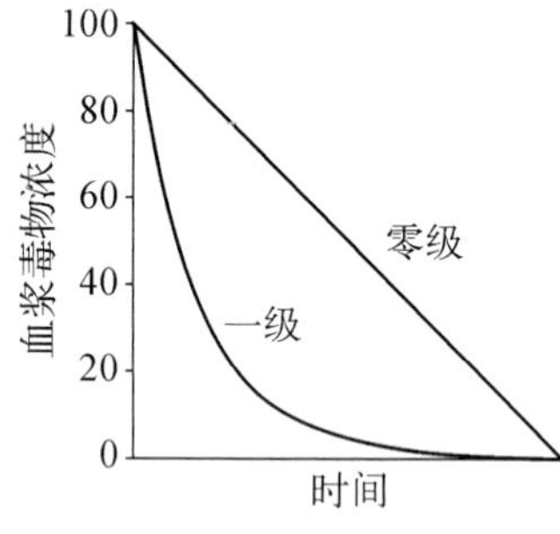

图 4-12 毒物消除曲线

零级消除动力学的特征包括：① 血浆毒物浓度对时间作图为一直线（图 4-12）；② 毒物在任何时间的消除速率是一常数，为恒量衰减，半减期与体内毒物量无关；③ 毒物的半减期随初始的浓度或剂量增加而增加。

（3）非线性动力学（non-linear toxicokinetics）：非线性动力学是指外源化学物剂量较大，化学物在体内的某些过程不符合线性速度过程的要求，存在明显的非线性特征。当血毒物浓度很高时，毒物消除慢、血毒物浓度的变化相当于零级，为非线性动力学过程；当血毒物浓度较低时转为线性动力学过程。

具有非线性动力学特征的毒物，在重复染毒时血毒物浓度的增加与剂量的增加不成正比关系，剂量增加，会使稳态血毒物浓度的增加超过按比例的增加量，毒性效应增强。总之，不同结构或生理活性的毒物进入体内后，其在体内的吸收、分布、代谢和排泄过程不同，也就是说，不同毒物同时入体或同一毒物不同时间入体，体液和组织中毒物含量将会不同；或者同一毒物不同途径或不同方式入体，其体内毒物含量也有差异。

## 二、生理毒物动力学模型

经典的毒物动力学房室模型由于它的抽象性，与解剖结构、生理功能缺乏直观和清晰的联系。为此，近十几年来许多学者不断寻求更加完善的新的模型。生理毒物动力学模型就是其中之一。

**1. 基本概念** 生理毒物动力学模型（physiologically based toxicokinetics model，PBTK-model）是建立在机体的生理、生化、解剖和药物热力学性质基础上的一种整体模型，它将每个相应的组织器官单独作为一个房室看待，房室间借助于血液循环连接。化学物质在各房室间的转运和转化遵循质量守恒原理。

PBTK 模型以"生理学室"代替经典模型中的隔室，可基本明确毒物在体内的动态过程。生理毒物动力学模型优点有：① 提供外源化学物在各器官或组织中的时间分布过程；② 估计生理参数改变对毒物组织浓度的作用；③ 相同过程可预测毒物在不同物种动物体内的动力学过程；④ 适用于复杂的动力学过程。

生理室是由三个亚室组成：① 血液灌注入室所流经的血管腔；② 构成细胞基质的间质间隙；③ 细胞内环境。它们对应于组织或器官的特定生理部位。常用参数有：① 解剖学参数——每个室的大小；② 生理学参数——血流、通气、消除；③ 热力学参数——化学毒物在组织中的总浓度、游离浓度及二者的比例；④ 转运参数——转运速率。

**2. PBTK模型建立** 理论上,用生理毒物动力学模型可以预测组织器官中药物浓度及代谢产物的经时变化,定量描述病理、生理参数变化对药物处置的影响,将获得的结果进行种间外推。图 4-13 为经典的整体生理毒物代谢动力学模型,该模型是符合生理学特性和解剖学特性的模型,不仅包括了各种生命器官,而且各组织器官间通过血流相互联结,药物主要在肝和肾脏消除,还包括了靶部位。一个成功的生理毒物代谢动力学模型是根据能否达到预期的研究目的,并取得实际成效来评价。具体说,设计必须突出重点,去繁存精,图 4-14 就是简化的用于描述靶组织的生理毒物代谢动力学模型。

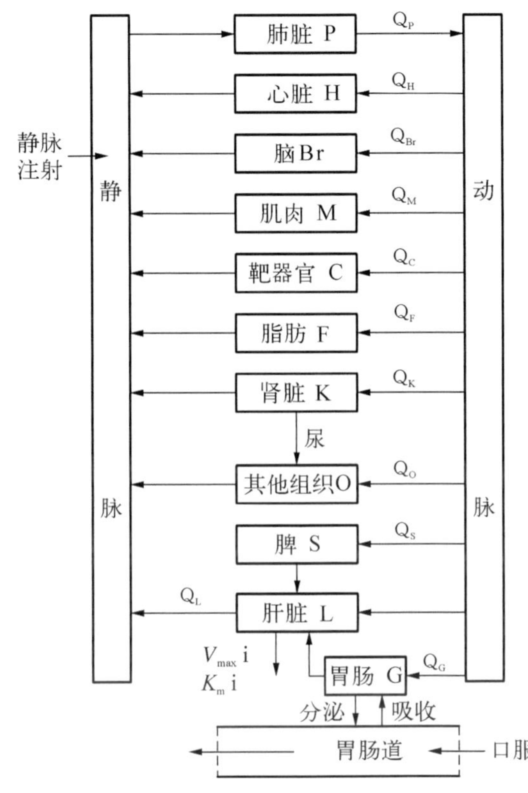


图 4-13 经典的整体生理毒物代谢动力学模型
(引自杨慧赞,2008)

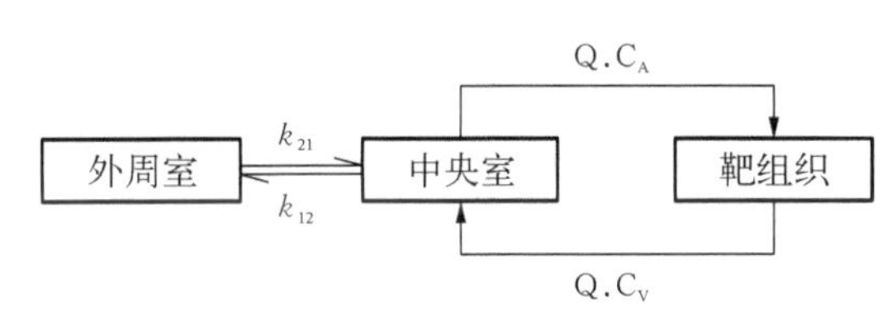


图 4-14 简化的生理毒物代谢动力学模型
(引自杨慧赞,2008)

随着毒代动力学研究的不断深入,PBTK模型也得到了越来越多的运用,建立了鱼类对水体有机污染物的毒代动力学模型。但是,由于国内食品毒物代谢动力学研究起步较晚,有关这方面的PBTK模型研究报道较少。

**3. PBTK模型的局限性** 生理毒动学模型有解剖学意义,并引入生理、生化参数,其模型由一系列代表器官或组织的房室组成,在应用方面取得很大进展,但是作为一种数学模型终究不同于生物机体,除毒物的代谢途径及代谢动力学十分复杂外,动物间的差异及药效的机理更为复杂。其次,PBTK模型的建立需要较多的参数,包括毒物相关的参数和生理参数,这些参数的获得,需要进行实验测量,成本较高。另外,模型的描述方程较为复杂,求解困难,计算成本也较高。因此,生理毒代动力学模型在实际应用中有一定的限制。

## 三、毒代动力学与毒效动力学结合模型(TK-TD模型)

毒代动力学(toxicokinefies, TK)和毒效动力学(toxicodynamics, TD)是按时间同步进行的两个密切相关的动力学过程,根据效应峰值明显滞后于血药浓度峰值这一现象,20 世纪 70 年代,Sheiner 等在传统的房室模型中引入一个效应室,作为毒动学和毒效学的桥梁,把经典的毒动学模型和毒效学模型有机结合起来,建立了毒动学和毒效学结合模型,简称 TK-TD模型。图 4-15 反映的是 TK-TD参数与化学物性质及物种特征之间的概念模型。

TK-TD模型借助传统的毒动学和毒效学模型,通过效应室将两者有机地结合起来,通过毒动学和毒效学结合模型揭示血药浓度和效应之间的内在联系,即毒动学和毒效学之间必然的内在联系,有助于了解毒物

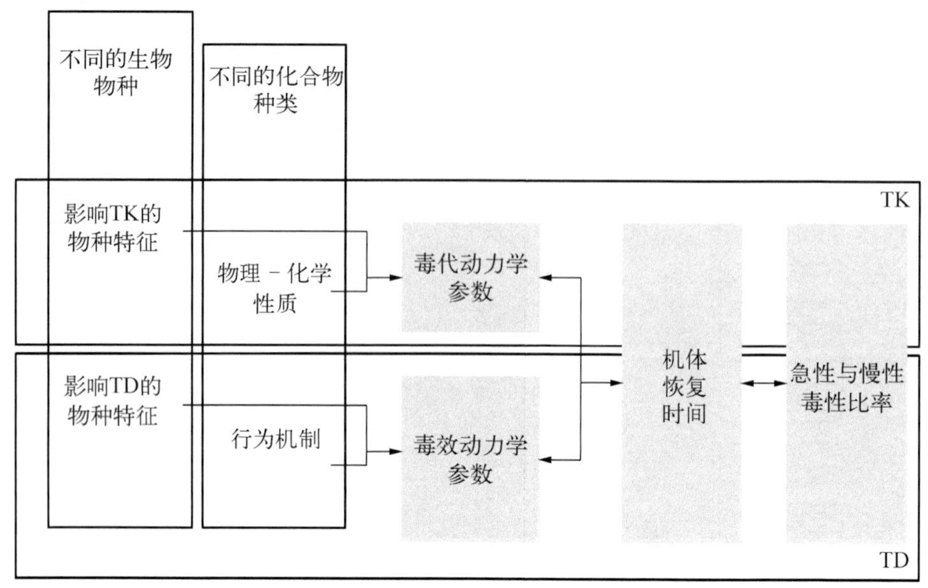


图 4－15　TK－TD 参数与化学物性质及物种特征之间的概念模型

(引自Ashauer&Escher，2010)

在体内作用部位的动力学特征，推论出产生效应的作用部位及毒物在作用部位的浓度，并可定量地反映浓度与效应的关系，给出毒物在体内的毒效学参数，进一步了解毒物的效应和在体内动态变化的规律性，认识到毒物在体内的毒动学和毒效学过程的综合特性。

TK－TD 模型虽然起步较晚，也已经在鱼类对水体有机污染物的毒代动力学研究等方面得到了一定应用。尽管 TK－TD 模型对于毒理学研究中的多项工作都有非常重要的意义，但由于推广 TK－TD 模型需要资金和物力的大量投入，以及技术和分析工具的缺乏和不完善，所以目前 TK－TD 模型还没有在毒理学工作中得到广泛应用。

总而言之，房室模型虽然具有一定的局限性，由于相对于其他模型比较简单，不需要大量数据采集，是目前毒动学研究中运用最广泛的模型。PBTK 模型由于成本较高，实用性较差，目前为止仍不是毒动学研究的主流模型。生理毒动学模型的发展，首先要解决它的实用性问题，这需要其他学科的支持。从毒理学的发展历程可以看到，毒动学模型与毒效学模型逐步走向结合和统一。TK－TD 模型具有其他模型无法比拟的优势，具有很强的实际意义。PBTK－TD 生理毒代动力学-毒效动力学模型是动物毒代动力学发展的一个方向。PBTK－TD 模型可以不用通过效应室直接研究靶器官或者靶组织的毒力学和毒效学特征，将二者结合，更加直观，更具有现实意义。随着毒动学模型资料库的不断完善、计算机计算的发展以及毒物检测技术的进步，PBTK 模型和 TK－TD 模型，甚至 PBTK－TD 模型将会更为优化，更为实用，成为毒代动力学研究的主流方向。

(唐俊妮)

## 思考题

1. 什么是外源化学物的生物转运？简述生物转运的影响因素、特点及生理意义。
2. 简述外源化学物透过生物膜的方式及特点。
3. 简述吸收的概念及影响因素。
4. 简述研究剂量-反应关系的前提和意义。
5. 简述毒物动力学模型种类及其特征。
6. 简述各种毒物动力学基本参数的概念及其意义。
7. 何为房室模型？房室模型的应用前提是什么？

# 第五章

# 外源化学物的生物转化

## 第一节　生物转化概述

生物转化(biotransformation)或称代谢转化，是指外源化学物在机体内经酶催化发生化学变化，并转化成一些代谢物的过程。生物转化是机体对外源化学物处置的重要环节，是机体维持稳态的主要机制。主要担负生物转化的器官是肝脏。此外，肺、肾脏、小肠、脑和皮肤等也具有一定的生物转化能力，但其代谢能力及代谢容量相对低于肝脏。

### 一、生物转化的过程

外源化学物生物转化过程分为两个阶段，即Ⅰ相反应和Ⅱ相反应。Ⅰ相反应包括氧化反应、还原反应和水解反应，这些反应将极性反应基团(—OH，$—NH_2$，—SH，—COOH)引入母体分子，使其水溶性小幅度增加，并且成为Ⅱ相反应的合适底物。Ⅱ相反应也称结合反应，包括葡萄糖醛酸化、硫酸化、乙酰化、甲基化反应以及与谷胱甘肽或氨基酸的结合反应。通过Ⅱ相反应，在Ⅰ相反应产物的基础上加入一个较大的取代基，如糖、硫酸盐或氨基酸，导致外源化学物的水溶性极大地增加，从而加速其排泄。Ⅰ相反应通常是Ⅱ相反应的前奏，但也有些外源化学物可以直接进行Ⅱ相反应，例如，吗啡是直接与葡萄糖醛酸结合而进行生物转化的。

### 二、生物转化的意义

生物转化过程通常是将亲脂化学物转变为极性较强的亲水物质，从而加速其随尿液或随胆汁排出，所以多数毒物经生物转化变成低毒或无毒的产物。这种转变叫做生物解毒或生物灭活。例如，苯是汽油中的一种挥发溶剂和污染物，在人体内经过生物转化，生成易溶于水的硫酸酚，从而有效地将苯排放掉。但也有一些原本无毒或低毒的物质经过生物转化后，变成有毒或毒性更大的代谢产物，这种转化叫做生物活化。例如3,4-苯丙芘，本身并不直接致癌，经生物转化后才具有致癌作用。因此，外源化学物的生物转化在毒理学上具有灭活和活化两种意义。

外源化学物在机体内能否发挥其毒作用及引起毒性的大小，除了受化学物通过生物转运到达效应部位的剂量或浓度影响外，很大程度上取决于机体对化学物的生物转化途径和生物转化能力。因此，研究和了解生物转化的方式和机理，对于判定外源化学物对机体的危害程度，预防、治疗和诊断中毒有重要作用。

### 三、生物转化酶的分布及特性

外源化学物的生物转化需要一定数量的酶来完成。它们包括参与Ⅰ相反应的细胞色素P-450酶系(CYP)、黄素单加氧酶(FMO)、醇和醛脱氢酶、还原酶和水解酶以及参与Ⅱ相反应的葡糖醛酸转移酶、磺基转移酶、甲基转移酶、谷胱甘肽-*S*-转移酶、*N*-乙酰基转移酶和氨基酸*N*-酰基转移酶。这些酶广泛分布于全身组织。在脊椎动物体内，肝脏是催化生物转化的酶分布最丰富的组织，皮肤、肺脏、鼻黏膜、眼睛及胃肠道这些接触外源化学物的主要组织中也有外源化学物生物转化酶。此外，在肾脏、脾脏、心脏、大脑等组织中均有生物转化酶分布。但不同组织对外源化学物生物转化能力具有显著差异，因此造成化学物损伤的组织特异性。例如，四氯化碳可在肝脏中生成活性代谢物，故称其为肝毒性化学物。在肝脏及大多数组织中，生物转化酶主要位于内质网（微粒体）或脂质可溶的部分（胞液），而在线粒体、细胞核及溶酶体中则较少分布。

生物转化酶的底物特异性广泛，一类或一种酶可代谢几种外源化学物，而且它们还参与许多内源性化学物的代谢。生物转化酶可由外源化学物诱导合成，但多数情况下，它们可持续表达，与外界刺激没有明显的关系。某些生物转化酶具有多态性，即氨基酸序列在不同的个体中有所不同，这也造成了外源化学物的生物转化速度存在个体差异。同时生物转化酶还具有种属差异，例如，对不同种属动物，细胞色素 P－450 催化环己巴比妥发生羟化反应的速度不同，因此造成不同种属动物麻醉的持续时间不同。

# 第二节　Ⅰ 相 反 应

## 一、氧化反应

氧化反应是外源化学物生物转化的一个重要过程。氧化反应可分为由细胞色素 P－450 酶系催化的氧化反应、含黄素单加氧酶催化的氧化反应、非微粒体酶催化的氧化反应、前列腺素合成过程中的共氧化作用。

**1. 细胞色素 P－450 酶系催化的氧化反应**　细胞色素 P－450 酶系和黄素单加氧酶都催化单加氧反应，也称为混合功能氧化。在此类反应中，一分子氧中的一个氧原子与底物结合而另一个则还原为水分子。在这一过程中还需要 NADPH 提供电子，使细胞色素 P－450 和黄素单加氧酶还原，并与底物形成复合物，故该类反应的总体反应可写作（RH 为底物）：

$$RH + O_2 + NADPH + H^+ \longrightarrow NADP^+ + ROH + H_2O$$

在Ⅰ相生物转化酶中，从催化的多样性以及使外源化学物质解毒或激活转变为中间物的绝对数量来说，细胞色素 P－450 酶系排在首位。P－450 酶系广泛分布于各种组织，其中以肝脏细胞内质网（微粒体）中的含量最高。在外源化学物转变为有毒和（或）致癌代谢中，肝脏和肝外组织的 P－450 酶系扮演重要的角色。该酶系是由多种酶构成的多酶系统，其中包括微粒体细胞色素 P－450 依赖性单加氧酶（microsomal cytochrome P－450 dependent monooxygenase）（细胞色素 P－450 酶）、微粒体细胞色素 $b_5$ 依赖性单加氧酶（microsomal cytochrome $b_5$ dependent monooxygenase）、NADPH 细胞色素 P－450 还原酶（NADPH-cytochrome P－450 reductase）以及 NADPH 细胞色素 $b_5$ 还原酶（NADPH-cytochrome $b_5$ reductase）等。它们的特异性很低，进入机体的各种外源化学物几乎都要经过这一氧化反应转化为氧化产物。磷脂在细胞色素 P－450 酶系催化的反应中也具有重要作用。细胞色素 P－450 和 NADPH 细胞色素 P－450 还原酶包埋在内质网的磷脂层，磷脂有助于它们之间的相互作用。

细胞色素 P－450 酶是一个蛋白质超家族，存在多种同工酶。其中，许多细胞色素 P－450 酶的 cDNA 和基因结构已经阐明，这些蛋白质根据结构的相似性组成家族和亚组。截至 2002 年，已经确定 265 个细胞色素P－450酶家族，有 18 个家族属于哺乳动物。例如 CYP2E1 或 CYP3A4，其中 CYP 代表细胞色素，CYP 后跟随的阿拉伯数字代表基因家族；其后再跟一个字母，代表亚族；然后以第二个阿拉伯数字区别单个同工酶。每一种同工酶对底物的专一性有特征性谱，例如，CYP2E1 的底物主要是一些低分子近似致癌物（亚硝胺、苯、四氯化碳等）；CYP3A4 对黄曲霉毒素 $B_1$ 和多环芳烃二氢二醇的活化起重要作用。

细胞色素 P－450 酶系催化的氧化反应主要有以下几种类型。

（1）*脂肪族碳的羟化*：也称脂肪族氧化，是脂肪族、脂肪族环状化合物或芳香族化合物的烷烃侧链（R）末端倒数第一个或第二个碳原子发生氧化，形成羟基。

$$RCH_3 \longrightarrow RCH_2OH$$

直链碳氢化合物，如丁烷、戊烷等，羟化产物为 1－醇，2－醇，1，2－二醇。有机磷杀虫剂八甲磷在体内羟化形成羟甲基八甲磷（图 5－1），其抑制胆碱酯酶的能力及毒性增强。另外，给奶牛喂饲含黄曲霉毒素 $B_1$ 的食物时，其中 1％～3％在体内经羟化生成黄曲霉毒素 $M_1$（图 5－1）并进入乳汁，因此在牛乳中可检出黄曲霉毒

素 $M_1$。我国及许多国家对于乳与乳制品都提出了针对黄曲霉毒素 $M_1$ 的限量标准(0.5 μg/kg)。

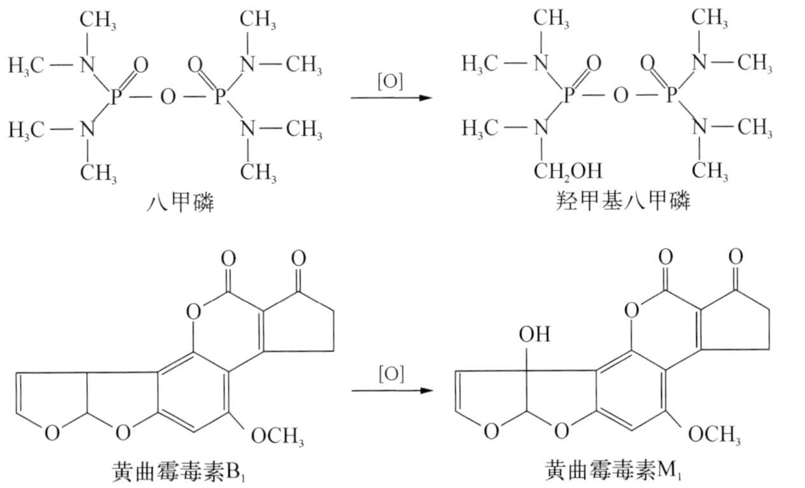

八甲磷 →[O]→ 羟甲基八甲磷

黄曲霉毒素$B_1$ →[O]→ 黄曲霉毒素$M_1$

图 5-1 细胞色素 P-450 催化脂肪族碳的羟化反应

(2) *芳香族碳的羟化反应*：芳香环上的氢被氧化形成酚类化合物。

$$RC_6H_5 \longrightarrow RC_6H_4OH$$

例如，苯羟化可形成苯酚；苯胺羟化形成对氨基酚和邻氨基酚；常用的氨基甲酸酯类农药残杀威在机体内经过这种羟化反应可形成羟化产物(图 5-2)。氨基甲酸酯类农药在体内能够迅速代谢，生成的代谢产物随尿排出，因此其残留较有机磷和有机氯农药小。

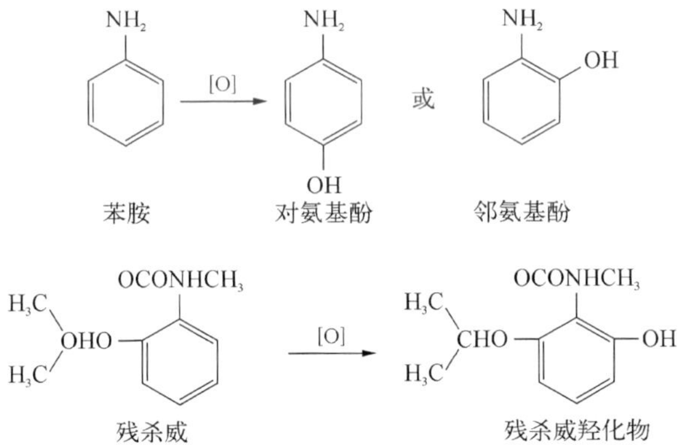

苯胺 →[O]→ 对氨基酚 或 邻氨基酚

残杀威 →[O]→ 残杀威羟化物

图 5-2 细胞色素 P-450 催化的芳香碳的羟化反应

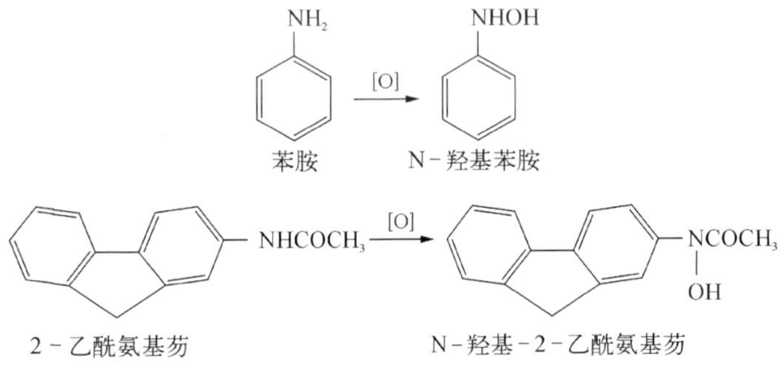

苯胺 →[O]→ N-羟基苯胺

2-乙酰氨基芴 →[O]→ N-羟基-2-乙酰氨基芴

图 5-3 细胞色素 P-450 催化的 *N*-羟化反应

(3) *N-羟化反应*：外源化学物的氨基($—NH_2$)上氮原子进行的羟化反应。

$$R—NH_2 \longrightarrow R—NH—OH$$

例如，苯胺进行 *N*-羟基化生成 *N*-羟基苯胺，后者可导致血红蛋白氧化成高铁血红蛋白，引起组织缺氧，毒性较苯胺高。2-乙酰氨基芴经 *N*-羟化生成近致癌物 *N*-羟基-2-乙酰氨基芴(图 5-3)，经Ⅱ相反应进一步转化后可形成终致癌物。

(4) *环氧化反应*：含双键的烯烃类或芳香族外源化学物氧化时常常形成环氧化物。

$$R_1—CH{=}CH—R_2 \longrightarrow R_1—\overset{\frown O \frown}{CH—CH}—R_2$$

环氧化物是一个非常重要的中间活性产物，很多环氧化物是亲电子试剂，毒性高于母体。有些外源化学物的环氧化物性质稳定，可长期在机体和环境残留，如有机氯杀虫剂艾氏剂的环氧化物狄氏剂，已造成严重的环境生态污染。还有些环氧化物性质很不稳定,可继续分解。例如,苯并[a]芘在机体中由P-450酶系催化生成三种主要的环氧化物(图5-4),这些环氧化物在环氧化物水化酶的催化下生成对应的二氢二醇衍生物,进一步反应后可生成终致癌物。

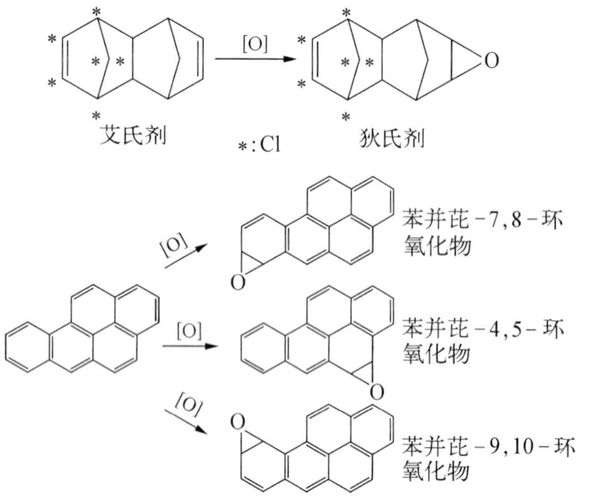

图5-4 细胞色素P-450催化的环氧化反应

(5) 杂原子脱烷基反应:氮、氧和硫原子上带有烷基的毒物,氧化后脱去与氮、氧和硫原子相连的烷基。

$$R—NH—CH_3 \longrightarrow [R—NH—CH_2OH] \longrightarrow R—NH_2 + HCHO$$

$$R—O—CH_3 \longrightarrow [R—O—CH_2OH] \longrightarrow ROH + HCHO$$

$$R—S—CH_3 \longrightarrow [R—S—CH_2OH] \longrightarrow RSH + HCHO$$

细胞色素P-450酶系催化大量的外源化学物进行*N*-,*O*-或*S*-脱烷基反应。例如,亚硝胺类化合物致癌的机理,目前普遍认为是由于亚硝胺在机体中经脱烷基作用而生成自由甲基,后者使核酸、蛋白质烷基化,尤其是RNA和DNA的鸟嘌呤发生烷化作用。二甲基亚硝胺在*N*-脱烷基作用后可形成得自由基[$CH_3\cdot$];有机磷酸酯类农药的*O*-脱烷基反应是从氯芬磷在机体内的代谢中首次观察到;6-甲硫基嘌呤经*S*脱烷基反应,生成6-巯基嘌呤(图5-5)。

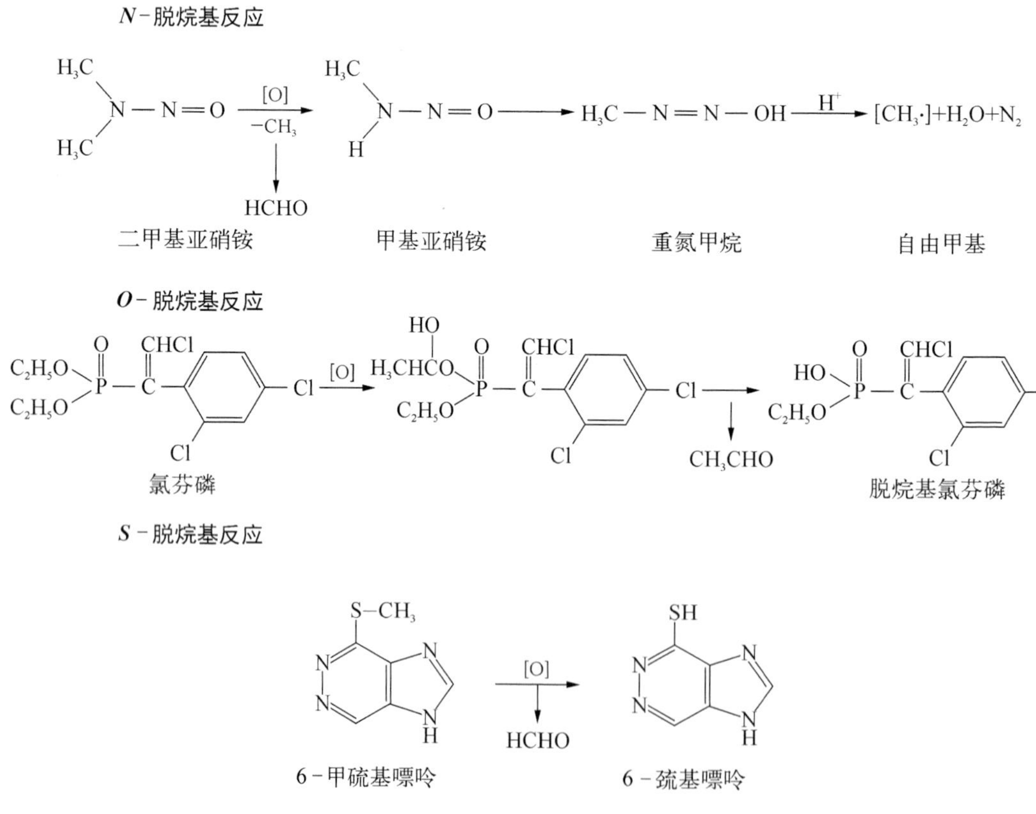

图5-5 细胞色素P-450催化的杂原子脱烷基反应

(6) 氧化基团转移:外源化学物经P-450酶系催化,发生氧化脱氨、氧化脱硫、氧化脱卤素的反应。在这些反应中,杂原子(N,S和卤素)被氧取代。

$$R—CH_2—NH \longrightarrow RCHO + NH_3$$

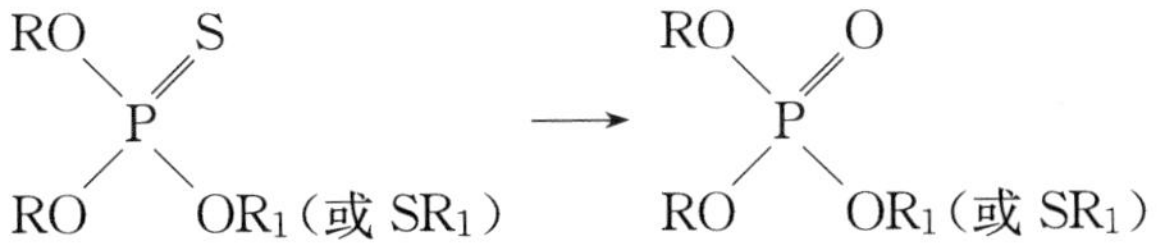

$$(RO)_2P(=S)OR_1（或 SR_1） \longrightarrow (RO)_2P(=O)OR_1（或 SR_1）$$

中枢神经兴奋药物苯丙胺经氧化先形成中间代谢产物苯丙基甲醇胺，再脱去氨基，生成苯基丙酮，或发生 $N$-羟化生成苯基丙酮肟（图 5-6）。一般认为，在人体内苯丙胺的主要代谢产物是苯基丙酮，而在动物体内以生成苯基丙酮肟的反应为主要代谢途径。

许多有机磷化学物如硫代磷酸酯类和二硫代磷酸酯类经常发生氧化脱硫反应，在这一反应中，硫原子被氧化后硫酸根脱落，P＝S 基转变为 P＝O 基。例如，有机磷杀虫剂对硫磷经氧化脱硫后生成对氧磷（图 5-6），毒性增强。

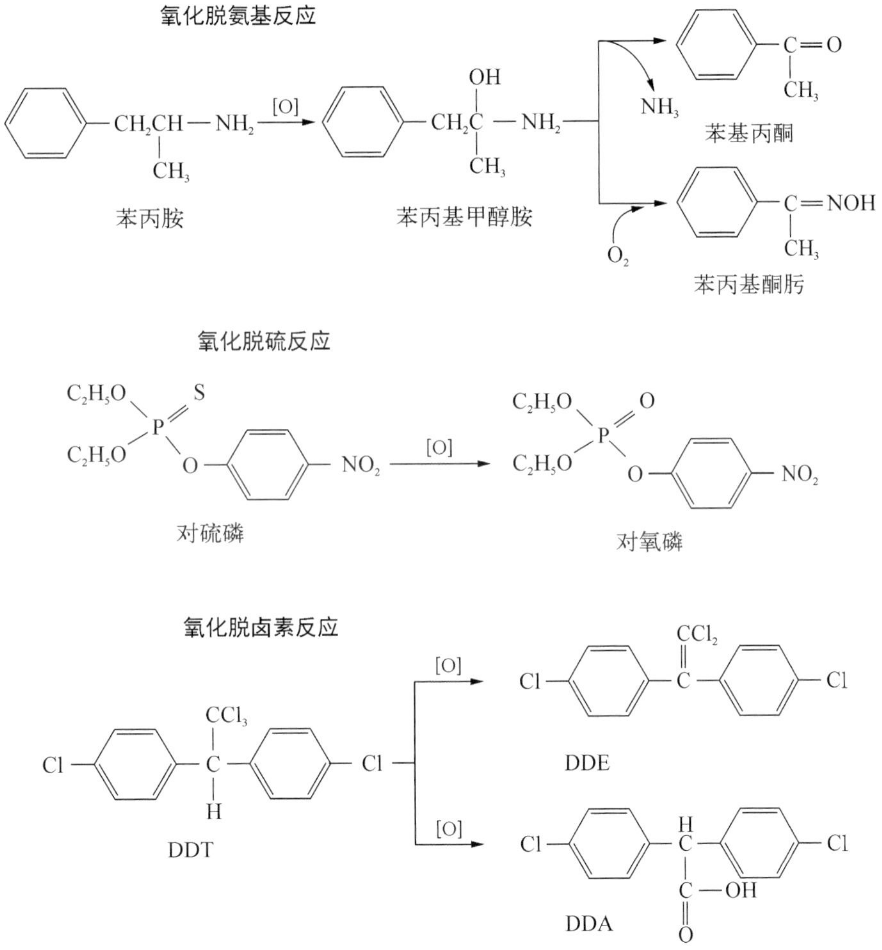

图 5-6　细胞色素 P-450 催化的氧化基团转移反应

卤代烃化学物经氧化先生成不稳定的卤代醇类化学物，再脱去卤素，形成最终代谢产物。以 DDT 的氧化脱卤素代谢为例，DDT 经代谢生成 DDE 和 DDA（图 5-6）。其中 DDE 具有高度脂溶性且反应活性低，可贮存在脂肪组织中；DDA 主要经由尿液排出。

(7) *S-氧化反应*：多发生于硫醚类化合物，通过 $S$-氧化反应生成硫氧化合物，进一步代谢形成亚砜或砜类。

$$R_1—S—R_2 \longrightarrow R_1—SO—R_2 \longrightarrow R_1—SO_2—R_2$$

有机磷农药如内吸磷、甲拌磷，氨基甲酸酯类杀虫剂中的灭虫威和抗精神病药物氯丙嗪等均可在细胞色

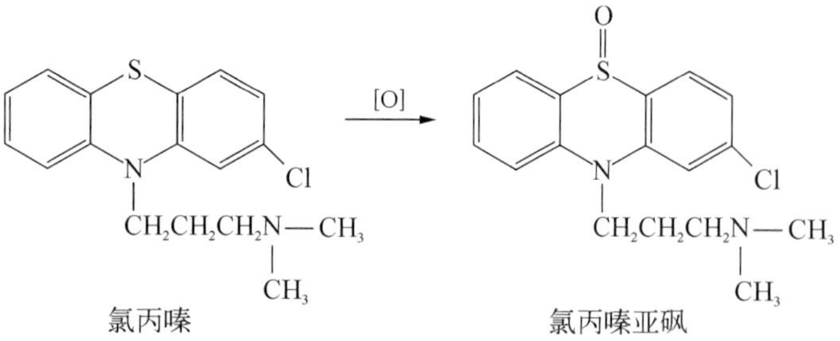

素 P－450 酶系或含黄素单加氧酶的催化下发生 $S$－氧化反应，内吸磷通过此反应生成亚砜型和砜型内吸磷，毒性增强。氯丙嗪经此反应生成氯丙嗪亚砜(图 5－7)。

图 5－7 细胞色素 P－450 催化的 $S$－氧化反应

此外，还有酯裂解、脱氢反应和烷基金属脱烷基反应。

**2. 黄素单加氧酶催化的氧化反应** 催化氧化反应的第二大微粒体酶系是黄素单加氧酶(flavin monooxygenase, FMO)家族。此酶不含有细胞色素 P－450，而是由黄素腺嘌呤二核苷酸参与单加氧酶反应，其功能和催化反应的机理与细胞色素 P－450 相似。黄素单加氧酶主要存在于肝、肾、肺等组织中。通过 cDNA 测序已经发现了至少 6 种不同的同工酶，FMO1～FMO6，其中 FMO3 是在人群中占绝对优势地位的 FMO。

尽管大多数黄素单加氧酶的底物也是细胞色素 P－450 的底物，但含亲核官能团(如氮、硫、磷和硒)的化合物可能是含黄素单加氧酶的合适底物。其中包括药物如硫代苯甲酰胺、二甲基苯胺，农药如甲拌磷、地虫磷，神经毒物烟碱等。它们由含黄素单加氧酶催化的氧化反应如图 5－8。

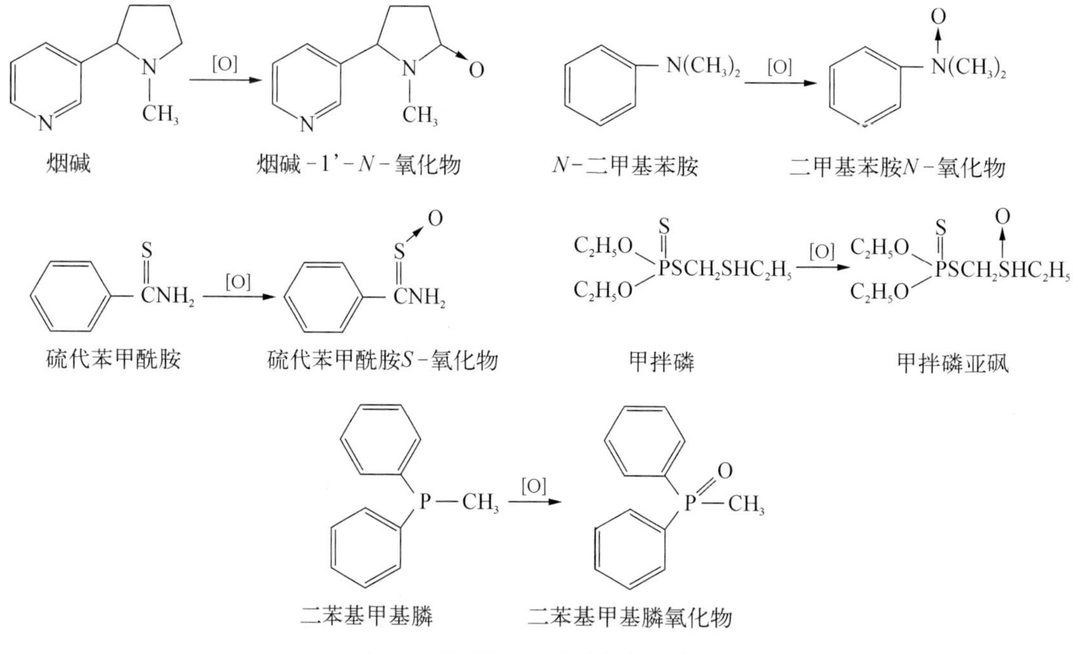

图 5－8 黄素单加氧酶催化的氧化反应

**3. 非微粒体酶催化的氧化反应** 除了微粒体单加氧酶催化的氧化反应之外，还有其他酶参与外源化学物的氧化。这些酶位于线粒体和胞液中。

(1) 醇脱氢：醇脱氢酶催化醇转化为醛或酮。该酶催化的反应是可逆的，羰基化合物可被还原为醇。

$$RCH_2OH + NAD^+ \rightleftharpoons RCHO + NADH + H^+$$

该酶存在于肝脏、肾脏和肺的胞液中，可能是最重要的参与外源醇代谢的酶。$NAD^+$ 和 NADP 可以作为醇脱氢酶的辅酶。在机体内，由于所形成的醛可进一步氧化为酸，因此该反应向醇消耗的方向进行。由于醛的毒性和亲脂性，醇氧化可以认为是一个活化反应，进一步氧化为酸则是一个去毒步骤。

(2) 醛脱氢：醛脱氢酶可催化脂肪醛和芳香醛形成酸，形成的酸可以作为Ⅱ相反应酶的底物。

$$RCHO + NAD^+ \longrightarrow RCOOH + NADH + H^+$$

机体内醛是由多种内源和外源性底物代谢生成。醛是高度活跃的亲电化合物，它们能够与巯基和氨基官能团反应引发多种效应。一些醛可产生有益效应，但更多时候可产生细胞毒性、基因毒性、致畸性和致癌性。醛脱氢酶有助于缓解醛造成的毒害效应。

乙醇作为最常见的进入人体的外源化学物，经由醇脱氢酶催化形成乙醛后，若机体由于遗传缺陷导致醛脱氢酶活力较低，乙醛在机体中堆积，造成局部血管因释放儿茶酚胺而扩张，这就是许多亚洲人在饮酒后易产生红晕综合征的原因。

在肝细胞胞液中，还存在其他可氧化醛的酶，如醛氧化酶和黄嘌呤氧化酶，二者都是含有钼的黄素蛋白。它们的主要作用可能是氧化由脱氨反应生成的醛。

(3) 胺氧化：胺氧化酶可催化单胺类和二胺类氧化形成醛类。该酶主要存在于肝、肾、肠、神经等组织细胞的线粒体和胞液中。根据底物不同胺氧化酶可分为单胺氧化酶和二胺氧化酶。单胺氧化酶是黄素蛋白酶，可将伯胺、仲胺和叔胺等脂肪族胺类氧化脱去氨基，形成相应的醛并释放出氨。

$$RCH_2NH_2 + H_2O \longrightarrow RCHO + NH_3 + H_2O$$

二胺氧化酶主要催化二胺类氧化为醛类，再进一步氧化为酸类，经由尿液排出体外。该酶催化的氧化反应主要涉及体内二元生物胺类的代谢，如腐胺、尸胺等，与外源化学物代谢转化关系较少。

**4. 前列腺素合成过程中的共氧化作用**　在外源化学物的氧化反应中，除前述的三种氧化反应外，近年来又观察到一种氧化反应，是在前列腺素生物合成过程中有一些外源化学物可同时被氧化，称为共氧化反应。此氧化过程不需要 NADPH 和 NADH 的参与。

在前列腺生物合成期间，多不饱和脂肪酸，如花生四烯酸首先被氧化生成前列腺素 $G_2$($PGG_2$)；然后进一步氧化为前列腺素 $H_2$($PGH_2$)。此反应中，第一步反应由环加氧酶催化，第二步反应由过氧化物酶催化，这两个酶都属于前列腺素合成酶。在过氧化物酶催化的第二步反应中，一些外源化学物可同时被氧化，即共氧化反应(图 5－9)。

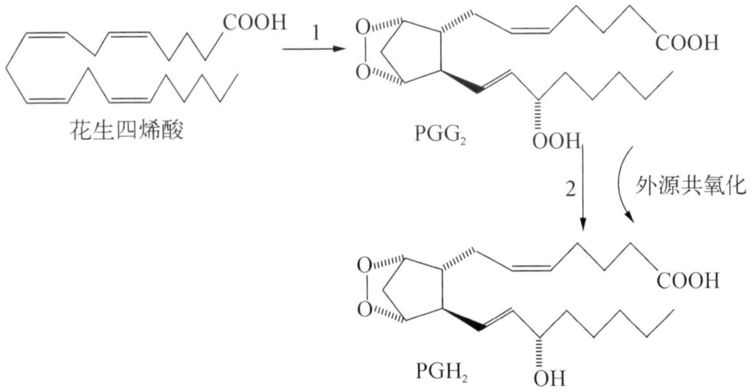

图 5－9　前列腺素生物合成期间的共氧化反应

1. 环氧化酶；2. 过氧化物酶

一些外源化学物的生物活化可以通过共氧化作用完成，如氨基吡啉的 $N$-脱甲基反应、乙酰氨基酚的脱氢反应、苯并[a]芘羟化反应、7，8－二氢二醇苯并[a]芘的环氧化和黄曲霉毒素 $B_1$ 的 8，9－环氧化等。尤其在细胞色素 P－450 酶和含黄素单加氧酶含量较低但前列腺合成酶含量较高的组织中，共氧化作用显得非常重要。例如在肾髓质中，乙酰氨基酚可通过前列腺合成酶催化代谢活化，产生肾毒性。

## 二、还原反应

含有硝基、偶氮基和羰基的外源化学物以及二硫化物、亚砜化学物在机体内可被还原。这些还原反应在组织处于有氧状态时活性较低，可能是在机体中某些组织细胞处于低氧状态下由酶催化发生，也可能是在肠道厌氧环境下由肠道菌群内的还原酶催化发生。此外，机体还存在非酶促还原反应。图 5－10 列出了一些还原反应的例子。

**1. 硝基还原**　硝基化学物特别是芳香族硝基化学物，可在细菌和哺乳动物的硝基还原酶的催化下，先

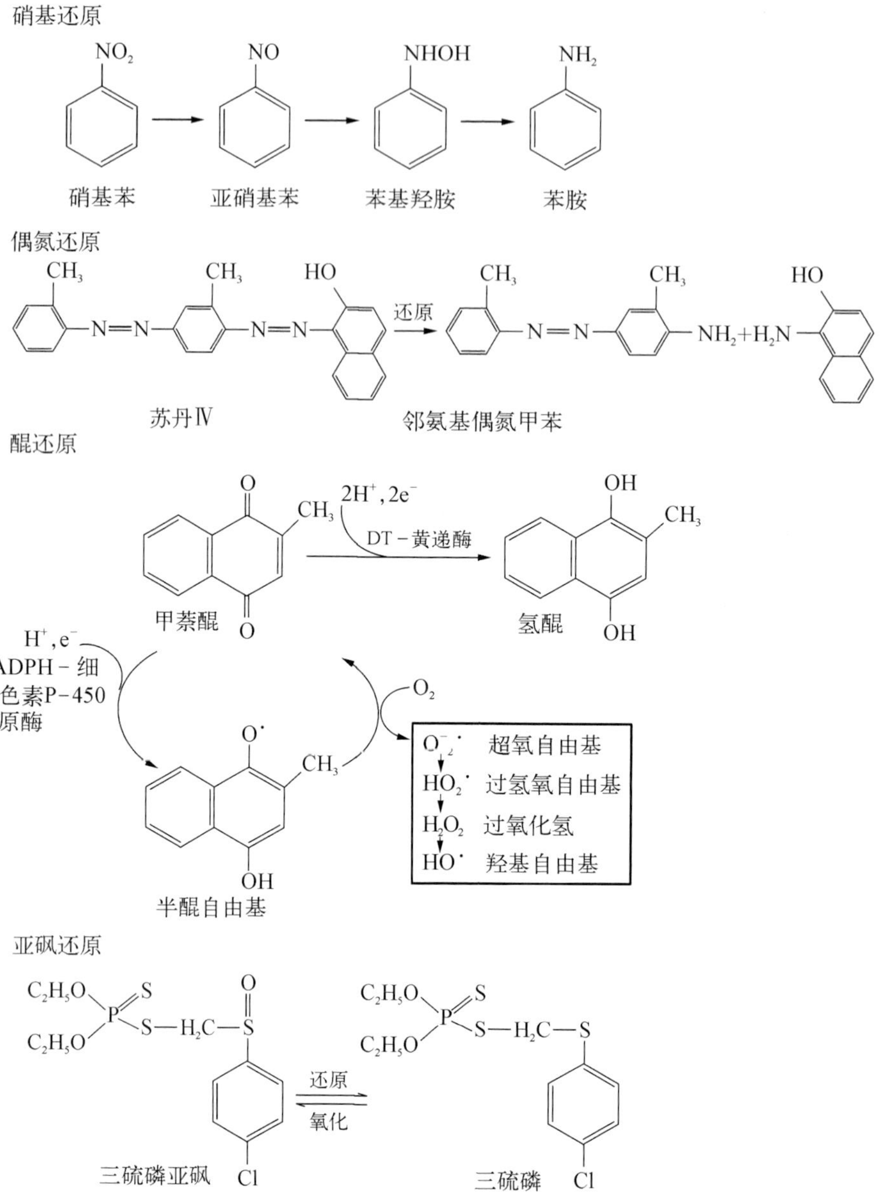

硝基还原

硝基苯 → 亚硝基苯 → 苯基羟胺 → 苯胺

偶氮还原

苏丹Ⅳ →还原→ 邻氨基偶氮甲苯

醌还原

甲萘醌 →($2H^+, 2e^-$; DT－黄递酶)→ 氢醌

甲萘醌 →($H^+, e^-$; NADPH－细胞色素P-450还原酶)→ 半醌自由基 →($O_2$)→

$O_2^{-·}$ 超氧自由基
$HO_2^·$ 过氢氧自由基
$H_2O_2$ 过氧化氢
$HO^·$ 羟基自由基

亚砜还原

三硫磷亚砜 ⇌(还原/氧化) 三硫磷

图 5－10 还原反应

形成中间代谢产物亚硝基化学物，最后还原为相应的胺类(图 5－10)。此反应以 NADPH 和 NADP 为氢供体，催化酶包括微粒体 NADPH 依赖性硝基还原酶、胞液硝基还原酶、肠菌丛的细菌 NADPH 依赖性硝基还原酶。

**2. 偶氮还原** 偶氮化合物在还原酶的催化下，最后形成胺。偶氮还原与硝基还原类似，需要无氧条件和 NADPH。推测细胞色素 P－450 酶系参与了此反应。哺乳动物细胞还原偶氮的能力较弱，而肠道微生物群落可起一定的作用。合成色素苏丹Ⅳ经偶氮还原后形成邻氨基偶氮甲苯(图 5－10)。

**3. 醛和酮的还原** 醛和酮除了可通过醇脱氢酶的逆反应被还原之外，还可以通过醛还原酶的家族被还原。这些还原酶依赖于 NADPH，分布于血液、肝脏、肾脏、大脑及其他神经细胞的胞浆中。

**4. 醌还原** 醌由 NADPH－醌氧化还原酶(DT－黄递酶)催化双电子还原形成氢醌，也可经 NADPH－细胞色素 P－450 还原酶催化单电子还原，生成半醌自由基(图 5－10)。氢醌是无毒性的，而半醌自由基可经自氧化和氧化应激反应，生成具有细胞毒性的超氧阴离子、过氢氧自由基、过氧化氢、羟基自由基。氧化应激是醌类毒物的重要毒作用机制。

**5. 亚砜的还原** 在肝、肾细胞胞浆中硫氧还蛋白依赖性酶类可还原亚砜，之后亚砜又可在内质网经单加氧酶氧化形成。这种可逆性反应使某些外源化学物的生物半减期延长，对机体的毒性增加(图 5－10 中的三硫磷)。

**6. 还原脱卤** 还原脱卤反应由 NADPH -细胞色素 P-450 还原酶催化。这些反应在一些卤代烷烃类化学物的代谢活化中起重要作用。如引起肝脂肪变性以及肝坏死的四氯化碳,经还原脱卤生成具有活性的三氯甲烷自由基。

## 三、水解反应

许多外源化学物如酯类、酰胺类等易在体内经水解酶催化发生水解反应,酯类生成酸和醇,酰胺类生成酸和胺;另外,含不饱和双键的环氧化物可经环氧化物水化酶催化生成二氢二醇。水解酯类和酰胺类的羧(磷)酸酯酶和酰胺酶广泛分布于体内许多组织,在微粒体、溶酶体及血浆或消化液中都存在;环氧化物水化酶主要存在于肝脏微粒体和胞浆中。图 5-11 列出了一些水解反应的例子。

**1. 酯类水解** 很多外源化学毒物在体内主要通过酯类水解而解毒,如局部麻醉药普鲁卡因,有机磷农药敌敌畏、对硫磷(对氧磷)、马拉硫磷等。对氧磷经过水解生成二乙基磷酸和对硝基酚(图 5-11)。有些昆虫对马拉硫磷有耐药性,这是因为其体内羧酸酯酶活力较高,极易使马拉硫磷失去杀虫活性。

**2. 酰胺类水解** 含酰胺基的局部麻醉剂多卡因和有机磷杀虫药乐果可通过体内酰胺酶的水解。乐果经过水解生成乐果酸(图 5-11)而解毒。但也有少数化学毒物经水解后毒性增强,如灭鼠药氟乙酰胺水解后生成毒性更大的氟乙酸。

**3. 环氧化物水解** 一般而言,环氧化物水解是其自身的解毒过程,但对于某些外源化学物,环氧化物水解具有活化和失活的双重性。例如,苯并[a]芘经微粒体混合功能氧化酶催化生成几种环氧化物:苯并芘 2,3 -环氧化物、4,5 -环氧化物、7,8 -环氧化物及 9,10 -环氧化物(图 5-4)。苯并芘 7,8 -环氧化物经过水化反应形成苯并[a]芘二氢二醇,继续代谢转化为终致癌物苯并[a]芘-7,8 -二氢二醇-9,10 -环氧化物(图 5-11),其他环氧化物异构体经重排形成相应的酚,不具致癌性,且有利于参加各种Ⅱ相反应。

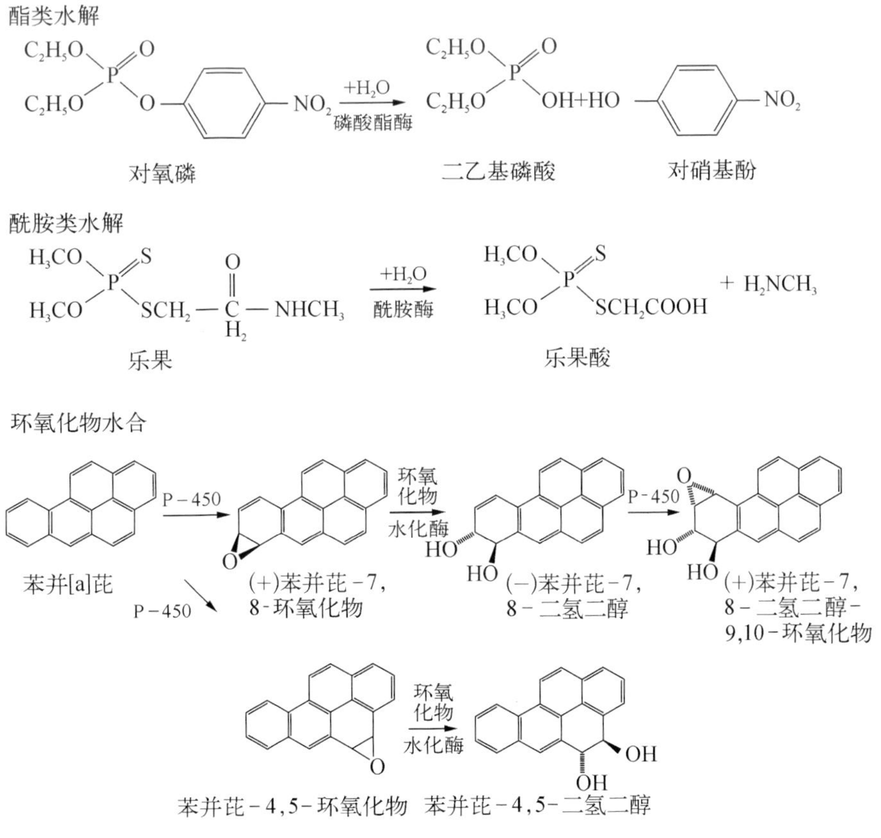

图 5-11 水解反应

# 第三节 Ⅱ 相 反 应

Ⅰ相反应的代谢产物和其他含有羟基(—OH)、氨基($—NH_2$)、羧基(—COOH)、环氧或卤素官能团的外源化学物与内源代谢物发生结合反应,称为Ⅱ相反应或结合反应。可能的内源代谢物主要来自糖类、蛋白质、脂肪等在体内正常代谢过程中的产物,直接由体外输入者不能进行结合反应。在结合反应中需要辅酶与转移酶参与,并消耗能量,因此结合反应常与肝脏等组织中营养物质的代谢及供能情况有关。一般而言,结合产物与母体化合物相比,其极性更强,毒性更低,且易于排出或消除,仅有极少数例外。

根据反应机制,可将Ⅱ相反应分成以下几种类型:葡萄糖醛酸结合反应、硫酸结合反应、乙酰化结合反应、氨基酸结合反应、甲基结合反应和谷胱甘肽结合反应。

## 一、葡萄糖醛酸结合反应

葡萄糖醛酸结合反应是一类最重要的Ⅱ相反应,在几乎所有的哺乳动物和大多数脊椎动物体内均可发生。许多外源化学物,如醇类、酚类、胺类、硫醇类都可与葡萄糖醛酸结合。

葡萄糖醛酸的来源是在糖类代谢过程中生成的尿苷二磷酸葡萄糖醛酸(UCPGA)。在葡萄糖醛酸基转移酶(UGT)的作用下,外源化学物及其代谢产物的羟基、氨基和羧基等基团与UCPGA反应,生成β-葡萄糖醛酸苷,并释放出尿苷二磷酸(UDP)(图5-12)。

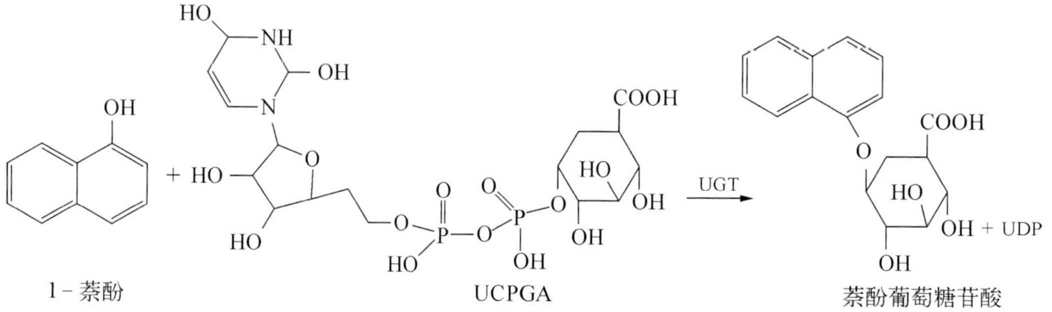

1-萘酚 + UCPGA —UGT→ 萘酚葡萄糖苷酸 + UDP

图5-12 葡萄糖醛酸结合反应

葡萄糖醛酸结合反应主要在肝微粒体中进行,此外,肾、肠黏膜和皮肤中也可发生;生成的结合物可随尿和胆汁排出。但有部分结合物可被肠菌群中的β-葡萄糖苷酸酶水解后再被重吸收,进入肝肠循环,延长其在体内的停留时间。

葡萄糖醛酸结合是一个重要的解毒过程,但也发现许多外源化学物或其代谢产物经过葡萄糖醛酸结合后导致毒性更强的例子。如一些羧酸类药物,包括非甾类抗炎药、降血脂药(降固醇酸)和抗惊厥药(丙戊酸),在临床使用时可引起各种综合征,推测是由于其葡萄糖醛酸结合物与亲核性大分子(蛋白质和DNA)发生反应。

## 二、硫酸结合反应

硫酸结合反应是外源化学物及其代谢产物中的醇类、酚类或胺类化合物在磺基转移酶的作用下与内源性硫酸结合,形成硫酸酯的过程(图5-13)。

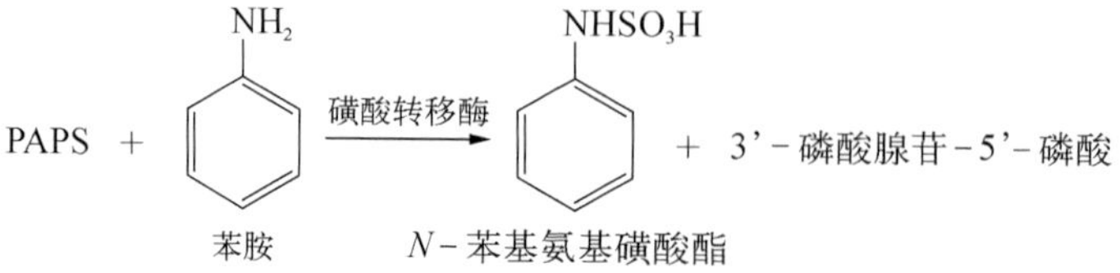

PAPS + 苯胺 —磺酸转移酶→ *N*-苯基氨基磺酸酯 + 3'-磷酸腺苷-5'-磷酸

图5-13 硫酸结合反应

内源性硫酸主要来自含硫氨基酸的代谢产物，经两个分子的三磷酸腺苷(ATP)活化，成为3'-磷酸腺苷-5'-磷酰硫酸(PAPS)。由于PAPS的前体游离半胱氨酸浓度有限，细胞PAPS浓度(～75 μmol/L)显著低于UDPGA(～350 μmol/L)和谷胱甘肽(GSH)(～10 mmol/L)，因此，硫酸结合的代谢容量较葡萄糖醛酸结合的代谢容量低，但硫酸结合的亲和力较高。而硫酸结合反应往往与葡萄糖醛酸结合反应同时存在，当机体接触的外源化学物剂量较低时，则首先进行硫酸结合；随着剂量增加，葡萄糖醛酸结合渐渐处于主要地位，硫酸结合则逐渐减少。

硫酸结合反应多在肝、肾、胃肠等组织中进行。外源化学物的硫酸结合物主要经尿排泄，少部分从胆汁排泄。毒物与硫酸结合后尿液中有机硫酸酯与无机硫酸盐比值明显增加，可用作一些毒物的接触指标。

硫酸结合反应对于去毒是非常重要的，但有些外源化学物经硫酸结合反应后，其毒性反而增加。例如，芳香胺类化合物2-乙酰氨基芴(AAF)在体内经*N*-羟化反应，形成*N*-羟基-2-乙酰氨基芴，其羟基可与硫酸结合，形成硫酸酯，其致癌性比AAF更强。大鼠、小鼠和犬都有此种反应发生。

## 三、乙酰化结合反应

外源化学物中的芳香胺类、磺胺类、肼类的氨基或羟氨基可通过其氨基与乙酰辅酶A反应，经过乙酰转移酶催化生成乙酰衍生物(图5-14)。虽然乙酰化结合产物水溶性较母体化合物低，但它们的毒性通常减小。

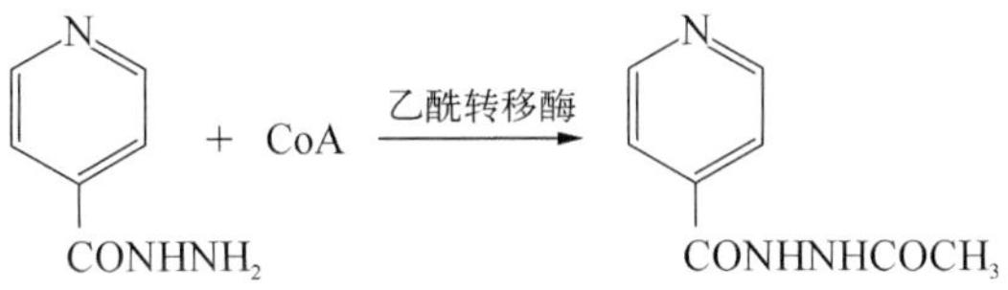

乙酰辅酶A是糖、脂肪以及蛋白质的代谢产物。乙酰转移酶广泛存在于整个生物界。在哺乳动物中，乙酰转移酶主要位于肝脏或肠道。一般根据抗结核药物异烟肼与乙酰结合反应的情况，将人类机体分成快速乙酰化型和缓慢乙酰化型。机体对某些外源化学物的易感性与乙酰结合反应速度的个体差异有关，如异烟肼引起的周围神经病变及肝损伤主要发生在乙酰转移酶慢型人群中。

N
\+ CoA
乙酰转移酶
$CONHNH_2$
$CONHNHCOCH_3$
异烟肼
异烟肼乙酰结合物

图5-14　乙酰化反应

磺胺类化合物的乙酰结合反应在毒理学中有特殊意义。有些磺胺类化合物的结合产物水溶性降低，如磺胺吡啶和磺胺噻唑的乙酰结合物，易于在肾小管中结晶，引起肾小管损伤。

## 四、氨基酸结合反应

与氨基酸结合的外源化学物有两类，即羧酸和芳香羟胺。

羧酸在ATP和乙酰辅酶A的参与下，首先经酰基辅酶A合成酶催化，活化生成酰基辅酶A硫酯，再由*N*-乙酰转移酶催化与氨基酸，如甘氨酸、谷氨酸、牛磺酸的氨基反应，形成酰胺键。其中与甘氨酸结合最为常见。例如，甲苯在体内代谢，生成苯甲酸，苯甲酸可与甘氨酸结合，形成马尿酸(图5-15)而排出体外。

芳香羟胺则在ATP的参与下，由氨酰-tRNA合成酶催化与氨基酸的羧基反应，生成*N*-酯，后者可形成亲电子的氮宾离子和碳宾离子，该反应是一种活化反应。

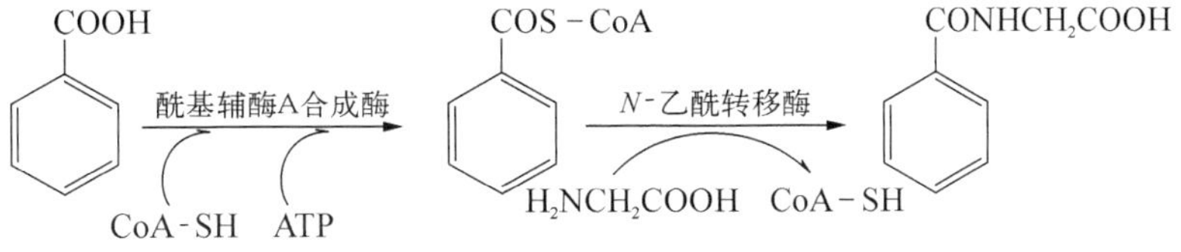

COOH
酰基辅酶A合成酶
CoA-SH　ATP
COS-CoA
*N*-乙酰转移酶
$H_2NCH_2COOH$　CoA-SH
$CONHCH_2COOH$
苯甲酸
苯甲酰辅酶A
马尿酸

图5-15　氨基酸结合反应

## 五、甲基结合反应

很多含有羟基、巯基或氨基的酚类、硫醇类和各种胺类可以被几种*N*-、*O*-和*S*-甲基转移酶催化进行甲基结合反应(图5-16)。最普遍的甲基化供体是*S*-腺苷甲硫氨酸(SAM)，它是由甲硫氨酸和ATP形成的。这些反应可能会降低水溶性，但一般是去毒化反应。

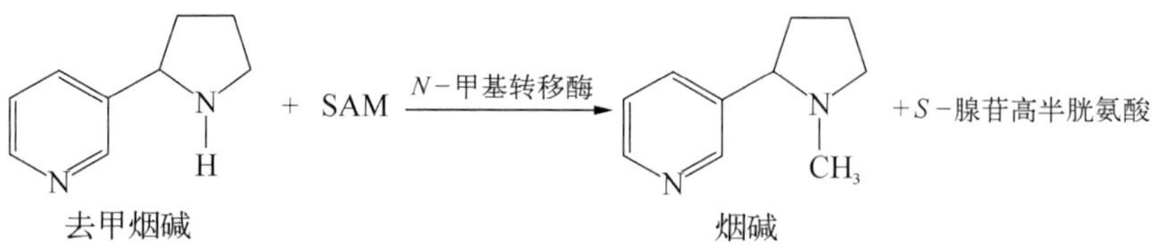

去甲烟碱 + SAM —N-甲基转移酶→ 烟碱 + S-腺苷高半胱氨酸

图 5-16 甲基结合反应

此外，由微生物引起的金属元素生物甲基化在环境毒理学中具有重要意义。这是因为甲基化的化合物与无机形态相比，更容易通过肠的膜、血脑屏障和胎盘屏障而被吸收。例如，无机汞可被甲基化，首先形成甲基汞，然后生成二甲基汞。

$$Hg^{2+} \longrightarrow CH_3Hg^{+} \longrightarrow (CH_3)_2Hg$$

## 六、谷胱甘肽结合反应

卤化物、芳基卤化物、硝基化合物、酯类化合物、芳烃类、芳胺类和环氧化物等外源化学物，在谷胱甘肽*S*-转移酶的催化下与还原型谷胱甘肽结合，其中又以环氧化物与谷胱甘肽(GSH)的结合较为常见，具有重要的毒理学意义。例如，溴苯经代谢生成的溴苯环氧化物(图 5-17)是强肝脏毒物，可引起肝脏坏死；但与谷胱甘肽结合后，将被解毒并排出体外。

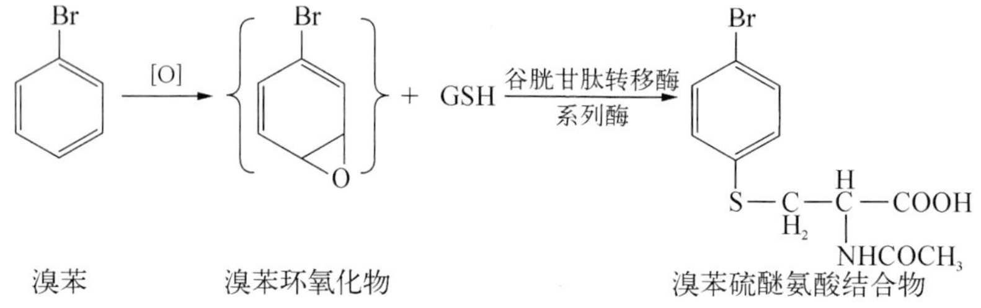

溴苯 —[O]→ 溴苯环氧化物 + GSH —谷胱甘肽转移酶、系列酶→ 溴苯硫醚氨酸结合物

图 5-17 谷胱甘肽结合反应

谷胱甘肽是体内广泛存在的含巯基(—SH)物质，由于巯基具有亲核性，能与化学物的亲电子中心进行反应。而外源化学物在Ⅰ相反应中，极易形成亲电性的中间产物，它们可与生物大分子发生共价结合，对机体造成损害，谷胱甘肽能防止此种共价结合的发生，起到解毒作用。但谷胱甘肽在体内的含量有一定限度，如短时间内形成大量的亲电中间产物，会使谷胱甘肽耗尽，导致明显毒性反应。例如，按照正确剂量服用退烧止痛药乙酰氨基酚是安全的，尽管其Ⅰ相反应可生成肝毒性代谢产物*N*-乙酰苯并醌亚胺，但后者可与谷胱甘肽结合而解毒；若大量服用乙酰氨基酚导致谷胱甘肽耗尽时，乙酰氨基酚则表现出肝毒性，并且可能造成肝衰竭。

谷胱甘肽转移酶主要存在于肝、肾细胞的胞液中，在微粒体内含量较低。谷胱甘肽转移酶催化得到的结合物比外源化学物本身的相对分子质量大，且具有极性和水溶性，可经胆汁排泄，并可经体循环转运至肾。肾内谷胱甘肽结合物经一系列酶催化，形成硫醚氨酸衍生物，由尿排泄。

# 第四节 终毒物和生物活化

## 一、终毒物

终毒物是指外源化学物直接与内源性靶分子反应并造成机体损害时的化学形态。终毒物是外源化学物引起毒作用的关键。终毒物大致有三种情况，一是外源化学物本身就是终毒物，如强酸、强碱、尼古丁、氨基糖苷类、环氧乙烷、异氰酸甲酯、重金属离子、氰化氢、一氧化碳和蛇毒等；二是外源化学物本身相对无毒性，经体内生物活化后，毒性增强，转为终毒物；三是外源化学物经某种代谢过程激发了内源性毒物的产生，如氧自由基、脂质过氧化物等。

外源化学物经生物活化后生成的终毒物有以下几种类型：亲电子反应物、自由基、亲核反应物和氧化还原反应物。亲电子反应物是指缺乏电子对的化学物。它们一般含有电子密度较低的原子，因而易于通过共享电子对的方式与亲核剂中富含电子的原子反应，攻击电子密度较高的亲核中心。自由基是指化学物中的共价键发生均裂或由分子（或分子片段）接受或失去一个电子，从而使化学物原子外轨道含有一个或多个不成对电子的分子或分子片段。如活性氧或称氧自由基，通常包括超氧阴离子（$O_2^{-}\cdot$）、羟基自由基（$\cdot OH$）、过氧化氢（$H_2O_2$）和单线态氧（$^1O_2$）。亲核反应物是毒物增毒作用较少见的一种机制，如苦杏仁经肠道细菌β-糖苷酶催化形成的氰化物。氧化还原反应物如引起高铁血红蛋白症的亚硝酸盐，既可在小肠由硝酸盐经肠道细菌还原生成，也可由亚硝酸酯与谷胱甘肽反应生成。

## 二、生物活化

许多外源化学物通过代谢作用生成了活泼中间体，这些活泼的代谢物可与细胞内大分子发生相互作用而产生毒性，也可通过与谷胱甘肽等内源性物质结合生成无毒或毒性较弱的结合物。虽然一个化学物可经过几个通路代谢，但与生物灭活的通路相比，生物活化通常是一个相对次要的通路。但在某些特定的情况下，生物活化可成为占主导地位的通路而产生毒性。伴随代谢所发生的外源化学物的生物活化是毒理学研究中最关键的问题之一。

**1. 活化酶** 大多数参与外源化学物代谢的酶能够催化活性代谢物的生成，但最主要的是那些催化氧化反应的酶系统，如细胞色素 P－450 酶系、黄素单加氧酶。另外，前列腺素合成期间通过环氧化酶催化的共氧化、Ⅱ相结合反应以及通过小肠微生物的代谢也可导致有毒的活性代谢产物的形成。在一些化学物的代谢活化中仅涉及一种酶反应，而另外一些化学物，可能会涉及多重通路、多个反应，以生成最终的活性代谢产物。

**2. 活性代谢物的去向** 活性代谢物的产生是其毒性的初始阶段，接下来活性代谢物可能在特定组织内发生多种反应，它们可与细胞大分子结合，或进一步引发脂质过氧化，或被清除或捕获。大多数活性代谢物是亲电的，它们可与细胞内大分子如蛋白质、核酸、脱氧核酸的亲核位点发生共价结合。这种共价结合被认为是许多有毒过程如致突变、致癌和细胞坏死的启动过程。

在代谢过程中生成的自由基，例如四氯化碳氧化产生的三氯甲基自由基，可诱导脂质过氧化以致破坏脂质膜。由于各种细胞膜（核、线粒体、酶溶体等的膜）的重要性，脂质过氧化可能是细胞坏死的一个关键原因。

一旦活性代谢物形成，细胞内便存在一定机制可以将它们快速清除或灭活。因此，毒性大小主要依赖于活性代谢物形成的速率与清除速率之间的平衡。对于一些活性代谢物，还原性谷胱甘肽可以捕获亲电代谢物，并阻止它们与肝蛋白和酶的结合，从而起到保护作用。虽然结合反应也可能导致外源化学物的生物活化，但乙酰、谷胱甘肽、葡萄糖苷酸或磺基转移酶通常催化形成一种无毒、易排出的水溶性代谢物。因此，与结合反应相关的内源性物质、辅助因子等的利用度是决定活性中间体命运的重要因素。

**3. 活化反应举例**

（1）氯乙烯：氯乙烯生物转化的第一步涉及细胞色素 P－450 酶系催化的双键氧化，形成一个反应活性高的环氧化物。环氧化物与核酸相互作用的结果可导致突变和癌症（图 5－18）。长期暴露于高浓度氯乙烯的工人，会患肝脏血管瘤。

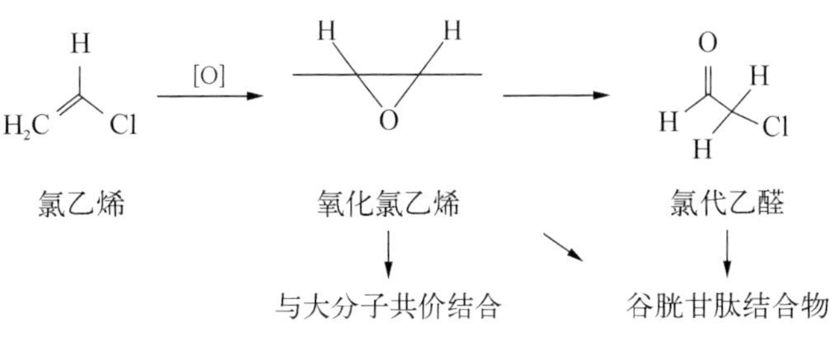

图 5－18 氯乙烯的生物活化

（2）甲醇：甲醇导致严重的疾病和死亡。甲醇本身没有毒理效应，但在人体内经醇脱氢酶代谢成甲醛，随后经醛脱氢酶代谢形成甲酸，甲酸在组织中累积首先可使视网膜水肿以致失明，甚至由于酸液过多致死。

(3) 黄曲霉毒素 $B_1$

黄曲霉毒素是一种肝毒物和肝致癌剂。一般认为，可与 DNA 共价结合的黄曲霉毒素 $B_1$ 活化形态是其 2,3-环氧化物(图 5-19)。

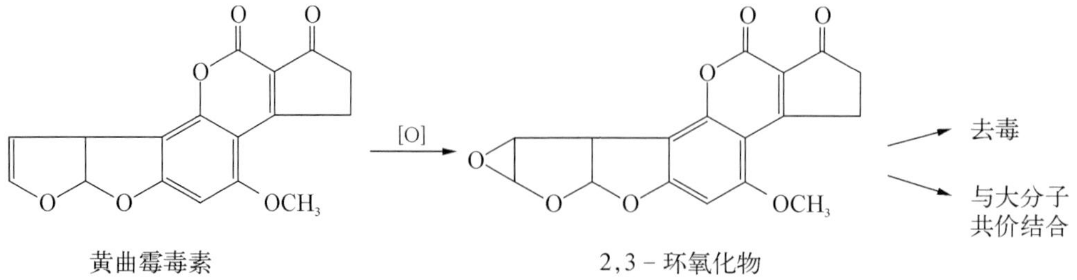

黄曲霉毒素 —[O]→ 2,3-环氧化物 → 去毒；→ 与大分子共价结合

图 5-19 黄曲霉毒素的生物活化

(4) 2-乙酰氨基芴：2-乙酰氨基芴是一种肝致癌剂，需经过两步活化形成活性代谢物。第一步的 $N$-羟基化是一个由细胞色素 P-450 酶系催化的Ⅰ相反应；第二步反应是一个Ⅱ相结合反应，可形成不稳定的硫酸酯，并导致活泼中间体——氮宾离子的形成。另外一个属于Ⅱ相反应的葡萄糖苷酸化是一个去毒步骤，形成易于排出的结合产物(图 5-20)。

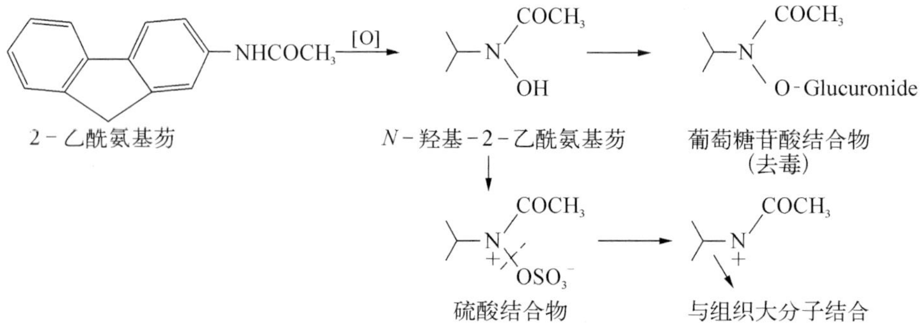

2-乙酰氨基芴 —[O]→ $N$-羟基-2-乙酰氨基芴 → 葡萄糖苷酸结合物(去毒)

$N$-羟基-2-乙酰氨基芴 → 硫酸结合物 → 与组织大分子结合

图 5-20 乙酰氨基芴的生物活化

(5) 乙酰氨基酚：乙酰氨基酚的主要代谢途径是与硫酸或葡萄糖醛酸结合，生成水溶性、易与排出的代谢产物，仅有少量乙酰氨基酚经细胞色素 P-450 酶系催化脱氢生成 $N$-乙酰苯并醌亚胺，后者为活泼中间体，可被谷胱甘肽有效灭活。但当大剂量的乙酰氨基酚被吸收后，硫酸化和葡萄糖醛酸化的内源性物质被消耗完，将导致更多的乙酰氨基酚代谢为活泼中间体。当肝脏中的谷胱甘肽被消耗完，活泼中间体将与细胞内多种含巯基的蛋白质发生共价结合，进一步导致肝坏死(图 5-21)。

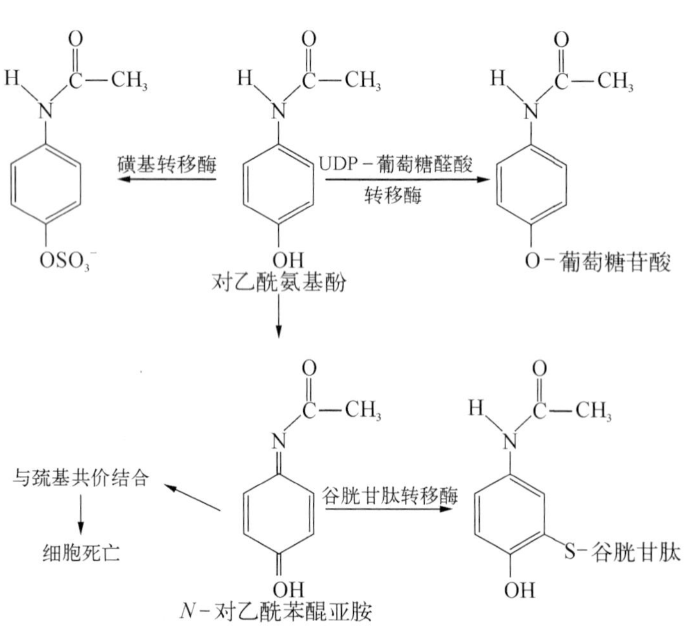


图 5-21 乙酰氨基酚的代谢及生物活化

(6) 苏铁素：采用铁素坚果粉喂食大鼠，可使大鼠发生肝、肾和消化道癌。苏铁素中含有甲基偶氮氧化甲醇的 β-葡萄糖苷，进入大鼠肠道后，经肠道微生物分泌的 β-葡萄糖苷酶催化，形成活性化合物甲基偶氮氧化甲醇(图 5-22)。苏铁素只有在口服时是致癌的，如果采用腹腔注射或将该化合物喂食无菌大鼠，将不会发生肿瘤。这是因为 β-葡萄糖苷酶不存在于哺乳动物的组织中，但可出现在肠内。如果直接将有活性的甲基偶氮氧

化甲醇以任何方式给予正常动物和无菌动物，都将引发癌症。

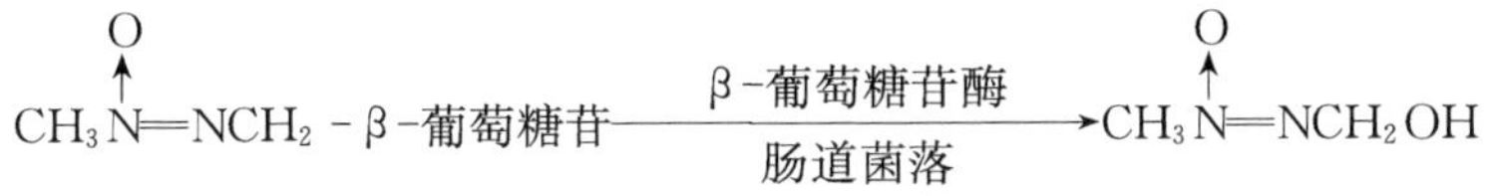

$$CH_3\overset{O}{\overset{\uparrow}{N}}{=}NCH_2\text{-}\beta\text{-葡萄糖苷}\xrightarrow[\text{肠道菌落}]{\beta\text{-葡萄糖苷酶}}CH_3\overset{O}{\overset{\uparrow}{N}}{=}NCH_2OH$$

苏铁素　　　　　　甲基氧化偶氮甲醇

图 5－22　苏铁素经肠道微生物的生物活化

## 第五节　影响生物转化的主要因素

外源化学物在体内的生物转化复杂多变，多种因素可影响外源化学物的生物转化过程，其实质在于这些因素能对催化生物转化过程的各种酶类的功能和活力产生影响，使外源化学物生物转化的途径和速度发生变化，导致其对机体的生物学作用和机体对该化学物的反应发生改变。因此，研究代谢酶的变化是研究各种因素对生物转化影响的关键。

### 一、物种差异和个体差异

同种外源化学物对不同物种和个体之间毒性不同，原因之一是不同物种和个体之间对该外源化学物的生物转化存在差异，主要表现在代谢途径、代谢速率以及相关催化酶的种类和活力上。

**1. 外源化学物代谢途径、代谢速率的物种差异**　各种物种的生物转化有所差异，定性的差异意味着发生不同的酶反应，有不同的代谢途径；定量的差异则意味着沿同一代谢通路的生物转化速率的变化。

在哺乳动物体内，2－乙酰氨基芴代谢可通过两条交替的路径进行：*N*－羟基化生成致癌的 *N*－羟基衍生物和芳烃羟基化生成非致癌性 7－羟基代谢物。前者是大鼠、兔、仓鼠、狗和人体内的代谢通路，对于这些动物 2－乙酰氨基芴是致癌的。相反，猴子、豚鼠可以进行芳烃羟基化反应，因此可以避免该化合物的致癌效应。苯胺进行芳基羟基化时可以生成邻位氨基酚或/和对位氨基酚。对苯胺在许多动物体内的代谢研究表明：羟化位置具有明显的物种差异。食肉动物的对/邻比例小于 1，一般具有更高的邻羟基化能力；而其他啮齿类动物则以对位羟化优先，对邻比例为 2.5～11。比较甘氨酸和谷氨酸在与芳基乙酸发生结合反应的相对重要性时，人们发现人体内完全是以谷氨酸作为内源性底物，而大多数非灵长类动物和低级灵长类动物则采用甘氨酸。

酯类和酰胺类外源化学物在机体内经酯酶和酰胺酶催化的水解反应速率存在广泛的种间差异。氟乙酰胺对小鼠的毒性比对美洲蟑螂的小。与小鼠相比，昆虫可以更快地水解氟乙酰胺，释放出有毒性的氟乙酰盐。杀虫剂乐果经酯酶和酰胺酶水解，生成无毒产物。与哺乳动物相比，昆虫体内这些酶降解的速率非常低，因此昆虫对乐果高度敏感。

**2. 外源化学物相关催化酶的物种差异**　在某些物种体内由于某种酶或辅助因子浓度太低乃至缺陷，可以导致生物转化反应的种间差异。对于大多数哺乳动物而言，葡萄糖醛酸结合反应是一种最普遍的去毒机制，但猫及其近亲，由于葡萄糖苷酸形成系统存在缺陷，因此，它们体内很少或无法形成邻氨基酚、苯酚、对硝基酚、2－氨基－4－硝基酚、1－萘酚或 2－萘酚以及吗啡的葡萄糖苷酸。这可能与猫体内缺乏合适的转移酶有关。苯酚发生生物转化时，可与葡萄糖醛酸结合，也可与硫酸结合。从各物种的尿中排出的苯酚代谢物可以看出：虽然大多数生物体内苯酚可发生广泛的代谢，但所生成的每种代谢物的相对比例却因物种而异。多数被研究动物的尿中既有葡萄糖醛酸结合物，又有硫酸结合物。而猪排出的苯酚代谢物完全是葡萄糖苷酸衍生物，猪的这种硫酸结合缺陷可归因于猪体内苯磺基转移酶的缺乏。

通过体外代谢研究可以了解物种间生物转化酶酶量和酶活力的差异，进而解释生物转化速率的物种差异。哺乳动物肝微粒体的偶氮还原酶和硝基还原酶分别比鱼肝微粒体的高 18 倍和 20 倍以上。肝微粒体环氧化水化酶的在不同种属动物中的相对活性是：恒河猴＞人＝豚鼠＞兔＞大鼠＞小鼠。小鼠肝微粒体催化(＋)－反式－灭虫菊水解的活性是昆虫微粒体制剂的 30 多倍。不同动物肝细胞液中谷胱甘肽转移酶也呈现较宽的活性变化：人体内活性低，而小鼠和豚鼠的活性比其他动物高。

**3. 遗传差异** 同一物种不同品系对同一外源化学物的代谢能力可以存在差异。例如，组胺对于C3H /Jax小鼠的 $LD_{50}$ 是 1 523 mg/kg(bw)；而对 Swiss/ICR 小鼠的 $LD_{50}$ 是 230 mg/kg(bw)。因此后者比前者对组胺的敏感性要高 5.6 倍。品系间存在差异的一个原因是由于基因多态性。基因多态性是指一个遗传单因素的可稳定遗传品性至少存在两个或两个以上的基因型。近年来已发现并表征了几种与代谢酶有关的基因多态性，包括几种细胞色素酶、醇和醛脱氢酶、环氧水化酶等。一个最好的基因多态性例子是 *N*-乙酰转移酶(NAT)，NAT 是机体代谢转化含氮药物及芳香胺类化学物的关键酶系。按照基因型，NAT 分为快型和慢型。两种基因型在世界各地区各民族间的差异较大。在爱斯基摩人和日本人中，80%～90%的人为 NAT 快型，而非洲人和一些欧洲人中，NAT 快型者占 40%～60%。NAT 快、慢型之间的酶活力有很大差异，这是某些药物在不同人群产生不同程度副作用的重要原因。例如，治疗结核病的药物异烟肼所引发的副作用是周围神经病变及肝损伤，而这些副作用主要发生在 NAT 慢型者中。掌握这种差异的规律，可以用来指导实际工作，如指导正确用药，指导易感人群对某些毒物进行预防。

## 二、代谢酶的抑制和诱导

外源化学物除了可以作为许多代谢酶的底物之外，还可以作为酶的抑制剂或诱导剂。

**1. 抑制作用** 能使一种代谢酶活力减弱、含量减少或催化反应的速度减慢的现象称为抑制作用，具有抑制作用的化学物称为抑制物。表 5-1 显示了几种抑制物以及它们所抑制的代谢酶。根据抑制作用的性质不同，可分为可逆性抑制作用和非可逆性抑制作用。

**表 5-1 几种生物转化酶的抑制物**

| 抑 制 物 | 生 物 转 化 酶 |
|---|---|
| 盐酸丙基解痉素(SKF-525A) | 细胞色素 P-450 |
| 胡椒基丁醚 | 细胞色素 P-450 |
| 丙烯基异丙基乙酰胺 | 细胞色素 P-450 |
| 1-氨基苯并三唑 | 细胞色素 P-450 |
| 苯硫磷 | 酯酶 |
| 甲吡酮 | 细胞色素 P-450 |
| 马来酸二乙酯 | 谷胱甘肽-*S*-转移酶 |
| 二硫化四乙基秋兰姆 | 醛脱氢酶 |

可逆性抑制作用不涉及共价结合，发生快，且可通过透析或采用稀释更快地逆转、消除抑制。可逆性抑制作用又分为竞争性抑制作用和非竞争性抑制作用。竞争性抑制通常是抑制物与外源化学物之间竞争同一催化活性中心。例如，临床上用乙醇治疗 1,2-亚乙基二醇和甲醇中毒，是因为乙醇与醇脱氢酶有较强的亲和力，可降低醇脱氢酶对 1,2-亚乙基二醇和甲醇的代谢，从而降低它们的毒性。非竞争性抑制剂可与酶或酶-底物复合物结合，生成酶-抑制剂复合物或酶-抑制剂-底物复合物。例如，甲吡酮是单加氧酶的非竞争抑制剂。

非可逆抑制作用在毒理学上更为重要。非可逆抑制多数涉及共价键或其他稳定键的形成或酶结构的破坏。例如，杀虫增效剂胡椒基丁醚可与肝微粒体单加氧酶形成一种稳定的抑制复合物，从而阻止单加氧酶对其他农药底物的氧化去毒反应。此外，对氧磷可以使羧酸酯酶发生磷酸化，从而抑制该酶的活性；丙烯基异丙基乙酰胺可引起细胞色素 P-450 失效，并导致其中的血红素释放。

**2. 诱导作用** 能使一种酶活力增加或含量增多以及催化反应的速度加速的现象，称为诱导作用，凡具有诱导效应的化合物称为诱导物。表 5-2 显示了几种诱导物以及它们所诱导的代谢酶。诱导物分为双功能诱导物和单功能诱导物。双功能诱导物如苯并[a]芘、三甲基胆蒽等，既能诱导Ⅰ相酶(细胞色素 P-450，如 CYP1A1)，又能诱导Ⅱ相酶如谷胱甘肽-*S*-转移酶和葡萄糖醛酸转移酶。单功能诱导物质只能诱导Ⅱ相酶的合成。

以苯巴比妥为代表的一类诱导物可引起肝脏内光面内质网和单加氧酶含量的增加。苯巴比妥类可在较宽范围内诱导氧化活性，包括 *p*-硝基苯甲醚的 *O*-去甲基化、苄非他明的 *N*-去甲基化、戊巴比妥以及艾氏剂的羟基化；与苯巴比妥相比，TCDD 等多环芳烃仅引起单加氧酶含量的增加，而不会引起内质网增加。多环芳烃可诱导芳香烃羟基化酶参与的反应，例如苯并[a]芘的羟基化；利福平和孕烯醇酮-16α-腈(PCN)代表第三类诱导物，这类诱导物诱导的单加氧酶底物包括内源或合成的糖皮质激素（如地塞米松）、孕烷化合物（如 PCN）以及大环内酯类抗生素（如利福平）；乙醇和许多其他化学物包括丙酮和咪唑类化合物、异黄樟素等代表第四类诱导物，这类诱导物具有更高的特异性。

**表 5-2　几种生物转化酶的诱导物**

| 诱　导　物 | 生　物　转　化　酶 |
|---|---|
| 四氯二苯-p-二噁英(TCDD) | 细胞色素 P-450(CYP1A1) |
| 苯巴比妥 | 细胞色素 P-450(CYP3A4) |
| 乙醇、异烟肼 | 细胞色素 P-450(CYP2E1) |
| 利福平 | 细胞色素 P-450(CYP2C9) |
| 苯并[a]芘 | 葡萄糖醛酸转移酶 |
| 3-甲基胆蒽 | 谷胱甘肽-S-转移酶 |
| 异黄樟素 | 环氧化物水化酶 |
| 邻苯二甲酸盐 | 过氧化氢酶 |
| 环氧抑草绿 | 细胞色素 P-450(CYP4A) |

**3. 抑制作用和诱导作用的影响**　一种外源化学物与诱导物或抑制物接触后，如果诱导物或抑制物对其代谢转化酶的活力或含量产生影响，外源化学物对机体的生物学作用以及毒性作用也将发生变化。凡经生物转化后毒性增加的外源化学物，在诱导物作用下，其毒性作用增强或加速；反之，在抑制物的作用下，由于代谢酶活力降低或酶量减少，毒性作用将加速消失或减弱。有些外源化学物经生物转化后毒性降低或消失，则情况完全相反，诱导物可加速其毒性减弱或消失，抑制物反而使其毒性增强。

## 三、代谢饱和

外源化学物在机体内经历的代谢途径不同，将产生不同的代谢物。各种代谢途径的酶活力和生物转化能力均有一定限度。随着化学物吸收剂量或浓度的增加，经某种途径进行生物转化的能力就会达到饱和，该化学物的代谢途径就可以发生改变。因此化学物进入机体的剂量往往可以影响其生物转化途径，改变代谢产物。例如，溴化苯在体内首先被转化为对肝脏具有毒性的溴化苯环氧化物，当进入机体的溴化苯剂量较小时，约有 75%的溴化苯环氧化物可与谷胱甘肽结合，并以苯基硫醚氨酸的形式排出；但当溴化苯剂量较大时，仅有 45%可按上述形式排出，且当溴化苯剂量过大时，因谷胱甘肽耗竭，使结合反应降低，未经结合的溴苯环氧化物可与 DNA、RNA 或蛋白质反应，呈现毒性作用。

## 四、营养效应

外源化学物代谢涉及许多酶，它们需要不同的辅助因子、辅基或内源底物，膳食中的营养素会影响其功能，进而对外源化学物的代谢具有营养效应。

**1. 蛋白质**　低蛋白质饮食一般会降低大鼠肝微粒体的单加氧酶活性，从而降低氨基吡啉的 N-去甲基化、环己烯巴比妥的羟基化和苯胺的羟基化作用。这种变化也可反映到毒性的变化，士的宁可被微粒体单加氧酶去毒，低蛋白饮食可导致更强的毒性；而那些需经单加氧酶活化的毒物如四氯化碳、二甲基亚硝胺的毒性则降低。Ⅱ相反应也受到饮食中蛋白质水平的影响，如蛋白质缺乏的豚鼠，氯霉素的葡萄糖苷酸化降低。

**2. 糖类**　对于大鼠而言，高糖饲料具有与低蛋白饲料非常相似的效应，可降低氨基比林的 N-去甲基化、苯巴比妥的羟基化和对硝基苯甲酸还原的活性，并伴随着细胞色素 P-450 单加氧酶系中酶水平的降低。增加人类饮食中蛋白质与糖的比例可刺激安替比林和茶碱的氧化，而改变脂肪与糖的比例则没有此效应。

**3. 脂类**　饮食中缺乏亚油酸或其他不饱和脂肪酸一般会导致大鼠体内细胞色素 P-450 和其他单加氧酶活性的降低。高脂饮食所引起的乳腺和结肠致癌剂的毒效应增加。脂类看来也是苯巴比妥等诱导剂要达到完全诱导效应所必需的。

**4. 微量营养素** 维生素缺乏一般会降低单加氧酶的活性，但核黄素是个例外，核黄素缺乏可引起细胞色素 P－450 和安替比林羟基化的增加，但同时也会引起细胞色素 P－450 还原酶和苯并[a]芘羟基化的降低。缺乏维生素 C 的豚鼠不仅会引起单加氧酶活性降低，也会降低微粒体酶对普鲁卡因的水解作用。维生素 A 和 E 的缺乏可降低单加氧酶的活性，相反硫胺素（维生素 $B_1$）缺乏却能够引起其活性的升高。矿物质营养水平的变化也会影响单加氧酶活性。在未成熟的大鼠体内，钙或镁缺乏会减少单加氧酶活性，而铁缺乏却增加其活性，但这种增加并不伴随单加氧酶水平的增加。饮食中过多的钴、镉、锰和铅均会引起肝脏谷胱甘肽水平的增加和细胞色素 P－450 含量的减少。

## 五、其他影响因素

生物转化作用还受到生理因素（年龄、性别、怀孕等）和环境因素（温度、湿度、电离辐射、光循环等）的影响。

初生和未成年机体中的肝微粒体酶功能尚未发育成熟，成年时达到高峰，然后开始逐渐下降，老年后又开始衰退，其功能皆低于成年，对外源化学物的代谢以及解毒能力较弱。婴儿组织中许多底物的葡萄糖苷酸化程度低或难以检出，但随年龄的增长而升高。哺乳动物对外源化学物生物转化能力也存在性别差异，此种差异在青春期开始变得明显，成年后将会一直维持这种差异。例如，雄性大鼠能以更快的速度代谢环己烯巴比妥，因此雌性大鼠的睡眠时间更长。对硫磷在雌性大鼠体内能快速活化为对氧磷，因此对雌性大鼠具有更强的毒性。怀孕期间许多外源代谢酶活性降低。例如，一些动物肝微粒体酶单加氧酶活性在怀孕期间降低，同时还伴随着酶含量的减少。

温度影响代谢活动。但是在许多研究中，尚不清楚温度对外源化学物毒性的影响是否通过毒物代谢或者一些其他生理机制实现的。例如，寒冷刺激小鼠后，2－萘胺代谢转化为 2－氨基-萘酚的能力增加。湿度对脊椎动物的代谢未见有显著影响，但其对昆虫的影响已受到了关注。研究者分别以湿度为 40％的食物和以水饱和的相似食物培养家蝇幼虫，发现前者的七氯环氧化活性是后者的 4 倍多。另外，电离辐射降低了活体和随后分离出的酶制剂的外源代谢速率。许多参与外源化学物代谢的酶，显示出与光循环而非光强度相关的昼夜模式。例如，松果腺的羟基吲哚－*O*－甲基转移酶的活性存在一个昼夜节律，其中晚间活性最高。总之，外源化学物在机体内的生物转化是一个极其复杂的过程，受到多种因素的影响。因此，分析一种外源化学物的毒性，需要结合多方面因素综合考虑。

（包 斌）

### 思考题

1. 什么是生物转化？生物转化的意义是什么？
2. 生物转化的Ⅰ相反应主要包括哪几个反应？举例说明。
3. 谷胱甘肽结合反应解毒的机理是什么？
4. 过量服用扑热息痛（乙酰氨基酚）为什么会造成实验动物和人出现肝坏死？
5. 为什么 2－乙酰氨基芴对人和狗有致癌效应而对猴子和豚鼠没有此效应？

# 第六章

# 外源化学物的毒作用机制

外源化学物对生物机体的毒性作用主要取决于机体暴露的程度和途径。探讨外源化学物的毒作用机制是毒理学的主要内容之一。外源化学物的种类繁多，它们对机体的毒效应往往也有多种机制，这些机制之间有可能相互无关，也可能相互联系和影响。定性和定量的描述外源化学物的毒作用及其特征对于评价外源化学物对人类的潜在危害必不可少，通过研究毒作用机制，不仅能深入揭示化学物的毒作用部位、性质和过程等基本规律，而且对探讨早期诊断指标和中毒的防治也有重要的实际意义。

多数外源化学物发挥毒作用至少要经历4个过程：经吸收进入机体并转运至一个或多个靶器官或靶部位；进入靶部位的终毒物与内源靶分子发生交互作用；毒物引起机体分子、细胞核组织水平功能和结构的紊乱；机体启动不同水平的修复机制应对毒物的反应，当机体修复能力下降或毒物引起的损害作用超过机体的修复能力时，机体表现出毒性效应。

## 第一节　一般毒作用机制

毒作用是指化学物质进入机体经过生物转运和生物转化，化学物质本身或其代谢产物与生物大分子或者靶部位相互作用，产生不良或有害的生物学效应，超过机体自身的解毒、修复功能。化学物质对机体的损害作用主要取决于化学物质与机体的接触途径、与靶分子的相互作用和机体对损害作用的反应。

有毒的化学物质很多，可能被损害的生物学过程复杂，所以有多种中毒表现。当毒物转运到靶部位时有些可能直接与靶分子反应，引起细胞功能失调，表现出毒效应；有些外源化学物是对生物学环境产生有害的影响，而并不与特定的靶分子反应，使得分子、细胞器、细胞或器官等功能失调，从而导致毒效应。

### 一、直接损伤

某些外源性物质，如强碱、强酸、尼古丁、重金属离子、氧化乙烯、一氧化碳等，它们能直接发挥毒作用，叫做直接毒物。某些毒物质与机体接触或者进入机体后，直接与机体的重要部位接触，产生毒性作用。

### 二、化学物与受体的相互作用

**1. 化学物质对生物膜的损害**　生物膜可以分隔内外环境，实现内外环境物质交换，进行很多生化反应。生物膜是生物体的重要保护系统。同时，它也可能是化学毒性物质作用的靶部位，改变脂质的流动性或蛋白的空间构象，从而影响生物膜的结构和功能。

(1) 化学物质对生物膜通透性的影响：生物膜的主要功能是物质运输，而物质运输是维持细胞生命活动的关键。细胞通过此过程能够从环境中摄取所需要的营养物质，同时排出代谢产物。

物质运输可以分为小分子物质转运和大分子物质转运两类。小分子物质转运通过主动运输和被动运输两种方式进行。主动运输是逆着浓度梯度方向进行的，需要消耗ATP。被动运输是指物质分子从高浓度流向低浓度，不需要消耗ATP。大分子物质的转运通过膜动转运进行。膜动转运主要包括胞吐作用和胞吞作用。

不同的物质在生物膜上具有不同的通透率，这种差异可以保持细胞内离子组成和pH的相对稳定，并可以摄取和浓缩营养物质，排出废物，产生神经、肌肉兴奋所需的离子强度等生物功能。细胞的功能与生物膜的选择通透性密切相关，膜蛋白质的改变将导致生物膜通透性的改变，而通常改变生物膜通透性的物质往往具有一定的毒性。例如，重金属 Pb、Hg、Cd 可以与膜蛋白上的巯基、羰基、磷酸基、咪唑基和氨基等发生作用，改变其结构和性质，从而影响其通透性；Zn、Cd、Al、Sn 等可以与线粒体膜蛋白反应，改变其结构和功能；DDT 等高脂溶物可以与膜脂相溶从而改变膜的通透性。又如，缬氨毒素可以使膜对 $K^+$ 通透性增加，导致线粒体发生解偶联造成细胞损伤；农药 DDT 可以作用于神经轴，改变 $K^+$、$Na^+$ 通透性，使生物体兴奋性增高、震颤、痉挛等。因此，在毒理学研究中，常常以通透性作为细胞毒性作用的观察指标，利用生物膜选择通透性，研究化学毒物对生物膜的影响。然而，通透性的改变与细胞毒性大小并不是绝对相关联的，通透性的改变不是细胞损伤的唯一原因。

（2）化学物质对生物膜流动性的影响：生物膜的主要特征之一是具有膜流动性，生物膜能否表现正常功能与其直接相关。例如物质运转、能量转换、细胞分裂、信息传递、细胞融合、胞吞、胞吐作用以及激素的作用等都与膜的流动性密切相关。

生物膜上的大部分脂质与蛋白质没有直接作用，只有少部分膜脂与膜蛋白结合成脂蛋白。不同的生物膜所含的蛋白质不同，因而所表现出来的功能也不同。同一种生物膜，膜内、外两侧的蛋白质分布不同，膜两侧功能也不同，使得生物膜功能具有方向性，这对生物膜发挥作用有很大的关系。不少的化学毒物会影响生物膜的流动性、通透性和膜上镶嵌蛋白质（膜上酶、膜上抗原和膜上受体）的活性，如 DDT、对硫磷可引起红细胞膜脂流动性降低。还有一些有机化合物、无机化合物、重金属等也可以通过改变膜脂流动性而发挥毒性作用。

（3）化学物质对生物膜上蛋白质的影响：生物膜中的多种蛋白质统称为膜蛋白，根据位置分为外周蛋白和内在蛋白。生物膜是膜蛋白发挥功能的基本场所，具有重要的生物学功能，可以在细胞膜上进行信息传递，如激素的刺激、神经传导和遗传信息的传递等。细胞膜上有能识别和接受各种特殊信息专一性受体，将不同的信息分别传递给有关的靶细胞并产生相应的效应。

受体是一类能够识别具有生物活性的化学信号物质，与之特异性结合能够引起细胞一系列生化反应，导致细胞产生特定的生物学效应的生物大分子。受体的化学本质是蛋白质，主要是糖蛋白和脂蛋白，如胰岛素的受体是糖蛋白，催化性受体是一种跨膜结构的酶蛋白。受体与信息分子的结合类似于底物与酶的结合，依赖于信息分子和受体的空间构象。

有些化学物质可以影响膜上蛋白质和酶的活性。例如：二氧化硅可与人体红细胞膜的蛋白质结合，使红细胞膜蛋白的 α-螺旋减少；有机磷化合物可以与突触小体膜及红细胞膜上的胆碱酯酶发生共价结合，对硫磷可以抑制突触小体膜及红细胞膜上 $Ca^{2+}$-AMPase 和 $Mg^{2+}$-AMPase 活性。这些膜上的蛋白质或者酶结构发生异常，会严重影响生物膜对信息的选择和传递，从而改变基因的表达，引起癌变、突变和畸形等。

此外，生物膜上的蛋白质形成膜表面极性基团，组成表面电荷，化学物质影响蛋白质的结构时也会影响生物膜表面电荷的性质和密度。因此，可以通过测定生物膜表面电荷来了解化学物质的毒性作用。

**2. 化学物质对生物大分子的氧化损伤** 自由基与人体的老化、疾病的产生息息相关。正常情况下，生物体内自由基的产生与清除处于动态平衡，不会对机体造成损伤，但有时机体自由基产生过多或清除过慢，造成自由基积累过多，从而攻击生命大分子物质及各种细胞，造成机体在分子、细胞及组织器官水平的各种损伤，加快机体的衰老进程并诱发各种疾病。自由基形成的脂质过氧化物会损害生物膜，破坏细胞，阻碍正常的新陈代谢，从而引起癌症、白血病、高血压、心脏病、心肌梗死、糖尿病、肝炎、痛风、肾炎、白内障、老年痴呆症和帕金森病等多种疾病。由氧自由基产生的细胞毒性效应称为氧化应激，研究证明，所有的细胞组成成分，包括脂质、蛋白质、核酸等，均可受到自由基反应的损害。

（1）脂质过氧化作用及其损害：脂质是生物体组织重要组成部分，而自由基先作用于不饱和脂肪酸的 α-亚甲基碳，脱去烯丙基氢自由基，启动自由基的链锁反应称为脂质过氧化。脂质过氧化可能是许多化学物引起生物膜受损和细胞坏死的机理之一。自由基和活性氧均可引起脂质过氧化。

脂质过氧化是一种链式反应，可分为起始、发展和终止三个阶段。细胞膜由许多脂质组成，多元不饱和脂肪酸的侧链容易受到自由基的攻击而氧化成脂质过氧化物。·OH 攻击不饱和脂肪酸 LH 中的烯丙基的 C－H 键，抽提其氢原子形成脂烷自由基 L·，该脂烷自由基可以快速与分子氧结合生成脂过氧自由基 LOO·，之后 LOO·再通过抽提其他 LH 中的烯丙基氢原子形成 L·，启动新的链锁反应。如此延续下去，最后会产生以碳为中心的脂质自由基，引发脂质过氧化作用，而将不饱和脂肪酸侧链断裂后形成许多醛类。谷胱甘肽(GSH)的功能之一是自由基起始反应时，将 $H_2O_2$ 变成毒性很强的·OH，引起脂质过氧化，进而破坏细胞膜的脂质与蛋白质，因此必须在起始阶段就将氧自由基清除。

(2) 蛋白质的氧化损害：蛋白质和酶是重要的生物大分子，在生命活动中还担负着许多重要功能，极易受到自由基的攻击，引起蛋白质变性及交联性改变，甚至导致某些异常蛋白质自由基未被及时清除，对生物大分子造成氧化损伤。蛋白质侧链氨基酸被氧化修饰后羰基的含量大大增加，使蛋白质丧失功能或被降解。自由基对蛋白质的作用实质上是对氨基酸的作用，所有氨基酸的残基都能被羟自由基作用，芳香氨基酸和含硫氨基酸最为敏感。

对脂肪族氨基酸的氧化最常见的途径为在α-位置上将一个氢原子除去，形成C-中心自由基，再加氧，生成过氧基衍生物。后者分解成 $NH_2$ 及α-酮酸，或者生成 $NH_2$、$CO_2$ 与醛类或羧酸，破坏脂肪氨基酸的结构。自由基和侧链残基反应可以产生多种产物，在 $O_2$ 存在时，羟自由基及其他自由基都可以氧化蛋白质的脂肪族侧链，形成氢过氧化物、羟基衍生物和羰基复合物。蛋白质的羰基衍生物是侧链赖氨酸、脯氨酸、精氨酸等通过大量的烷氧自由基和过氧自由基反应形成的，羟基衍生物比较稳定，被作为由活性氧介导的重要的蛋白质氧化标志物。

芳香族氨基酸常形成羟基衍生物，即在苯环或在酪氨酸处交联成二聚体。芳香族与杂环氨基酸中的苯丙氨酸、酪氨酸、色氨酸和组氨酸等侧链也容易被氧化，自由基进攻的主要位点是这些氨基酸残基的芳香环或杂环，直接导致环的氧化或断裂，形成不同的氧化产物。组氨酸氧化成2-*O*-组氨酸，可以用作组氨酸氧化的标志物。半胱氨酸和蛋氨酸对几乎所有活性自由基都特别敏感，即使在比较温和的条件下，也容易分别氧化成二硫化物和蛋氨酸亚砜残基。但由于生物体系中含有二硫化物还原酶和蛋氨酸还原酶，可以还原氧化性半胱氨酸和蛋氨酸，使损伤得以修复。

由过渡金属介导的具有部位特异性的氧化损伤主要通过 Fenton 反应实现。因为在蛋白质结构内只有某个或几个金属结合部位的氨基酸受到影响。脂质过氧化形成的自由基中间产物，如烷氧自由基(LO·)和过氧自由基(LOO·)，可与过氧化脂质紧密联系的蛋白质反应。

自由基对氨基酸的氧化，造成蛋白质凝集、交联、降解和断裂，损伤主要取决于蛋白质成分特性和自由基的种类。在机体内具有重要功能的蛋白质是酶蛋白、受体蛋白和载体蛋白。自由基对蛋白质的作用表现为直接作用和间接作用，直接作用于蛋白质时，如酶蛋白分子受到自由基与过氧化降解产物的作用使其受损，因酶的催化作用，其功能变化也具有放大效应。自由基也可通过脂类过氧化产物间接破坏蛋白质，如生物膜脂质组分和含量受脂质过氧化的影响，也会间接影响与膜结合的蛋白质活性。

(3) DNA 的氧化损害：自由基浓度最高的细胞器是线粒体，线粒体 DNA(mtDNA)裸露于基质，缺乏结合蛋白的保护，与核基因组 DNA 相比更容易受到自由基损伤。

自由基对 DNA 氧化损伤的机理是可以使 DNA 的碱基和脱氧核糖发生化学变化，引起碱基改变、破坏或脱落和 DNA 核酸链中的单链和双链断裂。自由基还可以与 DNA 碱基发生加成、去氢和电子转移作用。·OH与 DNA 碱基杂环的 $C_5$ 和 $C_6$ 位双键加成分别生成 $C_5$-OH 和 $C_6$-OH 加合物自由基，终产物为 $C_5$-OH 脲嘧啶。·OH 在攻击嘌呤碱基时在 $C_4$、$C_5$ 和 $C_8$ 位加成。去氢反应发生在胸腺嘧啶甲基基团和脱氧核糖的C原子上，5个C原子发生去氢反应的几率是一致的。超氧阴离子自由基($O_2^-$·)虽不能直接导致 DNA 损伤，但与体内产生的一氧化氮反应产生的 ONOOH，对 DNA 的损伤不能忽视。

DNA 链断裂主要是羟自由基攻击下脱氧核糖遭到破坏，磷酸二酯键的断裂或碱基的破坏或脱落，主要分单链断裂和双链断裂。自由基造成 DNA 链断裂的机制是攻击核糖的 C3 和 C4 位置，或者是自由基对胸腺嘧啶碱基损伤后经修复酶切除产生的链断裂，或者是氧化应激启动细胞内的一系列代谢过程激活核酸酶导致 DNA 链断裂。过氧化物、巯基氧化物、某些金属离子以及 DNA 酶等都引起 DNA 链断裂，电离辐射通过辐射粒子直接和间接作用也造成强烈的断链作用。间接作用是指辐射粒子在体内产生次级高能电子和自由基，然后使 DNA 链断裂。DNA 链断裂可以引起三种突变：部分碱基的缺失；被修复的 DNA 碱基的错误掺入和错误编码；引起癌基因的活化或抑制癌基因的失活。

正常机体内存在 DNA 的修复机制，但随着年龄的增长，这种修复能力下降导致 DNA 的错误累积，最终细胞衰老死亡。DNA修复具有不均一性，转录活跃基因在同一基因中被优先修复，而彻底的修复仅发生在细胞分裂的DNA复制时期，因此干细胞生命力旺盛。

化学毒物能与DNA和RNA直接作用而影响其合成与功能。如亚硝胺将嘌呤核嘧啶碱基烷化而干扰DNA复制与RNA转录，从而影响蛋白质合成。化学毒物还可嵌入DNA双链能阻止其复制，如岛青霉菌产生的藤黄醌茜素能与DNA结合，阻断RNA多聚酶在RNA转录中的作用。

## 三、与生物大分子的结合

非共价结合与共价结合是化学物质与生物大分子(如核酸、蛋白质、酶、膜脂质等)相互作用的主要方式。可逆的非共价结合是指通过非极性交互作用或氢键与离子键的形成，如毒物与膜受体、细胞内受体、离子通道以及某些酶等分子的交互作用。不可逆的共价结合是指化学毒物或其具有活性的代谢产物与机体的一些重要大分子发生共价结合，从而改变核酸、蛋白质、酶、膜脂质等生物大分子的化学结构与生物学功能。化学物或活性中间产物和体内的重要生物大分子共价结合后，可以改变生物大分子的化学结构，从而引起一系列病理生理改变。加合物是化学物质与生物大分子之间通过共价键形成的稳定复合物，可用于反映机体对毒物的接触程度、不同类型和不同性质的早期中毒反应等，有助于中毒的早期诊断和预防。共价结合永久地、不可逆地改变了内源分子结构，从而改变这些大分子物质的化学机构和生理功能，引起病理学改变。共价结合是重要的细胞损害机制之一。

**1. 与蛋白质共价结合** 蛋白质是生物体重要的高分子化合物，在细胞的各种结构中都是非常重要的成分，发挥着重要的生理功能。如构成细胞核重要物质的结构蛋白，起生物催化作用的酶，具有运输作用的载体蛋白，发挥调节作用的激素蛋白，收缩成运动功能的肌动蛋白和肌球蛋白，起着免疫作用的抗体。但是一些化学物质进入机体后通过多种方式与蛋白质相互作用，从而影响蛋白质的结构和功能。

蛋白质氨基酸中氨基和羧基是与化学物质相互作用的最主要作用部位，一些氨基酸中存在巯基、胍基、咪唑基、吲哚基也是化学物质的重要作用位点。这些基团大多为蛋白质的活性部位，对蛋白质的催化活性和维持蛋白质的构型起着非常重要的作用，一旦这些部位与化学物质发生共价结合，必将影响蛋白质的结构和功能。蛋白质被氧化损伤后会出现凝集与交联或降解与断裂，主要取决于蛋白质成分的特征及自由基的种类。蛋白质分子中的功能基团与毒物或其活性代谢物共价结合，这些功能基团共价结合最终会抑制这些蛋白质的功能，出现组织细胞毒性与坏死，诱发各种免疫反应和肿瘤的形成。

**2. 与核酸分子共价结合** DNA在细胞核内保持着一种稳态和非稳态之间的动态平衡，正常条件下非稳态是暂时的，DNA损伤修复很快，使机体保持正常的运转。化学毒物进入机体后通常会扰乱机体正常细胞代谢，导致DNA结构发生变化，还可与DNA结合形成DNA加合物。研究表明，多种诱变剂和其活性代谢产物可以与DNA结合形成DNA加合物，在人类肿瘤发生中起着重要作用。例如，黄曲霉毒素和苯并芘的强烈致癌作用就是与DNA形成环氧化物而导致的。与DNA结合形成DNA加合物只是DNA突变的第一阶段，以后还会发生DNA链断裂、碱基置换、碱基缺失等一系列变化。

核酸分子上许多位点，如碱基、核糖或脱氧核糖、磷酸等都易受到致癌活性物质的攻击。亲电子物质及其活性代谢产物主要攻击鸟嘌呤的N-7、C-8、O-6，胞嘧啶的N-1、N-2，胞嘧啶和鸟嘌呤的氨基；而亲核物质及其代谢活性产物主要攻击胞嘧啶、尿嘧啶、胸腺嘧啶的C-6。此外，胸腺嘧啶的N-3、O-2、O-6也易受到攻击。不同类型的DNA加合物可引起不同的生物学效应，包括细胞毒性、诱变作用、活化癌基因，以至引发细胞癌变。

生物体中DNA的变异和改变引发癌症的可遗传性。化学致癌物共价结合到DNA，形成的DNA加合物导致生物染色体重新排列、变异、细胞死亡、癌症和生命缺陷。这些DNA加合物可以活化癌基因，影响调节基因和抑癌基因的表达。安息香酸钠作为一种防腐剂广泛应用于食品工业中，并开始应用于化妆品生产和尿素循环酶缺失的临床治疗中。研究表明，安息香酸盐会导致新生儿畸形和引发癌症。确定加合物形成数目、致癌物质剂量和生物体的生物效应间的关系在生命科学领域，特别是探索化学致癌物的分子效应是至关重要的。DNA加合物是判断遗传毒性致癌物的标志之一。

**3. 与谷胱甘肽结合** 谷胱甘肽(GSH)在机体组织中尤其是肝细胞中含量很高，主要存在于胞液。可以维持细胞膜的稳定性，保持细胞骨架的有序性，参与蛋白质和DNA的合成等，对机体有保护作用。GSH分子中的半胱氨酸残端的巯基，使GSH成为一种强亲核物质。GSH分子中的γ-谷氨酰肽键，使GSH能保持谷氨酸和半胱氨酸的极性并带负电荷，可提高与亲电物质结合后的水溶性，清除这些活性代谢物。GSH能为亲电子物质或其他氧化代谢物提供巯基，形成无毒的结合物，阻断亲电物质与生物大分子共价结合，防止活性化学物对细胞的损害。如环氧化物、卤代芳烃和不饱和脂肪烃类，在谷胱甘肽*S*-转移酶的作用下与GSH结合，酶促解离和乙酰化反应，生成硫醚氨酸衍生物，排出体外。GSH在体内的生成和储备有一定限量，如果接触过量毒物，可使GSH耗尽而产生明显的毒作用。谷胱甘肽结合反应是在谷胱甘肽转移酶催化下进行的，该酶在肝、肾中都存在，肝细胞液中含量较多。

## 第二节　增毒及诱导终毒物形成的机制

终毒物是指外源化学物可直接与内源性靶分子反应并造成机体损害时的化学形态。间接毒物是指需要经过代谢转化才能发挥毒性作用的物质，经活化可改变机体的生理、生化特性，从而改变机体的微环境结构，对机体造成不良影响。外源化学物在体内生物转化为终毒物的过程称为增毒。终毒物主要有以下几种类型：亲电子反应物、自由基、亲核反应物和氧化还原反应物。

### 一、亲电物的形成

亲电子物质是指带有正电荷而缺乏电子的分子，它可与负电子的亲核物质共享电子对而发生反应。亲电物的形成涉及许多化学物的增毒作用(表6-1)。阴离子类亲电子物是由细胞色素P-450或其他酶系将母体化学物氧化成酮、环氧化物、α,β-不饱和酮、醌、卤代酰类时形成的。阳离子亲电子物的形成是由不同性质的基团或元素结合物的裂解所产生，例如，甲基取代芳香烃类的7,12-二甲基苯并蒽和芳香胺的2-乙基氨基芴被羟化后，分别形成苯甲醇和N-羟基芳香胺，这些物质可被酯化。甲基汞被氧化为$Hg^{2+}$、$CrO_4^{2-}$被还原为$Cr^{3+}$、$AsO_4^{3-}$被还原为$AsO_3^{2-}$或者$As^{3+}$也为常见的例子。

**表6-1　亲电子代谢产物产生的毒性**

| 亲电子代谢物 | 原毒物 | 催化反应的酶 | 毒性作用 |
|---|---|---|---|
| 阴离子类 | | | |
| 　醛、酮 | | | |
| 　乙醛 | 乙醇 | 乙醇脱氢酶 | 肝脏纤维化 |
| 　2,5-己二酮 | 己烷 | P-450 | 神经变性 |
| 　丙烯醛 | 丙烯醇 | 乙醇脱氢酶 | 肝脏坏死 |
| 　丙烯醛 | 丙烯胺 | 单氨氧化酶 | 血管损伤 |
| 　粘糠醛 | 苯 | 多种酶参与 | 骨髓损伤 |
| 　4-羟基壬烯 | 脂肪酸 | 脂质过氧化酶 | 细胞损伤 |
| 苯醌，苯醌亚胺<br>　DES-4,4'-苯醌 | DES | 过氧化物酶 | 致癌作用 |
| 环氧化物 | | | |
| 　8,9-环氧化黄曲霉素$B_1$ | 黄曲霉素$B_1$ | P-450 | 致癌 |
| 　3,4-环氧化溴苯 | 溴苯 | P-450 | 肝脏坏死 |
| 　7,8-巯基-9,10-环氧化苯并芘 | 苯并[α]芘 | P-450 | 致癌 |
| 硫氧化物 | | | |
| 　硫氧化乙酰胺 | 硫乙酰胺 | 黄素单氧化酶 | 肝脏坏死 |
| 卤酰化物 | | | |
| 　光气 | 氯仿 | P-450 | 肝脏坏死 |
| 阴离子类 | | | |
| 　碳离子 | | | |
| 　苄基碳 | 7,12-二甲基苯并芘 | P-450,硫转移酶 | 致癌 |

续 表

| 亲电子代谢物 | 原毒物 | 催化反应的酶 | 毒性作用 |
| --- | --- | --- | --- |
| 碳阳离子 | 二甲基硝基胺 | P-450 | 致癌 |
| 硝基离子 | | | |
| 芳香硝基离子 | 2-乙酰胺基芴<br>二甲基苯并蒽 | P-450,硫转移酶 | 致癌 |
| 表锍离子 | 1,2-二溴乙烷 | 谷胱甘肽硫转移酶 | 肾小管坏死 |
| 金属离子 | | | |
| 二价汞 | 汞 | 过氧化氢酶 | 脑损伤 |

含巯基的亲电子物质可与GSH结合而被灭活,该反应可以自发进行或在谷胱甘肽*S*-转移酶的催化下进行。重金属离子$Ag^+$、$Cd^{2+}$、$Hg^{2+}$、$CH_3Hg^+$可与GSH自发反应而灭活,亲电子物质的灭活还包括其他酶的作用,如环氧化物水化酶所催化的水解作用等。

## 二、自由基的形成

自由基是在原子的外轨道上含有一个或多个不成对电子的分子或基团,可因接受或失去电子或由性质相同的元素形成的共价键均裂所产生。自由基将多余的电子转移给分子氧,形成超氧阴离子自由基,超氧阴离子自由基又可以和其他物质反应形成新的自由基,反复循环,在体内形成大量的超氧阴离子自由基。

亲核化学物如酚类、氢醌、氨基酚、胺、肼等,在过氧化物酶催化下丢失一个电子而形成自由基。如醌不仅易形成亲电子自由基,作为电子受体,还可启动亲核自由基形成的循环。多环芳烃如苯并[α]芘、7,12-二甲基苯并蒽,能在过氧化酶或细胞色素氧化酶的作用下失去电子形成阳离子自由基,推测是致癌的原因。如同过氧化物酶一样,氧合血红蛋白可与氨基酚反应,形成氨基酚自由基,而其本身却变成高铁血红蛋白,失去携氧能力。

电子向分子转移引起的还原性键均裂过程也可形成自由基。如$CCl_4$裂变为三氯甲基自由基$CCl_3$·是由原子间均裂所产生的自由基的典型例子。$CCl_3$·可以与氧反应形成更活泼的三氯甲基过氧化的自由基$CCl_3O_2$·;过氧化氢也可裂变产生HO·自由基。在体内较为稳定的自由基可以通过与谷胱甘肽、SOD、维生素E、维生素C的反应而被清除。这些抗氧化剂对HO·却没有作用,由于HO·的半衰期太短,而来不及与上述抗氧化剂接触。故对HO·的有效预防办法就是阻止它的形成。体内的超氧化物歧化酶广泛存在于细胞浆和线粒体,可将超氧化阴离子自由基催化为过氧化物,再在谷胱甘肽过氧化酶或过氧化氢酶的催化下生成水。依赖过氧化物产生的自由基被谷胱甘肽所消灭,依赖NADPH的谷胱甘肽还原酶将氧化型的谷胱甘肽变为还原型的谷胱甘肽。因此,谷胱甘肽在抗亲电子物质和自由基的清除中都起着重要的作用。

## 三、亲核物的形成

亲核物质形成在化学物的活化过程是相对较少的。苦杏仁苷在消化道内可以被细菌的β-糖苷酶分解出亲核物质氰化物;丙烯腈被环氧化后再与谷胱甘肽结合、硝基氢氰酸盐被分解亦可形成亲核物质;此外,有些物质如5-羟基伯胺喹啉在肝脏被羟化后可氧化产生高铁血红蛋白。

亲核功能基团被结合会导致亲核物质的灭活。羟基化合物被硫酸或葡糖糖醛酸结合、巯基与葡糖糖醛酸结合使得在体内将亲核物质转化为自由基。酚、对苯二酚等转化为亲电子物质的过程被中止;另一灭活途径是巯基、氨基、肼等被含黄素的单氧化酶所氧化,乙醇被氧化为碳酸盐而灭活,氰化物可被转化为硫氰酸盐而灭活。

## 四、活性氧化还原反应物的形成

活性氧化还原反应物的生成有特殊的机制。如能引起高铁血红蛋白的亚硝酸盐,既可在小肠由硝酸盐经肠道细菌还原生成,也可以由亚硝酸酯与谷胱甘肽反应产生。总之,大多数具有反应活性的代谢物是缺少电子的分子或分子片段，如亲电子剂、中性自由基或阳离子自由基。虽然某些亲核物具有反应活性，但许多亲核物需转变为亲电子剂才被活化。具有多余电子的自由基通过形成 HOOH 并迅速均裂生成中性 HO·而产生毒性损害。

## 第三节　终毒物与靶分子结合的机制

毒性是由终毒物与靶分子的反应所介导的一系列继发生化过程，导致不同生物学组织结构（如靶分子、细胞器、细胞、组织和器官，甚至整个机体）的功能失常和结构损伤。终毒物与靶分子的交互作用，触发毒性效应需要考虑以下方面：① 靶分子的属性；② 终毒物与靶分子之间反应的类型；③ 毒物对靶分子的效应；④ 一些由于生物学微环境改变所引起的而不是直接由终毒物与靶分子反应所启动的毒性。实际上所有的内源化合物都是毒物潜在的靶标，然而毒理学上最常见的靶标是大分子，如核酸和蛋白质；在小分子中，膜脂质最为常见。此外，也涉及某些辅因子如辅酶 A 和吡哆醛。

内源性分子作为一个靶分子必须具有合适的反应型和空间构型，以容许终毒物发生共价或非共价结合，且靶分子必须接触足够高浓度的终毒物，才能与终毒物发生反应。因此，处于反应活性化学物邻近或者接近它们形成部位的内源性分子常常是靶分子。活性代谢物的第一个靶分子常常是催化这些代谢物形成的酶或邻近的细胞内结构，如负责甲状腺激素合成的酶——甲状腺过氧化物酶，将某些亲核的外源化学物转变为活性自由基代谢物，继而又使甲状腺过氧化物酶失活，引起抗甲状腺作用以及最终诱发甲状腺肿瘤。

### 一、共价结合

共价结合是不可逆的。共价结合可以持久地改变内源分子，所以具有重要的毒理学意义。共价加合物的形成常见于亲电毒物，如非离子和阳离子亲电物以及自由基阳离子。这些毒物与生物大分子如蛋白质和核酸中的亲核原子反应，亲电原子对亲核原子表现出的选择性取决于它们的电荷/半径值。一般而言，软亲电物较易与软亲核物（两者均具有较低的电荷/半径值）反应，如银和汞这样的金属离子被归类为软亲电物，它们优先与软亲核物反应；而锂、钙和钡这样的硬亲电物优先于硬亲核物反应；在这两个极端之间的金属如铬、锌和铅显示出与亲核物的普遍反应性。亲电物的反应性决定了哪种内源性亲核物能与之反应并成为其靶分子。

中性自由基如 ·OH、·$NO_2$ 和 $Cl_3C$· 也能共价结合生物靶分子。$Cl_3C$· 加入到脂质的双键碳或脂质自由基产生含有氯甲基脂肪酸的脂质。羟基自由基加入到 DNA 碱基导致许多产物的形成，包括 8-羟嘌呤、5-羟甲基嘧啶以及胸腺嘧啶和胞嘧啶的乙二醇。

亲核毒物倾向于与亲电内源化合物反应。在生物分子中亲电物十分罕见，因此只有少数亲核毒物与体内亲电内源性分子发生反应。如胺类、肼类与一种脱羧酶底物吡哆醛的共价反应；一氧化碳、氰化物、硫化氢和叠氮化物与各种血红素蛋白中的铁形成配位共价键，其他亲核物以电子转移反应的方式与血红蛋白反应。

### 二、非共价结合

某些毒物可以通过非极性交互作用或氢键与离子键发生非共价结合，具有代表性的是毒物与膜受体、细胞内受体、离子通道以及某些酶等靶分子的交互作用。例如番木鳖碱结合于脊髓运动神经元上甘氨酸受体，TCDD 结合于芳烃受体，哈蚌毒素结合钠通道，佛波酯结合于蛋白激酶 C 以及杀鼠灵结合于维生素 K2,3-环氧化物还原酶。这种作用力也促使吖啶黄和阿霉素插入双螺旋 DNA。这些化学物原子的空间排列使它们与内源性分子的互补部位结合，类似钥匙与锁的关系，因而可能表现出毒性效应。

### 三、酶促反应

少数一些毒素通过酶促反应作用于特定靶蛋白上。毒物与机体内源性分子的反应取决于它本身的化学特性，很多毒物在体内通过几种机制发挥作用，有些毒物以酶蛋白为靶分子。如蓖麻毒素诱发核糖体水解，阻碍蛋白合成；蛇毒素中所含的水解酶对生物分子破坏而产生溶血或神经毒作用等。醌类既可以作为亲电子物产生共价结合，又可以作为电子受体并启动形成自由基的巯基氧化反应，导致脂质过氧化。

### 四、电子转移

化学物能将血红蛋白中的 $Fe^{2+}$ 氧化成 $Fe^{3+}$，形成高铁血红蛋白血症。亚硝酸盐能氧化血红蛋白，而 *N*-羟基芳胺（如氨苯砜羟胺）、酚类化合物（如 5-羟伯胺喹）和肼类（如苯肼）与氧合血红蛋白共氧化，形成高铁血红蛋白与过氧化氢。

### 五、去氢反应

自由基可迅速将内源化合物去除氢原子后转变为新的内源性自由基。从巯基化合物（R-SH）去除氢形成硫基自由基（R-S•），这种自由基是次磺酸（R-SOH）和二硫化物（R-S-S-R）等其他巯基氧化产物的前身。自由基能从游离氨基酸或蛋白质氨基酸残基的 $CH_2$ 基除去氢，转变为羰基化合物，这些羰基化合物与胺类反应形成与 DNA 或其他蛋白质的交联。从 DNA 分子中的脱氧核糖去除氢产生 C-4'-自由基，这是 DNA 断裂的最初步骤。从脂肪酸去除氢产生脂质自由基并启动脂质过氧化。蛋白质中酪氨酸残基的硝基化可能涉及去氢反应，随后发生形成的酪氨酰自由基与 $NO_2$ 之间的共价结合。

## 第四节 诱发细胞功能障碍

多细胞生物的每个细胞都执行着决定细胞命运的特定程序，如分裂、分化或凋亡。有些程序控制已分化细胞的瞬间活动，如决定细胞分泌物质的数量、是否收缩或舒张、转运和代谢营养物质的速率等，细胞具有能被外部信号分子激活或灭活的信号网络，负责调节细胞程序和执行程序。细胞装备有合成、代谢、运动、转运和产生能量的体系以及结构元件，组装为大分子复合物、细胞膜和细胞器，以维持自身的完整性和支持其他细胞。毒物与靶分子的反应可导致细胞功能损害。

### 一、细胞调节功能障碍

毒物与靶分子的反应可导致细胞功能损害。每个细胞都执行着特定的程序，某些程序决定细胞的分裂、分化（即表达专一化功能的蛋白）和凋亡。为了调节这些细胞程序，细胞具有能被外部信号分子激活或失活的信号网络。毒物所引起的最初细胞功能障碍取决于受影响靶分子。细胞受信号分子调节，能够激活与信号转导网络所联系的细胞受体，而信号转导网络将信号传递给基因调节区和功能蛋白。受体激活最终可导致：① 改变基因的表达，增加或减少特定蛋白的功能；② 通过磷酸化使特定蛋白发生化学修饰，从而激活或抑制蛋白质。由于信号网络分支和交互联系，一个信号常常触发两类应答。

**1. 基因表达功能障碍** 基因表达调节障碍可发生于直接负责转录的元件上、细胞内信号转导途径的成员以及细胞外信号分子的合成、贮存或释放过程中。

(1) 转录调节障碍：遗传信息从 DNA 传递给 mRNA 主要受转录因子（transcription factor，TF）与基因的调节或启动区域间的相互作用所控制。通过与这一区域的核苷酸序列相结合，激活的转录因子促进前起始复合物的形成，促使相毗邻的基因转录。外源化学物可与基因的启动子区域、转录因子或前起始复合物的其他元件交互作用；转录因子激活作用的改变是外源化学物调节基因表达的最常见方式。从功能角度看，已知有两种类型的 TF，即配体激活的 TF 和信号激活的 TF。

许多天然化合物，如激素（如类固醇、甲状腺激素）和维生素（视黄醇和维生素 D）通过激活过氧化物酶体增殖剂激活受体（PPAR）而影响 PPAR 下游靶基因的表达。有些外源化学物可模拟天然配体而调节基因表达，如祛脂酸类降血脂药和邻苯二甲酸酯替代多不饱和脂肪酸，作为过氧化物酶体增殖物激活性受体的配体，诱导下游靶基因的表达；$Zn^{2+}$ 是与金属应答元件结合的转录因子的内源性配体（MTF-1），而 $Ca^{2+}$ 进入机体后可替代 $Zn^{2+}$ 内源性配体的作用。天然或外源化学物配体在以极端剂量摄入或在个体发生的关键期摄入时，可通过配体激活的 TF 而引起毒性。糖皮质醇可引起淋巴细胞的凋亡，虽然在治疗淋巴恶性肿瘤时希望出现这种现象，但在许多其他情况下并不希望得到这种反应。TCDD通过与芳香受体(AhR)结合引起胸腺细胞的凋亡而导致胸腺萎缩。雌激素在表达雌激素受体的细胞(如雌性生殖器官、乳腺和肝脏中所见到的细胞)可引起致有丝分裂的作用。

一种真菌雌激素饲料污染物玉米赤霉烯酮引起猪阴道下垂，这是雌激素受体介导的增殖性损害的一个实例。过氧化物酶体增生物的促有丝分裂作用及肝肿瘤促进作用也是受体介导的，因为在PPARα以低水平表达时，常以无功能的形式存在，因而不会表现出肝细胞及过氧化物酶体的增生。

作用于配体激活的TFs化学物也能使各种不同基因过度表达而改变细胞分化的类型。例如，PPAR-配体祛酯酸衍生物刺激编码过氧化物酶体酶的基因，在啮齿动物肝诱导过氧化物酶体增生。

(2) *信号转导调节障碍*：生长因子、细胞因子、激素和神经递质等细胞外信号分子，通过细胞表面受体和细胞内信号通路激活TF，调节细胞周期进展。在TF中，c-Fas和c-Jun以二聚体的形式结合到十四烷酰佛波醇乙酸酯(TPA)反应元件(TRE)，如细胞周期蛋白D基因启动子中的TRE；c-Myc蛋白与Max蛋白二聚化后、结合于其同源的核苷酸序列，激活细胞周期蛋白D和E，后者通过活化细胞周期蛋白依赖的蛋白激酶而加速细胞分裂、诱导细胞增生；相反，TGF-β则是通过抑制抗有丝分裂的诱导细胞周期蛋白依赖的蛋白激酶、促进细胞增殖。细胞表面受体通过连续的蛋白质-蛋白质交互作用和蛋白质磷酸化将胞外信号传递至TF。胞外信号因子与细胞表面生长因子受体结合，增强受体磷酸化，通过一系列蛋白激酶的磷酸化，激活Ras依赖的蛋白激酶(MAPK)级联反应，调节TF的活性。相反，蛋白磷酸酶介导的脱磷酸化反应则对以上级联信号反应具有拮抗作用。此外，还可通过干扰G蛋白的GTPase活性、改变信号蛋白的合成和降解，引起信号转导的异常，影响细胞周期进程。

**2. 细胞瞬息活动的调节障碍**　特定细胞正常运行的控制是通过作用于膜受体的信号分子来实现的，这些受体通过调节$Ca^{2+}$进入胞浆或刺激细胞内第二信使的酶促形成而传递信号。$Ca^{2+}$或其他第二信使通过改变功能蛋白质的磷酸化，进而改变其活性，最终引起细胞功能的变化。毒物可通过中断信号连接过程中的任何一个步骤而影响细胞的瞬息活动。

(1) *可兴奋细胞调节障碍*：许多外源化学物影响可兴奋细胞，如神经元、骨骼肌、心肌和平滑肌细胞的细胞活动，这些细胞功能(包括神经递质的释放、肌肉的收缩)受邻近神经元合成和释放递质或介质的控制。

许多药物通过调节神经和肌肉活动的变化而发挥药效作用，而过量的药物、杀虫剂以及微生物、植物和动物毒素则通过这种机制产生对机体的毒效应。神经元是信号转换细胞，化学物对神经元的影响不仅见于受毒物影响的神经元，也见于受原发靶细胞影响的下游细胞。因此阻断运动神经元电压门控的$Na^+$通道的河豚毒素可引起骨骼肌麻痹。相反阻断中枢神经系统GABA受体的环二烯杀虫剂诱发神经兴奋和惊厥。化学物引起的瞬息细胞活动的障碍可能是由于四方面的改变：① 神经递质浓度；② 受体功能；③ 细胞内信号转导；④ 信号终止过程。

(2) *其他类型细胞调节障碍*：很多信号转导机制也在非可兴奋细胞中起作用，但这些细胞信号转导过程失调通常不会引发严重的后果。如大鼠肝细胞具有$\alpha_1$-肾上腺素受体，激活时能引起葡萄糖水解和谷胱甘肽输出的增加，这些改变可能对细胞有毒理学意义。

许多外分泌细胞受毒蕈碱样乙酰胆碱受体调控。例如，有机磷杀虫剂中毒后唾液分泌、流泪和支气管过度分泌就是受到该受体的调控作用；相反，这些受体的阻断可导致阿托品中毒时的高热。肝脏枯否细胞分泌可损伤邻近细胞的炎症介质。由于枯否细胞具有甘氨酸受体，即甘氨酸门控的$Cl^-$通道，这些巨噬细胞的分泌功能会因摄入甘氨酸而阻断，这种干预作用缓解了乙醇引起的肝损害。

## 二、细胞维持功能障碍

细胞不仅必须维持自身结构与功能，还要对其他细胞提供支持。有些外源化学物通过干扰细胞功能而产生对机体的毒性作用。

**1. 细胞内部维持功能的损害**　细胞损伤是由化学物质或其他因素干扰正常细胞稳态机制而产生的病理性过程。所有细胞必须合成内源性分子，组装大分子复合物、膜及细胞器，维持细胞内环境，并产生细胞活动所需的能量。破坏这些功能的毒物，特别是损害线粒体能量产生功能和控制基因组功能的蛋白质合成的毒物，均可引起毒性作用和细胞死亡。外源化学物通常通过启动三种关键紊乱过程而引起细胞致死性损伤：ATP耗竭，$Ca^{2+}$蓄积、活性氧簇（reactive oxygen species，ROS）与活性氮簇（reactive nitrogen species，RNS）产生。

（1）ATP耗竭：ATP是生物合成的化学物质和能量的主要来源，在细胞维持中起核心作用。ATP参与多个生物合成反应，通过磷酸化和腺苷化作用活化内源化学物，掺入到辅助因子及核酸中；对肌肉收缩和细胞骨架的聚合作用，为细胞运动、细胞分裂、囊泡转运提供能量和维持细胞形态都是必不可少的。ATP驱动离子转运蛋白，如质膜的$Na^{+}$/$K^{+}$－ATPase、质膜和内质网膜的$Ca^{2+}$－ATPase、溶酶体膜以及含神经递质的囊泡的$H^{+}$－ATPase。这些泵是维持各种细胞功能所必需的。

化学能通过ATP水解为ADP或AMP的形式来释放。ADP在线粒体中ATP合酶作用下重新磷酸化。与氢氧化为水相偶联，这一过程称为氧化磷酸化。除了ATP合酶，氧化磷酸化还需要以下过程：① 氢以NADH的形式传递给初始电子转运复合物；② 氧传递给终末电子转运复合物；③ ADP和无机磷转运给ATP合酶；④ 电子沿电子传递链流向$O_2$，伴有质子从基质腔穿内膜逐出；⑤ 质子沿电化学梯度穿越内膜返回到基质腔从而驱动ATP合酶。

干扰线粒体ATP合成的化学物包括5类：① A类化学物，抑制氢向电子链传递，如氟乙酸抑制柠檬酸循环和还原性辅助因子的产生；② B类化学物，抑制电子沿电子传递链转移到分子氧，如鱼藤酮和氰化物；③ C类化学物，干扰氧传递到终末电子转运蛋白——细胞色素氧化酶；④ D类化学物，抑制ADP磷酸化；⑤ E类化学物，引起线粒体DNA损伤、损害由线粒体基因组编码的特定蛋白质合成。

氧化磷酸化的损伤对细胞是有害的，因为ADP未能重新磷酸化导致ADP及其破坏产物的堆积以及ATP的耗竭。腺苷二磷酸盐和三磷酸盐的水解以及磷酸和$Mg^{2+}$的释放，暴露于KCN和碘乙酸的肝细胞胞浆$H^{+}$和$Mg^{2+}$迅速升高；丙酮酸转变为乳酸增加也可能引起酸中毒。ATP缺乏可能危及需ATP的离子泵功能，导致离子及细胞容量控制失调。细胞内酸中毒及高镁血症出现后，暴露于KCN和碘乙酸的肝细胞随之会出现细胞内$Na^{+}$升高，$Na^{+}$泵的失效，随后质膜出现大疱状结构。细胞内磷酸症是有益的，可能是由于释放的磷酸形成不溶性的磷酸钙，防止胞浆$Ca^{2+}$的升高。此外，低pH也直接降低了磷脂酶的活性，抑制线粒体渗透转移。随着细胞内pH升高，磷脂酶活性增加，通过磷脂的降解和内源性去垢剂（如溶血磷脂和游离脂肪酸）的生成，导致不可逆的膜损伤。由于溶血性磷脂与脂肪酸的再酰化过程受损，ATP的缺乏加剧了这种变化。

（2）细胞内$Ca^{2+}$的持续升高：细胞内$Ca^{2+}$水平是受到严格调控的。细胞外和胞浆$Ca^{2+}$浓度之间所存在的10 000倍差异是通过质膜对$Ca^{2+}$的不渗透和$Ca^{2+}$从胞浆清除的转运机制来维持，$Ca^{2+}$从胞浆穿过质膜被主动泵出，并隔离在内质网和线粒体内。由于线粒体配备的转运蛋白是低亲和力的，故仅当胞浆$Ca^{2+}$水平升高到微摩尔浓度范围时，线粒体才在$Ca^{2+}$隔离中起有意义的作用。在这种情况下，大量$Ca^{2+}$蓄积于线粒体中，以磷酸钙形式沉积。

毒物通过促进$Ca^{2+}$向细胞质内流或抑制$Ca^{2+}$从细胞质外流而诱导胞浆$Ca^{2+}$水平的升高。配体或电压门控的$Ca^{2+}$通道开放或质膜损伤引起细胞外液与细胞质间$Ca^{2+}$浓度梯度的下移；毒物也可诱导$Ca^{2+}$从线粒体或内质网漏出而增加胞浆$Ca^{2+}$，也可以通过抑制$Ca^{2+}$转运蛋白或耗竭其驱动力而减少$Ca^{2+}$的外流。细胞内$Ca^{2+}$的持续升高是有害的，因为它能导致：① 能量储备的耗竭；② 微丝功能障碍；③ 水解酶的活化；④ ROS和RNS的生成。

（3）ROS与RNS的过度产生：有许多外源化学物可直接生成ROS和RNS，如氧化还原循环物质和过渡金属。此外，ROS和RNS的过度产生可继发于细胞内高钙，$Ca^{2+}$以下述方式激活生成ROS和RNS的酶：① $Ca^{2+}$活化柠檬酸循环中的脱氢酶，加速柠檬酸循环中产出氢，并沿电子链传递电子，这一过程与ATP合酶活性的抑制共同增加由线粒体电子传递链形成的$O_2^{-}$·；② $Ca^{2+}$激活的蛋白酶通过蛋白质水解过程使黄嘌呤脱氢酶转变为黄嘌呤氧化酶，其副产物是$O_2^{-}$·和HOOH；③ $Ca^{2+}$激活神经元和内皮细胞NO合酶（NOS），由于NO与$O_2^{-}$·具有极高的反应性，它们的共同产物不可避免地产生$ONOO^{-}$这种高反应性的氧化剂，且$ONOO^{-}$能通过使高敏感性的Mn－SOD（可清除$ONOO^{-}$的前身$O_2^{-}$·）失效而增加其自身的形成。

**2. 细胞外部维持功能的损害**　除干扰细胞内部维持功能外，毒物也能损害给其他细胞、组织或整个机体提供支持的细胞。如肝细胞产生并释放多种蛋白质和营养素进入血液循环，从循环中清除胆固醇和胆红素，将它们分别转化为胆汁酸和胆红素葡萄糖醛酸酯，这些过程的中断可能对机体和肝或同时对两者均有害，如由香豆素引起的肝脏凝血因子合成抑制并不损害肝，但可因出血而引起死亡，这也是杀鼠灵灭鼠作用的机制。在禁食状态下，肝葡萄糖异生作用抑制剂降血糖氨因限制脑的葡萄糖供应，可能具有致死作用。“Reye 综合征”被认为是因病毒性疾病和水杨酸摄取的联合作用引起肝线粒体损伤，这种综合征不仅引起肝细胞损害，也引起其他器官的严重代谢紊乱。对脂肪酸β-氧化或合成、组装和脂蛋白分泌的化学性干扰是肝脏脂质过度负荷，引起肝功能紊乱。α-萘异硫氰酸酯引起的细胞间紧密连接的分离，损害胆汁分泌并导致胆汁酸和胆红素潴留，对肝脏和整个机体造成不良影响。

（刘松柏、宋　微）

## 思考题

1. 简述外源化学物毒作用的可能机制和步骤。
2. 什么是终毒物？包括哪些类型？
3. 试述掌握毒物作用机制的实际意义。

# 第七章

# 影响外源化学物毒作用的因素

外源化学物各自不同的化学结构及理化性质决定了其具有不同的毒性，而同一化学物质又因为作用物种、作用条件及环境的不同，产生不同的毒性效应。不同化学物之间的毒性差异，以及一种化合物在不同条件下所产生的毒效应差异，既有量的变化，也有质的变化。导致这些差异的原因可概括为四个方面：化学物的自身因素、生物体的因素、环境因素和化学物之间的联合作用。

## 第一节　外源化学物的自身因素

### 一、外源化学物的结构

外源化学物的化学结构决定了其理化性质和化学活性，后两者又决定了化学物的毒作用性质和毒性大小。关于化学物的定量结构-性质关系(quantitative structure-property relationship, QSPR)和定量结构-活性关系(quantitative structure-activity relationship, QSAR)是目前国际上一个比较活跃的研究领域。QSPR 和 QSAR 主要通过理论计算方法和各种统计分析工具的结合来研究系列化合物的结构与其生物学性质和各种物理化学性质之间的定量函数关系。毒物的化学结构可能影响其被机体吸收、转运、排泄的途径以及在体内的代谢过程或与体内靶分子选择性的结合作用。因此，毒物化学结构的改变使其表现出来的毒作用性质也不同。

**1. 取代基对毒性的影响**　苯具有麻醉作用和抑制造血功能的作用，当苯环中的氢被甲基取代成为甲苯或二甲苯之后，化学物的抑制造血功能不明显，而麻醉作用更加显著，且对皮肤、黏膜会产生强烈的刺激作用，对肾脏也有损害作用。当被氨基取代后，则具有导致高铁血红蛋白症的作用。又如烷烃类的物质，其中的氢若被卤素取代，其毒性增强，对肝的毒作用也增加，且取代基越多，毒性越大，如 $CCl_4 > CHCl_3 > CH_2Cl_2 > CH_3Cl$。另外，化学物中引入羧基(—COOH)或磺酸基(—$SO_3H$)后，其水溶性和电离度增高，脂溶性降低，易排泄，毒性降低，如苯甲酸毒性低于苯。而烃类物质引入氨基变为胺后，碱性增强，易与核酸、蛋白质中的酸性基团反应，易与酶发生反应，故毒性增强。

**2. 分子构型对毒性的影响**　酶与底物的相互作用通常具有高度立体和对映体的选择性，一般情况下，*L*-异构体的毒性>*D*-异构体的毒性，这是因为 *L*-异构体易与酶或受体结合，如 *L*-吗啡对机体有作用，而 *D*-吗啡对机体无作用。值得关注的是前致癌物的活化作用表现出立体选择性，如多环芳烃苯并[a]芘经代谢活化形成相应的 7,8-二氢二醇-9,10-环氧化物，分子中存在四个手性中心(碳原子 7,8,9,10)，可形成四个同分异构体。而其中有完全结构的 7R,8S,9S,10R 的(+)-反镜像物具有最高的诱变性和致癌性。较典型的例子还有有机氯农药六六六，它有 7 种同分异构体(包括 α、β、γ 和 δ 等)，不同的异构体，毒性差别很大。其中 γ、δ-六六六急性毒性最强，β-六六六慢性毒性较大，α、γ-六六六对中枢神经系统有很强的兴奋作用，而 β、δ-六六六则对中枢神经系统有抑制作用。

**3. 同系物中碳原子数对毒性的影响**　烷烃、醇、酮等碳氢化合物中，除了甲醇、甲醛、甲烷和乙烷外，随碳原子数增多，毒性增大。但当碳原子数超过 7 个以上时，毒性反而下降。如从丙烷开始，随着碳原子数增多，麻醉作用增强，但壬烷(含有 9 个碳原子)之后，麻醉作用迅速减低。一般来说，对于碳原子数相同的化合物，直链化合物的毒性大于其他异构体，如庚烷的麻醉作用大于异庚烷；成环化合物毒性大于不成环的，如环戊烷的麻醉作用大于戊烷。另外化合物的分子饱和度也会对毒性产生影响，一般不饱和烃毒性大于饱和烃，且随着不饱和键的增加，毒性增强，如乙炔>乙烯>乙烷。

## 二、外源化学物的纯度及理化性质

**1. 纯度** 化学物的毒性是指该物质纯品的毒性，但实际受检物中往往含有不纯物，如工业品中含有原料、杂质、副产品，商品中含有溶剂、稳定剂和着色剂等。这些不纯物可能影响对受检物的毒性评价，其中有些不纯物的毒性甚至比受检物本身的毒性都高。如早期对除草剂2,4,5－T进行研究时，由于样品中含有剧毒物质二噁英(TCDD)，得到的几乎都是关于TCDD的毒性结果(致畸性)。商品乐果的大鼠经口$LD_{50}$为247 mg/kg，而纯品乐果则为60 mg/kg。这些均提示我们，在研究某种化学物的毒性时，应尽可能地选用纯品进行实验。

**2. 脂/水分配系数** 脂/水分配系数是指当一种化学物质在脂(油)相和水相中溶解达到平衡时，其在脂相和水相中的溶解分配率。脂/水分配系数大的化学物，易溶于脂，易被吸收，而不易被排泄，因此其在机体内停留的时间较长，毒性较大。反之亦然。

**3. 分散度和分子大小** 一些以气溶胶形式存在于环境空气中的化学物质，如粉尘、烟、雾等，其毒性与分散度有关。分散度以微粒的粒径大小来表示。一般来说，分散度越高的化合物，其在空气中漂浮的时间越长，经呼吸道吸入的机会越多，危害性越大。另外，分散度还影响颗粒物质在呼吸道的阻留情况，粒径大于10 μm的颗粒在上呼吸道被阻留，小于5 μm的颗粒可达呼吸道深部，小于0.5 μm的颗粒易经呼吸道排出，而小于0.1 μm的颗粒则因弥散作用易沉积于肺泡壁。此外，颗粒进入体内后，分散度越大，比表面积越大，生物活性也越强。

**4. 挥发度** 在常温下易挥发的液态化学物，容易形成较大的蒸汽压，易于经呼吸道被吸收，这类化学物的毒性与其固有毒性和挥发性有关。例如，苯与苯乙烯的$LC_{50}$值均为45 mg/L左右，但由于苯的挥发性较苯乙烯大11倍，故其经呼吸道吸入的危害性实际上远高于苯乙烯。将化学物的挥发度估计在内的毒性称为相对毒性。对于经呼吸道吸收的有机溶剂，用相对毒性指数来表示毒性大小，更能反映其对机体的危害程度。

**5. 电离度** 当外源化学物为非离子型时，可以简单扩散的方式通过膜的脂质双分子层。电离度，即化学物的p*K*a。p*K*a不同的化学物在不同pH环境中的电离度不同。对于弱酸性或弱碱性的化合物，只有在合适的pH条件下，使其最大限度地成为非离子型时，才易于吸收和通过生物膜，发挥毒效应。

## 三、外源化学物的作用方式和特征

**1. 接触途径** 化学物质进入机体的途径不同，会使物质被机体吸收的速率、吸收量和代谢过程也不同，从而导致毒性的差异。

经呼吸道吸收的毒物，可先经肺循环，再进入体循环，在体循环过程中经过肝脏代谢。经口进入机体的毒物，经胃肠道吸收后先被肝脏代谢，然后进入体循环，代谢结果(活化或解毒)将影响化学物本身所预期的毒性，即增加或减少毒效应。经皮肤吸收及经呼吸道吸收的毒物，还有肝外代谢机制。

不同接触途径的吸收速率和毒性大小的一般顺序是静脉注射≈吸入＞腹腔注射≥肌肉注射＞皮下注射＞皮内注射＞口服＞经皮肤给药。如吸入己烷饱和蒸汽1～3 min即可丧失意识，而口服几十毫升并无任何明显影响。这是因为口服己烷，经胃肠道吸收后，经肝门静脉首先到达肝脏而被解毒。小鼠吸入八氟异丁烯2 h，$LD_{50}$＜2 μg/kg，而腹腔注射1 ml，未见小鼠中毒表现。还有如敌百虫对小鼠经口$LD_{50}$为400～600 mg/kg，而经皮肤吸收$LD_{50}$为1700～1900 mg/kg。但也有例外，如农药久效磷小鼠腹腔注射和经口吸入的毒性基本一致，$LD_{50}$分别为5.37 mg/kg和5.46 mg/kg；氨基氰大鼠经口和经皮肤吸收的$LD_{50}$分别为210 mg/kg和84 mg/kg，经口毒性反而比经皮肤吸收的低，这是由于氨基氰在胃内可被胃酸作用迅速转化，到达肝脏后被迅速降解。

**2. 作用剂量** 剂量可分为接触剂量(又称外剂量)、吸收剂量(又称内剂量)和到达剂量(又称靶剂量)。化学物质对机体损害作用的性质和强度，直接取决于其在靶器官中的剂量，即到达剂量。但一般而言，接触或摄入的剂量愈大，靶器官内的剂量也愈大，因此常以接触剂量来衡量。动物实验中一次经口染毒的容积一般为体重的1%～2%。静脉注射的上限，鼠类为0.5 ml，较大动物为2 ml。一次给药容积过大会影响毒性反应。因此，在慢性实验中，如果受试物毒性较低，要防止给药容积过大而妨碍食欲，影响营养状况。此外，相同剂量的毒物，由于稀释度的不同也会影响毒性效应。一般认为浓溶液较稀溶液吸收快，毒作用强。如氰化钾随稀释度增大小鼠死亡数依次减少。

**3. 接触频率** 一定剂量的外源化学物，一次全部给予动物时可引起动物严重中毒，若分几次给药，可能只引起轻微的毒作用，甚至不引起毒作用。任何重复染毒，毒性效应主要依赖于染毒的频率和剂量，而非染毒的持续时间。如果化学物与机体的接触频率间隔时间短于其生物半减期，使得毒物在体内造成蓄积，就可能引起慢性毒性效应。

**4. 接触持续时间** 对于很多外源化学物，一次性大剂量染毒与较长时间低剂量重复染毒的毒性表现不同。前者一般引起速发毒性或迟发毒性，而后者更可能产生慢性的、低水平的、长期的效应。如苯的急性毒性表现为中枢神经系统抑制，但是重复慢性染毒则可造成骨髓毒性，包括再生障碍性贫血和白血病等。

## 第二节 机体因素

外源化学物必须到达机体内，与相应的靶分子相互作用，才能引起毒性效应。与化学物作用的动物因物种(species)、品系(strain)和个体的不同，所产生的毒效应也有量和(或)质的区别。如苯可引起兔白细胞减少，但却使狗的白细胞升高。β-萘胺可引起人和狗患膀胱癌，却对大鼠、豚鼠无致癌性。

### 一、物种与品系

不同的物种在解剖、生理、遗传、代谢过程都有差别，具体表现为以下几个方面：① 寿命周期不同，如狗为10～20年，兔为4～9年，大鼠为2～3年；② 性成熟期不同，如狗为8～10月龄，兔为5～8月龄，大鼠为2～3月龄；③ 解剖学特征不同，如狗的肝脏为7叶，兔为5叶，大鼠为6叶；大鼠无胆囊；不同物种的胎盘屏障细胞层数也不同；④ 生理学特征不同，如狗有非常敏感的听觉和嗅觉，大鼠、小鼠无呕吐反应等。这些差异决定了不同物种在生理和生化功能上的差异，进而毒物在不同物种体内的吸收、分布、排泄及代谢等过程也就存在差异。如狗的心输出量为0.12 L/(kg·min)，而大鼠为0.26 L/(kg·min)，毒物在大鼠体内的转运速度较狗快。如磺胺嘧啶(sulphadiazine)在血浆中总浓度为100 μg/ml时，狗的血浆蛋白质结合率占17%，小鼠为7%，而人为33%。另外，毒物在不同物种体内排泄途径和速率也有差异，如静注亚甲基二水杨酸(methylenedisalicylic acid)在24 h经胆汁排出，狗为65%，豚鼠为4%，大鼠为54%。

不同物种对毒物的毒性反应不完全一致，一方面表现在对毒物的敏感性存在差异。研究表明，将52种化学物质分别给小鼠、大鼠、豚鼠和家兔口服，结果有51.9%的化学物质的物种差异系数，即最不敏感动物的$LD_{50}$与最敏感动物的$LD_{50}$的比值低于3。也有报道，300种化学物质的毒性反应在动物物种间的差别是10～100倍之间。5种有机磷化合物对猴、狗等几种动物相同部位脑匀浆乙酰胆碱酯酶(AchE)的抑制强度，物种间差异在64.8～106.3倍之间。另一方面表现在毒作用性质方面的差异，如百草枯对人可引起肺损伤，而对其他各种实验动物，仅有猴可发生相似反应。一些有机磷化合物可引起鸡、猫、狗、鸭等物种的迟发性神经病，而对鼠类、兔则不敏感。

同一物种的不同品系，在遗传特征、免疫应答、生化酶系等方面也存在差异，如SD(Sqragne-Dawley)、$F_{344}$(Fischer 344)和LE(Long-Evans)三个品系大鼠肝脏细胞色素P-450酶活性分别为1.5(±0.16)U、1.05(±0.07)U和1.46(±0.17)U。不同人群(不同种族、不同民族、甚至不同国家)的代谢酶系存在多型性或缺陷性，造成对某些毒物表现不同的敏感性，如日本人及瑞典人红细胞中缺乏或基本没有过氧化氢酶，因此对过氧化氢解毒能力低下。有的人群对氧磷水解酯酶活性低，从而对对硫磷、对氧磷、马拉硫磷表现特别敏感。

### 二、遗传因素

遗传因素是导致种属、品系和个体间毒物易感性差异的根本原因。遗传因素决定了参与机体构成和具有一定功能的核酸、蛋白质、酶、生化产物以及它们所调节的核酸转录、翻译、代谢、过敏、组织相容性等差异，在很大程度上影响了毒物的活化、转化、降解和排泄的过程，因此在维持机体健康或引起病理生理变化上起重要作用。在同一环境中，不同个体对毒物的中毒效应存在很大差别，最重要的原因是遗传因素不同决定个体间存在酶的多态性差异。酶的多态性导致代谢多态性，而代谢的多态性又是导致机体致癌易感性和某些疾病的内在因素。

## 三、个体因素

同一物种同一品系的不同个体在相同条件下接触同一毒物，因年龄、性别、营养及健康状况的不同，也会产生不同的毒性效应。

**1. 年龄** 不同年龄的动物，某些组织器官和酶系功能的发育情况不尽相同，因而其各种代谢能力和生理学功能也有所不同，从而影响对外源化学物的敏感性。婴幼儿和未成熟动物机体各系统与酶系均未发育完全，故一些需要经过酶系统代谢失活的化学物质，在年幼的动物身上所表现的毒性会更大；反之，凡是经过酶系统转化后才能发挥毒效应的化学物质，对年幼动物的毒性则会更低。如八甲磷的甲基需经羟化后才具有毒性，新生鼠缺乏此酶，因此毒性较低，成年鼠则毒性反应大，死亡率也高。同时婴幼儿的膜通透性较大(包括血脑屏障)，因此对甲基汞等脂溶性神经毒物反应较大；吗啡对新生大鼠的毒性为成年鼠的 3～30 倍，铅对新生大鼠的神经毒性也较成年的高。

动物进入老年后，其代谢功能逐渐趋于衰退，生物膜通透性高，肾廓清功能低，免疫功能也下降。老年人肾小球的滤过作用和肾小管分泌都较低，因此，降低了外源化学物从身体内清除的能力，延长了毒物与机体的接触时间，容易导致蓄积毒性的增加。如抗关节炎药物苯恶洛芬(opren)对某些老年患者产生严重的毒性，已经被禁止使用。

一般来讲，毒物的母体毒性大于代谢物毒性时，其对幼年动物和老年动物的毒性表现就比成年动物敏感；而当毒物的毒性经代谢转化增加时，则对成年毒性较大。

**2. 性别** 动物由于性别的差异，其性激素水平和代谢功能也呈现不同，当然这种差异主要体现在成年个体中。性激素对肝微粒体酶功能有显著的影响，雄性激素能促进细胞色素 P－450 的活性，从而使某些毒物在雄性动物体内易于代谢和降解。许多实验结果证实，雄性大鼠对某些外源化学物(如苯、二硝基酚、对硫磷、艾氏剂等)的代谢比雌鼠更快速，因此对雌性动物毒性较大。但也有一些化学物如铅、氯仿、乙醇等对雄性大鼠毒性却大于雌鼠。另外，孕激素能抑制肝微粒体酶的氧化作用和葡萄糖醛酸的结合作用，因此，怀孕可增加小鼠对某些毒物如农药、重金属的敏感性。此外，某些毒物的排泄也存在性别差异，如食品添加剂丁基羟基甲苯在雄性大鼠中主要经尿排泄，而雌性大鼠主要经肝胆以粪便的形式排泄。

**3. 营养条件** 动物的营养状况对毒物的代谢、分布和毒性效应有重要影响，合理营养、均衡膳食对提高机体对外源毒物和内源性有害物质的抵抗力，以及通过生物转化降低化学物毒性具有显著作用。营养不足，如在膳食中缺乏必需脂肪酸、磷脂、蛋白质、维生素及微量元素等，将对一系列功能酶的生物合成或活性以及正常的细胞结构和生理功能产生影响，从而改变化合物在体内的代谢转化和机体对其的防御功能。如食品中缺乏亚油酸或胆碱可增加黄曲霉毒素 $B_1$ 的致癌作用；膳食中蛋白质的不足致使细胞色素 P－450 及 NADPH－细胞色素 P－450 还原酶活性降低，从而使苯并[a]芘、苯胺、六六六、对硫磷等化合物毒性增强。脂肪酸的缺乏降低微粒体酶的水平和活性，可使乙基吗啡、环已巴比妥、苯胺代谢减少，从而增加它们对机体的毒性。另外，饥饿或饮食改变也可能影响机体对化学物的毒效应，如短期食物的缺乏将增加二甲亚硝胺的脱烷基化作用，从而增加肝毒性；动物整夜禁食，可因谷胱甘肽的不正常消耗，而增加对乙酰氨基酚和溴苯对机体的肝毒性。近年来有一些学者研究了限量饮食(dietary restriction, DR)对动物的影响。DR 是指给予动物应有饲料量的 60%，但补充足够的维生素和矿物质。动物实验证明，DR 可增加大鼠肝和肾脏的 GST 活性，使致癌物所形成的加合物减少，从而抑制肿瘤的自然发生，延长动物的寿命。

**4. 健康状况** 当一种疾病对于机体产生的损害和某种外源化学物作用的部位或方式相同时，一旦接触这种毒物，就会加剧或加速这种毒作用的出现。某些遗传病或遗传缺陷往往影响毒作用的敏感性。一般遗传病的纯合子多有症状，不易被忽略；但这些病的杂合子可能表面看起来完全健康，但当接触某种有害物质时，则会出现不同程度的危害。如着色性干皮病、共济失调性毛细血管扩张病、先天性全血细胞减少症等的杂合子，对紫外线、烷化剂或某些化学致癌物的敏感性较正常人高。另外，患有肝、肾疾病的人对于外源毒物的吸收、分布、代谢和排泄会产生不同程度的影响。如患有严重肝炎与肝硬化的患者可见肝内细胞色素 P－450 含量下降 50%，患有急性化学性肝坏死的患者血浆内苯巴比妥、安替比林的半衰期延长一倍。肾脏作为重要的排泄器官，若出现功能下降或衰竭，外源化学物的排泄半减期将延长，对药效或毒效的发挥都将产生影响。免疫状态对某些毒作用也有直接的影响，过低或过高的免疫水平都可能带来不良的后果。另外，良好的精神心理状态能启动人体自我调节的控制系统，包括神经系统、内分泌系统和免疫系统，以增强抗病能力，而忧郁、悲伤的情绪则会削弱抗病能力，导致疾病的发生。

### 四、机体代谢酶

毒物在不同个体内的代谢有很大差异，如苯可以引起兔白细胞减少，对狗则引起白细胞升高；苯胺在猫、狗体内形成毒性较强的邻位氨基苯酚，而在兔体内则形成毒性较低的对位氨基苯酚。这种情况主要是由机体代谢酶的不同而引起代谢能力不同所造成的。不同物种的酶谱和酶活力存在较大差异，如食草动物体内存在硫氰化酶，故其对氰化物的解毒能力较人、狗等杂食动物强。肝脏细胞色素氧化酶在不同动物体内的活性不同，小鼠每克肝酶活性为 141 U，大鼠为 84 U，兔仅为 22 U。肝脏的脱硫酶能将对硫磷氧化脱硫生成对氧磷，其活性在各动物体内依次为：豚鼠＞小鼠＞大鼠＞兔＞狗；而对氧磷酯解酶活性依次为：小鼠＞大鼠＞豚鼠＞兔＞狗。

化学物在机体内的生物转化过程包括Ⅰ相反应和Ⅱ相反应，相应地，化学物的代谢酶也可分为Ⅰ相酶和Ⅱ相酶。Ⅰ相酶主要有细胞色素 P－450(cytochrome P－450，CYP－450)，Ⅱ相酶主要有谷胱甘肽－*S*－转移酶(glutathione-S－transferase，GST)、*N*－乙酰化转移酶(N-acetyltransferase，NAT)、环氧化物水解酶(epoxidehydrolase，EH)等。

CYP－450 是微粒体上的一组酶，广泛分布于动植物界，主要参与化学物质进入机体后的激活反应。95％以上的化学物质进入体内后主要经 CYP－450 催化，经代谢活化后启动致癌或致突变过程。CYP－450 酶系在不同物种和品系、同一物种和品系的不同器官组织，甚至细胞内不同的亚细胞结构中，其含量、活性和功能都有很大的差异。如在我国人群中，降压药物异喹胍羟化酶 CYP2D6 极快代谢型(ultrarapid metabolism，UM)占 35.83％，快代谢型(extensive metabolism，EM)占 63.33％，慢代谢型(poor metabolism，PM)占 0.8％。而高加索人中有 5％～10％是 PM。PM 个体使用氯贝丁酯后 50％的可能发生外周神经疾病；且对普罗帕酮的毒副作用更敏感。

谷胱甘肽－*S*－转移酶是体内重要的解毒酶系，催化还原性谷胱甘肽与活性亲电子化合物(苯并芘、黄曲霉毒素、亚硝胺、卤代烃等)结合成亲电子物质，增加化学物的水溶性，并排泄出体外。谷胱甘肽－*S*－转移酶具有空白基因型个体，因缺乏谷胱甘肽－*S*－转移酶活性，而不具备对某些化学物的解毒功能。在不同种族的正常人中，空白基因型的频率波动在 35％～60％之间。

*N*－乙酰转移酶能催化大量芳香胺类物质灭活或活化，芳香胺类物质如芳基胺、杂环胺等，人们在日常生活中通过吸烟等途径会经常暴露。*N*－乙酰转移酶基因具有多态现象，会影响个体对致突变剂和致癌剂的代谢，从而影响个体对化学物质的易感性。

酶谱与酶活性的不同还将导致不同物种对同一化学物质代谢途径的不同，如 2－乙酰氨基芴(2－AAF)在大鼠等动物体内可经羟化形成 3－OH－2－AAF，再与硫酸结合形成具有致癌性的硫酸酯，使动物致癌，而在猴、豚鼠体内缺乏硫酸转移酶，则不能形成致癌物，故无致癌性。氯仿在小鼠、大鼠和猴经口给予后分别有 80％、60％、20％转化成 $CO_2$ 排出，而人则主要经呼吸道排出原形氯仿。

## 第三节 环境因素

### 一、气象因素

**1. 温度** 环境温度的改变可引起不同程度的生理、生化和内环境稳定系统的改变，从而影响外源化学物的吸收、代谢及毒性。如在正常生理情况下，高温环境使机体皮肤毛细血管扩张、血循环加快、呼吸加速，则经皮肤或呼吸道吸收的化合物吸收速度加快。同时，由于高温时多汗，随汗液排出氯化钠等物质增多，胃液分泌减少，胃酸降低，毒物经胃肠道吸收减少。此外，排汗增多，尿量减少，易于造成经肾脏随尿排出的化学物或其代谢产物在体内储留的时间延长，使其毒性增强。

**2. 湿度** 高湿环境会增大如 HCl、HF、NO 和 $H_2S$ 等化合物的刺激作用，还有一些化合物如 $SO_2$ 可生成 $SO_3$ 和 $H_2SO_4$，从而使毒性增加。另一方面，高温、高湿时汗液蒸发困难，呼吸加快，从而增加了气体、蒸汽、气溶胶类物质经呼吸道吸入的机会。另外，高湿环境下机体表皮角质层水合作用增高，脂/水分配系数低的毒物易被吸收。同时，由于毒物易于粘着皮肤表面，因延长了接触时间，使吸收量增加，毒性也随之增强。

**3. 气压** 不同的气压条件下，接触毒物可引起不同的毒作用。如在高原(低气压)条件下，由于缺氧，氧张力改变，洋地黄(digitoxin)、士的宁(strychnine)的毒性降低，而氨基丙苯(aminopropylbenzene)毒性增强；一些代谢兴奋剂，如二硝基酚等，在低气压条件下对大鼠的毒性增高。过高的气压可表现为氮的麻醉作用，导致机体出现心脏活动增强、血压升高及血流速度加快，并引起免疫抑制。一定的高分压，会引起体内氧自由基生成过多，造成毒性作用，同时也会使得相应药物的毒性增强。

**4. 气流** 气流对以气态或气溶胶形态存在的化学物质的毒作用效果影响较大。风速过大，毒剂云团易被吹散，不易对机体造成危害。毒物蒸发快，作用的有效时间将随之缩短。

### 二、季节和昼夜节律

生物节律包括季节和昼夜节律，是生命进化过程中长期形成的基本特征。季节和昼夜节律变化如进食、睡眠、光照、温度等因素的变化会使生物体的许多功能活动发生周期性波动，对毒物的反应产生不同。如观察苯巴比妥对小鼠的睡眠作用，发现下午 2 时给药呈现的睡眠作用最长，而清晨 2 时给药呈现的睡眠作用仅为前者的 40%～60%。人排出某些药物的速度也呈现昼夜节律，如口服水杨酸，早上 8 时服，排除速度慢，在体内停留时间最长；晚上 8 时服，排除速度快，在体内停留时间最短。巴比妥钠对大鼠的睡眠作用也呈季节变化，以春季给药睡眠时间最长，秋季最短，仅为前者的 40%。基于此，近年来毒理学又出现了一个分支——时间毒理学，即探讨外源化学物与内源性生物节律相互作用及其机制的科学。

### 三、噪声、震动及紫外线

物理因素如噪声、震动、辐射等，不仅干扰机体本身正常的生理过程，也会影响毒物的毒作用，甚至形成物理因素与外源化学物的联合作用。如紫外线照射不足可使机体对六氯苯的抵抗力降低；噪声能增加耳毒性药物如卡那霉素对耳蜗的损害作用。

### 四、溶剂特性

受试物常需要先用溶剂或助溶剂进行溶解或稀释，常用的溶剂有水(蒸馏水)、生理盐水、植物油、二甲基亚砜、羧甲基纤维素钠等。溶剂或助溶剂可能会改变毒物的理化性质和生物活性，有的溶剂则可加速或减缓毒物的吸收、排泄，从而影响毒物的毒性。如 DDT 油溶液大鼠经口 $LD_{50}$ 为 150 mg/kg，而水溶液的 $LD_{50}$ 为 500 mg/kg，这是因为油作为溶剂促进了 DDT 的吸收。有些溶剂可与受试物发生化学反应，改变受试物的化学结构而影响其毒性。如当敌敌畏和二溴磷分别用吐温-80 和丙二醇作溶剂时，得到的结果有显著差异，其中后者的毒性比前者高，可能是由于丙二醇的烷基与敌敌畏和二溴磷的甲基发生置换而形成毒性较高的毒物所致。此外有些溶剂本身有一定的毒性，如用黄米的乙醇浸出液 0.5 ml 给小鼠皮下注射，动物全部死亡，而对照组用 0.5 ml的纯乙醇皮下注射后，动物也全部死亡。这是由于一定量的乙醇本身足以致动物死亡。因此，所选用的溶剂或助溶剂应是无毒的，与受试物不起反应，不影响受试毒物的吸收和排泄，且受试毒物在溶液中应是稳定的。

## 第四节 外源化学物的联合作用

人们在实际生活中经常同时或相继接触两种甚至两种以上的化学物，如食物、环境空气、水、酒精饮料等。多种毒物对机体的毒性作用与一种毒物的毒性作用并不完全相同。毒理学上把两种或两种以上的毒物对机体的交互作用称为联合作用(combined effect)。联合作用可以分为增强作用、拮抗作用、相加作用、协同作用和独立作用。

## 一、增强作用

增强作用(potentiation effect)是指一种化学物质本身无毒,但是当与另一种有毒物质同时存在时可使这一毒物的毒性增加。如异丙醇对肝脏无毒性作用,但可明显增强四氯化碳的肝脏毒作用。

## 二、拮抗作用

拮抗作用(antagonistic effect)是指两种或两种以上的毒物作用于机体,所产生的联合毒性效应低于各个外源化学物单独作用的毒性效应总和。根据不同作用机制,拮抗作用可分为功能拮抗作用、化学拮抗作用、配置拮抗作用和受体拮抗作用。功能拮抗作用是指两种化学物质作用于同一生理功能但产生相反的效应,使毒作用相互消减。如当巴比妥中毒时给予去甲肾上腺素或间羟胺等血管加压药物,即可有效地拮抗巴比妥造成的血压下降作用。化学拮抗作用是指两种化学物质发生化学反应并形成一个低毒产物,如二巯丙醇可与砷、汞、铅等金属离子络合,从而减少金属离子的毒性作用。配置拮抗作用是指一种化学物干扰另一种化学物质在机体内的吸收、分布、排泄和生物转化的过程,使得化学物质在靶器官的存留浓度或持续时间减少,从而使毒性减低。如使用活性炭可阻止毒物的吸收,服用渗透性利尿药物或改变尿液 pH 可促进化学物质排泄。受体拮抗作用是指两种化学物质同时与同一受体结合,产生竞争性结合,或者一种化学物质拮抗另一种化学物质的效应,从而使毒性减低。如纳络酮可与吗啡竞争性结合同一受体,从而治疗吗啡产生的呼吸抑制作用。

## 三、相加作用

两种或两种以上的毒物作用于机体所产生的毒性总效应等于各毒物单独效应的总和,这种现象称为毒物的相加作用(additive effect)。一般对于化学结构接近的、同系物、毒作用靶器官相同、作用机理类似的化学物质同时存在时,常发生相加作用。如有机磷化学物中的甲拌磷与乙酰甲胺磷对大鼠与小鼠的作用均呈毒性相加作用。谷硫磷与苯硫磷也为相加作用,但谷硫磷与敌百虫之间的联合作用则毒性增大 1.5 倍,而苯硫磷与对硫磷的联合作用使毒性增大 10 倍,均不属相加作用。大部分的刺激性气体的刺激作用为相加作用;具有麻醉作用的毒物,在麻醉方面的作用也往往表现为相加作用。

## 四、协同作用

协同作用(synergistic effect)是指几种化学物质的联合作用大于各种化学物质的单独作用之和。如四氯化碳和乙醇对肝脏都有毒性,如同时进入机体,所产生的对肝脏的损害作用远远高于它们单独进入机体的毒性之和。协同作用的机理比较复杂,有些可能是化学物质在机体内交互作用产生了新的毒性更大的毒物。如亚硝酸盐与某些胺类化合物在胃内发生反应生成亚硝胺,毒性增大,且可能成为致癌物。有的化学物质交互作用引起化学物质代谢酶系发生变化,如马拉硫磷与苯硫磷联合作用,由于苯硫磷抑制了肝脏分解马拉硫磷的酯酶,从而对大鼠的毒性增加了 10 倍,对狗的毒性增加了 50 倍。

## 五、独立作用

独立作用(independent effect)是指化学物质各自对机体产生不同的效应,其机理是由于各种化学物质对机体作用的部位、靶器官、受体、酶等的不同,因而彼此间互无影响。如乙醇与氯乙烯联合给予大鼠,引起肝细胞脂质过氧化效应,呈相加作用。但事实上,乙醇引起肝细胞线粒体的脂质过氧化,而氯乙烯则是引起微粒体脂质过氧化,为独立作用。

(李 晔)

### 思考题

1. 简述影响化学物质毒性作用的主要因素。
2. 简述化学物质毒性联合作用的类型,并举例加以说明。

# 第八章

# 外源化学物的毒作用表现

## 第一节　一般毒性作用

### 一、概述

一般毒性指外源化学物在一定剂量、一定接触时间和接触方式下对试验动物产生的综合毒效应。一般毒性是与特殊毒性相对应的，特殊毒性主要是指致癌作用、致突变作用、致畸和生殖毒性等。一般毒性研究是化学品安全性评价和危险性评价的重要组成部分，可发现外源化学物毒作用的靶器官，为进一步的靶器官毒理学研究和中毒机制研究提供线索。根据接触毒物的时间长短分为急性毒性、重复剂量毒性、亚慢性毒性、慢性毒性作用。相应地，用以评价上述毒作用效应的试验分别为急性毒性试验、重复剂量毒性试验、亚慢性毒性试验和慢性毒性试验。近年来，28 天短期重复染毒试验在初步估计长期接触可能引起的毒效应中应用较多，食品和消毒剂的评价规范均包含该试验。

### 二、急性毒性作用

急性毒性试验是毒理学研究中最基础的工作，是了解外源化学物对机体的急性毒性的根本依据。化学物的急性毒性资料是化学物安全性评价和管理的重要依据。

**1. 基本概念**　急性毒性作用是指实验动物一次接触或 24 h 内多次接触一定剂量的某种化学物短期内所产生的健康损害作用和致死效应。定义中的“一次”在经口和经注射染毒试验中指瞬间给予实验动物的染毒，在经呼吸道及经皮染毒试验中指在一个规定期间内使实验动物持续接触化学物。通常在外源化学物毒性很低、一次给予实验动物最大染毒容量也观察不到毒性作用、该容量还未达到规定的限制剂量时，需要在 24 h 内多次染毒，以达到规定的限制剂量，通常不超过 3 次，且应有一定的时间间隔，如每次灌胃应至少间隔 4 h。

**2. 急性毒性试验的目的**

1）评价化学物对机体急性毒性的大小、毒效应的特征和剂量-反应（效应）关系，并根据 $LD_{50}$（半数致死量）进行急性毒性分级。

2）为重复剂量、亚慢性、慢性毒性研究及其他毒理试验提供剂量设计和观察指标选择的依据。

3）为毒作用机制研究提供初步线索：通过急性毒性试验，可以得到一系列关于外源化学物的毒性参数。如绝对致死剂量或浓度（$LD_{100}$ 或 $LC_{100}$）、半数致死剂量或浓度（$LD_{50}$ 或 $LC_{50}$）、最小致死剂量或浓度（MLD，$LD_{01}$ 或 MLC，$LC_{01}$）等。

**3. 经典急性毒性试验**　在以死亡为终点的经典急性毒性试验中（OECD，1987），需要设计足够的剂量组（≥3 组），组间剂量应有适当间距，通过实验获得一系列毒性和死亡率数据，最终得到剂量-反应关系并求得 $LD_{50}$。经典急性致死性毒性试验的具体要点如下。

（1）实验动物选择和处置：急性毒性试验一般用成年的健康实验动物（大鼠 180～240 g，小鼠 18～25 g，家兔 2～2.5 kg，豚鼠 200～250 g，狗 10～15 kg）。小鼠、大鼠常被用于测量半数致死量，狗用于观察毒性反应。试验动物体重变异范围应≤平均体重的 20%。一般情况下，实验动物应为雌、雄各半，雌性实验动物要求是未经交配和受孕的。当受试化学物的急性毒性存在性别差异时，应分别计算雌性和雄性动物的 $LD_{50}$

值；如后续试验为致畸试验，也可仅做雌性动物的 $LD_{50}$ 试验。实验动物一般需进行 5～7 d 的检疫观察以剔除异常动物，实验动物随机分组，实验过程中雌、雄分笼饲养，染毒途径模拟人的可能接触途径。经口灌胃染毒要求试验前要对动物禁食：大鼠应禁食过夜，小鼠应禁食 4 h，大动物每日上午喂食前给与受试化学物；染毒后继续禁食 2～4 h，禁食期间不禁水。

(2) 实验设计：剂量选择恰当与否是急性毒性试验成功的基础。首先要了解外源受试化学物的理化性质，根据实验方法不同设计不同的实验组数和实验动物数。总的原则是以较大的剂量间隔（一般是按几何级数）给药，找出 10%～90%（或 0～100%）的致死剂量范围，然后在该剂量范围内以合适的间距设几个剂量组。急性致死性毒性试验可以不设阴性对照组。

(3) 观察：染毒后一般要求观察 14 d。密切观察和记录发生每种症状的时间、症状程度、各症状发展的过程及死亡前特征和死亡时间。必要时进行组织病理学检查。实验结束时要对所有动物作病理学检查。此外，对死亡动物进行尸检或组织病理学检查有时可得到有价值的资料。

(4) $LD_{50}$ 计算：$LD_{50}$（$LC_{50}$）值是一个统计量，较少受实验动物个体易感性差异的影响，较为准确。因此是最重要的急性毒性参数，也用来进行急性毒性分级。常用的 $LD_{50}$ 值计算方法有寇氏法、概率单位法、霍恩氏法等。$LD_{50}$ 有一定的局限性：① 获得的信息有限，$LD_{50}$ 值并不等同于急性毒性，死亡只是评价急性毒性的一个观察终点，难以弄清化学物的毒作用特征；② $LD_{50}$ 值实际上仅是近似值；③ 对化学物进行安全性评价仅靠死亡和症状观察是不够的，还需要生理学、血液学及其他化验检查，以提供深入详细的毒性信息；④ 动物使用多。

**4. 急性毒性分级**　$LD_{50}$ 是急性毒性分级的主要依据。目前，国际上尚无统一的外源化学物的急性毒性分级标准。我国食品毒理学则沿用了国际上六级标准，即极毒、剧毒、中等毒、低毒、实际无毒、无毒（表 8－1）。

**表 8－1　外来化学物质经口毒性分级**　(GB 15193. 3－2003)

| 毒性分级 | 大鼠经口 $LD_{50}$/(mg/kg) | 相当于人的致死剂量 | |
|---|---|---|---|
| | | mg/kg | g/人 |
| 极　毒 | <1 | | |
| 剧　毒 | 1～50 | 500～4 000 | 0.5 |
| 中等毒 | 51～500 | 4 000～30 000 | 5 |
| 低　毒 | 501～5 000 | 30 000～250 000 | 50 |
| 实际无毒 | 5 001～15 000 | 250 000～500 000 | 500 |
| 无　毒 | >15 000 | >500 000 | 2 500 |

**5. 急性毒性替代试验**　从动物保护和动物福利角度考虑，开展动物试验应遵循替代(replacement)、减少(reduction)和优化(refinement)的动物使用原则，即“3R”原则。近年来，欧盟等发达国家地区动物保护主义的强化，对毒理学动物实验造成了巨大的压力和影响。因此，2001 年 OECD 发布了 3 种测定经口急性毒性实验的新方法，即固定剂量法、急性毒性分级法和上-下移动法。

## 三、蓄积毒性作用

**1. 基本概念**　外源化学物进入机体并经过生物转化后，或以其代谢产物形式排出体外，或以其原形直接排出体外。但是，当化学毒物反复、多次进入机体，而且吸收速度超过代谢转化与排泄速度时，化学物质或其代谢产物在体内逐渐增加并储留，由此产生的毒性作用称为化学物质的蓄积毒性作用(accumulation toxicity effect)。蓄积毒性作用主要表现在两个方面：若能用化学方法测得体内（或某些组织脏器内）存在该化学物的母体或其代谢物，即为物质蓄积；有的化学物质，经长期接触后在机体内测不出该化学物质的原形或其代谢产物，却出现慢性毒性作用时，称之为功能蓄积。

**2. 蓄积毒性作用的研究目的**　外源化学物的蓄积毒性作用是形成慢性毒性的基础。测量蓄积毒性是化学物毒性研究的重要内容，进行蓄积毒性试验具有以下目的：① 了解外源化学物的蓄积毒性及其强弱；② 评价外源化学物是否具有引起慢性毒性危害的危险，为慢性毒性试验及其他有关毒性试验的剂量选择提供参考；③ 为制定外源化学物在食品中的限量标准时，如何确定安全系数提供依据；④ 确定外源化学物能否用于食品，人类长期食用是否安全。

**3. 蓄积毒性作用的研究方法**　常用的蓄积毒性作用的研究方法有蓄积系数法和生物半减期法。生物半减期法可直接评定化学物在体内的蓄积情况。生物半衰期法是用毒物动力学原理阐明外源化学物在机体内的蓄积作用，主要反映外源化学物的物质蓄积性质。测量一个外来化学物的生物半衰期，不但可以说明该化学物质在机体内蓄积的快慢，还可大致得知其蓄积的极限量。

## 四、亚慢性毒性作用和慢性毒性作用

**1. 基本概念**　亚慢性毒性(sub-chronic toxicity)是指实验动物在较长时间内连续接触较大剂量外源化学物所引起的毒性作用。在亚慢性毒性作用中，“较大剂量”是相对的，剂量上限应小于急性毒性的 $LD_{50}$ 的剂量，要求试验期间每日或每次接触的剂量相等。试验期限介于急性毒性试验与慢性毒性试验之间，通常为实验动物寿命的 1/10～1/30。例如，大鼠的平均寿命约 30 个月，其亚慢性毒性试验的染毒期限则为 1～3 个月。

慢性毒性(chronic toxicity)是指机体长期接触外源化学物所引起的毒性效应，食品毒理学中的慢性毒性试验期限一般为 6 个月至 2 年，甚至终生染毒。

人体接触外源化学物往往呈现较低剂量、长期接触的特点，所以在评价外源化学物的危害时，亚慢性、慢性毒性试验更有实际意义。由于亚慢性毒性试验对人力、物力和时间的耗费相对慢性毒性试验小，因此，常将其作为慢性毒性试验的预备或筛选试验，只有必要时才进行慢性毒性试验。

**2. 亚慢性毒性和慢性毒性试验的研究目的**

1) 观察长期接触受试物的毒性效应谱、毒作用特点和靶器官；

2) 探索受试物的毒作用机制；

3) 观察长期接触受试物所致毒性作用的可逆性；

4) 确定长期接触受试物所致毒性作用的剂量-反应(效应)关系，确定其 NOAEL 和(或)LOAEL，为制定人类接触的安全限量提供依据；

5) 观察不同动物对受试物的毒效应差异，为确定适当的安全系数，将试验结果外推到人提供依据。

**3. 实验设计**　亚慢性毒性试验和慢性毒性试验在试验设计和方法上除染毒期限的不同外，其他方面基本相同。

(1) 实验动物：选择对化学毒物的代谢过程、生理反应和生化特性基本上与人接近，而且通过急性毒性试验已证明对受试物敏感的物种和品系。一般选择断乳不久的健康动物，雌雄两种性别，首选实验动物是大鼠。亚慢性毒性试验一般每个染毒剂量组至少 20 只大鼠；慢性毒性试验一般要求每组至少 50 只，当慢性毒性和致癌试验合并进行时，每组动物雌雄均以 50 只以上为宜。如需在染毒期间处死部分动物、检验有关指标，则每组动物数需相应增加。亚慢性毒性试验大鼠选用 5～6 周龄；慢性毒性试验动物的年龄应低于亚慢性毒性试验，一般选择刚断乳大鼠。

(2) 试验分组与剂量设计

1) 试验设组：为了得到明确的剂量-反应关系，在亚慢性和慢性毒性试验中一般至少应设高剂量、中剂量、低剂量 3 个剂量组和 1 个空白对照组(阴性对照)，必要时追加一个溶剂对照组。

2) 剂量设计：亚慢性毒性试验的剂量设计直接关系到试验的成败。剂量设计的原则是高剂量组的受试动物在整个试验期内既不发生死亡，又能引起明显的毒性反应，即使有死亡，死亡率也应不超 10%；低剂量组动物应不产生任何毒效应，相当于最大无作用剂量(NOAEL)；中剂量组动物应仅产生轻微的中毒效应，相当于亚慢性毒性的阈剂量(LOAEL)。在亚慢性毒性试验中，通常可以参考急性毒性试验的有关参数，以急性毒性试验的阈剂量作为最高剂量，或以该受试物 $LD_{50}$ 的 1/20～1/5 为最高剂量。但应注意 $LD_{50}$ 的参考值来自于同一动物品系和相同染毒途径。中、低剂量组一般以 3～10 倍组距等比设计 3 组剂量。也可参考临床上所用剂量的 10、30 和 100 倍设计剂量(大鼠)，非啮齿类动物可用临床上所用剂量的 5、15 倍和 50 倍设计剂量。在慢性毒性试验中，可以选择亚慢性毒效应的 NOAEL 或其 1/5～1/2 为高剂量，以亚慢性毒效应的

NOAEL 1/50～1/10 为中剂量组，1/100 为低剂量组。在设计剂量时必须根据受试化学物的特点，具体问题具体分析，必要时需要通过进行少量动物、较短时间的预试验来确定染毒剂量。高中低各剂量间要有适当的剂量组距，一般不小于 2 倍。

（3）*染毒方法*：亚慢性和慢性毒性试验中，染毒途径尽量选择和人类接触途径相似的方式。一般以经口染毒为主，多采用饲喂法，每日染毒，连续给予。试验期间，每日定时定量染毒，以使外源性化学物在实验动物血浆中或体液内维持稳定的浓度范围。

（4）*染毒时间*：亚慢性毒性试验染毒 1～3 个月，慢性毒性试验染毒 6 个月至 2 年，如慢性毒性试验与致癌试验结合进行，则染毒期限最好接近或等于动物的预期寿命。

**4. 观察指标** 为了尽可能系统、深入地研究受试物对实验动物产生的毒性效应，亚慢性毒性试验和慢性毒性试验的观察指标较为广泛，包括一般毒性指标、实验室检查和解剖病理学检查等。通常是在仔细分析化学毒物的急性、亚急性毒性试验中动物毒效应表现的基础上，结合外源性化学物的化学结构及其特殊的化学基团，找出可能的毒性线索，设计测试项目和方案。

（1）*一般毒性指标*

1）动物体重和进食量：在生长发育期实验动物的体重增长情况和进食量是综合反映动物健康状况最基本的灵敏指标之一。一般在前 1～3 个月内每周称重一次，以后每两周称一次。可对染毒试验组与对照组同期体重的绝对增量加以比较；也可对染毒试验组与对照组同期体重百分增长率（以接触化学毒物开始时动物体重为 100%）进行对比分析。

2）食物利用率（feed efficiency）：动物每摄入 100 g 饲料所增长的体重克数为食物利用率。比较食物利用率，有助于了解化学物的毒性效应。

3）中毒症状：染毒期间应每日观察实验动物的行为改变，详细记录各症状出现的时间和先后次序，包括食欲、活动、被毛、分泌物和呼吸等，尤其要留意动物被毛的光洁度与色泽、眼分泌物、呼吸、神态和行为等。这些资料有助于判断化学毒物损害机体的部位及程度。

（2）*实验室检查*：生理、生化指标的实验室检查对于进一步认识和研究毒作用靶器官、毒物体内代谢、毒理机制有重要意义。通常包括血、尿常规和相关生化指标。对肝毒性作用较敏感的血液生化指标包括谷-丙转氨酶、谷-草转氨酶、碱性磷酸酶、酸性磷酸酶、天门冬氨酸转移酶和丙氨酸氨基转移酶等。

（3）*解剖病理组织学检查*：试验结束时处死全部实验动物后进行解剖学检查，详细检查和记录各脏器的变化，测定脏器重量，分析脏器系数，并留取组织样本用于病理组织学检查及电镜超微结构分析。脏器系数亦称脏/体值或脏器相对重量（relative organ weight），是指脏器的湿重与单位体重的比值，即每 100 g 体重中某脏器所占的质量。分析实质脏器如心、肝、脾、肺、肾、肾上腺、卵巢和睾丸等的脏器系数，通常能反映脏器受到损害后的变化，为进一步研究毒作用的靶器官提供线索和方向。若脏器系数减小，表明脏器可能出现萎缩、退行性变化等。病理组织学检查则可从组织和细胞水平深入研究化学物毒性作用的性质和程度、靶器官和靶细胞。电镜超微结构分析、免疫组织化学和酶组织化学分析，可从亚细胞水平，乃至分子水平揭示毒作用的本质，为进一步的毒理机制研究提供依据。

（4）*其他指标*：根据受试物的毒性资料、前期毒性试验的观察，还可以选取包括血压、血流、动脉管壁弹性、血液电解质的变化、心电图、神经反射、记忆和氧化损伤等项目进一步检查分析。

（5）*可逆性观察*：最后一次给药后 24 h，每组活杀部分动物（如 2/3），检测各项指标，余下动物活杀剖检，重点观察毒性反应器官，以了解毒性反应的可逆程度和可能出现的迟缓性毒性。

**5. 注意事项** 长期毒性试验由于周期长，人力、物力、财力消耗很大。试验质量控制是保证实验具有科学性、准确性和公平性的先决条件，长期毒性试验应该严格遵守 GLP 原则进行实验。在实验过程中应注意：① 重视试验项目的管理，应尽量排除试验因素的干扰，保证实验的顺利进行；② 重视试验设计的合理性，剂量设计是长期毒性试验成功的关键，如果对试验结果没有足够的信心，可以采取多设一个剂量组的方式；③ 试验动物环境的要求，GLP 认证以及国家实验室认可的普及，对动物环境和动物级别提出了更高的要求，以使实验结果得到国际的认可；④ 检测条件的控制，实验室检测指标在长期毒性试验结果评价中占重要地位，在试验前、中、后时往往需要多次进行指标检测，这就要求所有检测仪器和有关的辅助条件等尽可能一致，且在长期内稳定，具有可比性。

**6. 结果评价**　长期染毒试验主要目的是明确受试化学物的毒效应以及剂量-反应关系，获得观察到有害作用剂量（NOAEL）和观察到有害作用的最小剂量（LOAEL）。因此，对长期毒性试验的结果评价需要全面分析和研究试验所得的数据资料，借助统计学方法，并结合毒理学和相关学科的理论知识，才能得出较为可靠和科学的结论。在结果评价过程中，必须对试验期间的全部观察和检测结果进行全面综合分析，并结合受试物的理化性质和相似的化学物的构-效关系分析，综合应用统计学、生物学、毒理学和其他相关学科的理论知识和方法进行评价，并结合可能得到的人体资料和流行病资料，力求得出科学、合理的结论，为有害化学物的危险性管理提供毒理学试验依据。

## 第二节　致突变作用

### 一、概述

遗传物质发生变化引起遗传信息的改变，并产生新的表型效应称为突变。突变从发生原因上可分为自发突变和诱发突变。自发突变（spontaneous mutation）是由于普遍存在的未知因素作用下，在自然条件下发生的突变，其发生过程长、发生频率很低，对物种的进化有重要作用。诱发突变（induced mutation）是人为地或受各种因素诱发产生的突变，其特点是突变发生过程短、频率高，可能会对物种的生存产生危害。人为的诱发突变常用以培养或开发新种和良种，但是在毒理学中，突变则是作为一种损害作用进行研究。环境中存在的可诱发突变发生的因素包括化学因素（各种化学物质）、物理因素（如电离辐射）和生物因素（如病毒），其中化学因素存在最广泛，人们接触机会最多。凡能引起致突变作用的化学物称为化学诱变剂（chemical mutagen）。有些化学物质具有很高的化学活性，其原形或其化学水解产物就可以引起生物体突变，称为直接诱变剂（direct-acting mutagen）；有些化学物质本身不能引起突变，必须在生物体内经过代谢活化才呈现致突变作用，称为间接诱变剂（indirect-acting mutagen）。

### 二、致突变作用的类型

外源化学物的致突变作用主要分为三类，即基因突变、染色体畸变及基因组突变。基因突变和染色体畸变的本质是相同的，区别在于受损程度不同：前者染色体损伤小于 0.2 Pm，用光学显微镜观察不到，需要依靠生物体生长发育、生化、形态等变化来判断；后者染色体损伤大于或等于 0.2 Pm，可在光学显微镜下观察到。

**1. 基因突变**　基因突变（genetic mutation）是指基因在结构上发生了碱基对组成和排列序列的改变。基因突变一般是以表型（如生长、生化、形态等）的改变为基础进行检测，也可通过核酸杂交技术、DNA 单链构象多态分析（SSCP）及 DNA 测序等方法检测 DNA 序列的改变来确定。基因突变可分为以下几种基本类型。

（1）碱基置换（base-pair substitution）：指 DNA 序列上的某个碱基被其他碱基所取代。碱基置换又分为转换和颠换两种。转换（transition）指嘌呤与嘌呤碱基、嘧啶与嘧啶碱基之间的置换；颠换（transversion）则指嘌呤与嘧啶碱基之间的置换。转换和颠换发生后的后果取决于是否在蛋白质合成过程中引起编码氨基酸的错误。

（2）移码突变（frame-shift mutation）：指 DNA 中增加或减少了一对或几对不等于 3 的倍数的碱基对所造成的突变。DNA 链碱基排列及密码的阅读是连续的，在基因中一处发生移码突变，会使其以后的三联密码子都发生改变，有时还会出现终止密码，所以，移码突变往往会使基因产物发生大的改变，引起明显的表型效应，常出现致死性突变。

（3）缺失（deletion）或插入（insertion）：指在 DNA 链中增加或减少的碱基对为一个或几个密码子，此时基因产物多肽链中会增加或减少一个或几个氨基酸，此部位之后的氨基酸序列无改变。

（4）片断突变：指基因中某些小片段核苷酸序列发生改变，这种改变有时可跨越两个或数个基因，涉及数以千计的核苷酸。主要包括核苷酸片段的缺失、重复、重组及重排等。

**2. 染色体畸变** 染色体畸变(chromosome aberration)是指由于染色体或染色单体断裂,造成染色体或染色单体缺失或引起各种重排,从而出现染色体结构异常。染色体畸变可分为染色体型畸变(chromosome-type aberration)和染色单体型畸变(chromatid-type aberration)。染色体畸变牵涉的遗传物质改变的范围比较大,一般可通过在光学显微镜下观察细胞有丝分裂中期相来检测。染色体结构改变的基础是DNA链的断裂,把能引起染色体畸变的外源化学物称为断裂剂(clastogen)。染色体畸变类型中,有些是稳定的畸变,它们可通过细胞分裂而传递下去,在细胞群中维持,如小的缺失、重复、倒位、易位等;而染色体断裂形成的无着丝点断片、无着丝点染色体环、双着丝点染色体及其他不平衡易位则是不稳定的,由于有遗传物质大范围的损失或对有丝分裂的妨碍,往往会造成细胞死亡。

**3. 染色体数目畸变** 染色体数目畸变(numerical aberration)是指基因组中染色体数目的改变,也称为基因组突变(genomic mutation)。每一种属的机体中各种体细胞所具有的染色体数目是一致的,具有两套完整的染色体组,称为二倍体(diploid)。生殖细胞在减数分裂后,染色体数目减半,仅具有一套完整的染色体组,称为单倍体(haploid)。

在细胞分裂过程中,如果染色体出现复制异常或分离障碍就会导致细胞染色体数目的异常。染色体数目异常包括非整倍体和整倍体。

(1) 非整倍体(aneuploid):指细胞丢失或增加一条或几条染色体。缺失一条染色体时称为单体(monosome),增加一条染色体时称为三体(trisome)。

(2) 整倍体(euploid):指染色体数目的异常是以染色体组为单位的增减,如形成三倍体(triploid)和四倍体(tetroploid)等。人体中,$3n$ 为 69 条染色体,$4n$ 为 92 条染色体。在肿瘤细胞及人类自然流产的胎儿细胞中可有三倍体细胞的存在。发生于生殖细胞的整倍体改变几乎都是致死性的。

## 三、致突变作用机制

目前致突变作用的分子机理有两种:一是以DNA为靶点的直接诱变,引起基因突变和染色体畸变;二是不以DNA为靶点的间接诱变,作用于有丝分裂或减数分裂器,如纺锤体等靶器官/组织,引起染色体数目的整倍性或非整倍性畸变,即基因组突变。外源化学物引起DNA损伤、诱发突变的机理很复杂。目前,仅对少数化学物以DNA为靶点的直接诱变机理比较清楚,表现为以DNA为靶点的诱变,如碱基类似物的取代,DNA加合物的形成、交联以及碱基结构的改变等,还可能表现为DNA损伤修复。

## 四、外源化学物致突变作用试验与评价

致突变试验的主要目的是研究外源化学物引起人体的突变并通过生殖细胞传递给后代的可能性;基于对体细胞突变与肿瘤发生关系的认识,也可用于预测化学物潜在的致癌性。由于突变是癌变、畸变的基础,故在化学物遗传毒性的快速初筛试验中,致突变检测尤为重视。但在预测遗传毒性非致癌物的致癌性时,致突变试验可能会出现假阳性,对于非遗传毒性致癌物则会出现假阴性,所以在致癌性评价时,应将致突变试验与其他致癌性评价方法结合进行。

许多致突变试验所观察到的现象并不能反映基因突变和染色体畸变,反映的是诱发突变过程中的其他现象。因此,常将致突变试验的观察终点称为遗传学终点(genetic endpoint)。国际环境致突变物致癌物防护委员会(ICPEMC)于1983年将致突变试验的遗传学终点分为5类:DNA完整性的改变、DNA重排或交换、DNA碱基序列改变、染色体完整性改变、染色体分离改变。前三个遗传终点涉及基因损伤,后两个涉及染色体损伤。依据检测的遗传学终点不同,可将致突变试验分为四类:基因突变试验、染色体损伤试验、非整倍体试验及其他反映DNA损伤的试验。以下介绍几种常用方法。

**1. 细菌回复突变试验** 细菌回复突变试验简称细菌回变试验,使用鼠伤寒沙门氏菌或大肠杆菌进行,分别称为Ames试验和大肠杆菌回变试验,这两种细菌的野生型能自行合成组氨酸或色氨酸和乳糖,其突变体则缺乏这些能力,在相应的营养缺乏培养基中不能生长;若在受试物的作用下能生长成菌株,则说明受试物使之发生了回变。

**2. 哺乳动物细胞正向突变试验**　通过对哺乳动物细胞体外培养试验的研究，已发现有十几个基因座可出现各种突变类型的突变体，但常利用抗药性的出现作为突变试验的观察点。由于抗药性是对正常基因座诱发的突变性状，故称为正向突变试验(forward mutation test)。最常用的基因座有 *hprt* 基因座、*tk* 基因座和 *owar* 基因座三种，其中最常用的要数 *hprt* 基因座，因其有关结构基因或调节基因发生碱基置换、移码、小缺失甚至X染色体重排，均能引起嘌呤类似物抗性。

**3. 果蝇伴性隐性致死试验(sex-linked recessive lethal test, SLRL)**　SLRL所用的果蝇是黑腹果蝇。SLRL能检出各类点突变，其原理是利用隐性基因在伴性遗传中具有交叉遗传的特征，由于X染色体的隐性突变基因在 $F_1$ 代雌蝇为杂合体，不能表达；而在 $F_2$ 代雄蝇为半合体，能表达；如果雄蝇接触受试物后X染色体出现隐性致死性突变，结果其 $F_2$ 代雄蝇数目较雌蝇少一半。

**4. 染色体分析**　观察染色体形态结构和数目变化称为染色体分析。在国外常称为细胞遗传学试验，包括微核试验和姐妹染色单体交换(SCE)试验。主要观察染色体的结构畸变和数目畸变。体细胞的染色体分析可分为体内试验和体外试验，体内试验多观察骨髓细胞，体外试验常用中国仓鼠肺细胞(CHL、V79)、卵巢细胞(CHO)等细胞系。如进行染色体数目观察，要考虑使用原代或早代细胞，如人外周淋巴细胞。

(1) *微核试验*：细胞质中的微核来源有两方面，一是断片或无着丝粒染色体环在细胞分裂后期不能定向移动，遗留在细胞质中；二是有丝分裂的作用使个别染色体或带着丝粒的染色体环和断片在细胞分裂后期被留在细胞质中。因此，微核试验既能检出断裂剂又能检出有丝分裂毒物。由于微核观察技术简单省时，近年大有取代染色体分析的趋势。传统的微核试验是体内试验，对嗜多染红细胞进行观察。

(2) *姐妹染色单体交换试验*：姐妹染色单体交换(SCE)这一现象最初是通过用 $^3H$-胸苷标记染色体发现，后来建立了简易可行的姐妹染色单体差示染色法，使得SCE能作为致突变试验的一个观察指标。

对于一种化学物是否具有致突变作用，仅用一种试验方法得到的结果是不可信服的。因此，对于化学物致突变试验要采用多种实验组合。目前提出了多种配伍试验组合，如体细胞和生殖细胞；体内试验和体外试验，包括原核生物和真核生物等。按照国际环境致突变物致癌物防护委员会(ICPEMC)的观点，配伍试验应当包括反映5种遗传学终点：DNA完整性的改变；DNA重排或交换；DNA碱基序列改变；染色体完整性改变；染色体分离改变。为此，选择4种试验即可满足要求，如Ames试验、微核试验、枯草杆菌DNA修复试验和SCE试验。为了将试验结果外推于人，还应尽可能选用真核细胞进行试验。

(张晓宏)

## 第三节　外源化学物生殖发育毒性

### 一、概述

人类最初对环境与畸形的研究起源于19世纪末期，研究者发现温度、微生物毒素和药物可诱发飞禽、爬行动物、鱼和两栖类产生畸胎。但当时认为哺乳动物母体可以保护胎儿免于环境因素的致畸作用，所以没有得到人们过多关注。直到20世纪30～40年代才发现外界环境因素可诱发哺乳动物产生畸胎。

在经历了一系列重大历史事件后，人们才逐渐认识到了先天缺陷与外界环境因素存在着一定关系。具有标志性意义的就是20世纪60年代初的反应停(thalidomide)事件。1956年，反应停作为镇静安眠药物投入市场，发现其对解除妊娠反应的恶心和呕吐有良好治疗效果。英、德、日本等国家妇女将反应停作为镇静剂以减轻早孕反应，结果出生了近百万名短肢畸形儿童(海豹畸形)，约占早孕期服药者新生儿的1/3。反应停事件的惨痛教训震惊了世界和医学界，拉开了研究母体安全用药和环境化学毒物致畸性的序幕。

20世纪80年代以来，人们逐渐发现一些化学毒物虽然不致畸，但却可以引起一系列的与其他生殖有关的损伤，毒物不仅可以通过母体发生作用，也可以通过损伤父方的精子而损伤后代。如父亲食用甲基汞污染的海水中生长的海产品而患水俣病，其后代也可患先天性水俣病(即慢性甲基汞中毒)；生产农药二溴氯丙烷(DBCP)的男性工人易患不育、无精子或精子减少、性欲减退等生殖性疾病。此外，化学毒物还可引起胚胎/

胎儿、婴幼儿发育障碍，表现为流产、先天畸形、功能不全等一系列变化。由此可见，化学毒物可使生殖与发育各环节遭到损害，而表现出生殖和发育毒性。

## 二、生殖毒性与发育毒性

生殖发育是哺乳动物繁衍种族的生理过程，也可称为繁殖过程（reproduction），包括生殖细胞发生、卵细胞受精、着床（inbred）、胚胎发育、器官形成、胎仔发育、分娩和哺乳过程。

外源化学物或其他环境因素与机体接触后可以干扰生殖发育的任何环节，并造成损害作用。外源化学物一方面直接作用于生殖发育过程，同时也可通过影响内分泌系统（特别是对性腺）起间接作用。此外，神经系统对内分泌功能也有调节作用，还可以间接影响性腺功能以及生殖发育过程。所以当涉及外来化合物对生殖发育过程的损害作用时，应该全面考虑生殖细胞发生、受精、着床、胚胎形成和发育、器官发生、胎仔发育、分娩、哺乳、幼儿出生后发育和性腺功能以及有关神经调节作用。

近年来，随着毒理学和生命科学的深入发展，外来化合物对生殖发育损害作用的研究又进一步分为两个方面，一方面是对生殖过程的影响，即生殖毒性（reproductive toxicity）的探讨；另一方面是对发育过程的影响，即发育毒性（developmental toxicity）的研究。这两个侧重点不同的方面关系密切，逐渐发展成为毒理学的分支学科，前者称为生殖毒理学（reproductive toxicology），后者称为发育毒理学（developmental toxicology）。生殖毒理学主要涉及外来化合物对生殖细胞的发生、卵细胞受精、胚胎形成、妊娠、分娩和哺乳过程的损害作用及其评定，评定方法为生殖毒性试验；发育毒理学主要研究外来化合物对胚胎发育、胎仔发育以及出生幼仔发育影响及其评定，评定方法为发育毒性试验，其中主要是致畸试验。

**1. 基本概念** 生殖发育过程是完整连续的过程，联合进行研究时，应注意在动物成年期和从受孕到幼仔性成熟的发育各阶段暴露。为测定暴露所致的速发和迟发效应，其观察应持续一个完整的生命周期，即从某一代的受孕到其下一代受孕的时间周期。可将生命周期这一个完整过程分为以下 6 个阶段：① 从交配前到受孕（成年雄性和雌性生殖功能、配子的发育和成熟、交配行为、受精）；② 从受孕到着床（成年雌性生殖功能、着床前发育、着床）；③ 从着床到硬腭闭合（成年雌性生殖功能、胚胎发育、主要器官形成）；④ 从硬腭闭合到妊娠终止（成年雌性生殖功能、胎仔发育和生长、器官发育和生长）；⑤ 从出生到断奶（成年雌性生殖功能、幼仔对宫外生活的适应性、断奶前发育和生长）；⑥ 从断奶到性成熟（断奶后发育和生长、独立生活的适应能力、达到性成熟）。

（1）*生殖毒性*（reproductive toxicity）：指对雄性和雌性生殖功能或能力的损害和对后代的有害影响。既可发生于妊娠期，也可发生于妊娠前期和哺乳期。表现为外源化学物对生殖过程的影响，例如生殖器官以及内分泌系统的变化，对性周期和性行为的影响，对生育力和妊娠结局的影响等。

（2）*发育毒性*（developmental toxicity）：指出生前后接触外源性理化因素引起的在子代的寿命期内出现的任何对发育有害的表现，包括结构畸形、生长迟缓和功能障碍及死亡。能造成发育毒性的物质称为发育毒物（developmental toxicant）。出生前的发育毒物应是在未诱发母体毒性的剂量下产生发育毒性的物质。

1）发育生物体死亡（death of the developing organism）：包括受精卵未发育即死亡或胚泡未着床即死亡（早早孕丢失），或着床后发育到某一阶段死亡。早期死亡被吸收或自子宫排出（自然流产），晚期死亡称为死胎。

2）生长改变（altered growth）：一般指生长迟缓。当胎儿生长发育指标低于正常对照组均值 2 个标准差时，可认定为生长迟缓。

3）结构异常（structural abnormality）：指胎儿形态结构异常，即畸形。

4）功能缺陷（functional deficiency）：包括生理、生化、免疫、行为、智力等方面的异常。功能缺陷通常在出生后经过相当时间才被发现，如听力或视力障碍、生殖功能障碍等。另外，有时把子代对某些疾病的易感性增加也归入发育毒性，如孕期接触乙烯雌酚，女性后代易患青春期阴道癌。

**2. 生殖与发育毒性的特点** 生殖与发育过程包括配子（精子与卵子）的发育与形成、交配、受精、合子形成与植入、胚胎形成与发育、分娩等阶段。生殖与发育过程的每个阶段所涉及的细胞或器官都可能成为外源化学物毒作用的靶。

化学物的生殖发育毒性有两个显著的特点：① 生殖发育器官或生殖发育过程较机体其他系统或功能对某些化学物的毒作用更为敏感，如妊娠期暴露过不足以引起肿瘤的低剂量的二乙基亚硝胺，仔鼠成年后再次暴露，则肿瘤发生率增加；② 损害作用不仅表现在暴露化学物质的机体本身，还可能影响后代。例如，母鼠暴露高浓度二硫化碳引起的致畸作用，其子一代即使不再暴露二硫化碳，交配后所生的子二代仔鼠也出现与子一代仔鼠几乎完全相同的畸变类型。

## 三、发育毒性与致畸作用的原理及作用机制

**1. 发育各阶段的发育毒性作用特点**

(1) 着床前期：着床前期又称分化前期，是从受精到完成着床之前的一段时间。着床前期在人类为11～12 d，啮齿类动物为6 d。卵子受精后，细胞迅速分裂而形成囊胚，分化很少，受损的是相对未分化细胞。一般此时很少发生特异的致畸效应，通常是未分化细胞受化学毒物损伤而致胚泡死亡，称为着床前丢失(pre-implantation loss)。然而，也有着床前期接触毒物导致胎儿畸形的例子，如环氧乙烷、甲基亚硝脲、乙基亚硝基脲、乙基磺酸甲烷和三乙烯三聚氰胺等。

(2) 器官形成期：着床后孕体即进入器官形成期，直到硬腭闭合。一般认为，人体器官形成期是在妊娠3～8周，大鼠、小鼠为妊娠第6～15 d，家兔为妊娠第15～18 d。器官形成期特别容易感受致畸物的作用而诱发器官结构缺陷，即结构畸形，故又称为致畸敏感期或致畸作用危险期。器官形成期也可能引起胚胎死亡。一胎多仔动物(如啮齿类)胚胎死亡后被吸收，称为吸收胎(abortion)，在人和灵长类则以流产告终。所以，在这一时期，外源化学物表现出发育毒性，以结构畸形最突出，也可有胚胎死亡、生长迟缓。在器官形成期中不同时间给予致畸物会诱发不同器官畸形；同一时间染毒可引起多个器官受损。

(3) 胎儿期：器官形成结束(以硬腭闭合为标志)后即进入胎儿期(人类从第56～58 d起)，直到分娩。胎儿期以组织分化，生长和生理学的成熟为基本特点，这一过程一般在器官形成完成之前就开始并持续到出生后的生长期。在胎儿期接触发育毒物很可能对生长和功能成熟产生效应，如免疫系统、中枢神经系统和生殖器官的功能异常，包括行为、精神、运动缺陷和生殖力降低等。这些临床表现在出生前不明显，需要出生后对子代仔细观察和测试。某些结构变化在胎儿期也能发生，但是这些通常是变形或异常，而非畸形。在胎儿期毒性暴露的一些效应可能需要多年才变得明显。所以，胎儿期外源化学物的不良作用主要表现为全身生长迟缓、特异的功能障碍、经胎盘致癌和偶见死胎。

(4) 围生期和出生后的发育期：研究较多的是发育免疫毒性、神经行为发育异常和儿童期肿瘤。

**2. 影响致畸作用的因素** 致畸作用受多种因素影响，主要包括敏感期、遗传类型、剂量和母体毒性等。

(1) 致畸敏感期：器官形成期是发生形态结构畸形的关键期。由于增加复制速度即增强了突变的可能性，迅速改变细胞分裂速度对畸形发生尤其重要。器官形成期正是细胞分裂极旺盛的时期。反应停药物致畸事件就在人怀孕后的20～35 d内，在无一般毒性的"安全剂量"[1 mg/(1 g·d)]下发生的。大多数器官都有其对致畸作用的特殊敏感期，即所谓"靶窗"。由于各物种妊娠期长短不同，敏感期的长短也不同，致畸试验的染毒时间则随动物种属而变化。

(2) 遗传类型：致畸作用存在明显的物种差异，这种差异是因代谢变化、胎盘种类、胚胎发育的速度和方式不同引起的。致畸物各有其易感物种和品系，易感性取决于机体的基因型。反应停在4 000 mg/kg剂量水平时对大鼠和小鼠尚不致畸，而对人0.5～1.0 mg/kg就有极强的致畸作用，原因就是人、猴和兔能将其代谢产生一个中间产物，而其他物种则不会产生。因此，在筛选致畸物时，强调采用包括非啮齿类在内的两种动物中进行试验，以减少因动物不敏感而出现的假阴性。

(3) 化学物的剂量：各种致畸物都有其引发致畸作用的阈剂量。不同致畸物又有不同类型的剂量-效应关系，反映了不同外源化学物胚胎毒性作用的特点。一般地说，所用的剂量高于该化学物致畸作用的阈剂量时，可使致畸范围扩大、程度加重、靶窗延长，再增大则出现胚胎死亡。而由于有缺陷的胚胎死亡，畸形率反会降低。剂量再进一步增大，则可造成母体的死亡。

(4) 其他因素：化学物的理化性质与致畸作用有关。若外来化学物或其代谢产物的分子质量小、极性

小、脂溶性高、未与母体血浆蛋白结合，则易穿透胎盘屏障，到达胚胎体内。染毒途径也影响致畸试验结果，大鼠受孕第 7～14 d 经口投予 EDTA，引起 70%胎鼠畸形，但以同样剂量皮下注射，对母体毒性增加，却未见明显的胎鼠畸形。

**3. 母体毒性与发育毒性**

(1) 母体因素对发育毒性的影响：母体毒性(maternal toxicity)是指化学毒物对孕母产生的损伤作用，表现为增重减慢、功能异常、出现临床症状甚至死亡。目前常用增重减慢和死亡率来表示。母体毒性可直接(特异)或间接(非特异)影响发育过程，导致发育毒性。影响发育的母体因素包括遗传、疾病、营养和应激等，也可通过胎盘毒性影响发育。

1) 遗传学：孕母的遗传结构是孕体发育结果的决定因素。如唇腭裂发病率依赖于母体基因型，白色人种的发病率比黑色人种更高。

2) 疾病：母体未控制的糖尿病、某些母体感染、经过间接的疾病所致的母体变化或直接经胎盘的感染都对孕体有不利的影响。过高热是实验动物的强致畸因子，在人类妊娠最初三个月内母体发热与中枢神经系统畸形有关。

3) 营养：蛋白质、能量、维生素、微量元素及辅酶因子的缺乏对妊娠有不利的影响。有研究发现，孕期每日补充 400 μg 叶酸，神经管缺陷发生率下降 70%。

4) 应激：生理学应激反应可诱发母体发育毒性。如大鼠和小鼠对整个妊娠期的噪声应激都可产生发育毒性。

5) 对胎盘的毒性：胎盘是母体和孕体进行物质交换的结构，胎盘能代谢和(或)储存外源化学物。因此，胎盘也可能是毒作用的靶。对胎盘的毒性可能危及这些功能和产物，或促进对孕体的有害效应。

(2) 母体毒性与胚胎毒性的关系

1) 具有胚胎毒性，但无母体毒性。说明致畸作用有特定的机制，与母体毒性无关。这类化学物(如反应停)最容易被忽视，也最危险。

2) 出现胚胎毒性也出现母体毒性。尤其是当发育毒性只在母体毒性存在时才能被观察到的时候，效应可能是间接的，往往不具有特定的致畸机制。许多已知的人类发育毒物，包括乙醇和可卡因，主要在母体毒性水平对胚胎/胎儿有损害，它们的发育毒性可能部分归咎于母体生理学紊乱的继发效应。如嗜酒者通常营养状态不良，而且酒精影响胎盘的营养物转运，可增强对孕体的直接效应。

3) 具有母体毒性，但不具有致畸作用。这类物质在妊娠期容易引起警觉。

4) 在一定剂量下，既无母体毒性，也不表现胚胎毒性。

要证明发育毒性是继发于母体毒性，必须明确有发育毒性的母体同时也有母体毒性，而且发育毒性的严重程度和发生率与母体毒性相关。一般认为胚胎死亡和生长迟缓是母体中毒剂量水平引起的胚胎毒性表现，但先天畸形是否继发于母体毒性还有争论。

## 四、生殖与发育毒性试验及评价

生殖与发育毒性研究的目的是揭示化学品/药品对哺乳动物生殖发育的任何有害影响，并将研究的结果与所有可以得到的其他药理学和毒理学资料联系起来，以推测对人可能造成的生殖危险。评价化学物对生殖和发育的毒性需要三方面的资料，即环境流行病学、动物生殖与发育毒性试验和控制的临床研究。另外，体外筛选试验还可为发育毒性提供初筛和补充。但在一些新化学品和药品开发初期，显然不可能得到流行病学方面的资料，也不能直接对人体做临床研究，首先要靠动物试验来预测它们对人生殖与发育的危险。

**1. 动物毒性试验** 动物试验的优点是容易控制实验条件、动物数量、年龄、状态以及选择合适的检测指标。对新的化学品或产品不可能进行流行病学研究，需要通过动物实验来预测其生殖发育毒性。目前管理毒理学要求动物发育毒性试验方案主要有三段生殖毒性试验和一代或多代生殖毒性试验。三段生殖毒性试验主要用于评价药物的生殖发育毒性；一代和多代生殖毒性试验由美国环境保护局(EPA)提出，主要用于评价食品添加剂、农药以及其他化学物。

在动物选择上必须以哺乳动物为试验对象。一般要求使用与其他毒理学研究中相同的物种与品系，以免进行额外的预试验。原则上，试验动物对受试物的动力学、毒效学及其他有关参数应与人最接近，如代谢过程与生物转化应与人相近、胎盘结构与人相似，此外，还应具备健康、生育力强、多产、孕期短、自发畸形率低、价廉、易得和操作方便等特点。首选啮齿类动物中的大鼠。剂量选择应依据从所有已进行的药理学、急性和慢性毒性以及动力学研究中得到的资料。高剂量应该在母体中产生轻度毒性，推荐至少用三个剂量水平和适当的对照组。低剂量不应有任何可归因于受试物的有害作用。中剂量组应在高、低剂量之间按等比级差定位，应引起最小的毒作用。接触途径应与人的接触途径相同，如果采用其他接触途径，必须依据动力学的资料。接触频率一般是一日一次，用与试验组相同的最大容量的赋形剂作为对照组。

(1) 三段生殖毒性实验：最佳联合方案是对成年动物进行染毒，并包括子代从受精卵到性成熟所有生长发育阶段；观察期应贯穿一个完整的生命周期，以检测近、远期效应。最常选用方案为三阶段试验(图 8-2)。

1) Ⅰ阶段试验：雌雄性交配前-受孕-雌性受精-雌性着床期间染毒，研究对成年雌雄性的生殖功能、配子的发生及成熟、交配行为，受精、着床前的发育和着床的影响(一般生殖毒性试验)。

2) Ⅱ阶段试验：从着床到硬腭闭合期间染毒，研究对成年雌性生殖功能、胚胎发育、器官形成期的发育毒性(传统致畸试验)。

3) Ⅲ阶段试验：从着床到幼仔断乳期间对孕母(以及乳母)染毒，研究包括从着床到子代性成熟的母体生殖毒性(成年雌性生殖功能：妊娠、分娩和哺乳)和子代的发育毒性(胚胎、胎儿生长发育，新生幼仔宫外生活的适应性，断乳前后的生长发育，独立生活能力和性功能成熟)(围生期毒性试验)。

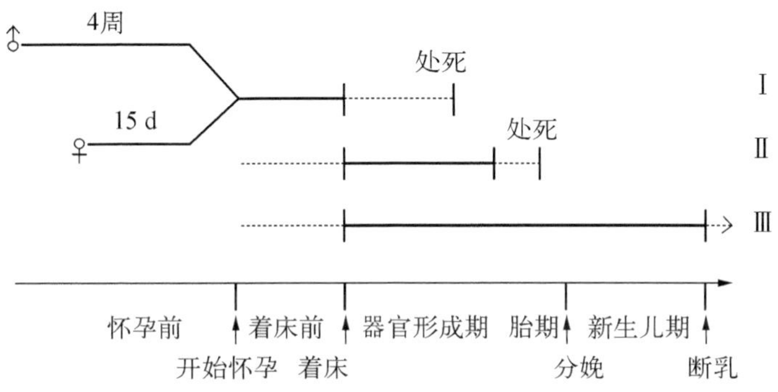


图 8-2　三阶段生殖毒性实验图解(引自周宗灿，2006)

Ⅰ：生育力和早期胚胎发育毒性试验；Ⅱ：胚体-胎体毒性试验(致畸试验)；Ⅲ：出生前后发育毒性试验；虚线表示染毒期

(2) 一代和多代生殖试验：一些外源化学物，如食品添加剂、农药以及环境污染物等是人类反复接触的，与仅在患病期间使用的药品不同，欲查明其对生殖有关的影响，仅做三段生殖毒性试验是不够的，应进行多代生殖试验。一、二或三代研究的定义是按直接与受试物接触的成年动物的代数规定的。

一代生殖毒性试验是指仅亲代($F_0$)动物直接暴露受试物，子一代将在母体子宫内以及经哺乳暴露受试物(图 8-3)。例如，将生育力研究和出生前后研究的染毒期合并，雄性在交配前 4 周，雌性在交配前 15 d 直至断乳暴露受试物，就构成了一个典型的一代生殖毒性研究。

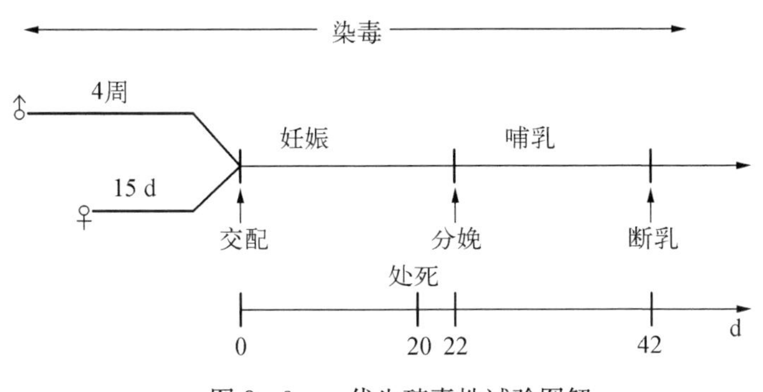


图 8-3　一代生殖毒性试验图解

二代生殖毒性试验是指仅对两代动物成体进行染毒，即 $F_0$ 代直接暴露受试物，$F_1$ 代既有直接暴露，也有通过母体的间接暴露，第三代(子二代，$F_2$)将在子宫和经哺乳暴露受试物。三代及多代的研究也照此规定类推。

多代生殖毒性试验可看作对处于繁殖期动物的毒性筛选试验，不仅是针对生殖毒性的检测，也可检测与生殖和发育有关的生理变化所致的一般毒性效应。可见，多代生殖毒性试验的检测范围是广泛的。

**2. 流行病学研究**　生殖流行病学研究是父体和母体、孕体特定的暴露与生育结局之间统计学关联的科学。在某些罕见的病例中，例如德国麻疹所致先天性心脏病、反应停所致短肢畸形，危险相对较高，而且结局是罕见的事件，可能不需要正式研究就可以识别异常出生结局的原因。在其他情况下，对旧污染物或旧产

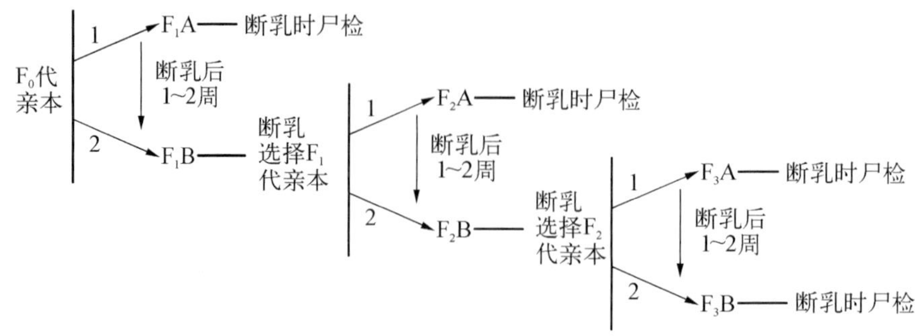


图 8-4 多代生殖毒性实验图解

1：第一次交配；2：第二次交配

品只能采用回顾性或横断面调查，除非人群接触剂量很大，这类调查较难获得明确的结论。要发现危险的增加，需要正确发现异常结局和相关的暴露，需要足够大的效应和研究人群。病例报告和出生缺陷监测登记对获得人类发育毒性的证据有用。人类基因组计划的完成促使出生缺陷的遗传感受性差异信息被大量获得。对环境诱导的出生缺陷感受性的遗传基础的了解，不但在危险评估中提供了更多的考虑因素，而且也能更好地理解发育毒物的作用机制。

**3. 致畸物及发育毒物的危险度评定** 由于致畸作用的机理尚未充分阐明，所以致畸物危险度评定方法也没有完全统一。

(1) *致畸指数判断*：致畸指数＝母体 $LD_{50}$/胎体最小致畸剂量。通过致畸指数可以判断致畸带的宽窄和致畸性的强弱。致畸指数小于 10 为一般不致畸，致畸指数 10～100 为致畸，大于 100 为强致畸。

(2) *化学物致畸潜力分类和安全系数确定*：根据动物试验中发育毒性效应的类型、严重性和发生率将化学物分为四类，并规定各类型的不同的安全系数范围用以评定待测物发育毒性的危险度。

(3) *ICH 人类用药危险度分类*：研究设计中规定，一旦一种新药被批准，就要根据动物发育毒性的研究结果和从人类使用经验得到的信息(遗憾的是通常得不到)，将该药品在妊娠用药类别中定位，并要求医生在开处方时遵守药品的类别限制，以使怀孕妇女按规定服用这些药品。

(4) *根据动物试验人群调查资料对致畸物进行分级*：1 级，即已确定人类母体接触后可引起子代先天性缺陷的物质；2A 级，即对动物肯定致畸，但对人类致畸作用尚未确定因果关系；2B 级，即动物试验结果肯定致畸，但无人类致畸资料；3 级，尚无结论性肯定致畸证据或资料不足；4 级，动物试验阴性，人群调查结果未发现致畸。

**4. 确认人类致畸物的标准** 尽管外源化学物在动物试验中阳性致畸物的比率很高，但确认的人类致畸物还比较少。Wilson 提出的确认人类新的致畸物标准包括：① 一种特殊的缺陷或几种缺陷并发(综合征)的频率突然增加；② 缺陷的增加与某种已知的环境改变巧合；③ 已知在妊娠的特殊阶段接触环境的改变，产生有特征性缺陷的综合征；④ 缺少妊娠时引起特征性缺陷婴儿产生的其他普通因子。

## 第四节 外源化学物致癌作用

### 一、概述

癌症是严重威胁人类健康和生命的疾病，也是遗传因素与环境因素交互作用的结果，其中环境因素起重要作用。化学致癌物(chemical carcinogen)指凡能引起动物和人类肿瘤、增加其发病率或死亡率的化合物。如黄曲霉毒素、苯并[a]芘及苯等。化学致癌作用(chemical carcinogenesis)指化学致癌物在体内引起肿瘤的过程。在毒理学中，“癌”的定义既包括来自上皮细胞的恶性变(癌)，也包括来自间质细胞的恶性变(肉瘤)以及良性肿瘤。近年来，随着环境中使用的化学物质日益增加，人类肿瘤发病率和死亡率高居不下，使化学致癌作用的研究备受关注，并取得了长足的进步。

## 二、化学致癌物的致癌机制

化学致癌作用机制目前还有许多尚未彻底阐明，对化学致癌机制的研究主要有两种理论。一种是遗传机制理论(genetic theory)，认为癌变是由于外来致癌因素引起细胞基因的改变或外来基因整合到细胞基因引起的；另一种是遗传外机制理论(epigenetic theory)，认为癌变的发生是非基因改变引起的。上述两种机制共同作用，控制细胞癌变过程。在致癌机制研究中形成的学说主要有：体细胞突变学说、癌基因学说、亲电子剂学说、癌变的阶段学说和表观遗传机制学说等。其中最经典的是体细胞突变学说或称为遗传损伤机制学说。

**1. 体细胞突变学说** 体细胞突变学说主要支持的是遗传损伤致癌机制的理论。该学说认为正常细胞的基因受化学致癌物作用而发生突变，并通过进一步增殖而形成肿瘤。

**2. 亲电子剂学说** 化学致癌物在生物转化酶系统作用下，经代谢活化，产生有致癌活性的终致癌物，即含有亲电子结构基团的化合物，它能与生物大分子的亲核基团进行共价或非共价结合并导致损伤效应。DNA损伤的主要形式形成DNA加合物。形成的DNA加合物使这些生物大分子烷基化，导致DNA突变。突变的结局有多种，其中部分可发展成恶性转化，即产生肿瘤。因此，可以肯定DNA损伤与肿瘤发生是相关的，但并不是有DNA损伤即可导致肿瘤，即突变仅是化学致癌物作用机制的一部分。

一般认为化学致癌物诱导生成DNA加合物的数量与致癌性有密切关系，故DNA加合物可作为人类接触环境致癌物的标志。例如，人体接触环境致癌物如黄曲霉毒素$B_1$、多环芳烃等，在细胞和体液(如血液、尿液)中可测出致癌物或其代谢产物与DNA或蛋白质共价结合的加合物。

**3. 原癌基因、癌基因及抑癌基因学说** (原)癌基因与抑癌基因的发现对阐明肿瘤的发生机制、肿瘤的基因治疗以及抗肿瘤药物的发展提供了科学依据。癌基因(oncogene)指一类在自然或实验条件下具有诱发恶性转化的潜在基因，它们是化学致癌物作用的主要靶，在细胞癌变过程中起着关键作用。原癌基因(proto-oncogene)指机体内正常细胞所具有的能致癌的遗传信息。原癌基因在正常情况下呈静息状态，进化过程中高度保守，对细胞无害且具有重要生物学功能(调控细胞生长分化，促进细胞分裂、增殖等)。当发生突变、缺失、病毒整合、染色体易位、基因扩增或促长剂插入后，原癌基因失去正常的调控细胞生长和分化功能，使细胞发生恶性转化。发生恶性转化的原癌基因即是癌基因。只有化学、物理或生物等致癌因素作用于细胞后，引起原癌基因突变使之激活，转变成癌基因后才会导致细胞癌变。抑癌基因(anti-oncogene)或称为肿瘤抑制基因(tumor suppressor gene)、肿瘤易感基因(tumor susceptibility gene)，编码蛋白质能够降低或抑制细胞分裂活性。这类基因对细胞的生长、增殖和分化起负调节作用，即起到抑癌作用。它的发现是肿瘤分子生物学及癌变机制研究的又一重大进展。

**4. 癌变的阶段学说** 肿瘤的发生过程是一个长期的、多阶段、多基因改变累积的过程，具有多基因控制和多因素调节的复杂性。目前较公认的学说认为，化学致癌过程包括三个阶段：引发阶段(initiation)、促长阶段(promotion)和进展阶段(progression)。该学说已在动物实验模型中得到证实。引发、促长和进展三个阶段是对化学致癌过程的基本划分。通常难以清楚地界定三个阶段。实际上，肿瘤的发生、发展非常复杂，有许多方面还需进一步阐明。

**5. 表观遗传机制学说** 传统上将致癌因素对于DNA所引起的一系列启动作用称为遗传机制；在致癌过程研究中，还发现存在非DNA序列改变(即非遗传机制)引起的癌症发生过程，称非突变学说或表观遗传机制学说。表观遗传信息提供何时、何地、如何应用遗传信息的指令，在时空顺序上控制基因的表达，它不涉及DNA序列改变，但又可通过细胞分裂遗传给子代细胞。表观遗传机制包括DNA甲基化、组蛋白修饰、染色质重塑、非编码RNA等，它们构成表观遗传修饰网络，调控着具有组织和细胞特异性的基因表达。虽然对于表观遗传致癌机制的研究远不如遗传毒性致癌机制，但对于某些致癌因素，这些非遗传致癌机制对于它们所诱导的致癌过程起着关键作用。

## 三、化学致癌物的分类

化学致癌物的种类繁多，且分类方法不尽相同。现将常用的分类方法介绍如下。

**1. 根据化学致癌物对人类和动物致癌作用分类** 国际癌症研究中心(International Agency for Research on Cancer，IARC)是评定化学致癌物的主要国际机构，到20世纪末，IARC共对超过900多种化学物质、同类化合物、物理因素、生物因素、生产过程、职业接触等的致癌性进行了评估。IARC根据对人类和实验动物致癌性资料，以及实验室资料的综合评估，将环境因子与类别、混合物以及暴露环境与人类致癌性的关系分为以下四组。

(1) 组1：对人类是致癌物，是指在人类流行病学及动物致癌实验均有充分证据的致癌物。

(2) 组2：又可分为两组，即组2A和组2B。组2A，对人类很可能(probably)是致癌物，指对人类致癌性证据有限，对实验动物致癌性证据充分；组2B，对人类是可能(possible)致癌物，指对人类致癌性证据有限，对实验动物致癌性证据并不充分，或指对人类致癌性证据不足，对实验动物致癌性证据充分。

(3) 组3：可疑致癌物，现有的证据不能对人类致癌性进行分类。

(4) 组4：人类可能非致癌物。

**2. 根据化学致癌作用模式分类** 根据化学致癌物对细胞成分作用及引起癌变机制不同，可分为遗传毒性致癌物和表观遗传毒性致癌物。

(1) *遗传毒性致癌物*(genotoxic carcinogens)：指进入细胞后与DNA共价结合，引起机体遗传物质改变，导致癌变的化学物质。可利用遗传毒理学试验来检测这类致癌物。大多数化学致癌物属于此类。

1) 直接致癌物(direct carcinogens)：本身具有直接致癌作用，在体内不需代谢活化即可致癌，多数为亲电子反应物。

2) 间接致癌物(indirect carcinogens)：本身不直接致癌，必须在体内经代谢转化，其代谢产物具有致癌作用。如多环芳烃、芳香胺类化合物等。

3) 无机致癌物：有些可能是亲电子剂，但有些是通过选择性改变DNA复制保真性，导致DNA改变，如金属镍、铬。

(2) *表观遗传毒性致癌物*(epigenotoxic carcinogens)：指不作用于机体遗传物质的化学致癌物。

1) 促长剂：本身无致癌性，在给予遗传毒性致癌物之后再给予促长剂可增强遗传毒性致癌物的致癌作用，也可促进“自发性”转化细胞发展成癌，如佛波酯(TPA)、苯巴比妥、丁基羟甲苯(BHT)。

2) 内分泌调控剂：主要改变内分泌系统平衡及细胞正常分化，常起促长剂作用，如乙烯雌酚、雌二醇等。

3) 免疫抑制剂：主要对病毒诱导的恶性转化起增强作用，如嘌呤同型物。

4) 细胞毒剂：可能引起细胞死亡，导致细胞增殖活跃及癌发展，如氯仿。

5) 过氧化物酶体增殖剂：过氧化物酶体增殖剂可导致细胞内氧自由基过量生成，如氯贝丁酯、邻苯二甲酸乙基己酯；

6) 固态物质：物理状态是关键性因素，可能涉及细胞毒性，如塑料、石棉等。

(3) *未分类*：如二恶烷、美舍吡伦等。

此外，有些化合物本身既不具有引发作用，也不具有促长作用，但可以促进引发作用和增强促长作用，即能促进或增强全部致癌过程，故称为助致癌物(cocarcinogens)，如乙醇、二氧化硫等。

## 四、化学致癌物的筛查方法

化学致癌物的判别有两个方面证据：一是人群流行病学调查，二是动物实验。化学致癌物的判别需从定性和定量两个方面进行。定性判别即判断受试物能否致癌；定量判别是进行剂量-反应关系分析，以推算其可接受的危险度的剂量，或人体实际可能接触剂量下的危险度。通常先进行化学物构效关系分析，致突变筛检试验、细胞恶性转化试验等对化学物的致癌性进行初步的筛查，实验结果若出现阳性再进行下一阶段的实验。

**1. 定量-构效关系分析** 利用理论计算和统计分析工具来研究化学物结构与其生物学效应之间的定量关系。构效关系分析具有快速、经济、有效等特点，但是由于分析时没有结合“生物学因素”，且分析方法尚未统一。因此，目前还没有一个很好的、功能较为全面的构-效关系分析系统。

**2. 致突变筛检试验** 致突变筛检试验又称短期致癌物筛检试验，主要是对致癌物的筛选，其依据是化学物的致突变性与致癌性的联系，即大多数化学致癌物具有致突变性，而大多数非致癌物无致突变性。利用致突变性进行致癌物的筛查，毒理学意义在于检出具有遗传毒性的致癌物。目前已建立的致突变试验有100多种，作为常规使用的致突变试验有以下几种：基因突变试验（Ames实验）、微核试验、染色体畸变试验以及程序外DNA合成试验等。该方法的局限性是无法检出非遗传毒性致癌物（假阳性）和具有遗传毒性的非致癌物（假阴性）。

**3. 哺乳动物细胞体外恶性转化试验**

（1）基本原理

哺乳动物细胞体外恶性转化试验（cell malignant transformation assay）又称细胞转化试验，通过将一些特定离体培养的细胞与受试物接触，根据细胞是否恶变为癌细胞作为观察终点，预测其致癌作用。

（2）常用细胞类型

恶性转化试验常用的细胞种类有：① 原代或早代细胞：常用叙利亚仓鼠胚胎细胞（SHE细胞）、人类成纤维细胞、小鼠皮肤或大鼠支气管上皮细胞等。② 细胞系：常用BALB/C－3T3、C3H10T1/2和BHK－21等细胞系。③ 病毒感染细胞：常用RLV/RE细胞即劳舍尔白血病病毒感染的Fisher大鼠胚胎细胞和SA7/SHE细胞即猿猴腺病毒感染的SHE细胞。

（3）试验结果分析

恶性转化细胞偏大且大小不等、核大而畸形、核膜粗厚、染色质深染且粗糙、核浆比例倒置、核仁增生而肥大；核仁和胞浆均由于RNA增多而偏酸性，故呈嗜碱性染色而偏蓝，核分裂多见。恶性转化细胞生长自控能力表现为接触抑制，在液体培养基中的细胞贴壁后，正常克隆为单层且排列有序的细胞；而转化克隆为多层且排列紊乱。

本试验的观察终点是细胞的恶性转化，即将此种细胞移植于动物体内是否可形成肿瘤。因此，其可靠性超过致突变试验。但是，恶性转化试验结果中观察到的只是恶性前期状态，它具有双向性的特点，很有可能发展成肿瘤，也有可能保持现状，不会发展。因此恶性转化试验阳性结果只表示受试物具有致癌的可能性，只能作为一个辅助性试验。

**4. 哺乳动物致癌试验**　哺乳动物致癌试验按照观察时间和靶器官范围分成两种类型，一是哺乳动物长期致癌试验，即终身试验（life-time test），是经典的和公认的化学物致癌性检测方法；另一种是动物短期致癌实验，又称为有限动物试验（limit in vivo bioassay），实验观察时间不是终身而是在有限的时间范围内，而且观察的靶器官限定为一个而不是全部。

（1）动物短期致癌试验：此试验方法和长期致癌试验有很大的不同，其特点是周期短，需要观察的靶器官指标少，能节省大量的人力和物力，提高试验效率。同时哺乳动物短期致癌试验，可直接反映受试物与动物直接接触的情况，能验证受试物的致癌性、助癌性和促癌作用的机制。国内外目前较受重视的哺乳动物短期致癌试验有四种：小鼠肺肿瘤诱发试验、大鼠肝转变灶（Altered focus）试验、小鼠皮肤肿瘤诱发试验和雌性SD大鼠乳腺癌诱发试验。

由于试验期短，观察的终点不是病理确认的恶性肿瘤，而是癌前病变如腺瘤、瘤性增生结节为主，因此大大缩短了实验周期。特别是皮肤肿瘤和乳腺癌的诱发试验适用的化学物种类较少，所以当哺乳动物短期致癌试验出现阴性结果时，不能排除假阴性。此外短期致癌试验反映的多是癌发生过程早期的病变，有些在其后的发展过程中可发生退变，对化合物致癌性的评价可产生影响。

（2）哺乳动物长期致癌试验：哺乳动物长期致癌试验亦称哺乳动物终生试验，是目前公认鉴定动物致癌物最可靠、应用最多的一种方法，亦即目前检测哺乳动物致癌物的标准方法。化学致癌的一个最大特点是潜伏期长，在啮齿动物进行1～2年的试验即相当于人类大半生的时间。而如果采用流行病学调查方法来确证一种新化学物是否为致癌物，一般需要人类接触该受试物20年后才能进行。此外，动物试验能严格控制试验条件，而流行病学调查不易排除混杂因素的影响。试验方法主要有实验动物、剂量选择、染毒途径、试验期限、观察和结果分析等步骤。

1）实验动物：在动物种系选择上，应选用与人体代谢相近似的实验动物，如犬、大鼠、小鼠。对活性不明的受试物，宜采用两种性别的啮齿类和非啮齿类动物。通常选择大鼠和小鼠进行致癌性评价，因为这两种动物生命周期较短、饲养成本低，对致癌物比较敏感，而且已有相当多的生理学和病理学资料。同时，在选择合适的动物种类和品系时，必须注意该物种对某些肿瘤的易感性，如小鼠对肝肿瘤的易感性大于大鼠，而大鼠对皮下肿瘤的易感性大于小鼠。在动物的性别上，必须使用两种性别的动物。

为了使实验动物接触可疑致癌物的时间足够长，通常使用刚断奶的年幼动物(大鼠为 4～6 周，小鼠为 3 周，仓鼠为 3～4 周)来进行致癌试验，尽可能使动物在其生命期内有更长的时间接触受试样品。但是也不能使用新生动物，因为在代谢能力、生理解剖特征、激素水平、免疫能力等方面和成年动物有很大差别，选择年龄过小的动物不能很好地代表群体的整体水平。

实验动物和动物试验的环境设施应符合国家相应规定。饲料应满足动物营养需要，且不含对试验有影响的杂质或杂质成分不超过标准。对饮水中的污染物也应检测。

2) 剂量与分组：为了最大限度地保证试验结果的可靠性和满足统计学处理的要求，动物应随机分成 3～5 个剂量组和至少 1 个相应的对照组，每 1 个剂量组和对照组至少应有 50 只雄性和 50 只雌性动物。各剂量的选择应根据现有资料制定，最好能根据亚慢性毒性资料。高剂量组可以出现某些较轻的毒性反应，但不能明显缩短动物寿命，低剂量组应高于或等于人类实际接触的剂量水平，且不影响动物的正常生长、发育和寿命。试验组的高、低剂量确定后其余各剂量按等比级数划分。

对照组动物应不接触受试样品，其他条件均与染毒组相同。若染毒必须加入溶剂或者赋形剂(不应影响受试样品的吸收或者引起毒性效应)，同时应设相应的助剂对照组。必要时，可设阳性对照组，阳性对照组致癌物最好与受试物的化学结构相近似。

3) 染毒途径和染毒频率：染毒途径要根据受试样品的理化特性选择，并尽量选择接近人类接触受试物的方式，以经口给予为主，可加入到饲料或饮水中喂饲，或灌胃，其次也可经呼吸道和皮肤给予。喂饲时混入饲料中的受试物的最高浓度不应超过 5%。试验期间应每周称体重 2 次，根据体重计算给予受试物的剂量。

通常应每天染毒，但根据染毒途径可有不同，每周 5 天的方式也是可行的，但是中断染毒可使动物得到恢复或毒性缓解，从而影响结果及以后的评价。受试样品加入饲料或饮水中进行经口试验时可连续染毒。染毒频率可根据毒物代谢学资料而调整。

4) 染毒周期：通常条件下，致癌试验的周期小鼠为 18 个月，大鼠为 24 个月，其他生命周期较长和自发肿瘤较低的动物可适当延长。当最低剂量组或对照组存活的动物数仅为开始时的 25%时，可及时终止试验；但因受试物毒性作用造成高剂量组动物过早死亡，则应继续进行试验；如因管理不善所造成的动物死亡大于 10%及小鼠在试验期为 18 个月或大鼠为 24 个月时，各组存活率均低于 50%时也应终止进行。

5) 观察指标

① 一般观察：试验期内每天至少详细观察一次，对死亡动物要及时进行剖检，对体质弱或濒死动物需要隔离或者处死，并检测各项指标。应记录所有动物临床表现和死亡情况，特别应注意肿瘤的发生和发展，需详细记录肉眼所见、病变性质、时间、部位、大小、外形和发展等情况，对濒死动物要详细描述。

试验期的前 13 周，每周要对全部动物分别称重，此后每 4 周记录 1 次。每周要检查和记录 1 次每只动物的饲料食用量，经饮水染毒时应记录饮水消耗量，以便计算受试样品的摄入量。3 个月后对于健康状况或体重无异常改变的动物，可以每 3 个月检查 1 次。在试验过程中如有动物健康状况恶化，应对该动物血细胞做白细胞分类计数。第 12 个月、18 个月以及处死动物前做血液图片和血细胞分类计数，通常先检查对照组和最高剂量组动物，如果高剂量组有问题再依次检查较低剂量组动物。

② 病理检查：所有实验动物，包括试验过程中死亡或濒死而被处死的动物以及试验期满处死的动物都应进行全面系统的剖检和肉眼观察，观察到的可疑病变和肿瘤部位均应留样，进一步做组织学检查。另外需要测定重要器官的绝对重量和脏器体重比值，至少包括脑、心、肝、肾、肾上腺、脾、卵巢、子宫、睾丸、附睾等脏器，必要时还应选择其他脏器。

病理组织学观察是致癌试验的主要必检项目，也是最具有诊断意义的指标。理论上应对所有脏器进行全面的检查，但为了节省人力、物力和时间，可遵循以下顺序检查：所有组别中肉眼可见的肿瘤和怀疑肿瘤的组织器官；对试验过程中死亡和处死的动物，所有的高剂量组和对照组动物，所保存的器官和组织进行镜下检查，详细描述其病变情况，特别是增生、癌前病变和癌变情况；如果高剂量组动物某些组织器官增生、癌前病变和癌变与对照组比较显著增加，所有各组动物相同的器官均应检查；如果数据显示高剂量组动物的生存期明显缩短，肿瘤的发生可能因而受到影响时，应再检查其较低剂量组。

6）结果与分析：统计各种肿瘤的数量（包括良性和恶性肿瘤）、患肿瘤的动物数、每只动物的肿瘤数及肿瘤潜伏期。肿瘤发生率指试验结束时患肿瘤的动物占有效动物数的百分比。有效动物总数指最早发现肿瘤时存活动物总数。其他相关指标还有各器官或组织肿瘤发生率和恶性肿瘤发生率以及各种类型肿瘤发生率。

肿瘤发生率（％）＝（试验结束时患肿瘤动物总数/有效动物总数）×100％

肿瘤潜伏期：从摄入受试物起到发现肿瘤的时间。对于能在体表观察的肿瘤（如皮肤肿瘤或乳腺肿瘤），可以用各组第一个肿瘤出现的时间作为该组的潜伏期。内脏肿瘤则需分批剖杀计算潜伏期。

WHO（1969）提出致癌试验结果有以下几种形式，并有剂量反应关系时判定为阳性结果：对照组也出现一种或者数种肿瘤，但试验组肿瘤发生率会更高；试验组出现的肿瘤类型比对照组多；试验组发生肿瘤的时间比对照组早；试验组动物的平均肿瘤数高于对照组。上述四条中试验组和对照组之间的数据经统计学处理后，任何一条有显著性差异即可认可受试样品的诱癌作用为阳性。

致癌性判定不单纯是一个学术上的问题，也和管理部门制订政策有密切关系。必须将短期试验、动物试验以及人群流行病学资料所得结果综合起来，详加分析，才能得出准确结论。目前这三个方面试验的方法学仍然有许多不足之处，有待进一步完善。

**5. 人群肿瘤流行病学研究**　要判别化学物是否为人类致癌物，流行病学资料具有决定性意义。它是确定人类致癌物的唯一手段。通常方法是，先通过动物致癌试验，根据阳性结果检出潜在的人类致癌物，或先进行描述流行病学调查或临床观察发现可疑人类致癌物，再进行分析性流行病学调查，即定群调查（或称队列调查）或病例对照调查。人群流行病学调查的不足之处是观察指标多为化学致癌作用的结果，即肿瘤发病率和肿瘤死亡数。这对于早期发现、早期治疗和预防很不利。

化学物致癌性的判别不单纯是一个学术问题，还与管理部门制定政策有密切关系。必须将短期试验、动物试验以及人群流行病学资料所得结果综合起来，加以分析，才能得出较为可靠的结论。目前这三个方面试验方法仍然有许多不足之处，有待进一步完善。

（任　锐、赵　芹）

## 思考题

1. 什么是一般毒性作用？按照接触毒物时间长短，一般毒性作用可分为哪几种？
2. 检测化学物致突变型的遗传学终点有哪些？如何选择一组配套试验判定化学物的致突变性？
3. 国际癌症研究所（IARC）对致癌物分类方法主要基于哪些研究证据？
4. 判定化学物是否具有发育毒性动物实验中的三段生殖毒性实验方案如何？
5. 哪些情况下应考虑进行致癌性评价？
6. 简述常用的短期致癌试验。
7. 致癌试验阳性的判定标准是什么？
8. 如何进行哺乳动物长期致癌试验？

# 第九章

# 食品添加剂的毒性与安全

## 第一节 概 述

随着食品工业的快速发展，食品添加剂不断影响着食品加工、贮藏以及食品质量等，从某种意义上讲，食品添加剂是现代食品工业的催化剂和基础。在食品中常常仅加入0.01%～0.1%的食品添加剂，对改善食品的色、香、味，调整食品的营养结构，提高食品品质，延长食品保存期等有着极其重要的作用。然而食品添加剂毕竟不是食品的基本成分，且有的食品添加剂对人体有潜在的危害性。食品添加剂在安全性监督管理下，在允许范围内按照要求使用一般来说是安全的。

### 一、食品添加剂的定义及分类

**1. 定义**

《中华人民共和国食品安全法》和《食品添加剂使用标准》(GB 2760—2011)中规定：食品添加剂是为改善食品品质和色、香、味以及为防腐、保鲜和加工工艺的需要而加入食品中的人工合成或者天然物质。营养强化剂、食品用香料、胶基糖果中基础剂物质、食品工业用加工助剂也包括在内。

各个国家对食品添加剂的定义有所不同。日本定义为"通过添加、混合、渗透或其他手段用于食品或食品加工、保藏和保存目的的物质"。美国定义为"食品添加剂是用于生产、加工、贮存或包装而存在于食品中的物质或物质的混合物，而不是基本的食品成分"。澳大利亚与新西兰联合发布的食品标准中规定，"食品添加剂不属于正常食品消费，仅用于食品配料且是为达到特殊工艺的要求而有意加入的物质"。欧盟在相关法规中明确表示食品添加剂不得按照正常食品或食品成分对待，仅是为实现加工或处理的技术目的而使用的物质。联合国粮农组织和世界卫生组织(FAO/WHO)所属的食品添加剂法规委员会(CCFA)规定，食品添加剂通常本身不应作为食品消费，也不是食品中的特征成分，而无论其有无营养价值，它们在食品的制造、加工、调制、处理、装填、包装运输或保藏过程中，是出于技术方面的目的和要求，或者是为了改善食品的性质而有意加入食品中，或者预期这些添加物质或其副产物会成为(直接或间接)食品的一部分。

随着现代食品工业的崛起，食品添加剂的地位日益突出，世界各国批准使用的食品添加剂的品种也越来越多。目前，全世界发现的各类食品添加剂有9万多种，国际上使用的食品添加剂种类已达25 000种，其中直接使用的4 000余种，常用的有近1 000种，香精香料占80%左右。FAO/WHO推荐使用的食品添加剂有400多种(不包括香精、香料)；美国食品与药物管理局(FDA)公布使用的食品添加剂有2 922种；日本允许使用的食品添加剂约1 100种；欧盟约使用1 000～15 000种。2011年，按我国《食品添加剂使用标准》(GB2760—2011)的规定，我国许可使用的食品添加剂有2 314个品种，涉及16大类食品、23个功能类别。

**2. 分类**

食品添加剂的分类可按其来源、制备方式、功能和安全评价的不同而有不同的划分。

(1) 按照来源分类：有天然食品添加剂和化学合成食品添加剂两类。前者主要利用动、植物或微生物的代谢产物为原料，经提取后获得的天然物质；后者则是采用化学手段、通过氧化、还原、缩合、聚合、成盐等合成反应得到的物质。

(2) 按照制备方式分类：有天然食品添加剂和人工化学合成、生物合成、天然提取物三类。

(3) 按照功能作用分类：食品添加剂可有很多类别。由于不同国家对食品添加剂的功能存在不同的划分标准，国际上尚无统一的类别数量。

根据我国颁布的《食品添加剂使用标准》(GB2760—2011)，食品添加剂分为酸度调节剂、抗结剂、消泡剂、抗氧化剂、漂白剂、膨松剂、胶基糖果中基础剂物质、着色剂、护色剂、乳化剂、酶制剂、增味剂、面粉处理剂、被膜剂、水分保持剂、营养强化剂、防腐剂、稳定剂和凝固剂、甜味剂、增稠剂、食品用香料、食品工业用加工助剂及其他类共23个功能类别。联合国粮农组织和世界卫生组织(FAO/WHO)1992年制定的食品添加剂法典标准(GSFA)中，将食品添加剂统一分成23类，其中除16类与中国分类标准中的类种相同外，GSFA中还有辅助剂、螯合剂、浑浊剂、助溶剂、吸附剂、发泡剂和包装充气剂，但没有营养强化剂。欧盟(EU)在1988年的相关法规中将食品添加剂分为9个功能类别组，但经2000年后的修改，将食品添加剂分为24类，其中13类与中国的类种相同，其他种类包括酸味剂、分散剂、发泡剂、助推剂、变性淀粉等。美国在联邦法规(CFR)中规定食品添加剂为32类，其中有12类与中国的类种相同，另外有抗凝剂、抑菌剂、着色稳定剂、面筋强化剂、腌渍剂、干燥剂、乳化盐、固化剂、风味增强剂、成型剂、熏蒸剂、促释剂、氧化剂和还原剂、填充剂、螯合剂、助溶剂、表面活性剂、表面光亮剂、增效剂、组织改进剂。

(4) 根据安全性评价来划分：FAO/WHO下设的食品添加剂专家委员会(JECFA)为了加强对食品添加剂安全性的审查与管理，制定出它们的ADI值，并向各国政府建议。该委员会建议把食品添加剂分为如下四大类：

第一类为安全使用的添加剂(generally recognized as safe, GRAS)，即一般认为是安全的添加剂，可以按正常需要使用，不需建立ADI值。

第二类为A类，是JECFA已经制定ADI值和暂定ADI值的添加剂，它又分为$A_1$、$A_2$两类。$A_1$类是经过JECFA评价认为毒理学资料清楚，已经制定出ADI值的添加剂。$A_2$类是JECFA已经制定出暂定ADI值，但毒理学资料不够完善，暂时允许用于食品的添加剂。

第三类为B类，它又分为$B_1$、$B_2$两类。JECFA曾经进行过安全评价，但毒理学资料不足，未建立ADI值的称为$B_1$类，未进行安全评价者称为$B_2$类。

第四类为C类，它分为$C_1$、$C_2$两类。JECFA进行过安全评价，根据毒理学资料认为应该禁止使用的食品添加剂为$C_1$类，应该严格限制使用的食品添加剂为$C_2$类。

但是，食品添加剂不是食品的基本成分。在用于食品之前，其安全性已在实验室中进行了多次测试，但还是在公众中引起了广泛的关注与争议。的确有些食品添加剂的安全性是值得怀疑的，尽管这类添加剂的剂量极其微小，但是，不能据此认为它们是无害的，因为有些食品添加剂的持续使用在人体内有累积效应，如长期作用于人体，可能存在潜在的慢性毒性、致癌性、致突变性和致畸性等问题。另外，多种食品添加剂混合使用还有叠加毒性的问题，当和其他物质如农药残留、重金属等一起摄入时，原本无致癌性的化学物质将转化为致癌物质。在我国，除了食品原料存在农药等有毒物质污染外，加工食品中还普遍存在食品添加剂超标使用的情况。因此，为了给消费者提供最大限度的保护，研究食品添加剂的慢性毒性及其叠加毒性具有重要现实意义。

## 二、食品添加剂的使用要求

**1. 限量** 正确使用食品添加剂首先要符合对其使用的限量要求，这是对食品添加剂安全性的保证，包括使用范围和添加剂量的规定。除源于传统食物成分或被证实无需限量要求的部分物种外，所有食品添加剂均有明确的限量标准和要求。

**2. 每日容许摄入量(ADI)** ADI是指人类每日摄入某物质直至终生，而不产生可检测到的对健康产生危害的量。以每千克体重摄入的量表示，即mg/kg・bw。

**3. 使用限量** 使用限量是食品添加剂在食品中的最大使用量。

**4. 范围要求** 不同食品添加剂在不同食品中的使用应有明确要求，这也是食品添加剂使用安全性的基本内容，需要根据不同食品添加剂的功能及毒理性质确定。因此，为加强对食品添加剂的使用管理，近年来许多国家的有关标准和法规中不仅列出了食品添加剂的性质和功能，而且还刻意标出不同食品添加剂所限定应用的食品范围。

(1) *按照加工食品需要选择添加剂类别物种*：不同类型的食品添加剂具有不同的功能，不同物种也会表现出不同的效果。根据食品的加工和处理需要，选择合适的添加剂物种，以避免盲目使用的情况发生，使食品添加剂更有效地发挥使用功能和添加效果。

(2) *毒理学性质决定应用范围和使用量*：不同食品添加剂的应用范围和使用效果依赖于不同的物种及其特殊性能，但同类添加剂应用到不同的食品种类和添加不同剂量时，不得不考虑其毒理学性质的差异和影响。因为食品添加剂的性能仅影响加工食品的添加效果，而物种的毒理学性质则影响加工食品的安全性。

(3) *扩展使用范围需完成申报*：随着应用和研发进展，食品添加剂的物种及其应用范围也会出现不断地扩展和变化。但所有更新内容应符合现有相关的标准和规定，否则必须完成必要的测试实验与申报程序。

**5. 使用原则** 使用食品添加剂不仅要了解物种的特性与功能，而且要掌握相关的法规和使用标准。在食品添加剂使用时应符合以下基本要求：

- 不应对人体产生任何健康危害；
- 不应掩盖食品的腐败变质；
- 不应掩盖食品本身或加工过程中的质量缺陷或以掺杂、掺假、伪造为目的而使用食品添加剂；
- 有利于保持或提高而不应降低食品本身的营养价值；
- 在达到预期目的前提下尽可能降低在食品中的使用量；
- 所选择使用的食品添加剂应符合相应的质量标准；
- 便于食品的生产、加工、包装、运输或者贮藏。

## 三、食品添加剂的管理

**1. FAO/WHO 对食品添加剂的管理** 1956 年在罗马成立了 FAO/WHO 食品添加剂专家委员会(JECFA)和食品法典委员会(CAC)，CAC 下设食品添加剂法典委员会(CCFA)，每年定期召开会议，对 JECFA 所通过的各种食品添加剂的标准、试验方法、安全性评价等进行审议和认可，再提交 CAC 复审后公布，以期在广泛的国际贸易中，制定统一的规范和标准，确定统一的试验方法及评价等，克服由于各国法规不同所造成的贸易壁垒。

**2. 美国对食品添加剂的管理** 美国在 1959 年颁布的《食品添加剂法》中规定，出售食品添加剂之前需经毒理学试验，食品添加剂的使用安全和效果的责任由制造商承担，但对已列入 GRAS 者例外。凡新的食品添加剂在未得到美国食品与药物管理局(FDA)批准前，绝对不能生产和使用。该法规分别由美国食品与药物管理局和美国农业部贯彻实施。此外，FDA 根据食用香料制造者协会的建议，属于 GRAS 类的食品添加剂由美国联邦法规索引公布。各种食品添加剂的质量标准和各种指标的分析方法等，由 FDA 所属的食品化学品法典委员会管理，由美国国家科学院出版社定期出版《食品化学品法典(FCC)》。

**3. 欧盟(EEC)对食品添加剂的管理** 1974 年，欧共体成立了欧共体食品科学委员会负责 EEC 范畴内有关食品添加剂的管理，包括对 FAO/WHO 所公布的 ADI 值确认、是否允许使用、允许使用范围及限量，并据此编制各种准用食品添加剂的 EEC 编号，并不定期地出版。1977 年，EEC 还设立了欧共体儿童保护集团(HACSG)，其任务之一就是对不适宜于婴幼儿的食品添加剂做出各种限制性建议。

**4. 我国食品添加剂的管理** 经过多年的建设和发展，我国已经形成了有关食品添加剂的法律、法规和标准管理体系，主要有：《中华人民共和国食品安全法》(2009)、《食品添加剂卫生管理办法》(2002)、《食品添加剂使用标准》(GB2760—2011)、《食品营养强化剂使用标准》(GB14880—2012)、《预包装食品标签通则》(GB7718—2011)、《食品安全性毒理学评价程序》(GB 15193.1—2003)、《食品用香料分类与编码》(GB/T 14156—2009)以及《食品添加剂新品种申报与受理规定》(2010)等。其中，《食品添加剂使用标准》和《食品营养强化剂使用标准》是食品添加剂使用中必须遵守的基础标准，对食品添加剂使用的物质名称、使用量、使用范围都进行了严格的规定。此外，有关产品质量和规格的国家标准、行业标准 200 多个，这些法律、法规和标准，对于我国食品添加剂的安全性起到了积极的促进作用。

# 第二节　各类食品添加剂的毒性与安全

## 一、着色剂

着色剂，又称食用色素，是以食品着色为目的的一类食品添加剂。通常包括食用合成着色剂和食用天然着色剂两大类。食用合成着色剂是用人工合成方法所制得的有机着色剂。合成着色剂具有着色力强、色泽鲜艳、不易褪色、稳定性好、易溶解、成本低等特点，目前仍在广泛使用。但近年来由于存在安全性问题，其使用品种逐渐减少。

**1. 食用天然色素**　指利用一定的加工方法所获得的来源于天然物质的有机着色剂。由于这些物质大多是可食资源，因此安全性较高。

(1) β-胡萝卜素：β-胡萝卜素是广泛存在于水果、蔬菜、谷物等食品中的脂溶性天然色素，其结构式见图9-1。

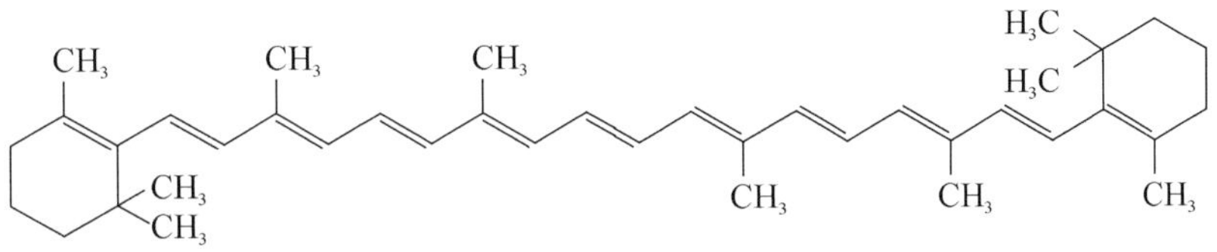

图9-1　β-胡萝卜素

β-胡萝卜素除了作着色剂外，还具有食品的营养强化作用。到目前为止。还没有发现因摄入过多β-胡萝卜素引起中毒的报道。因此，该物质被列为是安全的食品色素。JECFA规定β-胡萝卜素的ADI值为0～5 mg/kg·bw，在食品中的最大使用量为200 mg/kg。但也有报道称，如果β-胡萝卜素摄入过多，会聚集在皮下脂肪中，使皮肤呈现一种鲜黄色。目前，我国人均每天摄入β-胡萝卜素为3～4 mg；美国FDA/NCI(美国国立癌症研究所)推荐的β-胡萝卜素摄入量为5～6 mg/d，安全摄入量为30 mg/d。

(2) 焦糖色素：焦糖色素又称酱色，是蔗糖、饴糖、淀粉等在高温下分解、聚合而成的混合物，分不加胺盐生产和加胺盐生产两类，主要有普通焦糖色素(不加胺盐生产)、苛性亚硫酸盐焦糖色素、氨法焦糖色素和亚硫酸铵焦糖色素。不加胺盐生产的焦糖色素安全性高，大鼠经口$LD_{50}$大于1.9 g/kg·bw；加胺盐生产的焦糖色素含有致癌物4-甲基咪唑，故应严格限制使用量。FAO/WHO 1994年规定焦糖色素的ADI值为：普通焦糖色素，无需规定；氨法焦糖色素，0～200 g/kg·bw；亚硫酸铵焦糖色素，0～200 g/kg·bw。

**2. 食用合成色素**

(1) 日落黄：日落黄又名晚霞黄，橙红色粉末或颗粒，吸湿性强。水溶性偶氮类色素，中性和酸性水溶液呈橙黄色，碱性溶液中呈红棕色。2001年，JECFA规定日落黄的ADI为0～2.5 mg/kg·bw。大鼠经口$LD_{50}$大于2 g/kg·bw。目前，挪威和芬兰禁止用于食品。

(2) 柠檬黄：橙黄色粉末或颗粒，水溶性偶氮类色素，中性和酸性时水溶液呈金黄色，溶于浓硫酸呈橙黄色，用水稀释时转为金黄色。人经口摄入该色素后，在肠内受到细菌还原作用，粪便中可检出对氨基苯磺酸。由于偶氮基的还原键打开，产生另一代谢物氨基吡唑啉酮，将柠檬黄投予大白鼠，粪便代谢产物中有新的对氨基苯磺酸存在。2001年，JECFA规定柠檬黄ADI为0～7.5 mg/kg·bw。小鼠经口$LD_{50}$为12.75 g/kg·bw。挪威和澳大利亚不允许用于食品。

(3) 胭脂红：胭脂红也叫丽春红4R，红色至暗红色颗粒或粉末，水溶性偶氮类色素，溶于水呈红色。将胭脂红按1.2 g/kg·bw经口投予大鼠，消化道对其吸收较差；血液中该色素浓度在灌胃3 h后达高峰，但低于40 μg/ml，以后逐渐降低，16 h降低至检出限以下。胭脂红主要分布在肝脏，灌胃1 h后，肝脏中浓度可达320 μg/g；其次为血清和肾脏，含量均在50 μg/g以下，脑组织和肌肉中几乎不能检出。被吸收的胭脂红经胆道排泄。2001年，JECFA规定胭脂红的ADI值为0～4 mg/kg·bw，小鼠经口$LD_{50}$为19.3 g/kg·bw，大鼠注射$LD_{50}$为8 g/kg·bw。目前除美国不允许使用外，绝大多数国家均许可使用。

(4) **诱惑红**：暗红色粉末，着色牢度强，溶于水，不溶于乙醇，中性和酸性水溶液中呈红色，碱性溶液中呈暗红色。根据 Kazleton 研究所(1975)的报告，给狗投予 100 mg/kg 诱惑红 5 d，并在第 6 d 给予$^{35}S$标记的诱惑红 100 mg/kg 后，发现诱惑红难以吸收。24 h 内粪便、尿的薄层色谱法(TLC)试验中，尿中的代谢产物全部为甲氧甲苯氨基磺酸，而在粪便中甲氧甲苯氨基磺酸为 40%。经插管法投给大鼠诱惑红 200 mg/kg，24 h 粪便中甲氧甲苯氨基磺酸排出量占 31.1%，该色素为 18.1%，尿中甲氧甲苯氨基磺酸排泄量为 90%。2001 年，JECFA 规定诱惑红 ADI 为 0～7 mg/kg・bw。小鼠经口 $LD_{50}$ 大于 10 g/kg・bw。美国、欧盟允许使用，加拿大、澳大利亚允许使用但限定使用范围。

(5) **喹啉黄**：喹啉黄，黄色粉末或者颗粒，溶于水，微溶于乙醇。2001 年，JECFA 规定喹啉黄 ADI 为 0～10 mg/kg・bw。挪威、澳大利亚、美国、日本均限制用于食品。

(6) **苋菜红**：苋菜红为红褐色或暗红褐色均匀粉末或颗粒，无臭。耐光、耐热性强，耐氧化，还原性差，是水溶性偶氮类着色剂。苋菜红一直被认为是安全性很高的一种食用色素。但 1968 年，前苏联科学家发现苋菜红可使大鼠患癌。苋菜红使大鼠患癌的时间较长，每天用含苋菜红 0.2%(0.1 g/kg)的剂量喂养大鼠持续 830 d 时，发现一例肠癌，从而引起了对苋菜红毒性的长期争论，并使其已定的 ADI 多次更改。先是 1972 年，JECFA 将 ADI 从 0～1.5 mg/kg・bw 修改为暂定 0～0.7 mg/kg・bw；1978 年和 1982 年，JECFA 两次将其暂定 ADI 延期。1984 年，FAO/WHO 和 JECFA 第 28 次会议讨论了苋菜红的大鼠长期喂养试验研究和子宫接触结果，认为没有发现致癌的证据，但随着剂量的增加，会出现骨盆和肾的钙沉着病。JECFA 认为，根据长期研究结果，判定苋菜红大鼠最大无作用剂量为 50 mg/kg・bw，并最终确定了苋菜红的 ADI 为 0～0.5 mg/kg・bw。此外，还有报道称苋菜红具有胚胎毒性，可致畸胎的发生。因此，苋菜红的使用应当加以控制。苋菜红的小鼠经口 $LD_{50}$ 大于 10 g/kg・bw。

## 二、增味剂

增味剂或称风味增强剂，是补充或增强食品原有风味的物质，在中国一直被称为鲜味剂。增味剂的种类很多，但对其分类还没有统一的规定。按来源可分为动物性增味剂、植物性增味剂、微生物增味剂和化学合成增味剂；也可按化学成分分成氨基酸类增味剂、核苷酸类增味剂、有机酸类增味剂和复合增味剂等。我国目前应用最广的增味剂是 *L*-谷氨酸钠(味精，氨基酸类)、5'-肌苷酸二钠和 5'-鸟苷酸二钠(核苷酸类)，其结构式见图9-2。

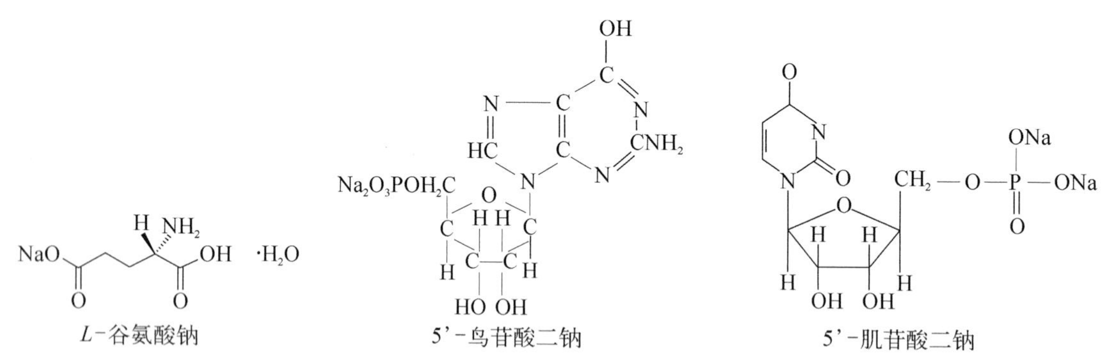


图 9-2 *L*-谷氨酸钠、5'-鸟苷酸二钠和 5'-肌苷酸二钠

(1) ***L*-谷氨酸钠**(monosodium *L*-glutamate, MSG)：又称味精，被吸收后参与机体代谢，包括氧化脱氨、转氨、脱羧和酰胺化等氨基酸代谢方式。大鼠经口 $LD_{50}$ 19.9 g/kg・bw，小鼠经口 $LD_{50}$ 6.2 g/kg・bw。ADI 不作特殊规定(FAO/WHO, 2001)。

(2) **5'-鸟苷酸二钠**(disodium 5'-guanylate, GMP)：又称鸟苷 5'-鸟甘酸钠、鸟苷酸钠，大鼠经口 $LD_{50}$ 10 g/kg・bw。0.1%～1%饲料慢性试验饲养 6 个月后，体重、组织无异常变化。ADI 不作特殊规定。EEC-HACSG 规定禁用于婴幼儿食品。按我国《食品添加剂使用标准》(GB 2760—2011)，5'-鸟苷酸二钠可在各类食品中按生产需要适量使用。

(3) **5'-肌苷酸二钠**(disodium 5'-inosinate, IMP)：又称 5'-肌苷酸钠、肌苷-5'-磷酸二钠、肌苷酸钠，大

鼠经口 $LD_{50}$ 为 14.4 g/kg・bw。用含 IMP 0.1%～1%的饲料进行大鼠的慢性试验，6 个月后可见各组体重增加，血浆、肝、肾、脾、睾丸、心、肺等组织无异常变化。ADI 不作特殊规定。EEC－HACSG 规定禁用于婴幼儿食品。按我国《食品添加剂使用标准》(GB 2760—2011)，5′-肌苷酸二钠可在各类食品中按生产需要适量添加。

## 三、防腐剂

防腐剂是指防止食品腐败、变质、延长食品保存期、抑制食品中微生物繁殖的物质，是人类使用历史最悠久、最广泛的食品添加剂。人类最早发明的保存食品方法主要是烟熏和盐腌。我国古代，人们很早就使用二氧化硫作为熏蒸消毒剂来保存食物。有些食品防腐剂如亚硝酸盐作为肉类的防腐剂，已有数千年的历史。由于食品从生产到消费有相当长的一段时间，为了防止食品变质，在食品中添加防腐剂是十分必要的。

**1. 酸型防腐剂**　苯甲酸(钠)和山梨酸(钾)(图 9－3)是我国目前最常用的食品防腐剂，而且两者往往混合使用。

(1) 苯甲酸及钠盐：苯甲酸钠有较好的水溶性，在酸性条件(pH 2.5～4)下能转化为苯甲酸对多种细菌、霉菌和酵母菌有抑制作用，长期以来一直用作果酱、碳酸饮料和泡菜等酸性食品的防腐剂。苯甲酸在动物体内会很快降解，75%～80%的苯甲酸可在 6 h 内排出，10～14 h 内完全排出体外。苯甲酸主要与甘氨酸结合形成马尿酸，其余的则与葡萄糖醛酸结合形成 1－苯甲酰葡萄糖醛酸。

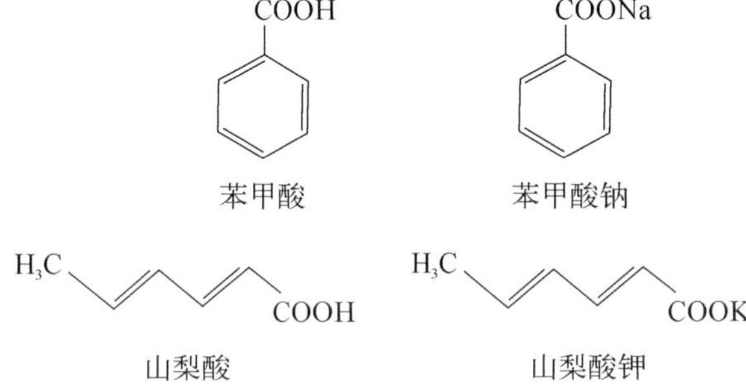


图 9－3　苯甲酸(钠盐)和山梨酸(钾盐)

苯甲酸没有慢性毒性。其他一些试验也表明苯甲酸无蓄积性、致畸、致癌、致突变和抗原作用。苯甲酸钠的急性毒性较弱，动物最大无作用剂量为 500 mg/kg・bw；但在人体胃肠道的酸性环境下可转化为毒性较强的苯甲酸。毒性研究表明，苯甲酸可引起啮齿类动物肝、肾肿大。小鼠摄入苯甲酸及其钠盐，会导致体重下降、腹泻、内出血、肝肾肥大、过敏、瘫痪甚至死亡。苯甲酸钠的毒性作用是通过改变细胞膜的通透性，抑制细胞膜对氨基酸的吸收，并透过细胞膜抑制脂肪酶等酶的活性，使 ATP 合成受阻实现的。苯甲酸钠的 ADI 值为 0～5 mg/kg・bw。

**表 9－1　苯甲酸钠盐的急性毒性作用结果**　(单位：g/kg・bw)

| 动　物 | 投药方式 | $LD_{50}$ |
|---|---|---|
| 小鼠 | 口　服 | 2 700 |
| 小鼠 | 静脉注射 | 1 714 |
| 兔 | 口　服 | 2 000 |
| 兔 | 皮下注射 | 2 000 |
| 狗 | 口　服 | 2 000 |

(2) 山梨酸及其钾盐：一般认为，山梨酸及其钾盐的抗菌机理是抑制了微生物的各种巯基酶的活性。山梨酸的抗菌力较弱，但对于霉菌、酵母等微生物有广谱抗菌能力，而对厌氧菌和乳酸菌几乎无效。对于腐败菌(浓度在 $10^3$ cfu/ml 以下)具有抑菌能力，一次污染和二次污染较严重的情况下，几乎不能发挥作用，故环境条件不完善或恶劣的情况下不适合使用这种添加剂。山梨酸钾对人造黄油、鱼、奶酪面包和蛋糕等食品的防腐作用比苯甲酸盐更强。低浓度的山梨酸钾主要用于控制霉菌和酵母的生长，适用于奶酪、烘焙食品、水果饮料、泡菜、水果、蔬菜、鱼、肉制品和酒类等食品的防腐，其使用范围和最大使用量与苯甲酸钠相似。

山梨酸实际上是一种直链不饱和脂肪酸(图 9－3)，可参与体内脂肪的正常代谢，最后被氧化成二氧化和水，基本上是无毒的。动物试验表明，即使长时间大剂量摄入山梨酸，也不会出现明显的异常。连续 2

个月每日给大鼠注射 40 mg/kg·bw 的山梨酸，其生长和食欲等方面都没有异常改变；但当剂量增加到 80 mg/kg·bw，时间再延长 3 个月后，小鼠出现生长滞缓。以 1%和 2%的山梨酸钾持续饲喂狗 3 个月，并没有发现任何异常的现象发生。持续两代(1 000 d)喂给大鼠 5%山梨酸，发现大鼠的生长率、繁殖率和其他行为表现无改变。这些研究结果提示，山梨酸的急性和慢性毒性可以忽略不计。山梨酸经口进入人体内后，吸收和代谢与一般的脂肪酸类似。通过动物试验确定了山梨酸及其钾盐的 $LD_{50}$ 值，结果如表 9－2 所示。

**表 9－2 山梨酸及其钾盐的急性毒性作用结果** (单位：g/kg·bw)

| 化合物 | 动物 | 投药方式 | $LD_{50}$ |
|---|---|---|---|
| 山梨酸 | 大鼠 | 口服 | 10.5 |
| 山梨酸钾 | 大鼠 | 口服 | 4.2 |
| 山梨酸 | 小鼠 | 口服 | 8 |
| 山梨酸钾 | 小鼠 | 口服 | 4.2 |
| 山梨酸 | 小鼠 | 静脉注射 | 2.8 |
| 山梨酸钾 | 小鼠 | 静脉注射 | 1.3 |

在所有的合成食品添加剂中，山梨酸钾的毒性研究最为彻底。1965 年，山梨酸钾被确定为安全的食品添加剂，尽管有人曾发现该物质长期经皮下注射可诱发大鼠的纤维瘤，但口服未发现有任何不良的影响。1985 年，FAO/WHO 将山梨酸钾确定为 GRAS 类食品添加剂，ADI 定为 0～50 mg/kg·bw。用山梨酸钾长期饲喂动物曾发现有体重下降等问题，但未发现其具有再生毒性，也不是诱变剂和致癌剂。

(3) 丙酸盐：丙酸钠对霉菌有良好的抑菌效果，而对细菌抑制作用较小，如对枯草杆菌、八叠球菌、变形杆菌等能延迟它们的发育 5 d，对酵母菌无作用。丙酸钠中起防腐作用的主要是未解离的丙酸，后者通过抑制微生物合成β-丙氨酸而起抑菌作用。用添加 1%～3%丙酸钠的饲料喂养大鼠 4 周，又用添加 3.7%丙酸钠的饲料喂养大鼠 1 年，未发现对大鼠的生长、繁殖、主要内脏器有任何影响。丙酸钠小鼠经口 $LD_{50}$ 为 5.1 g/kg·bw。

丙酸钙的防腐性能与丙酸钠相同，在酸性介质中形成丙酸而发挥抑菌作用。丙酸钙抑制霉菌的有效剂量较丙酸钠低，但它能降低化学膨松剂的作用，故常用丙酸钠。丙酸钙能抑制面包发酵时枯草杆菌的繁殖。用添加 1%、3%和 6%的丙酸钙的饲料喂养大鼠 180 d，体质量较对照组增加，血液、内脏无异变。丙酸钙大鼠经口 $LD_{50}$ 为 3.34 g/kg·bw，ADI 值不作限制性规定。

**2. 酯型防腐剂** 酯型防腐剂的抑菌能力不受 pH 的影响，广泛应用于食品、饮料、化妆品和医药等各个领域。对羟基苯甲酸酯类又称尼泊金酯类，包括甲、乙、丙、异丙、丁、异丁、庚等酯。其防腐性与烷基链的长度有关，烷基链越长，抗菌能力越强，但水溶性也随之降低。目前，我国仅允许使用对羟基苯甲酸乙酯和对羟基苯甲酸丙酯。对羟基苯甲酸酯类对霉菌、酵母有较强的抑制作用，对细菌特别是革兰氏阴性杆菌和乳酸菌的抑制作用较弱。其抑菌机理是抑制微生物的呼吸酶系和电子传递酶系的活性，以及破坏微生物的细胞膜结构。在有淀粉存在时，对羟基苯甲酸酯的抗菌力会减弱。对羟基苯甲酸丙酯防腐性能优于对羟基苯甲酸乙酯。

对羟基苯甲酸乙酯小鼠经口的 $LD_{50}$ 为 5 g/kg·bw，狗经口 $LD_{50}$ 为 5g/kg·bw，ADI 值为 0～10 mg/kg·bw。小鼠发生对羟基苯甲酸乙酯中毒后，呈现动作失调、麻痹等现象，但恢复很快，约 30 min 恢复正常。对羟基苯甲酸丙酯的毒性与对羟基苯甲酸乙酯相似，小鼠经口 $LD_{50}$ 为 3.7 g/kg·bw，狗经口 $LD_{50}$ 为 6 g/kg·bw，对大白鼠最大无作用剂量(MNL)值为 1.0 g/kg·bw，ADI 值为 0～10 mg/kg·bw。对羟基苯甲酸乙酯和丙酯的混合物(按 4∶6)比例饲喂小鼠 18 个月，在初期观察到小鼠生长缓慢，其余未见异常。有人每天口服对羟基苯甲酸甲酯 2 g 约一个月，也未发现异常。

对羟基苯甲酸乙酯在酱油中的最大用量为 0.25 g/kg，醋中为 0.1 g/kg。对羟基苯甲酸丙酯在碳酸饮料中的最大用量为 0.1 g/kg，在水果和蔬菜中的用量为 0.012 g/kg，在果汁和果酱中的用量为 0.2 g/kg。美国容许其正庚酯用于啤酒保鲜，日本容许其正辛酯用于啤酒保鲜。

**3. 生物型防腐剂**

(1) 乳酸链球菌素 乳酸链球菌素(nisin)又称乳链球菌素、乳链菌肽,是由乳酸链球菌产生的小肽,由34个氨基酸组成。1969年,FAO/WHO确认乳酸链球菌素为食品防腐剂,是第一个被批准用于食品中的细菌素。

乳酸链球菌素能抑制大部分$G^+$菌及其芽孢的生长和繁殖,如葡萄球菌属、链球菌属、小球菌属、梭状芽孢杆菌属和芽孢杆菌属的细菌,特别是对金黄色葡萄球菌、溶血链球菌、毒梭状芽孢杆菌作用明显。乳酸链球菌素具有不可逆的杀菌作用,在人消化道中可被蛋白酶水解消化成氨基酸,对健康无害且在低浓度下有生物活性,是一种比较安全的防腐剂,不会改变肠道正常菌群,不会引起耐药性,更不会产生与其他抗生素交叉的抗性。对乳酸链球菌素的微生物毒性研究表明,无微生物毒性或致病作用,比较安全无副作用,ADI值为0～33 000 IU/kg · bw(FAO/WHO,1994)。

(2) 纳他霉素(Natamycin) 又称匹马菌素,游霉素。1982年,美国FDA正式批准纳他霉素可用作食品防腐剂,还将其归类为GRAS产品之列,我国于1996年对其进行评价并建议批准使用,现已列入食品添加剂使用标准。

纳他霉素是一种高效广谱的抗霉菌、酵母菌、某些原生动物和某些藻类,能与甾醇化合物相互作用且具有高度的亲和性,对真菌有抑制活性,其抗菌机理在于它能与细胞膜上的固醇化合物反应,由此引发细胞膜结构改变而破裂,使细胞内容物渗漏,导致细胞死亡。但它没有抗细菌活性。另外,纳他霉素对于抑制正在繁殖的活细胞效果很好,同时对真菌孢子也有一定的抑制作用。根据我国《食品添加剂使用标准》(GB 2760—2011),纳他霉素食物中最大残留量为10 mg/kg,而其实际使用量为$10^{-6}$数量级。因此,它是一种高效安全的新型生物防腐剂。

## 四、发色剂

发色剂也称为护色剂或助色剂,是为增色、调色或加深颜色而加入到食品中的物质,主要是指向食品中添加的非色素类的并能使肉类制品发色的化学品。常用的发色剂有硝酸盐和亚硝酸盐,此类物质具有一定的毒性,尤其可与胺类物质生成强致癌物质亚硝胺。

我国《食品添加剂使用标准》(GB 2760—2011)规定普通食品常用的护色剂有亚硝酸钠、亚硝酸钾、硝酸钠、硝酸钾。硝酸盐和亚硝酸盐是我国已使用几百年的肉制品护色技术,但是因为安全性的原因,绿色食品中禁止使用亚硝酸钠、亚硝酸钾、硝酸钠、硝酸钾。

(1) 亚硝酸钠:是食品加工中最常用的发色剂,也是食品添加剂中急性毒性较强的物质之一。亚硝酸盐对肉毒梭状芽孢杆菌有特殊抑制作用,极大地改善了肉制品的感官和风味效果,但其毒理特性和食品安全的影响也引起了人们重视。当过量摄入的亚硝酸盐(一次性摄入0.3 g以上)进入血液后,可使正常血红蛋白($Fe^{2+}$)变成高铁血红蛋白($Fe^{3+}$),并因此使血红蛋白失去携带氧气的功能,最终导致机体组织缺氧。一般口服亚硝酸盐0.5～3 h后,产生头晕、呕吐、乏力、心悸、皮肤发紫等症状,严重者出现意识丧失、昏迷、呼吸衰竭,甚至死亡。亚硝酸钠还可与食品中及体内的胺类结合成具有致癌作用的亚硝胺。另外,亚硝酸盐能够透过胎盘进入胎儿体内,6个月以内的婴儿对亚硝酸盐特别敏感,对胎儿有致畸的作用。大鼠经口$LD_{50}$为85 mg/kg · bw(雄)和175 mg/kg · bw(雌),小鼠经口$LD_{50}$为220 mg/kg · bw,ADI值0～0.06 mg/kg · bw(FAO/WHO,1995)。

(2) 硝酸钠和硝酸钾:硝酸盐在肉制品中还原成亚硝酸盐而呈现发色作用,同时也呈现出毒性。在硝酸盐中,硝酸钾的毒性较强,其所含的钾离子对人体的心脏有影响。硝酸钠的大鼠经口$LD_{50}$为1.1～2.0 g/kg · bw,小鼠经口$LD_{50}$为3.2 g/kg · bw,家兔经口$LD_{50}$为2.68 g/kg · bw,ADI值为0～3.7 mg/kg · bw(FAO/WHO, 1995)。硝酸钾的大鼠经口$LD_{50}$为3.2 g/kg · bw。

## 五、甜味剂

(1) 糖精钠:糖精钠是最古老的甜味剂(1884年生产和使用),比蔗糖甜300～500倍,结构式见图9-4。其安全性一直存在争议。美国等国家规定,食品中若添加糖精钠,必须在标签上标明“糖精钠能引起动物肿瘤"的警示。糖精钠在生物体内不被分解,由肾排出体外,急性毒性不强,其争议主要在致癌性。

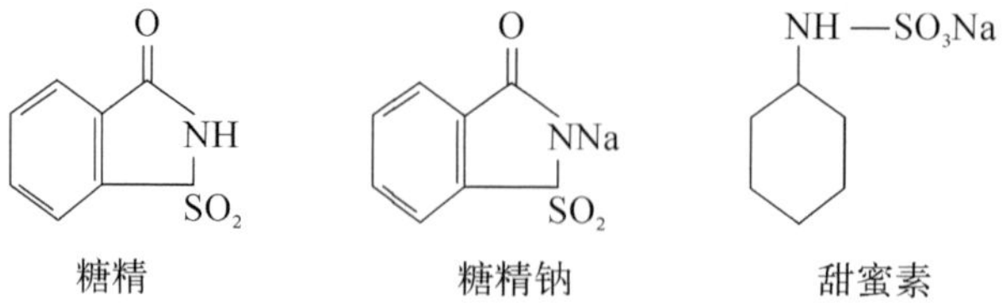

图 9-4 糖精和甜蜜素

从 20 世纪 50 年代开始,一直对糖精钠的安全性存在争议。美国科学院于 1955 年、1968 年、1970 年及 1974 年分别成立过专门委员会对糖精钠的安全性进行大规模的评估,FAO/WHO 食品添加剂专家委员会也曾在 1968 年、1974 年和 1977 年对糖精钠的致癌性进行讨论。虽然大多数流行病学、毒理学及代谢的研究都表明糖精钠不会致癌,但也有一些糖精钠致癌的报告。

1984 年,JECFA 将以前制定的糖精钠的 ADI 值由 0～5 mg/kg・bw 暂改为 0～2.5 mg/kg・ bw,并禁止在婴儿食品中添加糖精钠。FDA 要求在食品中禁止使用糖精钠。我国在酱油、浓缩果汁、蜜饯、果脯、冷饮、糕点、饼干、面包中容许使用糖精钠,最大使用量为 0.15 g/kg;碳酸饮料中为 0.08 g/kg。

**表 9-3 糖精钠的急性毒性作用结果** (单位: g/kg・bw)

| 动　物 | 投药方式 | $LD_{50}$ |
|---|---|---|
| 小鼠 | 口　服 | 17.5 |
| 小鼠 | 静脉注射 | 6.3 |
| 大鼠 | 口　服 | 17.0 |
| 大鼠 | 静脉注射 | 7.1 |
| 兔 | 口　服 | 5～8 |

(2) 甜蜜素(sodium cyclamate): 甜蜜素的化学名为环乙基氨基磺酸钠,其甜度约为蔗糖的 30 倍。甜蜜素的急性毒性如表 9-4 所示。1968 年,FDA 在大鼠中发现了甜蜜素的致畸、致癌和致突变性。1969 年,世界各国相继禁止其用于食品中。但随后很多试验表明其无致癌性,目前已有 40 多个国家承认它是安全的。1982 年,JECFA 重新审议,将原来暂定的 ADI 值由 0～4 mg/kg・bw 改为 0～11 mg/kg・bw。

**表 9-4 甜蜜素的急性毒性作用结果** (单位: g/kg・bw)

| 动　物 | 投药方式 | $LD_{50}$ |
|---|---|---|
| 小鼠 | 经　口 | 10～15 |
| 小鼠 | 静脉注射 | 7 |
| 大鼠 | 静脉注射 | 12～17 |
| 大鼠 | 经　口 | 6 |

我国主要在碳酸饮料、酱菜、饼干和面包中使用甜蜜素,最大用量为 0.25 g/kg,用于蜜饯的最大用量为 1.0 g/kg,果冻为 0.5～2.0 g/kg。但由于该物质的甜度较低,因而在蜜饯等食品中往往存在糖精钠和甜蜜素超标使用的情况。

(3) 阿斯巴甜(Aspartam): 阿斯巴甜又称蛋白糖、甜味素,其化学名称为天门冬酰苯丙氨酸甲酯,是一种二肽衍生物。阿斯巴甜的甜度为蔗糖的 150～200 倍。由于阿斯巴甜的耐热性差,因而主要用于碳酸饮料、果汁、速溶咖啡、酒、糕点等食品中。阿斯巴甜几乎无毒,小鼠经口 $LD_{50}$ 为 10 g/kg・bw,但有弱蓄积性(蓄积系数>5)。阿斯巴甜的 ADI 值为 0～11 mg/kg・bw。1982 年,FAO/WHO 将其定为 GRAS 类食品添加剂,1991 年确定甜蜜素的 ADI 值为 0～40 mg/kg・bw。

阿斯巴甜含有苯丙氨酸成分,因而对苯丙酮酸尿症患儿不利。据统计,每 1 万～2 万个新生儿中就有一人属于苯丙酮酸尿症患者。该病是一种遗传性疾病,患者肝细胞中的苯丙氨酸羟化酶含量仅为正常人的 1/4,不能将苯丙氨酸转化为酪氨酸,从而在血和尿中蓄积大量的苯丙酮酸,进而危及大脑。因此,含有阿斯巴甜的食品应带有“苯丙酮酸尿症患者不宜食用”的警告标识。

(4) **甘草素**(liquiritigenin)：甘草素是从甘草根部提取的天然甜味剂。甘草素的甜味来自甘草酸和甘草次酸。前者是一类三萜类皂苷，占甘草根干重的4%～5%，甜度为蔗糖的50倍。甘草酸水解脱去糖酸链就形成了甘草次酸，甜度为蔗糖的250倍。利用生物化学技术将甘草次酸进行修饰，形成甘草次酸单葡萄糖醛酸苷(MGGR)，MGGR的甜度为蔗糖的941倍。甘草提取物作为天然的甜味剂广泛用于糖果(甘草糖)、蜜饯和罐头等食品中。

甘草酸的苷元即甘草次酸具有细胞毒性，长时间大量食用甘草糖(100 g/d)可导致严重的高血压和心脏肥大，出现钠离子潴留和钾离子的排出，严重者可导致极度虚弱和心室纤颤，尤其对老年人及心血管病和肾脏病患者，易导致高血压和充血性心脏病。甘草次酸的结构与糖皮质激素的结构类似，对体内糖皮质激素受体有同样的激活作用，其毒性表现为糖皮质激素受体被激动后所产生的效应。因此，甘草次酸不适合加入到经常和普遍食用的食品中。

## 六、抗氧化剂

脂肪中的不饱和脂肪酸容易被氧化。当油脂及含油脂食品置于空气中，与空气中的氧接触时，能逐渐自动氧化，这种现象称作油脂酸败。油脂酸败后不仅颜色和气味发生变化，营养价值也会降低，甚至产生有毒物质。在食品中添加抗氧化剂(antioxidants)是防止油脂及含油脂食品酸败、延长货架期的有效手段。丁基羟基茴香醚(BHA)、二丁基羟基甲苯(BHT)、没食子酸丙酯(PG)、抗坏血酸(维生素C)和维生素E是目前广泛应用的抗氧化剂。

(1) **BHA、BHT和PG**：这三种抗氧化剂是目前食品工业中最常用的合成抗氧化剂(图9-5)。BHA、BHT和PG经常混合使用。一般抗氧化能力排序是：PG>BHT>BHA。1983年，FAO/WHO规定BHA和BHT的ADI为0～0.5 mg/kg·bw，PG的ADI为0～0.2 mg/kg·bw。

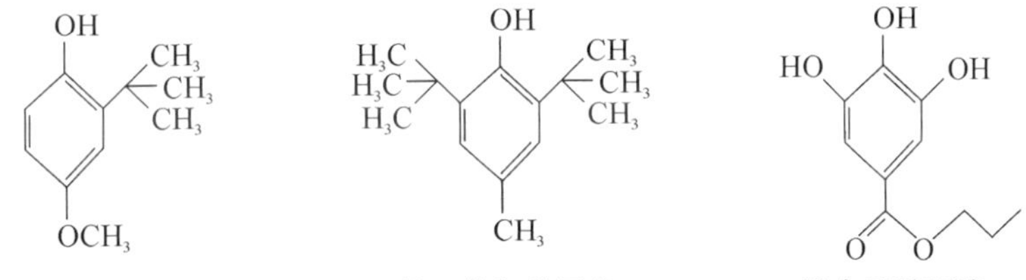

丁基羟基茴香醚　　特丁基羟基甲苯　　没食子酸丙酯

图9-5　BHA、BHT和PG

BHA、BHT和PG的急性毒性较弱。BHA以1.4～4.7 g/kg·bw的剂量持续饲喂狗4周，狗出现轻微的腹泻。BHA也会导致慢性过敏反应和代谢紊乱。以含0.2%～0.8%BHT的饲料喂饲大鼠24个月，未发现病变；当剂量增加到1%时，大鼠出现食欲不振和组织病变。BHT的急性毒性比BHA稍大，但无致癌性。用含0.2%～1.0%BHT的饲料喂饲大鼠105 d，未见病理学异常。PG的毒性高于BHA和BHT。用含高浓度PG(2%～3%)的饲料喂养大鼠10～16个月，40%的大鼠在一个月内死亡，解剖发现PG主要危害大鼠的肾脏。然而，PG对其他动物并未造成严重影响，也不引起严重的慢性中毒。

**表9-5　BHA、BHT和PG的急性毒性($LD_{50}$值)**　　(单位：mg/kg·bw)

| 动　物 | 投药方式 | BHA | BHT | PG |
|---|---|---|---|---|
| 小　鼠 | 经　口 | 2 000 | 1 390 | 2 500～3 100 |
| 大　鼠 | 经　口 | 2 200～5 000 | 1 970 | 2 300～4 000 |

我国规定在油脂、油炸食品、干鱼、饼干、方便面、速煮米、干制食品、罐头和腌肉等食品中BHA的最大使用量不得超过0.2 g/kg。BHA与BHT混合使用，在油脂中的含量不得超过0.25 g/kg，BHA、BHT和PG混用时，BHA和BHT的总量不得超过0.1 g/kg，PG不得超过0.05 g/kg。

(2) **维生素C**：维生素C又称抗坏血酸(ascorbic acid)，结构式见图9-6。许多植物性食物富含维生素

C,但在加工过程中很容易损失。维生素 C 作为水溶性抗氧化剂的主要作用是保护食品的色泽(不变色)及风味。

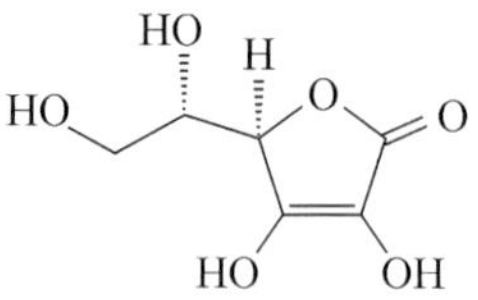

图 9-6 维生素 C

目前还没有维生素 C 中毒的报道。FDA 将维生素 C 列为 GRAS 类物质而未加限量。有证据表明,成年人每天口服 10～20 g 维生素 C 未见有毒副作用,有数百人日服维生素 C 10～20 g 长达 10 年之久亦未见毒副作用。但是,大量食用维生素 C 会引起其他一些物质的过度吸收、带来毒害作用。例如,大剂量服用维生素 C 会导致钙过度吸收和肾结石的形成。过多摄入维生素 C 也可延长有机汞在体内的停留时间并增加镉的毒性。

维生素 C 是一种广谱性的抗氧化剂,可以保护维生素 A、维生素 E 及其他多种天然抗氧化剂免遭氧化破坏。维生素 C 在一定的生理范围内可以有效淬灭活性氧自由基,从而阻止活性氧自由基对细胞和 DNA 的伤害。目前最确凿的证据是维生素 C 可阻断亚硝酸盐形成致癌物的亚硝基化反应。

FAO/WHO 建议维生素 C 的 ADI 值为 0～15 mg/kg・bw。目前我国成年人每天的维生素 C 摄入量为 70 mg,孕妇为 100 mg,完全达到了正常人对维生素 C 的需求量(60 mg/d)。美国国立卫生研究院(NIH)认为成年人每天的维生素 C 摄入量最好为 200～400 mg,因为人体对这个剂量的生物利用性最好。摄入剂量如超过 500 mg,则利用率开始下降;摄入剂量超过 1 g,则很容易形成草酸盐排出。

(3) *维生素 E*: 维生素 E 又名 α-生育酚(α-tocopherol),是一种脂溶性维生素。作为抗氧化剂,维生素 E 常添加在天然深海鱼油中,抑制油脂酸败和脂质过氧化。大多数植物油和鱼油中均富含维生素 E,只是含量各有不同。一些特殊的植物油,如沙棘油、麦胚油和芝麻油因富含维生素 E 而不易酸败。

维生素 E 几乎是无毒的。维生素 E 大鼠经口 $LD_{50}$ 为 10 g/kg・bw。患者每日口服 300 mg 的维生素 E 连续几个月,并没有出现不良影响。但是也有报道称,成年人长时间每天摄入 720 mg 维生素 E,可出现头痛、呕吐、疲乏、昏眩和视力模糊症状;长时间每天口服 1 g 维生素 E 可诱发高血压、糖尿病和生殖系统障碍;更高剂量可能会导致出血、影响免疫系统功能,导致免疫性疾病如哮喘、类风湿性关节炎及红斑狼疮的恶化。

FAO/WHO 建议维生素 E ADI 值为 2 mg/kg・bw。试验证明,每天摄入 300 mg 的维生素 E 无毒副作用。中国营养学会推荐的维生素 E 摄入量为 10～12 mg/d,美国 FDA 推荐的维生素 E 摄入量为 10 mg/d。

## 七、酸度调节剂

酸度调节剂亦称 pH 调节剂,是用以维持或改变食品酸碱度的物质,即增强食品中酸味和调整食品中 pH 或具有缓冲作用的酸、碱、盐类物质总称,包括酸味剂、碱性剂和盐类物质。

(1) *柠檬酸*(citric acid): 又称枸橼酸,学名 3-羟基-3-羧基戊二酸。柠檬酸具有较好的防腐作用,特别是抑制细菌的繁殖效果较好。大鼠腹腔注射 $LD_{50}$ 为 975 mg/kg・bw,柠檬酸是人体三羧酸循环的重要中间体,在体内分解为氨基酸和二羧酸,无蓄积作用。许多动物试验结果表明,柠檬酸及其钾盐、钠盐对人体没有明显危害。

(2) *乳酸*(lactic acid): 又称丙醇酸,具有旋光性。按其构型及旋光性分为 *L*-乳酸、*D*-乳酸和 *DL*-外消旋乳酸,但人体只含有 *L*-乳酸脱氢酶,只能代谢 *L*-乳酸,且不产生具有任何有毒、副作用的代谢产物。*D*-乳酸或 *DL*-外消旋乳酸的过量摄入则有可能引起代谢紊乱甚至导致中毒。大鼠经口 $LD_{50}$ 为 3.73 g/kg・bw,ADI 值无限制性规定。给大鼠经口投予 1.7 g/kg・bw 的 *DL*-型、*D*-型和 *L*-型乳酸,3 h 后检测结果表明,*DL*-型乳酸可使肝糖原增高,40%～95%在 3 h 内吸收转化;*D*-型和 *L*-型乳酸使血中乳酸盐增高,由尿液排出体外。

(3) *酒石酸*: 又称 2,3-二羟基丁二酸,无色透明晶体或白色粉末。酒石酸进入人体后,20%由尿排出。有因一次误食 75～90 g 酒石酸而造成死亡的病例。小鼠经口 $LD_{50}$ 4.36 g/kg・bw,ADI 值为 0～30 mg/kg・bw[*L*-酒石酸与其钾盐、钠盐及钾钠盐的总和,*DL*-酒石酸无需提出(FAO/WHO,1994)]。

(4) *磷酸*: 磷酸的酸味较柠檬酸大,有强烈的收敛味和涩味。在饮料工业中用来代替柠檬酸和苹果酸,用作酿造时的 pH 调节剂。在果酱中使用少量磷酸,以控制果酱能形成最大胶凝体的 pH。在饮料、冷饮、糖果和焙烤食品中用作增香剂。用含 0.4%、0.75%磷酸的饲料喂养大鼠,经 3 代共 90 周的试验,结果表明对生长和繁殖均未发现有不良的影响，在血液和病理学上也无异常。美国 FDA 将磷酸定为 GRAS 物质，参与机体正常代谢。大鼠经口 $LD_{50}$ 1.53 g/kg・bw，ADI 值为 0～70 mg/kg・bw（以磷计的总磷酸盐量，FAO/WHO，2001）。

（5）乙酸（醋酸）：又称醋酸、冰醋酸。醋酸味极酸，在食品中使用受到限制。乙酸天然存在于动植物组织中，是食品的正常成分，通过机体脂肪酸和糖类正常代谢。大量服用醋酸能使人中毒。据报道，每日服用 1 g醋酸无不良作用，长期大量食用可导致肝硬化。浓醋酸对皮肤有刺激和灼伤作用。小鼠经口 $LD_{50}$ 4.96 g/kg・bw，ADI 值不作限制性规定（FAO/WHO，2001）。

（6）富马酸：又称延胡索酸、反丁烯二酸，白色结晶性粉末，有特殊酸味。富马酸的酸味强，为柠檬酸的 1.5 倍，故低浓度的富马酸溶液可代替柠檬酸，但由于微溶于水，一般不单独使用，与柠檬酸、酒石酸复配使用能呈现果实酸味。富马酸是三羧酸循环的中间体，可参与机体正常代谢。富马酸的异构体马来酸（顺丁烯二酸）有毒性，而富马酸几乎无毒性。给兔子腹腔注射 0.006 g/kg・bw 富马酸，17～19 周后兔子出现甲状腺肿大、充血、睾丸萎缩和透明质酸酶减少等症状。用含 1.5%富马酸的饲料喂养大鼠 2 年，大鼠死亡率稍有增加，睾丸萎缩，而内脏器官没有变化，无致癌作用。大鼠经口 $LD_{50}$ 10.7 g/kg・bw，ADI 值不作限制性规定（FAO/WHO，2001）。

## 八、漂白剂

为了促使食品的发色物质进行氧化还原反应，破坏或抑制食品的发色因素，使食品褪色或色泽消失，一般需要使用漂白剂。漂白剂分为氧化型和还原型两类，一般主要使用还原型漂白剂。还原型漂白剂在还原剂存在时有漂白效果，一旦还原剂全部反应完毕，由于空气中氧的存在，食品的颜色会部分或全部恢复，还原型漂白剂还有抑菌和抗氧化作用。但是，漂白剂一般有毒性，故应更严格控制使用量。添加过量将残留在食品中对人体造成危害。

（1）焦亚硫酸钾：白色结晶粉末或颗粒，通常具有二氧化硫气味，有强还原性，在食品中常用作漂白剂、脱色剂，同时也可作为防腐剂、抗氧化剂使用。焦亚硫酸钾的兔经口 $LD_{50}$ 600～700 mg/kg・bw（以二氧化硫计）。慢性毒性试验结果表明，大鼠每日摄入含焦亚硫酸钾 0.05%的饲料 1～2 年后，未发现异常；但喂饲含 0.1%焦亚硫酸钾饲料，则引起大鼠生长抑制，推测可能是焦亚硫酸钾破坏饲料中维生素 $B_1$ 所致。焦亚硫酸钾的 ADI 值为 0～0.7 mg/kg・bw（以二氧化硫计）。

（2）亚硫酸钠：无味的白色结晶或粉末。食品中亚硫酸盐的毒性取决于亚硫酸盐氧化生成二氧化硫的速度、量与浓度。亚硫酸盐在生物体内氧化生成硫酸盐，硫酸盐又可以生成亚硫酸，亚硫酸十分容易刺激消化道的黏膜。给狗经口投予 6～16 g 的亚硫酸盐 20 d，狗可出现 2～3 个内脏器官出血，少量亚硫酸盐投予的狗则无异常表现。亚硫酸盐的兔经口 $LD_{50}$ 600～700 mg/kg・bw（以二氧化硫计），大鼠静脉注射 $LD_{50}$ 为 115 mg/kg・bw。亚硫酸钠的 ADI 值为 0～0.7 mg/kg・bw（以二氧化硫计）。

（3）亚硫酸氢钠：是由亚硫酸氢钠和焦亚硫酸钠以不同的比例混合组成的，具有亚硫酸氢盐的性质，为白色或黄色结晶或粗粉末状，有二氧化硫的气味。亚硫酸氢钠的大鼠经口 $LD_{50}$ 为 2 000 mg/kg・bw（以二氧化硫计），ADI 值为 0～0.7 mg/kg・bw（以二氧化硫计）。生成的二氧化硫对消化道和胃黏膜均有刺激性作用。

## 九、消泡剂

食品发酵过程、豆类加工或者添加高分子化合物的乳化剂时常产生大量泡沫，加入具有破泡能力的物质即消泡剂可降低液态表面张力以消除泡沫。一般具有破泡能力的液体物质，其表面张力都较低，且易于吸附、铺展于液膜上，使液膜的局部表面张力降低，同时带走液膜下层邻近液体，导致液膜变薄、泡沫破裂。我国允许使用的消泡剂有：乳化硅油、高碳醇脂肪酸酯复合物 DSA－5、聚氧乙烯聚氧丙烯季戊四醇醚（PPE）、聚氧乙烯聚丙醇胺醚（BAPE）、聚氧丙烯甘油醚、聚氧丙烯氧化乙烯甘油醚、聚二甲基硅氧烷，共 7 种。

（1）乳化硅油：是硅油（即甲基聚硅氧烷）经乳化而成的。乳化硅油为亲油性表面活性剂，表面张力小，消泡能力很强，是良好的食品消泡剂。以乳化硅油灌胃小鼠（剂量为 20 ml/kg・bw）观察一周，无急性中毒症状出现。用含 0.3%乳化硅油的饲料喂养大鼠 2 年,未发现异常。Ames 试验及骨髓微核试验均无致突变作用。最大无作用剂量为 4 000 mg/kg · bw。

**表 9-6 乳化硅油的急性毒性作用结果** (单位: mg/kg · bw)

| 动　　物 | 投药方式 | $LD_{50}$ |
|---|---|---|
| 大鼠(雌性) | 经口 | 10.8 |
| 大鼠(雄性) | 经口 | 14.7 |
| 小鼠(雌性) | 经口 | 12.4 |
| 小鼠(雄性) | 经口 | 17.1 |

(2) 高碳醇脂肪酸酯复合物:又称 DSA-5,为十八碳醇的硬脂酸酯、液体石蜡、硬脂酸三乙醇胺组成的混合物。DSA-5 的主要成分为表面活性剂,能显著降低泡沫液壁的局部表面张力,加速排液过程使泡沫破裂消除。DSA-5 消泡效果好,在标准范围内使用,消泡率达 96%~98%。大鼠经口 $LD_{50}$ 大于 15 g/kg · bw。用含 8%DSA-5 的饲料喂养大鼠 3 个月,未发现异常。Ames 试验(鼠伤寒沙门氏菌/哺乳动物微粒体酶试验)、大鼠骨髓细胞染色体畸变试验和显性致突变试验均为阴性。致畸试验和胚胎毒性试验均未发现有毒性作用。

(3) 聚二甲基硅氧烷:又称二甲基硅油。在实际应用中通常是配制成 4%~5%硅胶水溶液或配成含有硅胶、乳化剂和防腐剂的乳化液,其消泡性能与乳化硅油相同。聚二甲基硅氧烷对人及哺乳动物均无明显的急性及慢性中毒反应,也无致突变及致癌作用。无论是口服、吸入或皮肤接触,对眼睛、皮肤没有明显的刺激或过敏反应,而且不为胃肠及皮肤所吸收。聚二甲基硅氧烷的 ADI 值为 0~1.5 mg/kg · bw(FAO /WHO,1994)。

(段家玉)

## 思考题

1. 什么是食品添加剂?
2. 如何对食品添加剂进行分类?
3. 食品添加剂的选用应该遵循什么原则?

# 第十章

# 管理毒理学及其在食品毒理学中的应用

管理毒理学(regulatory toxicology)是20世纪一些发达国家对有毒化学物质进行卫生立法而发展起来的一门毒理学的分支学科。它将毒理学的原理、技术和研究结果应用于化学物质的监督管理,并为政府部门制定法律法规、卫生标准等提供科学依据,以达到预防中毒和保护环境等目的。

与其他毒理学分支不同,管理毒理学需要政府部门管理人员和毒理学工作者的共同参与和密切合作。它既有预防医学的自然科学属性,又具有卫生行政管理的政策特征。双方的交流和影响是双向的、相辅相成的。一方面,政府管理部门的决策依赖于毒理学工作者所提供的毒理学资料及数据,例如,在确定某种化学物质能否上市,批准或禁止某种新化学品的生产及使用方面,该物质的安全性毒理学评价或危险度评价的结果往往起着决定性的作用;另一方面,行政管理部门则通过制定程序、规范、准则等对毒理学研究的设计和执行提出具体要求,并进行管理,例如,我国颁布的《食品安全性毒理学评价程序》、《农药安全性毒理学评价程序》、《化学品毒性鉴定管理规范》、《食品功能毒理学评价程序和检验方法》等,针对不同类别的化学物提出了相应的要求、试验程序和方法。为了保证毒理学实验结果的正确性,管理部门还对不同类别的化学物质提出了相应的毒性鉴定要求,规定了从事毒理学鉴定的合格实验室条件和工作准则,如良好实验室规范(good laboratory practice, GLP),以保证实验室数据和结果符合质量控制的要求。

## 第一节　我国食品安全性毒理学评价

安全性(safety)是指化学物质在特定条件下不引起机体出现损害效应的概率。安全性评价(safety evaluation)是利用毒理学程序和方法评价化学物质对机体产生的有害效应(损伤、疾病甚至死亡),并外推和评价在特定条件下化学物质对人体和人群的健康是否安全。

### 一、概述

**1. 食品安全性毒理学评价概况**　食品安全性毒理学评价(food toxicological safety evaluation)是通过动物实验和对人群的观察,阐明食品中的某些物质(含食品固有成分、外来添加物质或污染物质等)的毒性及潜在的危害,决定其能否进入市场或阐明其安全使用的条件,以达到最大限度减小其危害作用,保护人民身体健康的目的。它是在了解物质的毒性及危害性的基础上,结合社会实际情况,全面权衡其利弊,对该物质是否能使用作出判断或确定人类安全接触条件的过程。

世界各国都对化学物质进行毒理学安全性评价以确保人类使用的安全性。我国对化学物质的毒性鉴定及相关毒理学实验开始于20世纪50年代。20世纪80年代,我国有关部门以法规形式陆续发布了一些化学物质的毒性鉴定程序和方法,通过行政决策来规范外源性化学物的管理。经过几十年的发展,目前我国的法律法规体系已逐步形成并不断完善,使得各级卫生行政部门在执法过程中有法可依,规范管理,保障了人民身体健康和保护环境。

为保证毒理学实验结果的正确性,还需规范整个毒理学实验条件和实验过程。因此我国在颁布《食品安全性毒理学评价程序》(GB 15193.1—2003)时,与之配套的还有《食品毒理学实验室操作规范》(GB15193.2— 2003)、《急性毒性试验》(GB15193.3—2003)、《受试物处理方法》(GB 15193.21—2003)等一系列标准,分别对食品毒理学实验室操作规范、毒理学评价中涉及的具体实验方法和内容、受试物处理方法等内容制定了相应的要求与规范。通过这些标准的制定,规范了实验方法、实验数据的收集和整理过程,确保了实验数据的可靠性和可比性，以便管理部门据此做出正确决策。

**2. 安全性毒理学评价的前期准备工作** 在对食品或食品中的化学物进行安全性毒理学评价之前，必须做好充分的准备工作。试验前应了解该物质的基本数据，如(所含)化学物质名称、化学结构式、分子质量；理化性质如熔点或沸点、挥发性、溶解性、pH、纯度、杂质等；还应了解受试样品的成分、规格、用途、使用范围及使用方式，以了解人类可能接触的途径、剂量、过度接触以及滥用或误用的可能性等，以便预测其毒性，进行合理的试验设计。

(1) 收集受试样品的基本资料：试验前，要了解受试样品的化学结构，初步预测其潜在危害性或致癌性。还需了解受试样品的组成成分及纯度、理化性质(包括外观、相对密度、沸点、熔点、溶解性、挥发性、乳化性或混悬性、稳定性等)、定量分析方法以及生产流程、生产过程所用的原料和中间体等基本资料。

(2) 了解受试样品的使用情况：需了解受试样品的使用方式及人体接触途径、用途、使用范围、使用量，以及所产生的社会效益、经济效益和人群健康效益等，这些信息将为毒性试验的设计和最后的综合评价等提供参考。

(3) 选用人类实际应用的产品形式进行试验：受试样品通常不是以单一物质形式存在的，常含有如原料、杂质、副产品、溶剂、赋形剂、稳定剂和着色剂等物质，其毒性可能超过受试物本身，从而影响对受试物毒性的正确评价。因此，受试样品必须是符合既定配方的规格化产品，其组成成分、比例及纯度应与实际应用相同。

## 二、我国食品安全性毒理学评价程序

在进行安全性毒性学评价时，需根据受试样品的种类和用途来选择相应的程序。为此，国家法规、标准及行业规范已作了相关规定。毒理学评价采取分阶段进行的原则。各种毒性试验按一定顺序进行，通常先行安排试验周期短、费用低、预测价值高的试验。我国《食品安全性毒理学评价程序》(GB 15193.1—2003)将毒性试验分为4个阶段。《食品安全性毒理学评价程序》是开展食品安全性毒理学评价的标准程序。它适用于评价食品生产、加工、保藏、运输和销售过程中所涉及的可能对健康造成危害的化学、生物和物理因素的安全性，评价对象包括食品添加剂(含营养强化剂)、食品新资源及其成分、新资源食品、辐照食品、食品容器与包装材料、食品工具、设备、洗涤剂、消毒剂、农药残留、兽药残留、食品工业用微生物等。《食品安全性毒理学评价程序》(GB 15193.1—2003)的具体内容包括以下几方面。

**1. 评价程序分阶段试验具体内容**

(1) 第一阶段：急性毒性试验阶段。

试验项目：经口急性毒性：$LD_{50}$，联合急性毒性，最大耐受剂量试验。

目的：测定$LD_{50}$，了解受试物的毒性强度、性质和可能的靶器官，为进一步选择毒性试验的剂量和毒性观察指标提供依据，并根据$LD_{50}$进行毒性分级。

(2) 第二阶段：遗传毒性试验，传统致畸试验，30天喂养试验。

1) 遗传毒性试验组合应该考虑原核细胞与真核细胞、体内试验与体外试验相结合的原则。从Ames试验或V79/HGPRT基因突变试验、骨髓细胞微核试验或哺乳动物骨髓细胞染色体畸变试验、TK基因突变试验或小鼠精子畸形分析或睾丸染色体畸变试验中分别各选一项。

试验项目：① 鼠伤寒沙门氏菌/哺乳动物微粒体酶试验（Ames试验）或V79/HGPRT基因突变试验，Ames试验首选，必要时可另选其他试验；② 骨髓细胞微核试验或哺乳动物骨髓细胞染色体畸变试验；③ TK基因突变试验；④ 小鼠精子畸形分析或睾丸染色体畸变分析；⑤ 其他备选试验——显性致死试验、果蝇伴性隐性致死试验、非程序性DNA合成试验。

目的：对受试物的遗传毒性以及是否具有潜在致癌作用进行筛选。

2) 传统致畸试验

目的：为了解受试物是否具有致畸作用。

3) 30天喂养试验

目的：对只需进行第一、二阶段毒性试验的受试物，在急性毒性试验的基础上，通过30天喂养试验，进一步了解其毒性作用，观察对生长发育的影响，并可初步估计最大未观察到有害作用剂量。

(3) 第三阶段：亚慢性毒性试验

试验项目：90天喂养试验，繁殖试验，代谢试验。

目的：通过90天喂养试验和繁殖试验，观察受试物以不同剂量水平经较长期喂养后对动物的毒性作用性质和作用的靶器官，了解受试物对动物繁殖及对子代的发育毒性，观察对生长发育的影响，并初步确定最大未观察到有害作用剂量和致癌的可能性；为慢性毒性和致癌试验的剂量选择提供依据。通过代谢试验，可了解受试物在体内的吸收、分布和排泄速度以及蓄积性，寻找可能的靶器官；为选择慢性毒性试验合适的动物种、系提供依据；了解代谢产物的形成情况。

(4) 第四阶段：慢性毒性试验(包括致癌试验)

目的：了解经长期接触受试物后出现的毒性作用以及致癌作用；最后确定最大未观察到有害作用剂量，为受试物能否应用于食品的最终评价提供依据。

**2. 食品安全性毒理学评价试验的结果判定**

(1) 急性毒性试验：当$LD_{50}$剂量小于人的可能摄入量的10倍时，应放弃将该受试物用于食品，不再继续其他的毒理学试验；如大于10倍，可进入下一阶段的毒理学试验。

(2) 遗传毒性试验：① 如三项试验(Ames试验或V79/HGPRT基因突变试验、骨髓细胞微核试验或哺乳动物骨髓细胞染色体畸变试验及TK基因突变试验或小鼠精子畸形分析或睾丸染色体畸变试验的任一项)中，体内、体外各有一项或以上试验阳性，则表示该受试物很可能具有遗传毒性作用和致癌作用，一般应放弃该受试物应用于食品；② 如三项试验中一项体内试验为阳性或两项体外试验阳性，则再选两项备用试验(至少一项为体内试验)，如再选的试验均为阴性，则可继续进行下一步的毒性试验，如其中有一项试验阳性，则结合其他试验结果，经专家讨论决定，再做其他备选试验或进入下一步的毒性试验；③ 如三项试验均为阴性，则可继续进行下一步的毒性试验。

(3) 30天喂养试验：对只要求进行第一、二阶段毒理学试验的受试物，若短期喂养试验未发现有明显毒性作用，综合其他各项试验结果可做出初步评价；若试验中发现有明显毒性作用，尤其是有剂量-反应关系时，则考虑进行进一步的毒性试验。

(4) 90天喂养试验、繁殖试验、传统致畸试验：根据这三项试验中最敏感指标所得的最大未观察到有害作用剂量进行评价。① 最大未观察到有害作用剂量小于或等于人的可能摄入量的100倍，表示毒性较强，应放弃将该受试物用于食品；② 最大未观察到有害作用剂量大于人的可能摄入量的100倍而小于300倍者，应进行慢性毒性试验；③ 最大未观察到有害作用剂量大于或等于人的可能摄入量的300倍者，则不必进行慢性毒性试验，可进行安全性评价。

(5) 慢性毒性试验：根据慢性毒性试验所得的最大未观察到有害作用剂量进行评价。① 最大未观察到有害作用剂量小于或等于人的可能摄入量的50倍者，表示毒性较强，应放弃该受试物用于食品；② 最大未观察到有害作用剂量大于人的可能摄入量的50倍而小于100倍者，经过安全性评价后，决定该受试物可否用于食品；③ 最大未观察到有害作用剂量大于或等于人的可能摄入量的100倍者，则可考虑允许用于食品。

(6) 致癌试验：根据致癌试验所得的肿瘤发生率、潜伏期和多发性等进行致癌试验结果判定：凡符合下列情况之一，并经统计学处理有显著性差异者，可认为致癌试验结果阳性。若存在剂量-反应关系，则判断阳性更可靠。① 肿瘤只发生在试验组动物，对照组中无肿瘤发生；② 试验组与对照组动物均发生肿瘤，但试验组发生率高；③ 试验组动物中多发性肿瘤明显，对照组中无多发性肿瘤，或只是少数动物有多发性肿瘤；④ 试验组与对照组动物肿瘤发生率虽无明显差异，但试验组中发生时间较早。

**3. 对不同受试物选择毒性试验的原则**

1) 凡属我国创新的物质一般要求进行四个阶段的试验。特别是对其中化学结构提示有慢性毒性、遗传毒性或致癌性可能者或产量大、使用范围广、摄入机会多者，必须进行全部四个阶段的毒性试验。

2) 凡属与已知物质(指经过安全性评价并允许使用者)的化学结构基本相同的衍生物或类似物，则根据第一、二、三阶段毒性试验结果判断是否需进行第四阶段的毒性试验。

3) 凡属已知的化学物质，世界卫生组织已公布每人每日容许摄入量(ADI，以下简称日容许量)者，同时申请单位又有资料证明我国产品的质量规格与国外产品一致，则可先进行第一、二阶段毒性试验；若试验结果与国外产品的结果一致，一般不要求进行进一步的毒性试验，否则应进行第三阶段毒性试验。

4）其他与食品相关类物质：食品添加剂（包括营养强化剂）、食品新资源和新资源食品、食品容器和包装材料、辐照食品、食品及食品工具与设备用洗涤消毒剂、农药残留及兽药残留的安全性毒理学评价试验的选择：① 食品添加剂：包括香料、其他食品添加剂、进口食品添加剂。食品中使用的香料品种很多，化学结构各不相同，而用量却很少，在评价时可参考国际组织和国外的资料和规定，分别决定需要进行的试验。详见《食品安全性毒理学评价程序》(GB 15193.1—2003)。对于进口食品添加剂，要求进口单位提供毒理学资料及出口国批准使用的资料，由国务院卫生行政主管部门制定的单位审查后决定是否需要进行毒性试验。② 食品新资源和新资源食品：原则上应进行第一、二、三阶段毒性试验以及必要的人群流行病学调查，必要时应进行第四阶段试验。③ 食品容器与包装材料：鉴于食品容器与包装材料的品种很多，所使用的原料、生产助剂、单体、残留的反应物、溶剂、塑料添加剂以及副反应和化学降解的产物等各不相同，接触食品的种类、性质、加工、储存及制备方式不同（如加热、微波烹调或辐照等），迁移到食品中的污染物的种类、性质和数量各不相同，在评价时可参考国际组织和国外的资料和规定，分别决定需要进行的试验，提出试验程序及方法，报国务院卫生行政主管部门制定的单位认可后进行试验。④ 辐照食品：按《辐照食品卫生管理办法》要求提供毒理学试验资料。⑤ 食品及食品工具设备用洗涤消毒剂：按卫生部颁布的《消毒管理办法》进行。⑥ 农药残留：按《农药登记毒理学试验方法》(GB15670—1995)进行。⑦ 兽药残留：参照《农药登记毒理学试验方法》(GB15670—1995)进行。

## 三、食品安全性毒理学评价需要考虑的因素

**1. 试验指标的统计学意义和生物学意义** 在分析试验组与对照组指标统计学上差异是否具有显著性时，应根据其有无剂量-反应关系、同类指标横向比较及与本实验室的历史性对照值范围比较的原则等来综合考虑指标差异有无生物学意义。此外，如在受试物组发现某种肿瘤发生率增高，即使在统计学上与对照组比较差异无显著性，仍要给以关注。

**2. 生理作用与毒性作用** 对实验中某些指标的异常改变，在结果分析评价时要注意区分是生理学表现还是受试物的毒性作用。

**3. 人的可能摄入量较大的受试物** 应考虑给予受试物量过大时，可能影响营养素摄入量及其生物利用率，从而导致动物某些毒理学表现，而非受试物的毒性作用所致。

**4. 时间-毒性效应关系** 对由受试物引起的毒性效应进行分析评价时，要考虑在同一剂量水平下毒性效应随时间的变化情况。

**5. 人的可能摄入量** 除一般人群的摄入量外，还应考虑特殊和敏感人群（如儿童、孕妇及高摄入量人群）。对孕妇、乳母或儿童食用的食品，应特别注意其胚胎毒性或生殖发育毒性、神经毒性和免疫毒性。

**6. 人体资料** 由于存在着动物与人之间的种属差异，在评价食品的安全性时，应尽可能收集人群接触受试物后的反应资料，如职业性接触和意外事故接触等。志愿受试者的体内代谢资料对于将动物试验结果推论到人具有重要的意义。在确保安全的条件下，可以考虑按照有关规定进行人体试食试验。

**7. 动物毒性试验和体外试验资料** 《食品安全性毒性学评价程序》所列的各项动物毒性试验和体外试验系统虽然仍有待完善，却是目前水平下所得到的最重要的资料，也是进行评价的主要依据。在试验得到阳性结果，而且结果的判定涉及受试物能否应用于食品时，需要考虑结果的重复性和剂量-反应关系。

**8. 安全系数** 由动物毒性试验结果推论到人时，鉴于动物、人的种属和个体之间的生物学差异，一般采用安全系数的方法，以确保对人的安全性。安全系数通常为100倍，但可根据受试物的理化性质、毒性大小、代谢特点、接触的人群范围和人的可能摄入量、食品中的使用量及使用范围等因素，综合考虑增大或减小安全系数。

**9. 代谢试验的资料** 代谢研究是对化学物质进行毒理学评价的一个重要方面，因为不同化学物质、剂量大小，在代谢方面的差别往往对毒性作用影响很大。在毒性试验中，原则上应尽量使用与人具有相同代谢途径和模式的动物种系进行试验。研究受试物在实验动物和人体内吸收、分布、排泄和生物转化方面的差

别，对于将动物试验结果比较正确地推论到人具有重要意义。

**10. 综合评价** 在进行最后评价时，必须综合考虑从受试物的理化性质、毒性大小、代谢特点、蓄积性、接触人群范围、食品中的使用量与适用范围、人的可能摄入量等因素，在受试物可能对人体健康造成的危害以及可能有益作用之间进行权衡。评价的依据不仅是科学试验的结果，还应当与当时的科学水平、技术条件以及社会因素有关。因此，随着时间的推移，很可能结论也不同，随着科学技术的进步和研究工作的不断进展，有必要对已通过评价的化学物质进行重新评价，做出新的结论。

## 四、转基因食品的安全性毒理学评价

通过基因工程手段，将一种或几种外源性基因转移至某种生物(动物、植物、微生物)体内，改变其生物遗传物质，以获得良好的性状、营养或品质，以这种转基因生物为直接食品或为原料加工生产的食品就是转基因食品(genetically modified foods, GMF)。

转基因食品作为一类新型食品，在带来巨大利益的同时，也给人类健康和环境安全带来了潜在的风险。因此，转基因食品的安全管理受到了世界各国的重视。其中转基因食品的安全性评价是一个非常重要的工作内容。

**1. 转基因食品安全性评价的原则** 目前，全世界还没有统一的适用于各类转基因食品的安全性评价方法，但国际上对转基因食品安全性评价基本上均遵循以科学为基础、实质等同性、预先防范、个案评估、逐步评估、风险效益平衡和熟悉性等原则。① 实质等同性原则是最重要的一个原则，它是指根据转基因食品与现有食品及食品成分是否具有实质等同性，进行区别对待。如果转基因食品与传统食品具有实质等同性，则认为是安全的；若与传统食品不存在实质等同性，则应进行严格的安全性评价。② 预先防范的原则是指采取以科学为依据，对公众透明，结合其他评价原则对转基因食品进行评估，防患于未然。③ 个案评估的原则是指采取的评价方式要针对不同转基因食品逐个进行评估。④ 逐步评估的原则是要求在每个环节上对转基因食品进行风险评估，以上一步的实验结果作为依据来判定是否进行下一阶段的开发研究。⑤ 风险效益平衡的原则是指在对转基因食品进行评估时，要考虑风险和效益之间的平衡，综合进行评估，以获得最大利益的同时，将风险降至最低。⑥ 熟悉性原则是指在对转基因食品进行评估时，应了解转基因食品的有关性状、与其他生物或环境的相互作用及预期效果等背景知识。

**2. 转基因食品安全性评价的内容**

(1) *营养成分和抗营养因子*：对转基因食品营养成分的评价主要针对蛋白质、淀粉、纤维素、脂肪、氨基酸、矿物质、维生素等与人类健康密切相关的物质。食品还含有抗营养因子成分，因此，转基因食品评价时也需对这些成分进行评价，如植酸、胰蛋白酶抑制剂、棉酚、芥酸、硫代葡萄糖苷、凝集素、单宁等。在评价时，要根据植物的特点选择抗营养因子进行检测与分析。

(2) *毒性*：对转基因食品的毒性评价主要包括对外源基因表达产物的毒性评价和对整个转基因食品的毒理学评价，通常需要将二者结合起来进行。检测主要依据《食品安全性毒理学评价程序》(GB 15193.1—2003)。

(3) *过敏原*：转基因食品的致敏性是一个突出的问题。转基因食品中含有新基因所表达的新蛋白，有些可能是致敏原，有些经胃肠道消化后的产物可能具有致敏性，因此转基因食品的致敏性评价也是安全性评价的一个内容。转基因食品致敏性评价的主要内容包括：亲本作物和基因来源的历史；新引入蛋白质与已知致敏原的氨基酸序列的同源性；新引入蛋白质的免疫反应性；pH 或消化的作用；对热和加工的稳定性；引入蛋白质的表达水平的重要性。国内外对转基因食品致敏性评价方法的研究仍在进行，目前尚无权威性的评价方法和程序。

(4) *标记基因*：常用的标记基因有很多，包括卡那霉素抗性基因(*Npt*Ⅱ)、潮霉素抗性基因(*Hpt*)、草甘膦抗性标记基因(*Bar*、*Pat*)、草甘膦抗性基因(*Epsps*)、二氢叶酸还原酶基因(*Dhfr*)等。目前被认为可安全使用的标记基因是抗生素抗性基因(*Npt*Ⅱ)及抗除草剂基因(*Epsps*)。在安全性评价中要考虑抗生素抗性标记基因在人和动物肠道中转移，以及在土壤中向微生物的潜在水平转移及其后果。

转基因食品安全性评价的步骤见图 10-1。

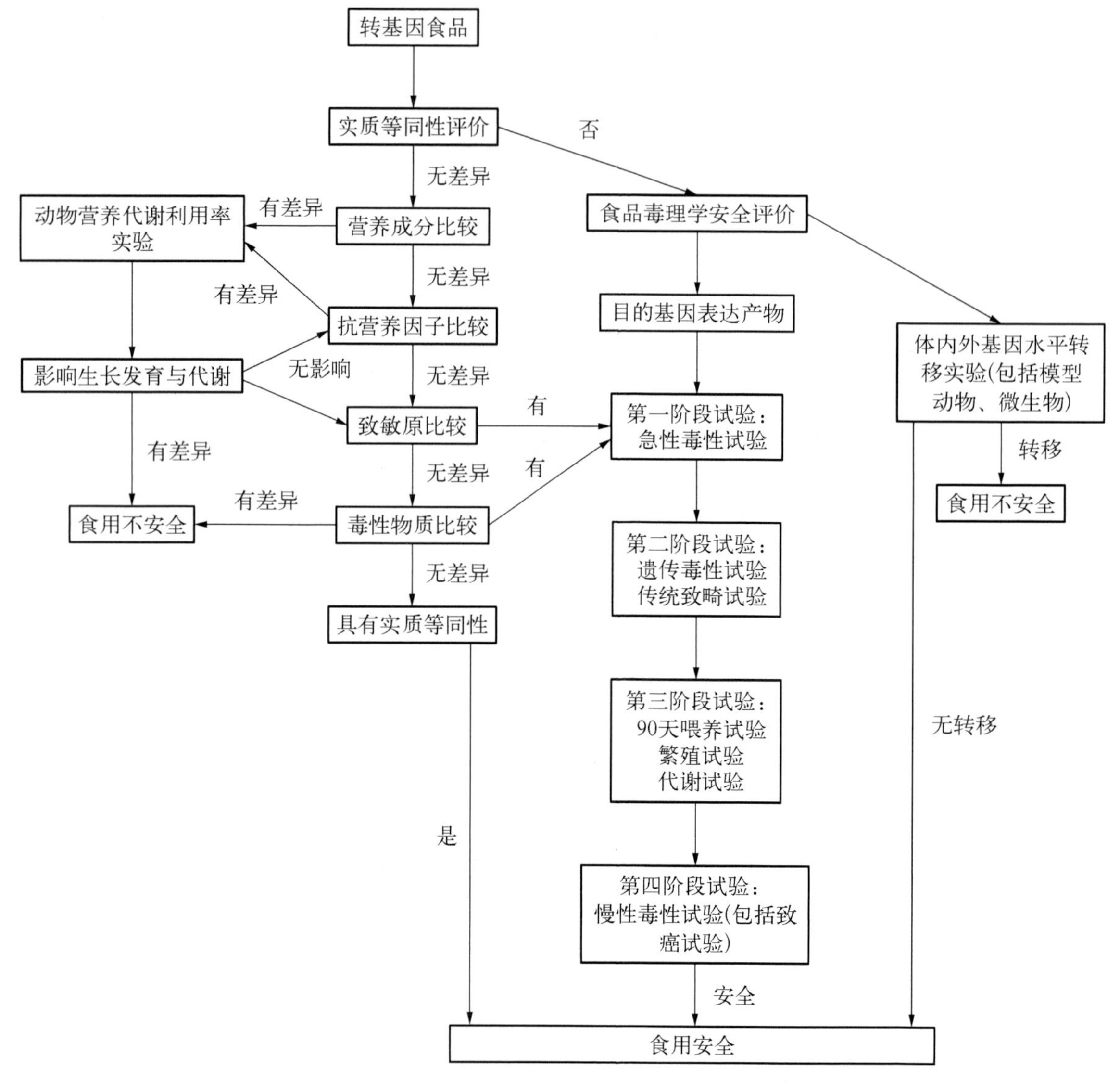


图 10-1 转基因食品安全评价步骤

（引自李勇，2005）

# 第二节 危险性分析及在食品领域的应用

## 一、危险性分析的基本概念

危险性分析（risk analysis）这一概念首先出现在环境科学的危害控制中，直到 20 世纪 80 年代末才应用于食品安全领域。国际食品法典委员会（CAC）对食品安全的危险分析内容定义如下：

危害（hazard）指可能对人体健康产生不良后果的物理、化学或生物性因素或状态，食品中具有的危害通常称为食源性危害。危险性（risk）指食品中的危害发生的可能性以及产生的后果。危险性分析（risk analysis）指由三个相互关联的部分组成的过程，即危险性评估（risk assessment）、危险性管理（risk management）和危险性信息交流（risk communication）。

**1. 危险性评估** 危险性评估是指对人体接触食源性危害而产生的已知或潜在的对健康不良作用的科学评价，它由危害识别、危害特征描述、暴露评估和危险性特征的描述四个步骤组成。

危害识别（hazard identification）是指确认某种或一类食品中存在可能危害人体健康的生物、化学或物理的因素。其目的在于确定人体摄入外界因素的潜在不良效应，对这种不良效应进行分类和分级。危害特征描述（hazard characterization）是对上述危害进行定性或定量的评价，对于化学危害和数据充分的生物、物理危害因素一般要进行剂量-反应关系的评价。暴露评估（exposure assessment）是对于通过食品和其他媒介摄入的各类危害因素进行定性或定量的评估。危险性特征描述（risk characterization）是在以上三个步骤的基础上，对既定人群中存在的已知或潜在的危害发生的可能性和严重程度进行定性或定量估计。

危险性评估中所用的研究资料主要包括三个方面：① 来自实验室和现场的影响健康的研究观察资料；② 与从高剂量到低剂量、从动物向人外推方法及其基础研究相关的资料；③ 现场接触水平和接触人群特征相关的资料。

危险性评估的主要目标：① 权衡外源物如农药、药物的“利”与“害”；② 确立安全接触水平，如食品污染、水污染等；③ 根据危险性大小，分轻重缓急来管理和控制各种潜在危害；④ 评估危害控制或治理的效果，以及治理后依然存在的危险性。

**2. 危险性管理** 危险性管理（risk management）是根据危险性评估的结果，同时考虑社会、经济等方面的有关因素，对各种管理措施的方案进行权衡，并且在需要时加以选择和实施。危险性管理的首要目标是通过选择和实施适当的措施，尽可能有效地控制食品风险，从而保障公众健康。危险性管理可以分为危险性评价、危险性管理选择评价、执行危险管理决定、监控和评述四个部分。

**3. 危险性信息交流** 危险性信息交流（risk communication）是指在危险性评估者、危险性管理者和其他有关团体之间交流有关危险性的信息情报和意见的相互作用过程。其内容包括贯穿危险性分析全过程的危害、危害及其相关因素与认识，还包括对危险性评估决定的解释与危险性管理决策的依据。危险性信息交流的过程应当是全方位的，涉及食品安全的各个环节，交流的过程应充分透明公开。通过危险性信息交流，可以使管理者获得管理决策的科学依据，使消费者更加了解食品安全管理决策的过程，使食品生产者增强食品安全的意识。

## 二、危险性分析的构成

食品安全分析的目的在于保护消费者的健康和促进公平的食品贸易。危险性分析由风险评估、风险管理和风险信息交流 3 个部分构成，旨在通过风险评估选择适合的风险管理措施以降低风险，同时通过风险交流达到社会各界的认同或使得风险管理措施更加完善。

**1. 风险评估** 风险评估是为回答有关健康风险的特定问题，将相关技术信息及其不确定度系统地组织起来的一种方法。风险评估要求对相关信息进行评价、选择模型，并根据信息作出推论。风险评估是整个风险分析体系的核心和基础。按照危害物的性质可将风险评估的基本模式分为化学危害物、生物危害物和物理危害物的风险评估。

食品安全的风险大小是由食品中危害物所产生的不良作用的可能性和强度决定的。风险涉及能够长期或短期引起人体健康影响的各个方面，包括物理、化学和生物三个方面。虽然这三大类危害对人体所造成的危害程度和危害过程不同，但就食品安全风险分析而言都可分为风险评估、风险管理和风险信息交流，都是通过风险评估选择适合的风险管理措施以降低风险，同时通过交流达到社会各界的认同或使得风险管理措施更加完善。

（1）化学性危害：食品中的化学危害物主要包括食品添加剂、农药残留和兽药残留、环境污染物和天然毒素等。危害识别主要是指要确定人体摄入某种物质的潜在不良效果以及产生这种不良效果的可能性、确定性和不确定性。由于资料不足，目前采用“证据力”方法。这种方法要求充分评议从合适的数据库、同行评审的文献以及可获得的其他来源中得到的科学信息。通常对资料重视程度按以下顺序递减，流行病学研究、动物毒理学研究、体外实验以及最后的定量结构-活性关系。

危害描述一般是将毒理学试验获得的数据外推到人，计算人体的每日容许摄入量（ADI 值）。对于食品添加剂、农药和兽药残留，制定 ADI 值；对于环境污染物，针对蓄积性污染物（如铅、镉、汞等）制定暂定每周耐受摄入量（provisional tolerated weekly intake，PTWI），针对非蓄积性污染物（如砷等）制定暂定每日最大耐受摄入量（provisional maximum tolerable daily intake，PMTDI）；对于营养素，要制定每日推荐摄入量

(recommended nutrient intake，RNI)和可耐受最高摄入量(tolerable upper intake level，UL)。

暴露评估的目的在于求得某种危害物对人体的暴露剂量、暴露频率、暴露时间、途径及范围，主要根据膳食调查和各种食品中化学物质暴露水平调查所得的数据进行评估。暴露评估需要食品的消费量和食品中相关化学物质浓度两方面的资料。一般可以采用总膳食研究、单个食品的选择性研究和双份饭研究方法。因此，进行膳食调查和国家食品污染监测计划是准确进行暴露评估的基础。

风险描述是估计暴露对人群产生健康不良效果的可能性，是危害识别、危害描述和暴露评估的综合结果。对于有阈值的化学物质，就是比较暴露量和 ADI 值(或者其他测量值)，暴露量小于 ADI 值时，健康不良效果的可能性理论上为 0。对于无阈值物质，人群的风险是暴露量和效力的综合结果。同时，风险描述需说明风险评估过程中每一步所涉及的不确定性。

(2) 生物性危害：食品经常存在一定的生物性风险，如致病性细菌、病毒、蠕虫、原生动物、藻类和它们产生的某些毒素。相对于化学危害物质而言，用以建立衡量食源性病原体的风险可能性和严重性的数学模型的资料尚不充足。生物性危害还会受到很多复杂的因素影响，包括食物从种植、加工、贮存到烹调的全过程，宿主的差异(敏感性、抵抗力)，病原菌的毒力差异，病原体数量的动态变化，文化和地域的差异等。因此，对生物病原体的风险评估主要是定性方式。定性的风险评估包括特定的食物品种、病原菌的生态学知识、流行病学数据以及专家对生产、加工、贮存、烹调等过程有关危害的判断。

(3) 物理性危害：物理性危害风险评估是针对食品或食品原料本身携带或加工过程中引入的硬质或尖锐异物被人食用后对人体造成危害的评估。虽然食品中物理危害造成人体伤亡和发病的概率比化学和生物性的危害低，但一旦发生，后果则非常严重，因其必须靠手术方法才能清除。物理性危害的确定不需要进行流行病学研究和动物试验，暴露的唯一途径是误食了混有物理危害物的食品，也不存在阈值。根据危害识别、危害描述以及暴露评估的结果给予高、中、低的定性估计。

**2. 风险管理**　风险管理的首要目标是通过选择和实施适当的措施，尽可能有效地控制食品风险，保障公众健康。这些措施包括制定最高限量、制定食品标签标准、实施公众教育计划、使用其他物质或改良农业或生产规范以减少某些化学物质的使用量等。风险管理可以分为风险评价、风险管理选择评估、执行管理决定以及监控和审查四个部分。

风险评价的基本内容包括确认食品安全问题、描述风险概况、依据风险评估和风险管理的有限性对危害进行排序、为进行风险评估制定风险评估政策、决定进行风险评估、风险评估结果的审议。风险管理选择评估的程序包括确定现有的管理选项、选择最佳的管理选项和最终的管理决定。监控和审查指的是对实施措施的有效性进行评估，以及在必要时对风险管理和/或风险评估进行审查。

做出风险管理决定时应当首先考虑已做过风险评价的结果，同时，可适当考虑其他因素(如经济费用、效益、技术可行性、对风险的认知程度等)，可以进行成本-效益分析。执行管理决定之后，应当监控措施的有效性和对暴露人群风险的影响，以确保实现食品安全目标。

**3. 风险交流**　为了确保风险管理政策能将食源性风险降到最低限度，在整个风险分析的过程中，相互交流起着十分重要的作用。

风险情况交流的目的主要包括以下几个方面：在风险分析过程中提高所有的参与者对所研究的特定问题的认识和理解；在达成和执行风险管理决定时增加一致性和透明度；为理解建议的或执行中的风险管理决定提供坚实的基础；提高风险分析过程中的整体效果和效率；制定和实施作为风险管理选项的有效信息和教育计划；培养公众对于食品供应安全性的信任和信心；加强所有参与者的工作关系和相互尊重；在风险交流过程中，促进所有相关团体的适当参与；就相关团体对于食品及相关问题的风险的认知、态度、评估、实践、理解进行信息交流。

可见，在风险评估中强调所引入的数据、模型、假设以及情景设置具有科学性，风险管理关注所做出的风险管理决策的实用性，风险交流强调在风险分析全过程中各方面的信息互动。

## 三、食品中有毒有害物质的风险评估和管理

**1. 食品中有毒有害物质的风险评估**　食品中的物理性危害可通过良好操作规范(good manufacturing

practice, GMP)等一般性措施进行控制。国际组织针对化学性污染做了大量的研究,建立了一些相对成熟的控制方法。由于生物性危害的复杂性和多变性,如何准确评估生物性危害的作用和结果是风险评估面临的主要难点。

评估生物性危害的方法分为定性和定量两类。定量风险评估是以危害的毒理学特征和其他有用的资料为依据,确定污染物的摄入量与对人体产生不良作用的概率之间的关系。由于定量风险评估的结果为确定风险管理提供了方便,成为风险评估中最理想的方式。定性风险评估是根据风险的大小,人为地将风险分为低风险、中风险和高风险等类别,以此衡量危害对人类产生的影响。当不可能或没有必要定量风险时,经常使用定性的风险分析。

(1) *危害识别*:危害识别的目的在于确定人体摄入食品危害物的潜在不良作用,产生该不良作用的可能性、确定性和不确定性。因此,危险识别就是定性评价对暴露人群产生不良作用的可能性。食品危害物的数据主要来源于已建立的数据库、经同行专家评审的文献及企业界的研究资料。食品危害物危险识别的研究程序包括流行病学研究、动物毒理学研究、体外试验以及结构-活性反应关系。

1) 流行病学研究:最好采用研究结果呈阳性的流行病学数据和从临床研究中获得的数据。但对于大多数食品危害物来说,很难得到临床和流行病学资料。由于大部分流行病学的统计不足以得出人群低暴露水平,研究结果呈阴性的流行病学资料很难用于食品危害物的风险评估。食品危害物的流行病学研究必须采用国际公认的标准程序进行,同时应充分考虑人群中个体敏感性差异、遗传易感性、与年龄和性别有关的易感性,以及社会经济地位、营养状况及其他混杂因素的影响。由于食品危害物的流行病学研究费用昂贵、数据信息很少,危险识别一般以动物和体外试验的资料为依据。

2) 动物试验:由于风险评估的绝大多数毒理学数据来自动物试验,动物试验必须遵循科学界公认的标准化试验程序。尽管有联合国经济合作发展组织(OECD)、美国环境保护局(EPA)等推出的相关程序,但并没有适用于食品危害物风险评价的专用程序。无论采用哪种程序,要求所有试验必须实施良好实验室规范(GLP)和标准化质量保证/质量控制(QA/QC)方案。一般情况下,食品危害物风险评估需要的数据包括规定的样品数量、两种性别、适当的剂量选择、暴露途径和足够的样本量。因此,只要试验有足够的透明度,并且符合 GLP 和 QA/QC 方案要求,资料的来源并不是问题的关键所在。在动物试验中,长期(慢性)动物试验的数据至关重要,因其有助于确定毒理学作用范围/终点,包括肿瘤、生殖发育毒性作用、神经毒性作用、免疫毒性作用等。当然,短期(急性)毒理学实验资料也是必要的。动物实验的设计应考虑到找出无可见作用剂量水平(no-observed-effect level, NOEL)、可观察的无副作用剂量水平(no-observed-adverse-effect level, NOAEL)或者临界剂量,即应根据这些终点来选择剂量。为尽可能减少假阴性需要选择较高剂量,尤其要考虑代谢饱和性、细胞有丝分裂造成细胞增殖等。目前,对啮齿类动物慢性毒性试验中如何选择最高的剂量仍有争议,焦点是对最大耐受剂量(maximum tolerated dose, MTD)的研究资料的选择、使用和解释。阐述食品危害物的不良作用时应提供这些不良作用对人类风险资料的资料,包括作用机制、使用剂量、毒素作用剂量关系以及毒素代谢动力学等研究。

3) 体外和短期毒性试验:这类试验方法的种类多、范围广,从较简单的体外细菌突变试验(如 Ames 试验)到比较复杂的体内短期试验(如小鼠皮肤涂敷试验)。在危险性评估中这些测试结果的外推,以致突变和致癌性为试验终点的各种方法相对成熟。由于这类方法快速、经济,并且可提供有关毒效应机制方面的信息,所以在危险性评估中如何设计、应用和验证短期测试的结果就显得特别重要。这些试验必须遵循 GLP 或其他广泛接受的程序。但体外试验的数据不能作为预测人体危险性的唯一资料来源。在整理食用剂量与食品危害物作用剂量的资料时必须考虑食品危害物特性(给予剂量)和食品代谢产物的危害特征(作用剂量)。基于此应研究食品危害物的生物利用率(原形化合物、代谢产物的生物利用率),特别是通过膜(如消化道)的吸收,转运到全身循环系统及靶器官的量。

4) 结构-活性关系:结构-活性关系有利于健康危害认定的加权分析。受试化学物的结构、溶解度、稳定性、pH 敏感性、亲电子程度以及化学反应性等,均可为危害识别提供有价值的信息。在对化学物进行评价时,如多环芳烃类、多氯联苯类和四氯苯丙二噁英,此类化学物的一种或多种有足够的毒理学资料,可采用毒物当量的方法来预测人类摄入该类化学物中其他化学物对健康产生的危害。

(2) 危害特征描述：食品危害物在食品中的含量往往很低，通常只有百万分之一，甚至更少。为了达到一定的敏感度，动物毒理学试验的剂量必须很高。当前的主要问题是利用高剂量食品危害物进行的动物试验中发现的不良作用究竟对预测人类低剂量暴露产生的风险具有多大意义。

1) 剂量反应结果的外推：为了与人体摄入水平相比较，需要把动物试验数据外推到低得多的剂量。这种外推过程在量和质上都存在不确定性。人体与动物在同一剂量时，食品危害物代谢动力学作用可能存在差异，而且剂量不同，代谢方式也不同。食品危害物在高剂量或低剂量时，代谢特征可能不同。例如，高剂量食品危害物往往使正常解毒代谢途径不能发挥作用，因而产生低剂量时不会产生不良的作用。高剂量可能发生酶的诱导作用，以及生理变化和与剂量相关的病理学变化。因此，在对剂量-反应进行外推时必须考虑对其剂量变化存在哪些潜在影响。

2) 剂量的度量：动物和人体的毒理学剂量一直存有争议。JECFA 和 JMPR 常规使用每公斤体重的毫克数作为种属之间的度量。近来，依据最近的食品危害物代谢动力学资料，美国立法机构提出新的度量单位：每三分之四公斤体重的毫克数。检测人体和动物靶器官的组织浓度和消除速率能取得理想的度量系数，血药水平也接近这种理想方法。当无法获得充分证据时，可用通用的种属间度量系数。

3) 基因和非基因致癌物：传统上毒理学家认同不良作用存在阈值，但致癌作用除外。理论上，少数几个分子，甚至一个分子都有可能诱发人体或动物的突变，最终演变为肿瘤。因此，在理论上通过这种作用机制发挥致癌作用的致癌物是没有安全剂量的。

近来的研究已逐步能够区别不同种类的致癌物，并确定其中有一类是非基因致癌物。此类致癌物本身不能诱发突变，但是它可作用于其他因子，包括某些物理、化学因子启动的细胞致癌过程的后期。而另一致癌物是通过诱发体细胞基因突变而活化肿瘤基因和/或灭活抑制肿瘤基因而致癌。因此，基因致癌物定义为能够间接或直接地引起靶遗传改变的化学物质。基因致癌物的主要作用靶点是遗传物质，而非基因致癌物作用于非遗传位点，从而促进靶细胞增殖和/或持续性的靶位点功能亢进/衰竭。很多研究表明，基因和非基因致癌物均存在种属间致癌效应的差别。因此，某些非基因致癌物在特定条件下有安全剂量，基因致癌物则没有。

毒理学家和遗传学家建立了鉴别食品危害物能否引起 DNA 突变的试验方法，如 Ames 试验。将几种类似的试验方法(包括体外试验和体内试验)组成一套试验，用于检测食品危害物的致突变能力。尽管每一套试验方法都有它自身的局限性，但这些方法组合起来应用时，在分辨基因和非基因致癌物上非常有意义。世界上许多国家的食品卫生权威机构认为基因和非基因致癌物是有差别的。由于对致癌作用的认识不足，这种致癌物的区分不能应用于所有致癌物，但这种致癌物分类法却有助于建立评估食品危害物致癌风险的方法。原则上讲，非基因致癌物能够用阈值方法进行管理，如可观察的无作用剂量水平安全系数法。为了证明某一物质属于非基因致癌物，必须提供其致癌作用机制的资料。

4) 阈值法：试验获得的 NOEL 或 NOAEL 值乘以合适的安全系数等于安全水平或者每日允许摄入量。这种计算方法的理论依据是人体与试验动物存在着合理可比的阈值。因人群中不同个体间敏感性、遗传特性、膳食习惯有差异，JECFA 和 JMPR 用安全系数以克服此类不确定性。通常对长期动物试验资料的安全系数为 100，但不同国家的卫生机构有时采用不同的安全系数。当科学资料数量有限或制定暂行每日允许摄入量时，JECFA 采用更大的安全系数，其他卫生机构按作用强度和可逆性调整 ADI 值。ADI 值的差异也是风险管理中一个非常重要的问题，应当引起相关国际机构的重视。ADI 值提供的信息是，如果按 ADI 值或以下的量摄入某一食品危害物，则没有明显的风险。综上所述，安全系数可用于弥补人群中的差异，但理论上某些个体的敏感程度却有可能超出安全系数的范围。因此，采用安全系数法并不能保证人群中每一个个体的绝对安全。

另一种制定 ADI 值的方法不使用 NOEL/NOAEL，而是采用一个较低的有作用剂量，如 $LD_{50}$ 或 $LD_{100}$，这种方法叫做标记剂量。采用标记剂量为依据的 ADI 值可能会更准确地预测低剂量的风险，但也可能与依据 NOEL/NOAEL 制定的 ADI 值并无显著差异。对于儿童、老年人等特殊人群，可采用一个种属内的转换系数并着重考虑他们的摄入水平来进行保护。

5) 非阈值法：对于基因致癌物，一般不能用 NOEL 及安全系数法来制定允许摄入量，因为即使在最低摄入量时，仍然有致癌风险。因此，对基因致癌物的管理办法有两种，一是禁止商业化使用该种物质；二是制定一个极低而可忽略不计，对健康影响甚微或者社会能普遍接受的风险水平。若使用第二种管理办法则需要对致癌物进行定量的风险评估。

人们曾提出多种外推模型对致癌物进行评估。目前的模型仅利用实验性肿瘤发生率与剂量，几乎没有其他生物学资料，且没有一个模型得到了实验室以外的数据资料的验证，也没有对高剂量的毒性、促细胞增殖或DNA修复等作用进行相应的校正。因此，研究者们认为目前使用的线性模型所做的风险评估相对保守。用线性模型作风险特征描述一般以“合理的上限”或“最坏估计量”等字眼表述。许多管理机构认识到它们无法预测真正的或极可能的人体风险。有些国家尝试使用非线性模型来克服线性模型固有的保守性，但它的先决条件是要制定一个可接受的风险水平。美国FDA和EPA选用的可接受的风险水平是百万分之一($10^{-6}$)，认为该水平代表一种不显著的风险。但实际上，选择何种可接受的风险水平是每个国家做出的一种风险管理决策。

大多数食品危害物采用固定的风险水平是比较切合实际的，因为假设估计的风险超过了规定的可接受水平，则可禁止这些物质的使用。但是，对于有些食品危害物，容易超过所制定的可接受水平、固定的风险水平不适用。

(3) 暴露评估：食品危害物的暴露评估有3种方法，即总膳食研究、单个食品的选择性研究和双份饭研究。WHO制定了食品危害物膳食摄入量的研究准则。近年来，通过直接监测人体组织和体液中相应物质的水平来评估摄入情况的研究日益增多。

膳食中危害物的理论摄入量必须低于相应的ADI值。通常实际摄入量远远低于ADI值。确定食品危害物的限量会遇到一些特殊的问题，通常在数据不足时制定暂行摄入限量，危害物含量偶尔会比暂行摄入量高，在此情况下，限量水平往往根据经济或技术情况而定。评估食品危害物摄入量时，居民和不同人群详细的食物消费数据的平均数(或中位数)非常重要，尤其是易感人群。另外，在制定食品安全风险评估办法时必须注重摄入量资料的可比性，特别是不同地方的主食消费情况的差异性。

(4) 风险描述：风险描述是定性或定量的评价，包括对暴露人群的严重程度和发生的可能性，或者缺乏对已知和潜在的不良健康作用资料等的不确定性，它是以风险识别、风险描述和暴露评估为基础的。风险描述也可以建立人一生中非显著风险的每日暴露水平，即暴露量必须低于可容忍的日摄取量(TDI值)或安全剂量的程度。对不能被确定TDI的物质，人的暴露量与在试验动物中发现的不良作用的安全限度可用来作为人致病可能性的指标，而且可以用于风险管理。另外，风险描述还需要考虑最易暴露的群体如儿童(体重较轻)，以及其他生物获得能力、代谢能力和基因分布等不同的群体如老年人。基于此，对于因人的可变性而产生的易感性差异，应采用10倍的安全因子。

(5) 不确定性：在描述风险时，必须说明风险评估过程中每一步骤所涉及的不确定性。风险描述中的不确定性反映了前面几个阶段评价中可能出现的不确定性。虽然遵循各种标准的操作规范，但在危险性评估过程中，不论是人体毒性资料还是动物试验资料均存在着大量不确定因素，在进行定性和定量评价时应特别注意。

1) 人体毒性资料：人体毒性资料主要涉及流行病学调查所得资料，但资料提供的阳性结果、阴性结果及阈剂量由于种种限制都有可能存在问题。

流行病学研究得出的阳性结果可能存在的不确定性。流行病学调查的因果关系和毒理学试验一样，主要建立在剂量-反应关系上，而且在某一剂量水平上各试验组与对照组的差异显著。但是剂量-反应关系即使能拟合出一条统计学上有显著意义的回归线，也仅能说明反应与剂量存在着关系，但这种关系不一定是因果关系，有些可能是虚假关联。这是因为人群中存在着很多混杂因素，真正致病因素的强度可能会随着受试物的剂量增加而增强。另一方面，对照组与被观察对象的差异应当仅仅是不接触受试物，在其他方面则应有高度的可比性。有时如何选择合适的对照组成为困扰调查者的最大难题，稍微放宽条件即有可能造成假阳性的研究结果。基于上述两个原因，对于严重的有害效应(如肿瘤)，人们常常希望有两个阳性结果的流行病学调查报告能够互相验证，或者有规范的动物试验结果予以支持。

流行病学研究得出的阴性结果可能存在的不确定性。一些流行病学调查报告常见的缺陷是忽视不同剂量对发病率或效应强度所起的作用。未经剂量-反应关系分析，就根据对照组的发病率或效应强度差异无显著性得出阴性结论，而忽略低剂量水平的接触者人数比例较大时，研究所得的低发病率或低效应强度可能是造成阴性结果的原因。所以，这类未作剂量-反应分析的阴性报告是不能肯定的、有疑问的、不能下结论的调查结果。

流行病学调查结果中的阈剂量的确定问题。阳性结果的调查资料（或与另一在剂量上衔接的阴性结果的调查资料结合起来）中，使发病率显著高于对照组的最小剂量水平就应是阈剂量。阈剂量的高低对于同一受试物来说，明显受到样本量大小的影响，如果增加样本量，则可使阈剂量下降。这种现象在小规模的调查与动物试验中尤其明显。因此，绝对不能把阈剂量当作固定不变的数值，况且除样本含量以外，还有其他环境因素和接触人群易感性等因素的影响。

2）动物毒性资料：由于动物（或其他生物）特别是哺乳类实验动物大多数情况下在试验反应性的质和量上与人比较接近，常常用以支持、验证，甚至代替流行病学调查所得的人群毒性资料，但是反应的质和量并非绝对可靠。

物种差异是应用动物毒性资料时最大的难题。这种差异既表现在量的方面也表现在质的方面。目前动物试验结果外推于人时，在量的方面可用生理药物动力学方法从血流量、组织器官体积以及其他生理生化参数进行变换，有可能弥补动物与人之间的物种易感性的量的差异。人与动物间物种感受性在质方面的差异更为复杂，除了人体机制能否活化或解毒外，还有其他种种原因。例如，胎盘结构的巨大差异有可能在致畸作用和发育毒性方面出现人与动物的质的差异。

任何物种对毒作用的易感性都存在物种内的个体差异，即使是近交系仍然存在。个体差异可用剂量-反应关系曲线的斜率反映出来，斜率越小表明该物种或品系对该化学物质感受性的个体差异越大。1983 年，Stara 提出，如果从该受试群体反应的 $LD_{50}$降低 3 个概率单位，即降至 $LD_{0.13}$时，这个剂量可能就是该受试物对受试群体中最敏感亚群产生效应的剂量。所以用 $LD_{0.13}$、或 $LD_{5}$、$LD_{10}$等低反应概率剂量评价和比较不同化学物质的毒性更准确。

在使用少量动物的试验结果外推到广大人群时，实际上是以小样本代替大样本。使用较少动物的试验所得出的无作用剂量很可能在使用大量动物的试验时成为有害作用的剂量。也就是说，随着使用的动物数增多，阈剂量越来越低，无作用剂量也随之降低。因此，在危险性评定中，不能把试验所得的阈剂量或 NOAEL 当作固定的数值，应参考试验中所用的动物数量。

3）从高剂量外推到实际接触的低剂量：鉴于毒理学试验中每组动物数常为 20～50 只，很少超过 100 只，为避免由于样本含量小而致最大无作用剂量升高使试验呈阴性结果，对于严重损害的效应，如肿瘤、畸胎等，常要求以染毒方案（指急性、亚急性和慢性染毒及其染毒途径）相对应的最大耐受量作为试验的最高剂量。这种剂量设计中出现阴性结果比较可信。但是，问题在于如果仅仅高剂量组的反应率才与对照组有显著差异，这样的结果是否具有实用价值。现在知道有些化学物质对代谢酶的影响有双向性，在高剂量下抑制酶活，低剂量下诱导酶活，或者恰恰相反。于是有可能由于高剂量抑制解毒酶或诱导活化酶（代谢增毒），从而出现在人群实际接触剂量下不可能出现的效应。此外，也可能在高剂量下出现代谢饱和，使化学物质或其代谢物的消除速度变慢从而产生有害效应。由于这两种现象均可能存在，因而，对所得的阳性结果的实用意义就要慎重考虑。

**2. 食品中有毒有害物质的风险管理** 风险管理是建立食品安全制度的重要手段之一，涉及面很广。风险管理属于风险分析的三个组成部分之一（风险评估、风险管理、风险信息交流）。食品法典中的定义是，风险管理是权衡各种可能的政策的过程，其中要顾及风险评估以及消费者健康保护与促进公平贸易做法方面的其他因素，并要相应做出决定，即选择和执行适当的预防和监测措施。风险管理的根本目标就是根据风险评估的结果，选择和实施适当的管理措施，尽可能有效地控制食品风险，从而保障公众健康。风险管理可以分为四个部分：风险评价、风险管理选择评价、执行风险管理决定、监控和回顾。

（1）*风险管理的启动*：风险管理程序的启动包括以下三个方面——目标的确定、管理方案和措施的制定、各相关方的确认。进口食品风险管理程序启动的出发点不仅是为了保护本国公众的健康，还是作为政府制定进口食品政策的需要，只要将风险管理所涉及的相关方都考虑在内，那么最终取得的效果应该是相同的。这是因为风险管理的根本目标正是保护公众的利益。

(2) 确定风险管理的范围：确定食品风险管理的范围应该从以下两个方面着手。第一，建立食品风险管理行为的范围(包括食品管理责任的划分、可用的法规政策、需要考虑在内的变化、现有食品管理体制的特点)；第二，确定各相关方的利益所在及其关心的问题，这些相关方包括(但不仅限于此)消费者组织、食品工业和贸易组织、相关教育和研究机构、管理机构等。

(3) 风险评价：风险概况确定和风险程度评定是风险评价的两个组成部分。风险管理程序中各个阶段工作的科学依据主要来自风险评估，其中本阶段风险评价工作的基础就是前期风险评估的结果。需要重点指出的是，在许多国家的食品风险分析体系中，承担风险评估与风险管理的机构在职责上和组织上是既紧密联系又有所区别的机构。

1) 风险概况确定：风险概况确定工作主要从以下几个方面展开：确定影响食品安全的问题；明确风险涉及的范围；划分危险等级；建立风险评定原则；开展风险评价工作；确认风险评价结果。其中，影响食品安全问题的确定由确认影响食品安全的危险和可能性及后果分析两个步骤组成的。这个过程主要进行的是定性分析工作。

2) 风险程度评定：该过程的主要目的是判断风险程度如何，是否需要采取措施以控制当前的风险。各相关方由于所处的立场不同，导致他们对同一风险进行程度评估时所取得的结果有很大差异。因此，进行风险程度评估工作时，应该充分考虑不同相关方的意见。根据风险程度评定的结果有三种处理方式：当确定风险程度相当严重有必要采取风险管理措施时，可以进入风险管理的第三阶段——风险管理选择评价；当风险程度较低且公众对其反响并不强烈时，可以暂时中止风险管理程序，但应该对这种风险继续监控以便采取相应措施；如果已经掌握的信息并不足以做出决定时，可以继续进行资料收集以减少不确定性，并开始新的一轮风险管理程序。

现行的国际风险通报机制尚不完善，使因进口所带来的食品安全风险往往具有突发性。为此，进口食品风险管理机构经常需要采取紧急预防风险管理措施，即在缺乏科学证据进行充分的风险评估的情况下，直接进行风险管理。这种情况下，风险评价工作可能会被暂时忽略，直接进入到风险管理选择评价阶段。

(4) 风险管理选择评价：风险管理选择评价有三个步骤：确定可能实行的风险管理行为；根据适当的安全标准选择合适的风险管理行为；决定最终实施的风险管理行为。这里所指的“适当的安全标准”意味着可接受的风险水平，如零风险标准、平衡标准(主要指采取风险管理措施的经济成本和效益)、阈标准或协定标准。

在进行风险管理选择评价的过程中，应尽可能地将多方面因素考虑在内，包括科技、经济、政策和各相关方的非技术性问题，并根据多个标准进行综合考量。由于食品风险管理具有一定的特殊性，直接影响到国际贸易往来，所以要求风险管理决策人员在选择食品风险管理措施时，必须遵循最少贸易限制作用和非歧视性原则，同时顾及远期风险和近期风险，并能联系不断发展的科学知识对选定的风险管理措施加以重新审查。

(5) 执行风险管理决定：风险管理执行的效果与前期风险评估息息相关，风险评估的客观与否直接关系到最终执行的风险管理的成效。为了尽可能保持风险评估的客观性，最好将风险管理执行人员与风险评估人员在组织和职能上予以区分。在风险管理执行期间，应根据现时的变化，对风险管理行为的成效进行评定，评定的内容包括新措施的效果、成本和各相关方面的意见。同时，根据评定结果，对现行的风险管理行为进行及时调整。

(6) 风险管理的监控和回顾：保护公众的健康是决定风险管理的最基本前提，其他需要考虑在内的因素包括经济成本、经济效益、技术可行性和对风险的预警能力等。在执行风险管理决定后，应该立即着手对风险管理的成效及其对公众产生的影响进行监控，以判定做出的风险管理决定能否达到保证食品安全的目标。如果发现风险管理的范围发生重大变化，应该开展新的一轮风险管理程序。

(7) 各相关方的参与：相关方的参与对风险管理的成败至关重要。在实施风险管理的各个阶段，其中包括监控和回顾阶段，应该及时听取各相关方面的意见。食品的风险管理工作直接涉及不同相关方之间的利益，具有相当的敏感性。因此，在进行各阶段风险管理工作时，应该尽可能保证透明，以利于各相关方之间进行信息交流。

（蒋东华）

## 第三节 食品中有毒有害物质限量标准的制定

### 一、概述

**1. 限量标准制定的意义** 食品安全不仅是涉及技术的问题，还是影响到政治和经济发展的问题。国际组织制定了严格的法规和标准，对食品的生产、加工、运输和国际贸易中的食品安全提出了更高的要求，世界各国也采取了相应的管理和控制措施。食品中有毒有害物质限量标准制定的意义主要包括以下几个方面。

(1) *保证食品的食用安全性*：食品从原料生产、加工、贮藏、运输、销售直到消费的整个过程都存在着毒素、生物污染、化学污染等不安全的因素。通过严密的毒理学试验，对各种有毒有害物质进行安全性评价和制定安全限值，并根据该物质在食品中的实际残留量和食物摄入情况制定其限量标准，从而保证食用的安全性。

(2) *国家食品安全质量监督管理的依据*：食品中的有毒有害物质关系到人的健康及生命安全，世界各国均制定了相应的法律法规条款加以约束。在行使食品安全质量管理时，从技术层面上必须要有相应的具有法律效力的标准值作为界定和管理的依据。为了便于安全质量问题的仲裁以及依法监督管理，就必须制定食品中有毒有害物质安全限量标准。

(3) *食品安全生产的基础*：食品生产过程包括种养殖、加工、包装、贮藏、运输等多个环节，涉及工业、农业、卫生、商业等多个领域，各个环节存在各种安全因素，任何一个环节中的危害因素均可导致最终产品的安全危害。故食品安全贯穿食品生产全过程，只有每个环节中的有害物质均控制在标准限量之内才能保证食品的安全。

(4) *国际食品贸易的基本条件*：目前，许多国家基于保护国民身体健康和自己国家经济利益的考虑，制定了食品中各种有毒有害物质限量标准，以标准的形式筑起各种技术贸易壁垒，限制进口产品的入境。为了满足国外消费市场需求，参与国际竞争，就必须与国际的限量标准接轨，按照对方的限量标准生产出口产品，进行国际食品贸易。

**2. 限量标准的内容** 食品中有毒有害物质限量标准主要包括食品中农药残留限量标准，兽药残留限量标准，食品中有害金属、非金属及化合物限量标准，食品中生物毒素限量标准，食品中微生物限量标准等。

(1) *农药残留*：农药的种类和品种有很多，主要包括有机氯农药、有机磷农药、氨基甲酸酯类农药和拟除虫菊酯类农药，以及近年来新增的生物类农药。有机氯农药由于高蓄积性和难降解性，已被禁用。但自然界中仍残留有以前使用的未降解的有机氯农药。各类农药均具有一定的毒性，为了保证食品的质量安全，就必须对其在食品中的最高容许量进行限定。

(2) *兽药残留*：主要有抗生素类和激素类，过量使用兽药会导致动物食品中抗生素或激素超标。人类食用此类抗生素或激素超标的肉类食品，将导致人出现中毒症状。如违禁药“瘦肉精”引发的急性中毒事件屡屡发生。

(3) *重金属元素*：由于环境污染及重金属的生物富集效应，食品中可能会残留多种有害的重金属元素。常见的有害重金属元素有铅(Pb)、汞(Hg)、砷(As)、镉(Cd)及铬(Cr)等。这些有害元素多数不易代谢，易在体内蓄积，产生各种急性或慢性毒性作用，甚至有致癌、致畸和致突变作用。

(4) *有害微生物及其毒素*：常见危害食品的细菌有假单孢菌属、微球菌属、葡萄球属、芽孢杆菌属、乳杆菌属、致病性大肠杆菌等，危害食品的霉菌有曲霉属、青霉属和镰刀霉属的一些霉菌。这些微生物及部分微生物产生的毒素，会导致食品的食用价值降低，甚至完全不能食用，造成巨大的经济损失，同时也对食用者造成健康危害。对致病性微生物制定限量标准，是控制食品卫生、保证食品质量的一项重要手段。

(5) 其他有毒有害物质：包括各种环境污染物、食品生产和加工中带入或产生的有毒有害物质，如 *N*-亚硝基化合物、多环芳香族化合物、多氯联苯等。这类物质对食品污染造成的危害已越来越受到重视，一些慢性疾病，尤其是肿瘤、遗传性疾病和先天性疾病均可能与此类化学物质污染有关。

**3. 限量标准的现状** 与发达国家相比，我国食品安全标准无论从数量还是与国际接轨方面都还有较大差距。在农药残留限量标准方面，突出的问题是我国农药残留限量标准数量和种类太少。目前，我国标准涉及的农药种类为 153 种，CAC 标准为 144 种，二者相同的农药种类 91 种；我国标准与 CAC 标准在残留具体食品的数量上相差巨大，我国仅为 88 种，CAC 则达到 232 种；我国农药残留限量指标的总数为 576 个，远远少于 CAC 的 2 825 个；在可比指标范围内，我国有 142 个残留限量指标值与 CAC 相同，72 个残留限量指标值严于 CAC，52 个残留限量指标值宽于 CAC。

在兽药残留限量标准方面，我国与 CAC 的差距较小。我国标准涉及的兽药种类为 217 种，CAC 标准为 57 种，二者相同的兽药种类 42 种；我国标准在残留具体食品动物的种类与数量上与 CAC 标准基本相同；我国兽药残留限量指标的总数为 1 035 个，远远多于 CAC 的 477 个；在可比指标范围内，我国有 302 个残留限量指标值与 CAC 相同，26 个残留限量指标值严于 CAC，仅 8 个残留限量指标值宽于 CAC。

我国在限量标准制定时，主要参考 FAO/WHO 的毒理学基础研究资料及 CAC 和发达国家的标准，在取得大量本国实际调研数据的基础上，结合国情而制定的。发达国家国家标准 90％以上采用国际标准；我国只有 40％国家标准采用或等同采用了国际标准。目前我国各种食品安全质量法规、标准正在修建中。国家已经加大标准研制力度，完善质量标准体系。

## 二、食品中有毒有害物质限量标准制定的步骤和程序

**1. 食品中有毒有害物质限量标准制定的步骤** 食品污染、某些化学物质在食品中的应用，以及某些食品原料自身产生的有毒有害成分，必然会导致食品产品存在某些有毒物质。为了保证人类的健康，必须制定相应的控制标准，将这些有毒有害物质控制在最小含量水平，即食品中有毒有害物质的限量标准。这类标准往往是根据危害性分析的基本原理，并按照下述程序和步骤来制定的，如图 10-2 所示。

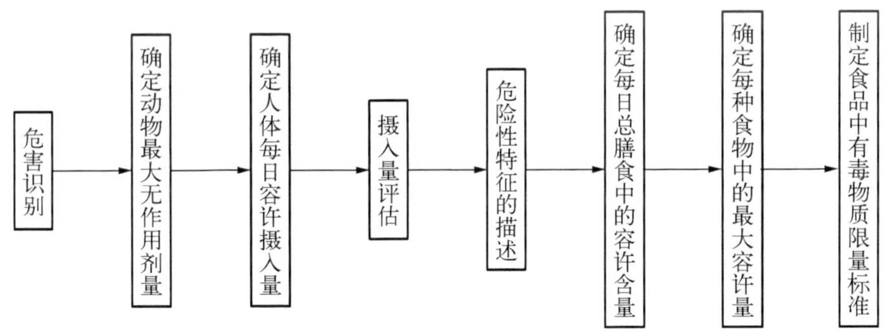


图 10-2 食品中有毒有害物质限量标准的制定步骤

(1) 危害识别：危害识别的目的在于确定人体摄入的有毒有害物质的潜在危害作用，危害作用发生的可能性，以及产生这种危害作用的确定性与不确定性。可通过流行病学研究、动物试验或以前的资料来识别食品中某种已知或潜在的有害因素。

(2) 确定最大无作用剂量(maximal non-effect level, MNL)：该剂量是指某一物质在试验时间内，对实验动物不显示毒性损害的剂量水平。有时也用 NOAEL 来表示。在确定最大无作用剂量时，应采用动物最敏感的指标或最易受到毒性损害的指标进行观察。除了观察一般毒性指标外，还应考虑一些特殊毒性指标，如致癌、致畸、致突变以及迟发性神经毒性等。对于具有这些特殊毒性的物质，在制定食品中最大容许量时，应慎重从事。FAO/WHO 食品添加剂专家委员会(Joint FAO/WHO Expert Committeeon Food Additives, JECFA)规定，对于那些经流行病学研究已确认的致癌物，在制定其在食品中最大容许量标准时不必考虑其最大无作用剂量，而是最大容许量越小越好，最好为零。最大无作用剂量是进一步制定最大容许量标准的基

本数据和重要依据，因此必须准确可靠。

通常采用一系列的动物毒性试验，来确定该物质的最大无作用剂量。动物毒性试验应按照我国《食品安全性毒理学评价程序》(GB15193.1—2003)，并根据受试物的具体情况和国外、国际组织对该物质的安全性毒理学资料决定试验阶段和内容。

(3) *确定人体每日容许摄入量(ADI)*：ADI值是指人类终生每日摄入该物质后，不会对机体产生任何已知不良效应的剂量，以人体每公斤体重的该物质的摄入量(mg/kg·bw)来表示。若人体对于某一有毒物质的每日暴露量超过此值时，人体的健康就会受到损害。故可将ADI理解为人体的理论最大无作用剂量。它是由上一步动物试验中获得的最大无作用量MNL外推得到的理论值，而不是通过人体直接测定的。由于人和动物的种间差异，以及人群之间的个体差异，在由动物最大无作用量向人体ADI外推时，必须除以一定的安全系数。一般规定安全系数取100，即人体的ADI值要比动物MNL值小100倍。但此安全系数并不是固定不变的，可根据物质的毒性性质、反应强度、暴露人群的不同而发生改变。如毒性损害作用强烈或是接触婴幼儿等特殊人群的物质，安全系数还应扩大。

ADI(mg/kg·bw)=MNL(mg/kg·bw)×1/100×人群体重

一般情况下，成年人体重均以60 kg计。

(4) *摄入量评估*：对有害物质膳食摄入量的估计需要有关食品消费量和这些食物中相关物质浓度等资料。目前，一般采用人体组织和体液的直接监测来评估摄入量。

(5) *确定每日总膳食中的容许含量*：每日总膳食中的容许含量是指人体每日膳食中的所有食品中含有该物质的总量。ADI值是人体安全摄入量的一个理论值，具体到制定膳食中的容许含量时要考虑到食物的多样性、人对不同食物的摄食结构和比例以及该物质除食物以外的其他可能摄入途径，如人体每日接触的有毒物质不仅来源于食物，还来源于饮水、空气或职业性接触等。因此，人体每日由膳食摄入的有毒物质的量实际上应比ADI小。对非职业性接触人群而言，食品仍然是有毒有害物质的主要来源，占总量的80%～85%。

每日总膳食容许含量(mg/kg·bw)=ADI(mg/kg·bw)×80%

例：某一有毒物质的ADI值为20 mg/kg·bw，人体每日实际由总膳食所摄入的量占80%，则人体每日由食物摄入的量不应超过960 mg(20 mg/kg· bw×80%×60 kg· bw)。

(6) *危险性特征的描述*：危险性特征的描述是危害识别、危害特征描述及摄入量评估的综合结果。通过危险性特征的描述，对人体摄入某物质对健康产生危害作用的可能性进行估测，并在此基础上权衡如何接受或降低危险性，制定相应的食品标准。

(7) *确定每种食物中的最大容许量*：要确定某种物质分别在人体摄入的食物中的最高容许量，就需根据人的膳食调查，了解含有该物质的食品种类与每日膳食摄入量。

食物中的平均最大容许量(mg/kg·bw)=每日总膳食容许含量(mg/kg·bw)/含有该物质的食物每日摄入量之和(g)

例：只有一种食物含有某种物质，该食物每日摄入量为200 g，则每公斤食物中含有该有毒物质的最大容许量为总膳食容许含量/200；若还有另一种食物中含有该种物质，这一食物的摄入量为100 g，那么这两种食物中该物质的平均最大容许量为总膳食容许含量/(200+100)。

(8) *制定食品中有毒物质的限量标准*：在一般情况下，可根据食品中某种有毒有害物质的最大容许含量来制定食品中某种有毒物质的限量标准。但在实际制定过程中，必须根据具体情况进行分析。首先应坚持安全第一的原则，对于具有致癌、急性毒性明显、蓄积毒性较强的物质，还可能需要缩小由上述研究所确定的最大容许量标准。另外，还应对污染或残留该有毒物质的食品进行符合统计学样本量的抽样检测，若食品中有毒有害物质实际污染或残留量小于前述研究所获得的最大容许量，且已进行了危险性分析，此时应以实际污染或残留量来制定限量标准。在制定限量标准过程中，可参考国际已认可的毒理学评价结果、暴露评估结论、ADI值等资料。

标准的制定不仅取决于科学实验的资料，还要与当时的科技发展水平、社会经济条件和政治因素密切相关，因此，制定的限量标准带有一定的相对性。随着科技进步和社会的发展，限量标准应适时修订。

**2. 限量标准的制定程序**　限量标准是由国家政府管理部门依靠相关行业的专家而制定，是基于政策层面上的工作，以科学研究为依据，结合社会实际，为风险管理提供可执行法规文本，审定后由政府颁布，具有法律效力。限量标准的起草及审批程序如图 10－3 所示，主要包括以下程序：

- 提出标准制定建议（任何单位或个人）；
- 列入计划；
- 研制组（协作组）研制草拟；
- 标准草案；
- 标准委员会审议（各有关部门参加）；
- 征求各方意见（中央与地方政府各部门、企业界、协会等）；
- 审定与批准、发布。

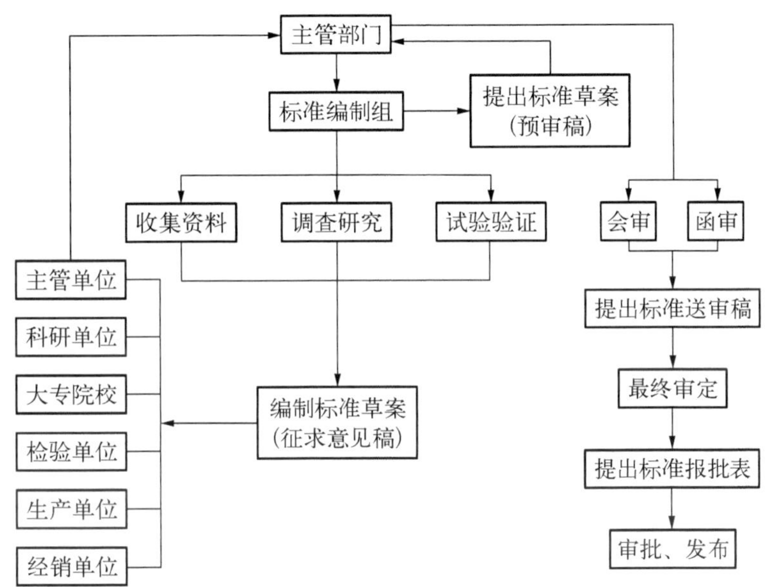


图 10－3　食品中有害物安全限量标准制定工作程序

（引自刘宁，2005）

## 三、国际组织对食品中有毒有害物质残留安全限量的制定

**1. FAO/WHO 对食品中农药残留限量的制定**

（1）专家组的工作内容和分工：农药残留联席会（JMPR）成立于 1963 年，是联合国粮食及农业组织（FAO）与世界卫生组织（WHO）联合管理的 3 个专家咨询机构之一（其他 2 个为食品添加剂专家委员会 JECFA 和微生物风险评估联席会 JEMRA）。JMPR 是农药残留风险评估机构，主要职责是开展农药残留风险评估工作，为风险管理机构 CAC 和 CCPR 提供建议和咨询，共同制定食品法典农药残留标准。

JMPR 由 FAO 农药残留专家组和 WHO 农药残留专家组组成，各自开展评估工作。FAO 农药残留专家组负责审查农药使用方式、农药的成分和化学资料、农药残留分析方法，评估农药残留的去向以及在良好农业生产操作（GAP）下粮食作物中农药残留水平，推荐食品中农药的最大残留限量 MRLs 建议值。WHO 农药残留专家组负责评估农药毒理学资料，主要评估农药经口、经皮、吸入、遗传毒性、神经毒性或致癌性等急性、慢性毒理学资料，计算农药的每日允许摄入量 ADI 值及急性参考剂量（ARfD）。

（2）毒理学试验：在进行农药残留的安全性毒理学评价时，要进行短期试验，长期试验，吸收、分布、代谢、排泄、对酶的作用和生物半衰期等生化研究，以及致癌、致畸、致突变等特殊毒性作用研究。

（3）人体 ADI 值的制定：JMPR 一般采用安全系数法将动物试验的结果外推到人，通常使用安全系数为 100。以动物试验所获得的 NOAEL 值除以安全系数（100）制定人体的 ADI 值。

**2. CAC关于食品中兽药残留限量的制定** CAC的主要职责是制定推荐的国际食品标准及食品加工规范；协调各国的食品标准；指导各国和全球食品安全体系的建立。食品法典委员会(CAC)关于食品中兽药残留限量的制定是根据JECFA的评价而制定的。

(1) *推荐最大残留限量的制定*：推荐最大残留限量(MRLs)需要考虑的因素有：残留兽药的毒理学和放射性同位素示踪的研究；结合性残留物的生物效应；靶器官；测定残留物安全限量的残留物标准；按照良好兽药使用规范(GVP)使用兽药后的残留数据；兽药充分排泄的休药期以及适合的兽药残留分析方法。

应注意以下几点：由毒理学试验所得的NOAEL值确定ADI值。在按照GVP规范下使用兽药，如果残留量低于ADI值，则可相应降低制定的MRLs值；如果用常规的分析方法检测不出兽药残留时，就将MRLs值提高到目前分析方法所能检出的水平；推荐的MRLs值不能明显大于根据毒理学试验得到的MRLs值。

(2) *兽药结合性残留物的评价*：兽药残留包括兽药原形和其代谢产物残留。结合性残留物是兽药或其代谢产物与内源大分子共价结合的产物。若结合性残留物占总残留物的比例不大，通常可选择一种可提取的合适残留物作为代表，来制定其MRLs；而当结合性残留比例较大时，就必须对这些结合性残留物进行毒理学试验和安全性评价，以确定其ADI，并进一步制定其MRLs值。

(3) *兽药残留的微生物学危害评价*：食品中残留的抗生素类药物可能会对人体肠道内正常的菌群产生危害。通过志愿者的体内试验法是非常有限的。当得不到人体试验的资料时，可考虑用实验动物来获得相关数据，对微生物危害进行评价。

(4) *对致敏兽药残留物的考虑*：有些兽药残留可能会引起机体发生过敏反应，对一般人群的健康影响不大，但对高度敏感人群可能会产生严重的过敏反应。因此，有必要对已知的或可疑致敏的药物保持尽可能低的残留量水平，如青霉素、头孢菌素等。

**3. FAO/WHO对食品中其他残留物限量的制定** FAO/WHO的食品添加剂专家委员会(JECFA)负责食品添加剂、食品污染物和兽药残留的评价和限量标准的制定。WHO专家组通过评价毒性以确立ADI值或推荐ADI值；FAO专家组则根据(推荐)ADI值和实际残留量提出MRLs值或推荐MRLs值。制定食品中MRLs值，还应考虑人体对各类食物的摄入量。在确定MRLs值时，最大理论摄入量不应超过ADI值。一般而言，食物摄入量要选取各种食品摄入量的上限数据。特别是确定动物性食品中兽药残留的MRLs值时，由于兽药在靶组织器官中残留量可能较高，需要分别按各组织器官摄入量的上限数据来确定。

(任丹丹)

## 思考题

1. 简述我国食品安全性毒理学评价程序的内容。
2. 转基因食品安全性评价的原则是什么？
3. 简述制定食品中有毒有害物质限量标准的步骤。
4. 简述危险性评估的步骤与内容。

# 下篇　实验技术与应用篇

# 第十一章

# 食品毒理学动物实验基础

## 第一节　食品毒理学动物实验概述

动物实验是食品毒理学的主要研究手段。通过动物实验的设计、实施、结果观察和评价，确定食品中可能存在的有毒物质对人体的危害。食品毒理学的主要研究方法是以实验动物为模型，通过外源化学物对实验动物的毒性反应，向人（原型）外推，以期评估外源化学物对人的危害及危险性。

### 一、食品毒理学动物实验的原则

**1. 化学物对实验动物产生的作用可以外推于人**　基本假设为：① 人是最敏感的物种；② 化学物代谢是人和实验动物共有的生物学过程，与体重（或体表面积）相关。这两个假设是实验生物学的前提。以单位体表面积计算对人产生毒作用的剂量和实验动物通常相近似。而以体重计算，则人通常比实验动物敏感，差别可能达 10 倍。因此，可以利用安全系数来计算人的相对安全剂量。一般认为，如果某一化学物对几个物种实验动物的毒性是相同的，则人的反应也可能是相似的。

**2. 实验动物必须暴露于高剂量**　这是发现对人潜在危害的必需的和可靠的方法。此原则是根据质反应的概念，随剂量或暴露量增加，群体中效应发生率增加。毒理学试验中，一般要设 3 个或 3 个以上剂量组，以观察剂量-反应（效应）关系，确定受试物引起的毒效应及其毒性参数。仅仅检测受试物在人的暴露剂量是否引起毒效应是不够的，当引起毒效应的最低剂量与人的暴露剂量接近时，说明该化学物不安全。当该剂量与人的暴露剂量有很大的距离（几十倍，几百倍或以上），才认为具有一定安全性，此距离越大，安全性越可靠。如果在研究中所用的一系列剂量不能引起毒性效应，则认为所用剂量还不够高，应增加剂量以确定受试化学品的毒性。此外，实验模型所需的动物数量总是远少于处于危险中的人群。为了在使用少量动物的试验中得到有统计学意义的可靠结果，需要应用相对较高的剂量，以检测效应发生的频率。

**3. 人的可能暴露途径是选择受试物投予方式的主要依据**　外源化学物经不同途径染毒实验动物所表现的毒性可有很大差异，这是由于染毒部位的解剖生理特点不同，外源化学物吸收进入血液的速度和量以及首先到达的器官和组织也不同。因此，毒理学试验中染毒途径的选择，应尽可能模拟人的暴露途径。

### 二、食品毒理学动物实验的局限性

因为外源化学物的毒性作用受到许多因素的影响。用实验动物的毒理学试验资料外推到人时，会有很大的不确定性。

**1. 实验动物和人对外源化学物的反应敏感性不同**　虽然在毒理学试验中用两种或两种以上的动物，并尽可能选择与人有相似毒物反应的动物，但要完全避免物种差异是不可能的。而且，实验动物不能述说涉及主观感觉的毒效应，如疼痛、腹胀、疲乏、头晕、眼花、耳鸣等，这些毒效应就难以或不可能发现。在动物实验中，可观察到体征（sign），而没有“症状”（symptom）。

**2. 动物染毒剂量远大于人实际接触剂量**　在毒理学试验中，为了寻求毒作用的靶器官，并能在相对少量的动物上就能得到剂量-反应或剂量-效应关系，往往选用较大的染毒剂量，这一剂量通常要比人实际接触的剂量大得多。有些化学物在高剂量和低剂量的毒性作用规律并不一定一致，如大剂量下出现的反应有可能是由于化学物在体内超过了机体的代谢能力，这就存在高剂量向低剂量外推的不确定性。

**3. 试验中使用的动物数量有限** 毒理学试验所用动物数量有限，那些发生率很低的毒性反应，在少量动物中难以发现。而化学物一旦进入市场，接触人群往往会很大。这就存在小数量实验动物到大量人群外推的不确定性。

**4. 实验动物的选择单一** 试验中一般选用成年健康动物，反应较单一，而接触人群可以是不同的人种、种族，包括年老体弱及患病的个体，在对外源化学物毒性反应的易感性上存在很大差异。

### 三、动物实验的职业道德

实验动物(laboratory animal)是经人工饲育，对其携带的微生物进行控制，遗传背景明确或者来源清楚，用于科学研究、教学、生产、检定以及其他科学实验的动物。要预防和治疗人类的疾病、要认识生命过程，动物实验是必不可少的，实验动物对医学的发展有不可忽视的贡献。所有的研究人员要尊重生命，善待实验动物。2006 年，我国科技部颁发了《关于善待实验动物的指导性意见》，是我国第一部实验动物福利的法规，该指导意见共 6 章 30 条，分别对实验动物的饲养过程、使用过程和运输过程如何善待动物提出具体意见，并提出了善待动物的行政措施。

对那些人为造成丧失独立生存能力的生物和那些用于研究、教学实验的实验动物，我们都负有道义上的责任。使用有知觉动物做研究时，应遵守下列原则：① 给予人道主义的管理和处理；② 使痛觉和不适感减少到最低限度；③ 避免不必要的使用实验动物。合适的建筑设备固然重要，但更重要的是管理体制和使用实验动物的各级人员的知识水平和对动物的关心程度。1959 年，英国动物学家 William Russell 和微生物学家 Rex Burch 编著的《人道主义实验技术原理》一书出版，该书第一次提出了动物实验“3R”原则，即替代(replacement)、减少(reduction)和优化(refinement)。“3R”原则的提出对在世界范围内启动“3R”的研究起到了非常重要的作用。“3 R”不仅是适应动物保护主义的一种需要，也符合生命科学发展的要求。替代是指在科学研究中应用无知觉材料来代替使用活的有知觉的脊椎动物的方法，其范围包括使用组织学、胚胎学、细胞学或计算机等方法取代整体动物实验。减少是指在能保证获取一定数量与精确度的数据信息的前提下，减少动物的使用数量。优化是指必须使用动物时，应通过改善动物设施、饲养管理和实验条件，精细地选择、设计路线和实验手段，优化实验操作技术，尽量减少实验过程对动物机体的损伤，减轻动物遭受的痛苦和应激反应，同时使动物实验得出科学的结果。

## 第二节 动物实验

### 一、实验动物的选择与管理

在食品毒理学动物实验中，对实验动物正确选择和规范管理是获得可靠研究结果的先决条件。

**1. 实验动物物种的选择** 外源化学物的固有毒性往往在人和不同物种实验动物之间表现不同，物种差别可以表现为量的差别和质的差别。因此，需要对实验动物物种进行选择。选择的基本原则是：在受试物代谢、生物化学和毒理学特征方面与人最接近；自然寿命不太长；易于饲养和实验操作；经济并易于获得。在选择实验动物时，可利用的物种并不多，主要原因包括经济因素(购买和饲养的费用)、实验动物的寿命、行为和生活能力、处置，也许最重要的是对该物种“正常”生理和病理资料的掌握，以及该物种对受试化学物毒性的敏感性。要利用对受试物在代谢、生物化学和毒理学特征与人最接近的物种，这就需要了解实验动物物种和人对受试化学物的吸收、生物转化等资料，但这往往并不切合实际。目前，常规选择物种的方式是利用两个物种，一种是啮齿类动物，另一种是非啮齿类动物。系统毒性研究最常用的啮齿类动物是大鼠和小鼠，非啮齿类动物是犬。豚鼠常用于皮肤刺激试验和致敏试验，兔常用于皮肤刺激试验和眼刺激试验。遗传毒理学试验多用小鼠，致癌试验常用大鼠和小鼠，致畸试验常用大鼠、小鼠和兔。迟发性神经毒性试验常用母鸡。

**2. 实验动物品系的选择** 品系(strain)是实验动物学的专用名词，指用计划交配的方法，获得起源于共同祖先的一群动物。不同品系实验动物的遗传基因型不同，因而具有不同的生物学特性，对同一刺激的反应差异很大，在选择时必须注意。

按遗传学控制分类，可将实验动物分为近交系、封闭群（远交系）和杂交群3类。不同类别的动物其交配保种方式不同。近交系动物是通过全同胞兄妹交配来维持基因纯合性的。常用的近交系大鼠有ACI、BN、F344、SHR、WKY等；常用的近交系小鼠有BALB/C、C57BL/6、DBA/2、A/He等。封闭群动物是指以非近亲交配方式进行繁殖生产的一个种群，在群体内保持了遗传的多态性和基因频率的稳定性。常用的封闭群动物有Wistar大鼠、SD大鼠、KM小鼠、NIH小鼠、ICR小鼠、Beagle犬等。杂交群又称系统杂交动物$F_1$代，是指两个不同品系的近交系杂交产生的后代，在实际使用中仅用其$F_1$代，如$B6D2F_1$（雌性C57BL/6小鼠与雄性DBA/2小鼠杂交的第一代动物）。它与一般动物育种上的杂交意义不同，既具有杂交的优势，又具有明确的遗传背景，在遗传组成上是交配的两个近交品系之和。

根据实验动物遗传均一性排序，近交系最高，杂交群次之，封闭群较低。对某种外源化学物进行毒理学系列研究时，应固定使用同一品系动物，以求研究结果的稳定性。遗传毒理学一般采用啮齿类动物，主要是小鼠或大鼠。

**3. 不同净化级别实验动物的选择**　在动物的饲养环境及动物体表和消化道中，存在着种类繁多的微生物与寄生虫。这些微生物有致病性的、条件致病性的、非致病性的，有的是有益的；有的微生物具有宿主特异性，即仅能感染同一种属的动物，而有的却能感染多种属动物，甚至是人畜共患病的病原体。控制实验动物体内外的微生物和寄生虫，避免其对实验动物生产和动物实验的干扰是保证实验结果的准确性的关键条件之一。

（1）*实验动物按微生物学和寄生虫学控制的分类*：根据对实验动物体内外微生物和寄生虫控制的程度，可以将实验动物分为如下4个级别。

1）普通动物（conventional animal，CVA）：不携带所规定的人兽共患病病原和动物烈性传染病病原，如沙门氏菌、结核分枝杆菌、狂犬病毒等。普通动物是微生物和寄生虫控制级别最低的实验动物，常用的普通级动物有豚鼠、兔、犬和猴。我国国家标准已取消了普通级小鼠和大鼠，因此食品毒理学研究应使用清洁级以上净化级别的小鼠和大鼠。

2）清洁动物（clean animal，CLA）：除普通动物应排除的病原外，不携带对动物危害大和对科学研究干扰大的病原。清洁动物的种群来源于SPF动物或无菌剖宫产动物，饲养在屏障环境中。清洁动物不应具有明显可见的疾病表现、脏器病理变化和异常死亡，在实验中受动物疾病的干扰较少，其敏感性和重复性也较好。

3）无特定病原体动物（specific pathogen free animal，SPF）：除清洁动物应排除的病原外，不携带主要潜在感染或条件致病和对科学实验干扰大的病原。SPF动物除了不带有普通动物应排除的烈性传染病和人畜共患病病原体外，还不带有特定的能干扰科学研究的病原微生物和寄生虫，如绿脓杆菌和金黄色葡萄球菌等，是真正意义上的“健康”动物。SPF动物的种群来源于无菌动物或剖宫产净化动物，饲养在屏障环境中。由于SPF动物不带传染病和寄生虫病原体，体质健康，自然死亡率低，因而实验结果准确可靠，作为国际公认的标准实验动物，广泛应用于生物医学研究各个领域。

4）无菌动物（germ free animal，GFA）：用现有的检测技术和方法在动物体内外的任何部位均无可检出一切生命体的实验动物。无菌级动物来源于普通级动物经无菌剖宫产手术，幼仔在无菌隔离器中经人工哺育或由其他无菌级动物代乳饲育而成。“无菌”只是一个相对概念，仅仅指以目前的技术手段未能查出有微生物存在。

（2）*环境条件分类及技术指标要求*：不同净化级别的动物必须饲养在相应的设施环境中，并有相应的饲养管理操作规程，需要定期监测，保证其携带的微生物和寄生虫符合等级标准。根据对饲养动物的微生物控制程度和空气净化程度，动物环境可分为普通环境（conventional environment）、屏障环境（barrier condition）、隔离环境（isolation environment）三个类型，不同类型的实验动物对空气净化程度的要求不同，动物的级别越高，要求空气的净化程度也越高。

1）普通环境（conventional environment）：符合动物居住的基本要求，不能完全控制传染因子，但能控制野生动物的进入，适用于饲育普通实验动物。普通环境并不需要进行严格的环境控制和微生物控制，但仍需维持对环境条件的基本要求。普通环境要有强力通风及空调设备，垫料要消毒，饮水要符合城市卫生标准。普通环境温度犬、兔、猴、小型猪等控制在16～26 ℃，豚鼠、地鼠控制在18～29 ℃范围；日温差≤4 ℃，相对湿度控制在40%～70%，换气次数最少8次/h。

2) 屏障环境(barrier environment)：符合动物居住的要求，严格控制人员、物品和空气的进出，适用于饲育清洁级和(或)SPF级实验动物。屏障环境是专门为清洁级、SPF级动物饲养和动物实验设计的环境。通过对出入屏障环境的人员、物品、动物和空气洁净度的控制，避免各种可能的传染因子传入屏障环境内；通过对温湿度、噪声和换气次数等各种理化因子的控制，给实验动物营造良好的环境。屏障环境温度控制在20～26 ℃，日温差≤4 ℃；相对湿度控制在40%～70%，换气次数控制在15～20次/h，空气洁净度7级。屏障环境设施适宜SPF动物的实验观察和饲养。进入设施内的空气要经高效过滤器过滤，饲料、垫料要消毒，进入设施内的人和实验动物及其他物品都要进行严格的微生物控制。

3) 隔离环境(isolation environment)：采用无菌隔离装置以保持无菌状态或无外来污染物。隔离装置内的空气、饲料、水、垫料和设备应无菌，动物和物料的动态传递须经特殊的传递系统，该系统既能保证与环境的绝对隔离，又能满足转运动物时保持内环境一致。适用于饲育无特定病原体、悉生及无菌实验动物。隔离环境温度控制在20～26 ℃，日温差≤4 ℃；相对湿度控制在40%～70%，换气次数不低于20次/h，饲养无菌级动物或悉生动物的隔离装置空气洁净度为5级。为了保证良好的隔离环境，隔离装置内外的静压差要不低于50 Pa。

实验动物环境控制指标除了温度、日温差、相对湿度、最小换气次数、空气洁净度外，还包括气流速度、相邻区域之间的最小静压差、落下菌数、噪声、照度和昼夜明暗交替时间等。国家标准《实验动物环境及设施》GB 14925—2010中规定了动物实验室环境技术指标。

**4. 个体选择**

(1) 性别：同一物种、品系的不同性别实验动物通常对相同外源化学物毒性反应类似，但雌雄两性对化学物毒性的易感性存在差别。一般来说，对于初次试验的受试物，应该采用两种性别。如实验中发现存在性别差异，则应将不同性别动物的实验结果分别统计分析。如果已知不同性别的动物对受试物敏感性不同，应选择敏感的性别。

(2) 年龄和体重：根据毒理学试验的类型选择实验动物的年龄。急性试验一般选用成年动物；慢性试验因实验周期长，应选用较年幼的或初断乳的动物，以使实验周期能覆盖成年期。实验动物的年龄应由其出生日期来定，但实际工作中常以动物的体重粗略地判断动物的年龄，作为挑选适龄动物的依据。同一试验中，组内个体间体重差异应小于10%，各组间平均体重差异不应超过5%。

(3) 生理状态：在食品毒理学试验中，不应选择特殊生理状态(妊娠、哺乳等)的动物。动物如出现妊娠，则影响体重及其他指标的检测结果。性激素对外源化学物代谢转化有影响，选用的雌性动物应未产未孕。雌雄动物应分笼饲养。

(4) 健康状况：实验动物的健康状态对毒理学试验结果有很大的影响，因此应选用健康动物。健康动物应发育正常、体形健壮，无外观畸形，被毛浓密、有光泽、顺贴而不蓬乱，行动灵活、反应敏捷、眼睛明亮有神、表皮无溃疡和结痂、天然孔道干净无分泌物等。为确保选择健康动物，一般在实验前观察5～7 d。

**5. 实验动物的管理** 我国实验动物的政府管理机构是在国家科技部和省(市)、自治区科技厅领导下的各行业或系统、各行政区域、各单位的实验动物管理委员会。自1988年国务院批准《实验动物管理条例》以来，发布了多项国家和地方法规，并制定了有关的国家标准。其中强制性国标为《实验动物哺乳类实验动物的遗传质量控制》(GB14923—2010)、《实验动物配合饲料营养成分》(GB14924.3—2010)、《实验动物环境与设施》(GB14925—2010)、《实验动物微生物等级及监测》(GB14922.2—2011)等。

食品毒理学研究中，实验动物的管理应按照以下程序：研究负责人向实验动物管理部门提出使用动物申请及使用动物时间；动物管理负责人根据实验室容纳情况，由具备资质的动物供应商处订购实验动物，采取适宜的动物运输方式；动物到达实验室后，由动物管理负责人、兽医、质量保证人员及试验人员共同对实验动物进行验收，验收后进入动物检疫室，由兽医、试验人员进行检疫及适应性驯养；研究负责人及动物管理负责人将合格动物转入动物实验室。试验结束(生物标本采集)后，实验动物尸体按照生物垃圾相关规定进行处理。

## 二、动物实验的准备及操作

**1. 动物实验前的准备** 动物实验前要进行一系列的准备工作，包括知识和技术准备、实验条件准备、预实验。知识和技术准备主要指掌握动物实验的基础知识和动物实验技术、了解动物实验的规章制度等。实验条件准备指仪器设备的配置与校准、药品的配制、器械的准备、实验动物的购入、实验场所消毒与器具配套等等。预实验是正式实验的“预演”。

(1) 知识和技术的准备：① 掌握有关实验动物方面的基础知识：了解与受试物相关的食品毒理学研究情况，以及所用实验动物的品种、品系、年龄(体重)、性别、数量、分组情况等，为提出新的实验思路打下基础。② 掌握有关动物实验方法学方面的基本技术：通过掌握和领会使用标准的实验动物和规范的技术方法进行科学实验，研究实验过程中动物的反应、表现及其发生发展规律，解决实验中的问题，获得新的知识，发现新的规律。

(2) 实验条件的准备：动物实验前条件准备的内容主要指具备满足实验需要的动物实验设施或设备，准备好实验仪器、药品、试剂和实验动物等，尽可能使实验手段和实验方法标准化。实验仪器必须校准，药品的纯度应有明确的要求，试剂的配制必须严格遵照操作规程，按说明书提示进行。称量药品应使用精确的计量仪器，称量、计算应认真校对、复核。

(3) 预实验：预实验是实验者在正式实验前对实验方法和条件以及与实验对象磨合为一个整体的过程，是正式实验前的模拟或者演习，其目的在于检查各项准备工作是否完善，人员是否配齐，实验方法和步骤是否切实可行，技术是否熟练，仪器设备是否运行正常，测试指标是否稳定可靠，剂量是否设计合理等，了解实验结果与预期结果的距离，从而为正式实验提供补充、修正的意见和经验，是动物实验必不可少的重要环节。预实验可有效地避免匆忙进入正式试验后因发现很多实验细节准备不充分，以致影响实验进展的现象。预备实验可使用少量动物进行，实验方法和观测指标应和正式试验一样。预备实验的实验数据不能归入正式的试验结果中统计。

**2. 动物实验中的个人安全防护**

(1) 个人防护用品的穿戴：实验动物操作中最基本的防护就是要穿着合适的防护工作服和戴口罩、帽子、手套，避免身体与动物直接接触。不同级别的环境要求着装也不同，普通环境必须穿白大衣，戴口罩、帽子和手套。进入屏障环境需穿无菌隔离服，戴口罩、帽子和手套，更换清洁拖鞋。

(2) 健康检查及疫苗接种：对直接接触实验动物的工作人员，必须定期组织体格检查。对患有传染性疾病，不宜承担相应工作的人员，应当及时调换工作。如果进行已知的传染性实验，要在实验前对工作人员进行特异性血清抗体检测并留存，以后要进行定期特异抗体检测，以便了解工作人员是否在工作中受到了感染。长期饲养犬的饲养人员应接种狂犬疫苗，饲养灵长类动物的饲养人员接种甲型肝炎疫苗，并定期进行结核菌素试验。

**3. 实验动物的抓取、固定** 正确地抓取和固定动物是为了不损害动物，不影响观察指标，并防止被动物咬伤，保证实验顺利进行。抓取固定动物的方法依实验内容和动物种类而定。抓取固定动物前，必须对各种动物的一般习性有所了解，抓取、固定时既要大胆敏捷，又要小心仔细，不能粗暴。

(1) 小鼠的抓取及固定方法

1) 小鼠转移：用一只手轻轻地捏住鼠尾的中部提起(不要抓尾尖和尾根)，放于另一只手上。

2) 小鼠灌胃和肌肉、腹腔注射：用右手抓取小鼠尾中部，将小鼠放在表面粗糙的物体上(鼠笼或操作台等)，轻轻向后拉住鼠尾。当小鼠向前挣脱时，左手拇指和食指抓住其两耳间及颈部的皮肤，无名指、小指和大鱼际肌夹住其尾巴根部，调整动物在手中的姿势。

(2) 大鼠的抓取及固定方法

1) 近距离移动：用一只手轻轻地捏住鼠尾的中部提起(不要抓尾尖和尾根)，移动到目标位置。

2) 远距离移动：张开一只手的虎口，迅速将拇指和食指插入大鼠的腋下。虎口向前，其余三指及掌心握住大鼠身体的中段，并将其保持仰卧位。调整拇指的位置，紧抵在下颌骨上。注意操作时不可太过用力，否则会造成大鼠窒息。

3）大鼠灌胃和肌肉、腹腔注射：一只手抓取大鼠尾中部，将大鼠放在笼盖上，轻轻向后拉住鼠尾，当大鼠向前挣脱时，另一只手的拇指和食指抓住其两耳间及颈部的皮肤，其余三指紧捏住其背部皮肤，置于掌心，调整动物在手中的姿势。

（3）豚鼠的抓取及固定方法

1）幼小豚鼠：两手捧起。

2）大豚鼠：将一只手轻轻地伸进笼子，用手掌迅速扣住豚鼠背部，抓住肩胛上方，拇指、食指环扣颈部，另一只手托住臀部。豚鼠胆小易惊，故在抓取时，应预先警告或让它看见捕捉者或听到捕捉者的声音。

3）固定豚鼠：一只手的食指和中指放在豚鼠颈背部两侧，拇指和无名指放在肋部，分别用手指夹住左右前肢，抓起。另一只手的拇指和食指夹住豚鼠一后肢，中指和无名指夹住另一后肢，使豚鼠身体伸直成一条直线，调整动物在手中的姿势。抓取时，如果豚鼠挣扎激烈，应先轻轻安抚，尽量让其安静，以防窒息。抓取豚鼠要稳、准、迅速，不能太粗野，也不能抓腰腹部，以免造成肝破裂而死亡。

（4）兔的抓取及固定方法：当兔子安静下来时，用右手抓住颈部的被毛与皮肤，提起兔，然后用左手托住臀部，使兔身的重量大部分落在手上。根据实验需要进行固定，如需兔耳静脉采血，采血时可用兔盒固定；如要测量血压、呼吸等实验和手术，可将兔固定在兔手术固定台上。兔头可用兔头固定夹固定。

（5）犬的抓取及固定方法：打开笼门，将犬拉至笼口从笼中取出时，双手伸至犬的两个前肢腋下，使犬背向实验操作人员，托起。固定清醒状态下犬，实验操作人员将犬从笼中取出，放于大动物固定架上将犬的四肢插入固定架的四个固定孔内，收紧绑带。也可将犬从笼中取出，放于大动物固定架上，实验操作人员用右前臂压住犬的颈部，同时手握住前肢下半部。犬麻醉状态下，按照上述方法固定后，进行犬麻醉操作，待犬麻醉后，使其仰卧于大动物手术台上。实验操作人员左前臂压住犬的腰腹部，同时手握住犬后肢的下半部，使其固定。将犬的四肢用绑带绑于手术台两侧的挂钩处。

**4. 实验动物的编号方法** 实验动物编号的标记方法很多，好的标记方法应该标号清晰耐久、简便易读。常用的方法有被毛染色法、耳缘打孔法、刺数钳烙印法和号牌法等。主要应用于需要对动物个体进行识别，做连续动态观察的实验。

（1）被毛染色法：常用于大鼠、小鼠、兔的编号标记。可用苦味酸（黄色）、品红（红色）的酒精饱和溶液在被毛上染色。不同的颜色及染色部位可以代表不同的编号，如红色代表十位数，黄色代表个位数。不同部位的被毛染色代表不同的数字。一般习惯的部位顺序为：左前肢为1，左腹部为2，左后肢为3，头颈部为4，背部为5，尾根部为6，右前肢为7，右腹部为8，右后肢为9。用红、黄两种颜色组合，可编到99。被毛染色法简便、清晰，适用于短期实验。如做长期实验，为避免褪色，可每隔2～3周重染一次。

（2）耳缘打孔法：用打孔器在动物耳缘的不同部位打孔，以表示一定的编号。一般左耳代表十位数，右耳代表个位数。耳缘打孔法适用于长期实验中作终生标记。

（3）号牌法：用金属制的号牌固定于实验动物耳上或系于大动物的项圈上。对猴、犬、猫等大动物数量较少时可以不做特别标记，只记录它们的外表和毛色特征即可。

此外，还有刺数钳烙印法和电子标签法。

**5. 实验动物的分组方法**

（1）分组原则：实验动物分组应严格按照随机分组的原则进行，使每只动物都有同等机会被分配到各个实验组中，尽量避免人为因素对实验造成的影响。注意避免雌雄混居导致雌性动物受孕。

（2）确立实验总组数和总动物数：动物实验应设立各种对照组。完整实验的对照组应包括阴性对照组、阳性对照组、模型对照组、赋形剂对照组等；实验组包括不同处理因素组或不同剂量组等。确定实验总组数后，再确定每组样本数量和实验需要总动物数。理论上，每组样本数量越小，组间比较的抽样误差越大，统计学的可靠性就越差。但是样本数量越大，实验所花的人力、物力、财力就越大。因此，确定每组适当的数量进行试验既符合统计学要求，又可降低实验的成本。一般情况下，啮齿类大小鼠实验分组每组10～20只、雌雄各半即可满足统计学分析的要求。如果进行长期实验，在试验中间需要处死部分进行观察，每组可适当增加至20～40只。大动物如兔、犬和猪的实验一般每组6～10只。

(3) 分组方法：在动物实验时，当购入动物的年龄、体重较为均一，可用随机数字表法分组。当一批动物在年龄、体重上相差较大时，应采用随机区组法分组，使差异随机分布到各组内。随机区组法分组的方法是先确定实验的组数，将动物称重，按体重的轻重顺序编号，再用随机化工具，如随机数字表等，将动物随机分配至处理组及对照组做实验观察。

**6. 受试物及样品的准备**　应了解受试物的纯度及杂质成分，了解受试物的化学结构和理化性质，特别是挥发性(熔点、沸点)、溶解性、pH、稳定性(包括受试物在赋形剂中的稳定性)。查阅文献，检索与受试物化学结构和理化性质相似的化合物的毒性资料，以做参考。对各个毒理学试验应该用同一种、同一批号受试物。受试物成分和配方必须固定。受试物在贮存期内的稳定性和在饲料中的稳定性必须进行研究并报告。受试物应一次备齐全部实验的用量。染毒前根据染毒途径的不同，应将受试物制备成一定的剂型，常制备成水溶液、油溶液或混悬液。对水溶性受试物，体内试验首选的溶剂为水(经口染毒)和等渗盐水(胃肠道外染毒)。水不溶性受试物应溶于或悬浮于适当的有机溶剂中。天然植物油(如玉米油、橄榄油)可以用作为溶剂，但有两个缺点，即不能保证得到成分完全一致的植物油，植物油中的抗氧化剂成分等可影响受试物的毒性/遗传毒性。混悬液最常用的赋形剂为0.5%羧甲基纤维素钠或10%阿拉伯树胶。除非已证明贮存稳定，受试物溶液应新鲜配制。

## 三、实验动物的染毒途径及技术

在毒理学试验中染毒途径的选择，应尽可能模拟人在接触该受试物的方式。最常用的染毒途径为经口、经呼吸道、经皮及注射途径。染毒的途径和方法根据实验目的、实验动物种类和药物剂型等情况确定。不同途径的吸收速率，一般是静脉注射＞呼吸道吸入＞肌肉注射＞腹腔注射＞皮下注射＞经口＞皮内注射＞其他途径(如经皮等)。

**1. 染毒途径的选择**　食品毒理学试验常用的染毒途径有经口灌胃法、经呼吸道吸入、经皮肤吸收和注射染毒法。选择染毒途径的依据如下。

(1) 根据受试物的性质选择染毒途径：经口染毒是最常见的染毒途径。具有刺激性的受试物不适用于皮下、肌肉和腹腔注射，只能经口给药或静脉注射。在消化道内破坏或吸收不好的受试物则应注射染毒。具有催吐作用的受试物不宜经口给猫、犬和猴，因为动物呕吐时会把部分药物吐出，影响实验的精确性，可采用注射途径，而鼠和兔不会呕吐，可经口染毒。

(2) 根据实验要求选择染毒途径：要求受试物作用出现快时多采用注射途径(腹腔、静脉)。要使受试物的作用时间相对延长时，可注射油剂或悬浊液。粉尘、气体、雾状药物或毒物需要通过呼吸道吸入。有些毒物易经皮肤吸收，产生局部作用，则采用皮肤给药方法。

(3) 根据受试物剂型选择染毒途径：水溶液可以采用任何给药途径，油溶液可以经口给药，如需注射时一般用肌肉注射。要注意给药部位是否完全吸收。

另外，根据实验的特殊要求，还有脊髓腔染毒、关节腔染毒和直肠染毒等途径。

**2. 经口染毒**

(1) 灌胃

1) 小鼠和大鼠：大、小鼠专用灌胃器由注射器和灌胃针组成，将灌胃针插头紧紧连接在注射器的接口上，吸入一定量的药液。灌胃时左手抓取和固定鼠，右手拿起准备好的注射器。将灌胃针针头尖端放入一侧嘴角，顺咽后壁轻轻往下推，灌胃针会顺着食管滑入胃。用中指与拇指捏住针筒，食指按着针栓的头慢慢往下压，即可将注射器中的受试物灌入大、小鼠的胃中。在插入过程中应很通畅，如遇到阻力或动物强烈挣扎，表示针头未插入胃内，需将灌胃针取出重新插入。

2) 兔：将兔放进兔固定器(俯卧位)内，助手用手轻轻压住兔的背部，防止兔的挣扎，操作者用左手拇指和中指挤压家兔两颊，将下颌挤开使兔被动张口，右手将开口器从一侧口角插入口腔并固定，用泡在水中的14号细导尿管，经开口器的孔插入，向前推进约15 cm可达胃内，确认泡在水中的导管另一端没有冒气泡，说明没有误入气管，即可注入受试物。

3) 犬：在给犬灌胃时，将犬固定于特制的固定架上，实验时将木制开口器从一侧口角放入犬的口腔，用左手或绳子固定，右手持12号胃管由开口器的小圆孔向咽后壁方向不断插入，导管另一端置于一杯清水中，若连续出现气泡，说明插入了气管，应立即拔出胃管，重新操作。如无气泡，说明没有插入气管，插至约20 cm即可到达胃内。犬的灌胃量为每只每次200～500 ml。

灌胃染毒最好是利用等容量灌胃法，即受试物配制成不同浓度，实验动物单位体重的灌胃容量相同。灌胃前动物应禁食空腹，大鼠隔夜禁食，小鼠消化吸收和代谢速度较快，可禁食4 h，均不禁饮水。灌胃2～4 h后提供饲料。经口多次染毒，一般不禁食，但应每日定时染毒。灌胃法适用小鼠、大鼠、兔、犬等动物，优点是剂量准确，缺点是工作量大，并有伤及食道或误入气管的可能。

（2）*喂饲*：将受试物掺入动物饲料或饮水中供实验动物自行摄入。实验动物应单笼喂饲，以食物消耗量计算其实际染毒剂量。喂饲法符合人类接触受试物的实际情况，但缺点多，如适口性差的受试物，实验动物拒食；易挥发或易水解的受试物不适用喂饲方法。

（3）*吞咽胶囊*：将一定剂量的受试物装入胶囊中，放至犬的舌后部，迫使动物咽下，此法剂量准确，适用于易挥发、易水解或有异味的受试物。

**3. 经呼吸道染毒**

（1）*滴鼻法*：抓取和固定鼠，用微量移液管吸取一定量的药液或病原微生物，少量多次直接滴在鼠两侧鼻孔上，使其吸入。一般小鼠可吸入25～50 μl，大鼠可吸入50～100 μl，兔可吸入1.0～2.0 ml。

（2）*染毒瓶（柜）染毒*：染毒瓶为具有磨口瓶塞的广口瓶，体积为20～25 L。染毒时将小鼠放入瓶内（按每只小鼠的肺通气量每小时2.5 L，接触2 h计算，每瓶可放5只小鼠），在瓶内悬挂滴药滤纸，将一定量的易蒸发毒物滴加在滤纸上后迅速盖上瓶盖，用蜡密封，摇匀，接触2 h。接触期间应密切观察动物反应，记录动物的中毒症状。染毒柜是体积较大的密闭容器，染毒原理与染毒瓶相同，适用于体积较大或数量较多的动物同时中毒使用。染毒时应根据染毒柜的体积、动物肺通气量和染毒时间确定容纳动物的只数。每小时各种动物的肺通气量为：小鼠2.5 L，大鼠、豚鼠25 L，兔110 L。

（3）*动式染毒*：动式染毒装置由抽气动力及空气流量记录控制、毒物发生及动物染毒室3部分组成。可通过机械通风装置连续不断地送入受试物和新鲜空气，并排出等量的污染空气，以创造一个稳定的、动态平衡的染毒环境，优点是浓度恒定，不受体积限制，适用于兔、豚鼠、猫及大鼠等体积较大动物的慢性中毒。

**4. 经皮肤染毒** 经皮肤染毒主要用于经皮染毒毒性试验，如经皮急性毒性测定常用大鼠，皮肤致癌试验常用小鼠；皮肤刺激和致敏试验常用兔和豚鼠，皮肤致敏试验用豚鼠。试验前用机械法（剪剃毛）或化学法（硫化钠或硫化钡）脱毛，不应损伤脱毛区的表皮，脱毛区面积不大于动物体表面积的10%。于脱毛后24 h涂抹一定量受试物，盖上2～4层纱布和一层玻璃纸或塑料薄膜，再用无刺激性的胶布固定，接触规定的时间。如要求重复接触受试物，一般间隔1周再剪剃毛1次。经皮染毒剂量的关键是涂抹区面积、受试物浓度（不是体积）和接触时间。

**5. 注射染毒** 注射用受试物应以注射途径染毒，对非啮齿类动物可模拟人的拟用注射途径，啮齿类动物的尾静脉和肌肉注射难以多次染毒，必要时可改为腹腔注射或皮下注射。注射染毒应调整受试物的pH及渗透压，pH应为5～8，最好是等渗液。静脉注射应控制速度。此外，注射前后应注意注射部位的消毒和止血。

**6. 各种染毒途径的剂量要求** 各种染毒途径的剂量以受试的实验动物或制剂来确定。一般染毒最大容积为：经口20 ml/kg；经皮2 ml/kg（根据体表面积计算，限于染毒的准确性）；静脉注射1 ml/kg（5 min以上）；肌肉注射0.5 ml/kg（一个部位）；每眼0.01 ml；直肠0.5 ml/kg；阴道：大鼠0.2 ml/kg，兔1 ml /kg；吸入2 mg/L；鼻：猴或犬每鼻孔0.1 ml。

## 四、动物实验后的处置

**1. 生物材料的采集**

（1）*血液采集*：根据动物种类、检测目的、试验方法及所需血量，可选择尾部采血、耳部采血、眼部采血、心脏采血、大血管采血等方法（表11-1）。因某一特定采血技术的使用和由此给动物带来的不安可能会使动物产生应激，随之出现许多生化和生理改变，最终影响实验结果，如血中儿茶酚胺类、催乳素和糖皮质激素的升高会影响葡萄糖、红细胞数、白细胞数和细胞压积等一些代谢参数。所以如果不能完全排除应激，那么也应将应激降至最低程度。在非终末采血中，不要抽血太多。采血总量取决于物种、性别、年龄、健康及营养状况。对于同一种物种，较大动物单位体重的总血量比较小的动物要少，老龄和肥胖动物比年轻和正常体重的动物单位体重含总血量少。一般情况下，总循环血量为 55～77 ml/kg · bw。非终末采血可分为单次和多次采血，单次采血量低于动物总血量的 15%，对动物不会有影响。若采血量为总血量的 15%～20%，则会出现一些副作用，如心排血量或血压降低。当达到总血量的 30%～40%则会引起缺血性休克，若取血达 40%可引起约 50%的猪和大鼠死亡。因此，对于健康的没有明显不良反应的动物，单次采血不超过动物总血量的 15%，可在 3～4 周后重复采血。多次采血每天不应超过总血量的 1%(0.6 ml/kg)。

**表 11-1　实验动物常用的血液采集方法**

| 实验动物 | 常用采血方法 |
|---|---|
| 大、小鼠 | 眼眶静脉丛采血、腹主动脉采血 |
| 兔、豚鼠 | 耳中央动脉采血、耳缘静脉采血、心脏采血、颈动(静)脉采血、背跖静脉采血(主要用于豚鼠) |
| 犬 | 前后肢皮下浅层静脉采血、颈静脉采血、股动脉采血、心脏采血 |

(2) 尿液采集：在毒物动力学研究中，对半减期长(数小时以上)的受试物可用代谢笼，对半减期短的受试物可在全麻下经尿道或经腹壁插管至膀胱收集尿液。常用的尿液采集方法有代谢笼采集法、输尿管插管采集法、尿道插管采集法、膀胱手术插管采集法、穿刺膀胱采集法、压迫膀胱采集法、剖腹采集法、反射排尿采集法。对犬可用接尿法或导尿法。

(3) 粪便采集：大鼠和小鼠可用代谢笼，下部有粪尿分离器。对犬和猴可直接取新鲜粪便，分析前剔去表层，取内层粪便分析。

**2. 实验动物麻醉**　在动物实验中，为了减轻动物的痛苦，便于实验操作，顺利完成实验，除个别情况外，需要对动物进行必要的麻醉。在麻醉过程中，必须对动物仔细观测。所用技术设备应可对多个系统进行检查，如循环系统(心率、脉搏、血压、心电图、外周灌流量、体温)或呼吸系统(呼吸频率)。

(1) 麻醉分期：在麻醉过程中确定麻醉深度是一个非常重要的步骤。麻醉分为四个时期。

1) 痛觉丧失期：从开始发挥药效到意识丧失。

2) 兴奋期：从意识丧失开始出现到规则呼吸结束。呼吸不规则，瞳孔扩大，运动反射增强，眼球震颤，角弓反张。

3) 耐受期：从规则呼吸开始到自主呼吸结束。这个时期又分为四段：规则呼吸，瞳孔缩小，多数反射出现；骨骼肌松弛，瞳孔缩小，眼睑反射消失，角膜反射出现，呼吸平稳，痛觉缺失，此时是进行手术的最佳麻醉状态；只有角膜反射，呼吸非常困难，瞳孔扩大；没有反射，呼吸非常平稳，瞳孔扩大。

4) 窒息期：反射性膈呼吸结束之后。没有反射，没有呼吸，濒临死亡，需立即使用解毒剂防止死亡。

应用乙醚时，上述各期出现较为明显。若不同的麻醉剂联合应用(主要与肌松药联合应用时)，动物的反应会和上述有所不同。进行手术的最佳麻醉状态是意识丧失，痛觉丧失和松弛。

(2) 麻醉药物及使用方法：常用的麻醉药可分为挥发性麻醉药和非挥发性麻醉药两大类。可根据实验目的和所用动物种类进行选择。对不同物种，根据麻醉的持续时间，常将短效(30 min)、中效(120 min)、长效(长于 120 min)麻醉剂联合用药。① 短效麻醉剂：对啮齿类多用乙醚，对大动物可用硫喷妥钠 10～20 mg/kg 静脉或腹腔注射。② 中效麻醉剂：推荐用赛拉嗪＋氯胺酮，对啮齿类(5 mg 赛拉嗪＋100 mg 氯胺酮)/kg 肌内注射，对大动物(2 mg 赛拉嗪＋10 mg 氯胺酮)/kg 肌内注射。③ 长效麻醉剂：常用戊巴比妥钠，对啮齿类 35～50 mg/kg 腹腔注射，对大动物 30 mg/kg 静脉或腹腔注射，对大鼠还可用乌拉坦 1 500 mg/kg 肌内注射。

(3) 动物麻醉时的注意事项

1) 要掌握好麻醉药的剂量：由于动物个体不同，对药物的耐受性也不同，在麻醉药使用过程中，应随时检查动物的反应。尤其是静脉注射时必须缓慢，同时观察肌肉紧张性、角膜反射和对皮肤夹捏的反应。当这些反应减弱或消失时，应立即停止注射。

2) 麻醉期动物的管理：动物在麻醉期体温容易下降，要采取保温措施。在麻醉时和麻醉后必须检查动物的体温，当体温降低时，要使用加热灯、加热垫。寒冷冬季，麻醉药在注射前应加热到动物体温水平。动物术后至苏醒尚处于麻醉状态，此时的动物应单笼放置，以防止被其他动物损伤。

3）麻醉过量的处置：麻醉过量时，表现为呼吸变慢，变浅，不规则，甚至呼吸停止；心跳微弱，心律不齐，甚至停止；各种生理反射消失。出现上述情况时，应立即停止注射或吸入麻醉药，施行人工呼吸，吸氧，注射苏醒剂和强心剂，如咖啡因、可拉明和肾上腺素等。

**3. 安死术** 安乐死是动物实验中常用来处死实验动物的一种手段，这是从人道主义和动物保护角度，在不影响实验结果的同时，尽快让动物无痛苦死去的方法。实验动物安乐死常用的方法有：颈椎脱臼法、空气栓塞法、放血法、断头法、药物法等。一般遵循以下原则：① 尽量减少动物的痛苦，尽量避免动物产生惊恐、挣扎、喊叫；② 注意实验人员安全，特别是在使用挥发性麻醉剂（乙醚、安氟醚、三氟乙烷）时，一定要远离火源；③ 方法容易操作；④ 不能影响动物实验的结果；⑤ 尽可能地缩短致死时间，即安乐死开始到动物意识消失的时间；判定动物是否被安乐死，不仅要看呼吸是否停止，而且要看神经反射、肌肉松弛等状况。

（1）大鼠、小鼠

1）脊椎脱臼法：将鼠置于实验台上，左手拇指和食指用力向下按住鼠头，右手抓住鼠尾用力向后拉，将脊髓与脑髓拉断，鼠便立即死亡。

2）急性失血法：可采用断头、剪断颈动静脉或股动静脉法造成急性大量失血而死亡。

3）麻醉致死法：用挥发性或非挥发性麻醉药过量麻醉而致死。

4）气体窒息致死法：将鼠装入塑料袋或塑料桶内，通入窒息气体如二氧化碳或氮气，动物因缺氧而窒息死亡。

（2）猫、犬、兔

1）空气栓塞法：经动物静脉内注入一定量的空气，使之发生空气栓塞，形成严重的血液循环障碍而死亡。用此法时，兔、猫需注入 20～40 ml 空气，犬需注入 80～150 ml 空气即可死亡。本法优点是方法简单、迅速，缺点是由于动物死于急性循环衰竭，各脏器凝血十分明显。

2）急性失血法：先使动物麻醉，分离颈动脉或股动脉，将一根较粗的塑料管插入动脉内放血。动物在 3～5 min内即可死亡。采用此法，动物十分安静，对脏器无损伤，对活杀采集病理切片标本是一种比较好的方法。

3）化学药物致死法：通过注射一定量的化学药物而使动物迅速致死。常用的化学药物有：10％氯化钾溶液（静脉注射，犬 20～30 ml/只，兔 5～10 ml/只），10％甲醛溶液（静脉注射，犬 20 ml/只），士的宁（皮下注射，犬 0.3～0.42 mg/kg，猫 1.0～2.0 mg/kg，兔 0.5～0.6 mg/kg，豚鼠 3.0～4.4 mg/kg）。

**4. 病理解剖及标本留取** 动物实验后进行解剖检查是动物实验过程中一个重要步骤，通过对动物解剖检查和病理学观察，可以分析动物死亡原因、各器官病变特点，观察实验效果，为分析实验结果提供病理形态学依据。

（1）实验动物解剖检查

1）体表检查：检查动物外观（脱毛，肥瘦，皮肤是否有外伤、出血、肿瘤等），眼、耳、鼻、口腔和肛门有无异常分泌物、出血、损伤。

2）胸腹部皮下组织检查：将动物固定好，用纱布蘸水湿润被毛，从下颌至耻骨联合沿正中线切开皮肤。剥离皮下组织，观察是否有出血和感染情况。分离出气管，用止血钳夹住，便于剖胸时对肺脏的观察。

3）腹腔检查：沿肋骨下缘腹正中切开腹壁肌肉至耻骨联合，从肋骨下端向脊柱方向将两侧腹壁剪开，以便观察腹腔内脏器。剖腹时注意腹腔内有无积液、血液或炎性渗出物，并作记录。其次检查腹腔内各脏器位置是否正常，特别应注意肝、脾的位置及大小，胃、肠充盈情况，大网膜和腹膜的颜色和状态等。最后再将脏器依次取出，顺序是脾、肝、胰腺、胃、十二指肠、小肠、大肠、肾上腺、肾、膀胱、睾丸（连附睾）、前列腺或子宫、卵巢。

4）胸部检查：用剪刀在肋骨的软、硬骨连接部位内侧，从肋弓到第二肋骨切断左右肋骨。提起肋弓，再剪断左右第一肋骨和胸锁关节，暴露胸腔。首先观察胸骨后方胸腺，两侧胸腔是否有积液等，然后检查两肺表面与胸壁有无粘连，胸膜颜色和状态，心包情况和肺纵隔有无出血等变化。最后取出胸腔器官。检查两侧肺表面有无出血、炎症变化，有无实变和肺气肿。应注意区分各肺叶的变化。肺切面检查有无实质性病灶、气肿、萎缩，轻压时有无内容物自小支气管内挤出。剪开心包膜暴露心脏，注意其大小、外形、心外膜情况。

5）头部检查：将动物改成俯卧位，用手术刀从颈部背侧正中线切开皮肤并沿颅顶直切至鼻尖，分离皮下组织并向切口两侧拉开，充分暴露头颅和颈部。用刀将附着在头颅和颈部脊椎骨上的肌肉尽量剥离干净。用尖嘴剪刀将枕部脊椎腔剪开暴露脊髓，从枕骨大孔沿头部两侧与眼眉部平行剪开颅盖骨，即暴露硬脑膜；观察硬脑膜有无出血、充血等变化，然后剪开硬脑膜。用眼科剪刀剪断与脊髓相连的脊椎动脉和颈神经，镊子夹住脊髓轻轻往外拉；托住脑组织，将各对脑神经切断，用小剪刀探入蝶骨鞍槽内，剥离与脑垂体相连的周围组织，最后连同脑垂体将整个脑、脊髓取出。检查脑回和脑沟有无异常变化，观察脑有无病变。

（2）脏器称重：在毒理学动物试验中，由于动物的各组织器官在增生、萎缩、炎症、肿瘤等病变时会产生重量上的改变，这种改变对病理形态学诊断、分析实验结果有着重要的参考价值及意义，因此，脏器称重是病理解剖学常用的手段。将尸检取出的器官（除胃、肠以外）用器械仔细剥离脂肪及其他附着物后，置于称量纸上用天平称取重量并记录（注意双侧器官应记录左右，子宫应注明是否连胎盘，睾丸应注明是否连附睾）；特殊器官的称重应根据实验要求而定。根据体重算出各器官占体重的百分数，并列表分析。

（3）动物组织标本的选取和固定

1）组织块的选取：选取组织和固定时间应越早越好，以免发生自溶。组织块选取时，应首先选取病灶与正常交界处的组织，即包括病变本身及病变周围的正常组织。其次，切出的组织也应注意包括所有脏器的重要结构部分。同时，切出时要取其最大的组织面。选取组织时还要尽量保持肉眼下标本的完整性。

2）组织块的大小与形状：组织块的厚度要适宜，一般为 3.0～5.0 mm，大小为 1.5～2.0 $cm^2$。组织块的形状在成对器官或同一器官切取多块组织时，应切成不同的形状，以便于辨别而不致混淆。例如，左肾切成长方形或三角形，右肾切成正方形。

3）保持组织块的完整性：切取的组织块不要挤压。切时宜用锋利的刀，少用剪，而且切时不能将刀来回拉锯，必须用力一刀切下以免挤压组织，造成变形。

4）组织块的固定：根据实际情况来选取固定液。固定液要新鲜，应取 10～20 倍于固定组织的体积，固定时间一般在 24 h 或更长。

（李宝龙）

## 第三节　食品毒理学实验的统计分析

随着生物统计学的发展，统计学观点及方法在食品毒理学实验的设计和结果评价中正发挥着越来越关键的作用。

### 一、食品毒理学实验的设计

**1. 食品毒理学实验设计的原则**　为了得到可靠性和重复性好的实验结果，良好的质量保证和实验设计可以监控系统误差，而统计处理则可以确定实验的随机误差。食品毒理学实验设计遵循随机、重复及对照三个原则，要求实验的各观察指标要相互独立和有代表性，即各处理组和对照组的非实验因素均应该一致，实验动物的分组及整个实验的操作都应遵循随机化原则。食品毒理学实验设计的统计学要求涉及实验设计的每一个环节，如剂量水平数目及间隔，每个剂量组的实验动物数量，以及对照组的设置等。为了消除实验者观察结果的偏性，必须采用盲法观察实验的形态学结果。应有充足的动物数量和适当次数的重复实验，用来估计处理因素之间、实验室内和实验室间的变异性。通常动物的数量要比估计数稍多些，以应对实验中出现不可预知的情况。各组实验动物数应相等，以提高统计效率。此外，在同时评价几个不同因素的效应时，应注意遵循均衡的原则。

**2. 食品毒理学实验常用的设计方案** 设计方案的选择主要依据实验目，无论选择何种实验设计方案，都必须考虑实验的分组和对照的设置。实验动物的分组必须坚持随机的原则和组间均衡的原则。为使所有动物分配到各组的机会均等，避免主观倾向，通常采用统计学随机数字表的方法进行实验动物分组。对照组与处理组动物的各种条件和各项指标在实验前要求一致；在实验过程中，除实验因素外，对照组的其他条件和操作与处理组应该一致，以保证实验结果的真实性。

食品毒理学实验常用的统计设计方案包括完全随机设计、随机区组设计、配对设计和析因设计等。

(1) 完全随机设计：要求随机将动物分配到各处理组与对照组。在实验时，将动物称重、编号后，按照统计学随机数字表将实验动物随机分为高、中、低剂量实验组和对照组，进行实验。实验结果一般用 t 检验方法分析。

(2) 随机区组设计：要求按动物的品系、性别、窝别等生物学特征，将动物分成若干组，每一组的动物再随机分配到各处理组。在实验时，将几种不同品系的大白鼠作为几个区组，将每个品系的大白鼠称重、编号后，按照统计学随机数字表随机将动物随机分为高、中、低剂量实验组，进行实验。结果用 F 检验分析，分别分析品系(区组)间和受试物剂量间的差异。

(3) 配对设计：要求先将动物按一定条件配成对子，每对动物再随机分配到不同的处理组。在实验时，动物称重、编号后，将同性别动物按照体重相同原则配成若干对动物，将每对实验动物的每只动物按照统计学的随机数字表随机分配到处理组和对照组，进行实验。实验的结果以配对资料进行 t 检验分析。

(4) 析因设计：要求将动物随机分为几组，各组动物数相等，每组动物给予不同的处理，分析因素间交互作用。在研究甲、乙两种农药是否存在联合毒性的实验时，将动物称重、编号后，按照统计学随机数字表随机将实验动物随机分为对照组、甲农药组、乙农药组以及甲农药＋乙农药组，进行实验。实验结果以 F 检验进行分析，获得甲农药的毒性、乙农药的毒性以及甲乙农药的交互作用(联合毒性)。

## 二、食品毒理学实验结果的统计分析

食品毒理学实验结束时，受试物各剂量组指标与阴性对照组进行比较。根据实验结果(指标)的变量类型(计量资料或计数资料)选择不同的统计学分析方法。一般，相同食品毒理学实验的结果可以有多种统计学分析方法，而不是只有一种正确的统计方法。

**1. 各处理组与阴性对照组两两比较以及多个处理组与阴性对照组比较的统计学方法** 食品毒理学实验的数据通常是由受试物剂量水平和相应指标组成的二维关系型数据。各处理组与阴性对照组指标均数的比较，多数采用参数检验方法，其敏感度和效率高于非参数检验。如果实验的数据资料不符合某些已知的分布，则应进行数据转换，以满足正态性和方差齐性。如果任何变换都不能改善数据的分布，应识别和剔除可能存在的个别可疑值。有时也会选择不依赖总体分布模型的非参数统计分析。

(1) 各处理组与阴性对照组两两比较的统计学方法：当实验数据是连续数据，并且方差齐时，用 t 检验方法；当实验数据符合正态分布，但是方差不齐时，用 t 检验方法。当实验数据是离散数据，符合二项分布时，用卡方检验、Fisher 确切概率法和 u 检验方法；当实验数据是离散数据，符合泊松分布时，用 u 检验方法。当实验数据的分布未知时，用非参数检验方法。

(2) 多个处理组与阴性对照组比较的统计学方法：当实验数据是连续数据，并且方差齐时，用 Dunnett 检验方法；当实验数据符合正态分布，但是方差不齐时，用改进的 Dunnett 检验方法。当实验数据是离散数据，符合二项分布时，在平方根反正弦转换后用 Dunnett 检验法或 Simes 检验方法；当实验数据是离散数据，符合泊松分布时，用 Suissa 和 Salmi 检验方法。当实验数据的分布未知时，用非参检验方法。

**2. 检验剂量-反应关系的统计学方法** 食品毒理学实验的主要目的是明确受试物的毒性作用，而剂量-反应关系是判定受试物毒性作用的关键依据，因此，需要用统计学方法对剂量-反应关系进行检验和判定。传统的方法用各处理组与阴性对照组两两比较和各处理组间两两比较，发现高剂量组与中、低剂量组及对照组间差别有显著性，中剂量组与低剂量组和对照组间差别有显著性，低剂量组与对照组间差别无显著性，来证明有剂量-反应关系。尽管这种方法也能够达到检验的目的，但这种方法的效率很低。随着生物统计学的进步，目前，已经有检验剂量-反应关系的定性和定量判定方法。用趋势检验方法进行剂量-反应关系的统计学定性分析；用模型拟合方法进行剂量-反应关系的统计学定量分析。趋势检验和模型拟合的方法可以参阅有关统计学专著。

### 3. 常规食品毒理学实验结果的推荐统计学方法

(1) 体重和器官重量：体重和器官重量是食品毒理学实验最基本的观察指标，体重是受试物毒性效应最敏感的指标之一。当每组实验动物数量不少于10只时，动物器官重量以器官、体重的百分比形式分析较好；如果各组所有动物的体重在总平均体重的2倍标准差之内，动物体重以体重增量的形式分析较好。实验的体重和器官重量数据先进行方差齐性检验，再根据数据的方差齐性，进一步选择适合的统计学检验方法。如果每组实验动物数量较少，可用非参数检验。

(2) 血液学指标：不同物种、品系实验动物的血液学指标数据特点不同，指标的测定方法不同，因此，各指标数据的分布也不同。一般情况下，红细胞(RBC)、白细胞(WBC)、血小板、平均红细胞体积(MCV)、红细胞压积(HCT)、血红蛋白数据适用于参数检验。而血红蛋白的多种形态(氧血红蛋白、脱氧血红蛋白、高铁血红蛋白等)、WBC的分类(如嗜酸性粒细胞)可能不是典型的正态分布，可用Wilcoxon检验或多重秩和检验。由于这些血液学指标都不是独立的，而是存在相互影响，所以，获得的单个指标的改变很少有生物学意义，应分析预期的参数变化谱。

(3) 临床生化指标：临床生化指标种类很多，各指标数据资料的分布不同。对于符合正态分布的指标一般用ANOVA、Bartlett检验和/或F检验、t检验，如钙、葡萄糖、BUN、肌苷、胆碱酯酶、总蛋白、白蛋白、HBDH、ALP、CPK、LDH、ALT、AST；对于不服从正态分布(为偏态分布)或为非连续的指标用Kruskal-Wallis非参数ANOVA，如总胆红素、GGT。同血液学指标一样，这些生化指标很少是彼此独立的，因此，不能只关注其中一个指标的变化，而是分析全部相关指标的变化。

(4) 组织病理学损害：在亚慢性和慢性食品毒理学实验中有组织病理学检查指标，需要评价处理组动物组织病理学损害发生率是否高于对照组动物。常用的统计学方法是卡方检验或Fisher精确检验。双侧检验还是单侧检验取决于研究者的要求。如果是多重比较，可以应用Bonferroni法，而且还可以利用趋势检验来评价剂量-反应关系。

(5) 生殖毒性指标：生殖毒性试验可以获得生育力指数(FI)、受孕指数(GI)、存活力指数(VI)和哺育指数(LI)4个基础指标。如果实验动物窝数或妊娠雌性动物数(不是幼体数)为10个及以上时，可利用Wilcoxon-Mann-whitney U检验或KrusKal-Wallis非参数ANOVA。如实验动物窝数或妊娠雌性动物数(不是幼体数)小于10，则可用Wilcoxon秩和检验(2组比较)或Aruskal-wallis非参数ANOVA(3组以上的比较)。

(6) 致畸试验指标：致畸试验要求每组应有20只妊娠动物。同生殖毒性试验一样，实验单位以窝(不是胎体)计。如每组数量为10窝及以上时，数据近似为正态分布，用参数检验来评价，如卡方检验、t检验或ANOVA。当每组数量小于10窝，可用非参数检验来评价，如Wilcoxon秩和检验或Kruskal-wallis非参数ANOVA。此外，Wilcoxon-Mann-whitney U检验也广泛用于致畸试验。

(7) 遗传毒理学体内试验指标：遗传毒理学体内试验包括微核试验、染色体畸变试验和显性致死试验。1998年，Adler等提出了遗传毒理学体内试验结果的统计学评价三步法：① 确定实验结果是否可接受，判定的标准是阴性对照的均数在历史性对照的均数±3SD之内，否则，应重新进行实验；② 剂量-反应关系分析，采用的方法是剂量-反应趋势检验；③ 评价各处理组的毒性反应，方法是将各处理组的均数分别与历史性阴性对照进行显著性比较。

(8) 行为毒理学指标：行为毒理学试验结果有观察的记分值、反应率、错误率和到达终点的时间四种资料。观察的记分值来自开阔场试验，其常用的统计方法是t检验或单侧ANOVA；推荐的方法有Kruskal-Wallis非参数ANOVA或Wilcoxon秩和检验。反应率来自舔液、总活动或压杆试验，其常用的统计方法是t检验或单侧ANOVA；推荐的方法有Kruskal-wallis ANOVA。错误率来自学习-记忆试验，其常用的统计方法是ANOVA检验+Post hoc检验；推荐的方法有Fisher精确检验或R×C卡方，Mann-Whitney U检验。到达终点的时间来自于体力或耐力测试实验，其常用的统计方法是t检验或单侧ANOVA；推荐的方法有

ANOVA 检验＋Post hoc 检验或 Kruskal-wallis ANOVA。

## 三、食品毒理学实验结果的统计学意义和生物学意义

在食品毒理学实验结束时要对实验结果进行处理和分析，希望食品毒理学实验结果具有统计学意义、生物学意义和毒理学意义。因此，在分析和评价食品毒理学实验结果时，要综合考虑统计学意义和生物学意义。

实际工作中，一般更关注食品毒理学实验结果的生物学意义和毒理学意义，统计学意义则是有生物学意义和毒理学意义的必要条件之一。正确地利用统计学原理和方法有助于确定实验结果的生物学意义。统计检验的假设是关于总体特征的假设，检验方法是以统计量的抽样分布为根据，得到概率性的结论。应根据统计学分析的结果、生物学知识和经验对实验结果做出科学的判断和解释。

食品毒理学实验结果的统计学意义和生物学意义可能存在四种情况：① 结果有统计学意义也有生物学意义；② 结果无统计学意义也无生物学意义；③ 结果无统计学意义，但是有生物学意义；④ 结果有统计学意义，无生物学意义。其中第一种和第二种情况比较常见，也没有进一步综合分析评价的必要。第三种情况要慎重判定，一般情况下，无统计学意义很少能有生物学意义，仅仅出现在一些罕见的小概率事件，如动物致癌实验时，尽管处理组个别动物出现了一两个低发生率的肿瘤，与对照组没有统计学差异，但是，也认为是有生物学意义。第四种情况有些复杂，可以从以下几方面判断结果是否有生物学意义。

**1. 将需要判断生物学意义指标的高、中、低剂量组结果进行比较** 如果该指标存在明确的剂量-反应关系，就认为该指标的改变与受试物的染毒有关，具有生物学意义。

**2. 将需要判断生物学意义的指标改变与其他相关指标比较** 机体的生化指标不是彼此孤立的，一般都是由几个生化指标共同反映某个功能或某个代谢途径。如果没有其他相关指标的支持，单一剂量组一个有统计学意义的单独指标一般不认为有生物学意义。

**3. 将需要判断生物学意义指标的处理组均值与阴性对照组均数比较** 处理组需要判断生物学意义指标的均值与阴性对照组均数之差应超过检测误差的 2 倍以上，才能认为该指标的改变有生物学意义。

**4. 将需要判断生物学意义的指标与实验动物“正常”参考值比较** 动物“正常”参考值可以来源于发表的公认值，也可以由本实验室用相同品系动物和相同的溶剂进行 10 次以上的独立实验获得，“正常”参考值的范围是均数±1. 96SD。需要判断生物学意义的指标符合下列任意一条者，就可以认为该指标有生物学意义，属于毒性作用：① 不在正常参考值范围内；② 尽管在正常参考值范围内，在停止接触受试物后，该指标数值差异仍持续一段时间；③ 尽管在正常参考值范围内，机体处于应激状态下时，该指标数值差异增加。

由于不同指标和参数的生物学作用和重要性不同，依据某些具有生物学意义的指标来分析某种生物学效应时，需要由经验丰富的专家或专家组做出判断。

（王舒然）

# 第四节 优良实验室规范

## 一、概述

优良实验室规范（good laboratory practice，GLP）是就实验室实验研究从计划、实验、监督、记录到实验报告等一系列管理而制定的法规性文件，涉及实验室工作的所有方面。它主要是针对医药、农药、食品添加剂、化妆品、兽药等进行的安全性评价实验而制定的规范。制定 GLP 的主要目的是严格控制化学品安全性评价试验的各个环节，即严格控制可能影响实验结果准确性的各种主客观因素，降低试验误差，确保实验结果的真实性。

GLP 最早起源于药品研究。药品 GLP 是指药品非临床（或临床前）研究的质量管理规范。药品的非临

床(临床前)研究主要指在实验室进行的安全性毒理学评价和药理、药效学评价(包括药代动力学和毒代动力学研究),故GLP即指从事药品非临床研究的实验室管理规范。随后,GLP的概念逐渐扩展到其他有毒有害物质(如农药、环境和食品污染物、工业毒物、射线等)的实验室安全性评价,以及各类健康相关产品(食品和保健食品、化妆品、涉水产品、消毒产品等)的实验室评价(包括安全性和功效学评价),甚至还包括了对临床实验室大部分检验工作的管理。因此,目前GLP的范围已经覆盖了与人类健康有关的所有实验室研究工作,并有进一步向与整个环境和生物圈有关的实验室研究工作扩展的趋势。

## 二、优良实验室规范的基本内容

对于承担不同产品或化学物检验的实验室GLP,其内容和要求亦不完全相同,但GLP的基本原则、要求与内容是相似的。一般而言,GLP通常包括以下几个基本要求。

- 对组织机构和人员的要求。
- 对实验设施、仪器设备和实验材料的要求。
- 标准操作规程(SOP)。
- 对研究工作实施过程的要求。
- 对档案及其管理工作的要求。
- 实验室资格认证及监督检查。

## 三、优良实验室规范的主要构成

**1. 标准操作规程(standard operating procedures, SOP)** 编写和使用SOP的主要目的是保证操作的重现性和保证结果数据的可信性。接受过教育和培训的人员按SOP进行试验时,其试验操作及操作结果的重现性较好,亦即在同一研究机构或实验室内,由不同的人按SOP进行操作和试验,可保证能够达到较一致的结果。编写和建立一套合乎GLP要求且合乎本研究机构实际情况的标准操作规程(SOP)是GLP软件建设的主要内容。在SOP的建设方面,人的作用是主要的,而经费是次要的。因此,在进行GLP实验室建设时,先从制定SOP开始是通常的做法。

SOP需在实践中不断加以完善和修订。必须注意的是,SOP应有良好的可操作性,而不能将其视为一种形式。一套合格的、可操作性强的SOP必须经过实践—修订—再实践—再修订的长期反复过程才能逐渐形成。SOP的编写、修订和管理过程本身也应有相应的SOP来加以规范。一般而言,下列工作都需要制定相应的SOP:① SOP的编写、修订和管理;② 动物房及实验室的准备及环境因素的调控,实验设施及仪器设备的维护、保养、校正、使用和管理;计算机系统的操作和管理;③ 受试物和对照物的接收、标识、保存、处理、配制、领用及取样分析;④ 实验动物的运输、检疫、编号、分配、搬运及饲养管理,实验动物的观察记录及实验操作,动物的尸检以及组织病理学检查,濒死或已死亡动物的检查处理;⑤ 各种实验和分析样品,标本的采集、编号,指标的检查、测定和检验等操作技术;⑥ 各种实验数据的统计处理与计算;⑦ 质量保证工作制度与措施;⑧ 实验操作人员的防护和保护措施,废弃物处理和防止污染环境的措施,实验室工作人员的健康检查制度等。

除上述各类工作外,研究机构或实验室认为有必要制定SOP的其他工作也应制定相应的SOP。SOP必须经质量保证部门签字确认并经机构负责人批准方为有效。失效的SOP应留一份存档,其余应及时销毁。SOP的制定、修改、生效日期及分发、销毁情况应记入档案并妥善保存。SOP的存放应以方便使用为原则。研究或检验过程中任何偏离或违反SOP的操作,不论问题大小,都应及时向项目负责人报告或经项目负责人批准,并在原始资料中加以清楚的记录。SOP的重大改动,应经质量保证部门确认,并经研究机构或实验室负责人书面批准。

**2. 质量保证部门(quality assurance unit, QAU)** 指检验机构内负责保证其各项工作符合GLP规范要求的部门或组织,QAU是GLP建设的关键,有了良好的实验方案和各种具体操作的SOP,并不一定能保证有高质量的试验结果。在试验方案的制定和试验进行的各个环节中,由于人为的疏忽,或由于个人的习惯或惰性等因素,难免会发生一些错误、遗漏或执行不当之处。例如,所制定的试验方案不一定完全符合GLP的要求，某些实验操作不一定完全能够准确地执行相应的 SOP，原始记录、统计计算的错误和检验报告的书写或打印错误等。如果没有一套行之有效的质量保证体系，则无法保证试验结果的真实可靠性。为了能够保证各种试验工作的质量和客观性、可靠性，并使其能够严格地达到 GLP 的有关要求，各国的 GLP 中都明确规定，检验机构必须建立独立的 QAU，对试验的全过程进行审查和检查，以确保试验设施、设备、人员、各种实验操作和业务管理等符合 GLP 的规定。因此，建立 QAU 和培养 QA 人员是贯彻执行 GLP 和确保试验质量的关键环节。

QAU 的主要职责如下：① 对各种试验和检验过程的核查，包括对实验操作现场（实验条件、实验方案和主要操作环节）的核查，以及对原始记录、数据、报告书和档案的审核等。对每项研究或检验实施检查和监督时，应根据其内容和持续时间制订检查和审核计划，并详细记录检查的内容、存在的问题、采取的措施等，同时应在记录上签名并妥善保存以备查；② 一般性检查及报告，包括对实验室和动物饲养设施、设备、仪器和试剂管理状态的检查，对原始数据、资料档案管理情况的检查，对检验人员的检查及考核，对有关组织和系统的运行情况及其记录的检查等，此类检查应包括定期检查及不定期抽查，检查后应及时向机构负责人和项目负责人报告检查发现的问题，提出解决问题的建议，并写出检查报告；③ 保存本机构的各类工作计划表、实验方案和总结报告的副本；④ 参与 SOP 的制定，并保存 SOP 的副本；⑤ 参与机构认证、评估和上级有关部门检查的准备工作。

QAU 负责人职责是：① 指定每一试验项目的质量保证责任人（必须是不参加该试验项目的人员，即能够以“第三者”的身份和客观的立场进行审查）；② 制订 QAU 的工作计划并检查其实施情况；③ 确认项目负责人和质量保证责任人是否称职以及试验是否严格按 GLP 和 SOP 进行；④ 确认本机构中进行的各类工作符合 GLP 的要求及最终报告的正确性；⑤ SOP、总体工作计划、实验方案、试验设施相关资料复印件等重要资料的保存。

**3. 项目负责人（study director, SD）** 指负责组织实施某项研究或检验工作的人员。但根据各国 GLP 中对 SD 职责的规定，GLP 实验室中的 SD 亦即我们通常所称的项目负责人或课题负责人。SD 是由 GLP 机构或实验室的负责人聘任、任命或指定的。

试验开始前，SD 应通过各种途径了解受试物的化学结构特点、药理作用和其他有关资料，并根据有关试验的国家标准、规范和 GLP 的规定，制定试验方案（或接受委托单位提供的实验方案），送交 QAU 审查和实验室负责人审批。然后将整个试验的日程安排分送给与各试验有关的业务部门。同时必须检查已有的 SOP 是否适用于该项试验，是否需要修改和补充。试验过程中，SD 要检查各业务部门执行实验方案和 SOP 的情况，检查实验工作记录、存在和可能出现的问题及采取的处理措施并及时记录备查。试验结束后，SD 要收集各业务部门的有关试验记录，进行统计处理，利用生理学、药理学、毒理学、病理学和生物化学等有关知识，进行去粗取精、去伪存真、实事求是的分析，并撰写出总结报告。然后将实验方案、各种原始记录、各种标本及总结报告等按 GLP 的规定送档案室保管。

由此可见，SD 是检验机构中具体组织管理的核心人物。SD 必须具备较坚实的相关学科的理论基础和较广博的知识结构，必须有较丰富的具体工作经验。因此，SD 的培养和素质对 GLP 实验室来说是至关重要的。一些国家已明确规定，博士毕业后要参加安全性试验工作四年后才有资格担任 SD。

SD 的主要职责是：① 全面负责该项研究工作的运行管理；② 制定实验方案（试验计划书），提出修订或补充相应 SOP 的建议，分析研究结果，撰写总结报告；③ 严格执行实验方案的规定，若有修改，应经本机构或实验室负责人批准；④ 确保参与该项研究的全体人员明确各自所承担的工作，并掌握相应的 SOP；⑤ 掌握研究工作进展，检查各种实验记录，确保其及时、直接（原始）、准确和清楚；⑥ 详细记录实验中出现的意外情况和采取的补救措施，以及影响试验质量的不可预测因素及处理措施；⑦ 实验结束后，将实验方案、原始资料、标本、各种有关记录文件和总结报告等，送资料档案室保存；⑧ 确保研究工作各环节符合 GLP 的要求，并按照 QAU 的指导和建议进行相应的改进和完善。

**4. 动物饲养设施** 在 GLP 所要求的硬件设施中，以实验动物的饲养及其配套设施最为重要。这一方面是由于受试物各种生理、药理和毒性作用的评价主要是根据动物试验的资料；另一方面则因为实验动物有较大的个体差异并处于不断变化的状态，饲养环境条件稍有变化即可导致实验结果的偏差。

动物饲养设施应包括：① 不同种属动物和不同实验用动物的饲养和管理设施；② 动物的检疫和患病动物的隔离治疗设施；③ 收集和处置试验废弃物和动物尸体的设施；④ 清洗和消毒设施；⑤ 受试物和对照品含有挥发性、放射性和生物危害性等物质时，应有相应的饲养和管理设施；⑥ 饲料、垫料、笼具及其他动物用品的存放设施。

以上各类设施的配置应合理，防止与实验系统相互污染。易腐败变质的物品应有适当的保管措施。动物饲养环境使用的清洁剂、消毒剂及杀虫剂等不应影响实验结果，并应详细记录其名称、浓度、使用方法及使用的时间等。动物的饲料和饮水应定期检验，确保其符合营养标准以及影响实验结果的污染因素低于规定的限度，检验结果应作为原始资料保存。

**5. 实验方案与实施、原始记录和总结报告** 项目负责人应制定书面的实验方案，签名盖章后交 QAU 审查，报机构负责人批准后方可执行。接受他人委托的研究，实验方案应经委托单位审查认可。实验方案应包括：① 研究专题的名称或代号及研究目的；② 检验机构和委托单位的名称及地址；③ 项目负责人和参加实验的工作人员姓名；④ 受试物和对照品的名称、缩写名、代号、批号、有关理化性质及生物特性；⑤ 实验系统及选择理由；⑥ 实验动物的种系、数量、年龄、性别、体重范围、来源和等级；⑦ 实验动物的识别方法；⑧ 实验动物饲养管理的环境条件；⑨ 饲料名称或代号；⑩ 实验用的溶媒、乳化剂及其他介质；⑪ 受试物和对照品的给药途径、方法、剂量、频率和用药期限及选择的理由；⑫ 所用方法的国家标准、规范或指南等文件的名称；⑬ 各种指标的检测频率和方法；⑭ 数据统计处理方法；⑮ 实验资料的保存地点。

研究过程中需要修改实验方案时，应经 QAU 审查，机构负责人批准。变更的内容、理由及日期应记入档案，并与原实验方案一起保存。专题负责人全面负责研究专题的运行管理。参加实验的工作人员应严格按照相应的 SOP 执行实验方案，发现异常现象时应及时向专题负责人报告。

研究工作结束后，专题负责人应及时写出总结报告，签名盖章后交质量保证部门负责人审查和签署意见，机构负责人批准。总结报告应包括：① 研究专题的名称或代号及研究目的；② 检验机构和委托单位的名称和地址；③ 研究起止日期；④ 受试物和对照品的名称、缩写名、代号、批号、稳定性、含量、浓度、纯度、组分及其他特性；⑤ 实验动物的种系、数量、年龄、性别、体重范围、来源、动物合格证号及发证单位、接收日期和饲养条件；⑥ 受试物和对照品的给药途径、剂量、方法、频率和给药期限；⑦ 受试物和对照品的剂量设计依据；⑧ 影响研究可靠性和造成研究工作偏离实验方案的异常情况；⑨ 各种指标检测的频率和方法；⑩ 专题负责人和所有参加工作的人员姓名和承担的工作；⑪ 分析数据所用的统计方法；⑫ 实验结果和结论；⑬ 原始资料和标本的贮存处。

总结报告经机构负责人签字后，需要修改或补充时，有关人员应详细说明修改或补充的内容、理由和日期，经专题负责人认可，并经质量保证部门负责人审查和机构负责人批准。

**6. 实验室资格认证与监督检查** 为确保 GLP 得到准确地贯彻执行，各国都规定了对 GLP 机构或实验室的资格认定、检查和监督措施。检查和评价的标准各国有所不同，但检查的内容一般都很广，通常包括：组织管理体系，各类工作人员的文化层次，专业工作经历及培训记录，SOP 的制定和管理，是否与所进行的试验工作相适应，实验室内是否随手可得到相应的 SOP，质量保证部门的工作，各类试验工作的运行和管理，档案室及其档案管理是否规范，仪器设备的维修、保管和使用记录，环境调控的实施记录是否完整，动物房及其配套设施是否合理，各种运行路线是否能明确地分开，实验方案及实验总结是否符合 GLP 的规定，原始记录的质量，等等。检查的方式包括评阅 GLP 机构或实验室按检查要求提供的材料，询问实验室有关人员，查阅有关资料，试验现场检查等。

资格认证程序为：① 实验室向有关主管部门提出申请；② 主管部门向申请 GLP 检查的实验室发放检查资料编写纲要；③ 实验室按要求提交检查资料；④ 检查组从该实验室完成的试验一览表中随机选择 10 个左右的试验，要求提供有关的原始资料；⑤ 检查组对该实验室的原始资料进行审核；⑥ 检查组对实验室进行 GLP 检查(通常 5 d)；⑦ 检查组完成 GLP 检查报告并作出评价；⑧ 主管部门认可检查组的评价报告，颁发 GLP 合格证书。

(李宝龙)

## 思考题

1. 食品毒理学动物实验有哪些原则和局限性？
2. 开展食品毒理学动物实验研究前需要做哪些准备工作？
3. 实验动物的染毒途径有哪些？
4. 优良实验室规范主要由哪几部分构成？

# 第十二章

# 一般毒性试验

## 第一节　急性经口毒性试验

### 一、试验目的及原理

**1. 目的**

(1) 急性经口毒性试验是评估化学物毒性特性的第一步，通过短时间经口染毒可提供化学物对健康所产生危害的信息。试验结果可作为化学毒性分级、标签标识以及确定亚慢性毒性试验和其他毒理学试验剂量的依据。

(2) 此试验为设计性试验，通过此试验应学会化学物急性毒性评价试验的基本程序，并且掌握试验设计时应考虑的各种因素与试验条件。

(3) 熟悉实验动物的饲喂技术及基本要求，掌握实验动物灌胃的技能，学会半数致死剂量($LD_{50}$)及其可信限的计算方法。

(4) 通过本试验获得受试化学物的 $LD_{50}$，并描述试验过程中实验动物的各种反应及可能的靶器官。$LD_{50}$测定的方法有多种，如改良寇氏法、霍恩氏法、Bliss 法、机率单位法等。

**2. 原理**　选择健康的实验动物，根据体重按随机分组的方法，依据 $LD_{50}$计算的设计原则将动物分成数个染毒组。一次或 24 h 内多次给予受试物后，了解动物所产生的急性毒性反应及严重程度、中毒死亡的特征以及可能的死亡原因，观察受试物毒性反应与剂量的关系，求出半数致死剂量($LD_{50}$)，并根据 $LD_{50}$值将受试物进行急性毒性分级。

### 二、试验材料

**1. 实验动物**　选用健康成年昆明种小鼠(18～22 g)。试验前要对动物饲养观察 3～7 d，以适应饲养环境，并淘汰不健康或体重不符合要求的动物。

**2. 器材**　灌胃针(小鼠适用)、注射器(0.25、1、2、5 ml)、吸管(0.1、0.2、0.5、1、2、10 ml)、容量瓶(10、25、50 ml)、烧杯(10、25、50 ml)、滴管、电子天平(感应量 1/10 000 g)、动物体重秤、外科剪刀、镊子。

**3. 受试物**　受试物应溶解或悬浮于适宜的介质中，建议首选水，其次是植物油(如玉米油)，或其他介质(如羧甲基纤维素、明胶、淀粉等)。对于非水溶性介质，应了解其毒理特性，否则应在试验前先确定其毒性。每次经口染毒液体的最大容量取决于实验动物的大小，对啮齿类动物所给液体容量一般为 1 ml/100 g · bw，水溶液可至 2 ml/100 g · bw。

### 三、试验步骤

**1. 预试验**

(1) 摸索剂量范围：先找出 100%与 0 的致死量(或阳性反应的剂量)为实验的上、下限剂量($D_{max}$和 $D_{min}$)。根据经验或文献定出一个估计量，取动物若干，每 4 只一组，按估计量给药，如出现 4/4 死亡时，下一组剂量降低，当出现 3/4 死亡时，则上一剂量为 $D_{max}$；如降低一档剂量出现的死亡率 2/4 或 1/4 时，应考虑到 4/4 死亡剂量组在正式实验时可能出现死亡率低于 70%，为慎重起见可将 4/4 死亡剂量乘以 1.4 倍，作为

$D_{max}$。依次类推，找出 $D_{min}$。

(2) 剂量分组：一般染毒组数($G$)以 5～8 组为宜，组间剂量比值为 $r$。在确定组数后，按下列公式计算 $r$。

$$r = \sqrt[G-1]{\frac{D_{max}}{D_{min}}}$$

(3) 受试物溶液的配制

配制等比浓度的受试物溶液，并使每只动物在给药容量上相等(如 0.5 ml/20 g)。剂量按等比级数增减，相邻两剂量比值 1∶0.6～1∶0.9，设 5 个剂量组(与上一段剂量分组不符)。

**2. 正式试验**

(1) 动物的分组

1) 饲喂条件：实验动物喂养室温度应该控制在 22(±3℃)，相对湿度 30%～70%，无对流风。早 6 点至晚 6 点进行 12 h 光照，其余时间黑暗。一般喂养常规实验室饲料，自由饮水。

2) 区分性别：辨别小鼠性别，并将雌雄动物分开放入不同笼具中。

3) 称重：称量小鼠体重的天平感应量需在 0.1 g 以下。同一次实验中动物体重变异不应超过平均体重的 20%。

4) 编号：小鼠称重后，立即以染色法编号。具体操作见第十一章第二节。

5) 分组：从随机数字表上抄录 30 个随机数字，分别除以 5(因为要将动物分成 5 组)，写下余数。如果被除数小于除数，商数为 0，那么被除数即为余数；如果被除数为 0，余数亦为 0。其他可按余数分组：余数为 1，即将动物归入第一组；余数为 2，归入第二组；以此类推，余数为 0，归入第五组。

如各组动物数不等，则需调整。调整时，仍从随机数字表中抄录若干随机数字，然后用待调整组动物数去除该随机数字，以决定将哪一只动物调整至其他组。如随机数字分别为 83、89。而待调整组动物数为 8，先用 8 去除 83，得余数为 3，于是将该组的第 3 只动物调至其他组。再用 7(因待调整组还剩 7 只动物)去除 89，得余数为 5，于是将该组的第 5 只动物调整至其他组，以此类推。

计算各组动物的平均体重，体重要求在同一组内、同性别动物体重差异应小于平均体重的 10%，不同组间同性别动物体重均值差异应小于 5%。

(2) 剂量设置：本次实验采用改良寇氏法，分 5 个染毒剂量组，由教师指导同学进行染毒剂量设计。采用改良寇氏法进行剂量设计时要符合以下要求：① 各组动物随机分组，组内动物数相同；② 组间剂量要求按等比级数设计；③ 受试动物的反应(死亡率)要求符合正态分布；④ 最低剂量组死亡率＜20%，最大剂量组死亡率＞80%(最好有 0 及 100%反应组)。

(3) 受试物的配制

1) 量取受试物：固体化学物采用称量法，液体化学物可用称量法或吸量法。称量法：准确称取一定量的受试物，放入烧杯中，加溶剂溶解或稀释，倒入刻度容器(如容量瓶)内，混匀，再加溶剂定容。计算受试物浓度(mg/ml)，备用。吸量法：依设计剂量计算出应吸取液态受试物的容积，加入容量瓶中，用溶剂加至刻度。计算公式为：$X=A\times V/d\times 1\,000$

式中：$X$——应吸取受试物的容积(ml)

$A$——设计要求的受试物浓度(mg/ml)

$V$——容量瓶容积(ml)

$d$——受试化学物比重

2) 受试物的配制：有等容量稀释法和等浓度稀释法两种。等容量稀释法：按实验最大剂量组所需受试物溶液的浓度及体积，计算所需受试物量，配制最高剂量组试液；再按组距，逐组稀释，分别配出各剂量组所用的受试物药液。等浓度稀释法：将受试物配成一种浓度的溶液，各剂量组的动物将给予不同体积的受试物。等容量稀释法和等浓度稀释法计算举例如下：若最大剂量组为 760 mg/kg(7.6 mg/10 g)，灌胃量为 0.1 ml/10 g，则受试物浓度应为 7.6 mg/ 0.1 ml，即 76 mg/ml。欲配制 50 ml 该溶液，需受试物量为 7.6 mg/ 0.1 ml×50 ml=3 800 mg。其余试剂的配制依此类推，详见表 12-1。

表 12-1　两种稀释法配制受试物计算结果举例

| 剂量(mg/kg) | 等容量稀释法 | | 等浓度稀释法 | |
|---|---|---|---|---|
| | 浓度(mg/ml) | 灌胃量(ml/10 g) | 浓度(mg/ml) | 灌胃量(ml/10 g) |
| 760 | 76 | 0.1 | 76 | 0.1 |
| 380 | 38 | 0.1 | 76 | 0.050 |
| 190 | 19 | 0.1 | 76 | 0.025 |
| 95 | 9.5 | 0.1 | 76 | 0.013 |
| 49.5 | 4.95 | 0.1 | 76 | 0.006 |

### 3. 灌胃染毒及毒效应观察

1）要求：灌胃染毒应在动物空腹时进行，一般在染毒前禁食 4 h。因为胃内充满食物会增加注入阻力，并影响毒物的吸收。

2）灌胃量：本实验各剂量组采用等容量灌胃法，灌胃量为 0.1 ml/10 g。若小鼠体重为 18 g，则灌胃量为 0.18 ml。

3）灌胃操作：左手抓住小鼠耳后、颈部的皮肤，用无名指、小指和大鱼际肌将其尾根部压紧，将动物固定成垂直体位，腹部面向操作者，注意使动物的上消化道固定成一直线。右手持灌胃针，吸取所需受试物溶液后，将针头由小鼠口腔插入，避开牙齿，沿咽后壁缓缓滑入食管。若遇阻力，可轻轻上下滑动探索，一旦感觉阻力消失，即可将灌胃针插入胃部。如遇动物挣扎抵抗，应停止进针或将针拔出，千万不可强行插入，以免穿破食管，甚至误入气管，导致动物立即死亡。小鼠的进针深度一般为 2.5～4 cm。为验明是否已正确地插入胃部，可轻轻回抽注射器，如无气泡抽出，表明以插入胃中；如有大量气泡，则提示误入气管，应抽出重插。确定将灌胃针插入胃部后，将受试物溶液注入小鼠胃部并抽出灌胃针，完成灌胃操作。一般小鼠的灌胃容量为 0.2～1 ml。

4）毒效应观察：观察和记录中毒体征及出现的时间、死亡数量和时间及死亡前的特征(表 12-2)。根据观察情况分析中毒特点和毒作用靶器官，按照实验结果填写急性毒性实验记录表(表 12-3)。高剂量组动物的死亡常很快发生，染毒后应立刻密切注视。观察期间应注意保证饲料、饮水、温度等生活条件，严防非试验因素引起的死亡。最后将死亡情况及各种数据填入实验原始记录表中(表 12-4)。

表 12-2　啮齿动物中毒表现观察项目

| 器官系统 | 观察及检查项目 | 中毒后一般表现 |
|---|---|---|
| 中枢神经系统及躯体运动 | 行为 | 改变姿态，叫声异常，不安或呆滞 |
| | 动作 | 震颤，运动失调，麻痹，惊厥，强制性动作 |
| | 各种刺激的反应 | 易兴奋，知觉过敏或缺乏知觉 |
| | 肌肉张力 | 强直，弛缓 |
| 自主神经系统 | 瞳孔大小 | 缩小或放大 |
| | 分泌 | 流涎，流泪 |
| 呼吸系统 | 鼻孔 | 流鼻涕 |
| | 呼吸性质和速率 | 徐缓，困难，潮式呼吸 |
| 心血管系统 | 心区触诊 | 心动过缓，心率不齐，心跳过强或过弱 |
| 胃肠系统 | 腹型 | 气胀或收缩，腹泻或便秘 |
| | 粪便硬度和颜色 | 粪便不成形，黑色或灰色 |
| 生殖泌尿系统 | 阴户，乳腺 | 膨胀 |
| | 阴茎 | 脱垂 |
| | 会阴部 | 污秽 |
| 皮肤和毛皮 | 颜色，张力 | 发红，皱折，松弛，皮疹 |
| | 完整性 | 竖毛 |
| 黏膜 | 黏膜 | 流黏液，充血，出血性紫绀，苍白 |
| | 口腔 | 溃疡 |
| 眼 | 眼睑 | 上睑下垂 |
| | 眼球 | 眼球突出或震颤 |
| | 透明度 | 浑浊 |
| 其他 | 直肠或皮肤温度 | 降低或升高 |
| | 一般情况 | 姿势不正常，消瘦 |

**表 12-3 动物一般体征观察表**

| 观察项目 | 体征/症状 |
|---|---|
| 鼻孔,呼吸状态,呼吸频率和深度 | |
| 运动功能,运动频率和特点的改变 | |
| 惊厥,随意肌明显无意识收缩或惊厥性收缩 | |
| 反射 | |
| 眼检查 | |
| 心血管 | |
| 唾液 | |
| 竖毛 | |
| 痛觉 | |
| 肌张力 | |
| 排便,呕吐 | |
| 多尿 | |
| 皮肤 | |

**表 12-4 急性毒性试验原始记录表**

受试物名称: 受试物性状: 受试物纯度: 染毒途径:
实验动物种系: 实验动物来源: 室温: 湿度: 日期和时间:

| 剂量组/(mg/kg) | 动物编号 | 性别 | 体重/g | 染毒时间 | 症状及出现时间 | 死亡时间 | 体重记录/g |
|---|---|---|---|---|---|---|---|
| | | | | | | | |

实验操作者: 记录者:

**4. 计算 $LD_{50}$**

按改良寇氏法公式进行计算 $LD_{50}$。

$$\lg LD_{50} = X_{m-i}\left(\sum p - 0.5\right) \quad \text{(公式 12-1)}$$

式中,$X_m$——最高剂量组计量的对数;

$i$——组距或公比的对数值;

$p$——各组动物死亡率,用小数表示(如果死亡率为80%应写成0.80);

$\sum p$——各组动物死亡率之总和(化成小数)。

$$S_{\lg LD50} = i \times \sqrt{\sum \frac{pq}{n}} \quad \text{(公式 12-2)}$$

式中,$p$——各组实验动物死亡率;

$q$——各组实验动物存活率$(1-p)$;

$i$——组距或公比的对数值;

n——每组实验动物数。

$LD_{50}$的95%可信限$=\lg^{-1}(\lg LD_{50} \pm 1.96 \times S_{\lg LD50})$ (公式 12-3)

$LD_{50}$的平均可信限$=LD_{50} \pm$($LD_{50}$的95%可信限的上限-下限)/2 (公式 12-4)

## 四、试验结果及分析

依据实验动物中毒症状、死亡时间、$LD_{50}$及急性毒作用带,判断该受试化合物的毒性分级(表 12-5)及由中毒表现初步提示毒作用特征。

**表 12－5　急性毒性($LD_{50}$)剂量分级表**

| 级　别 | 大鼠口服 $LD_{50}$/(mg/kg) | 相当于人的致死量 | |
|---|---|---|---|
| | | mg/kg | g/人 |
| 极毒 | <1 | 稍尝 | 0.05 |
| 剧毒 | 1～50 | 500～4 000 | 0.5 |
| 中等毒 | 51～500 | 4 000～30 000 | 5 |
| 低毒 | 501～5 000 | 30 000～250 000 | 50 |
| 实际无毒 | 5 001～15 000 | 250 000～500 000 | 500 |
| 无毒 | >15 000 | >500 000 | 2 500 |

实验报告应包括如下内容：

- 受试物名称、理化性状、配制方法、所用浓度；
- 实验动物的种属、品系和来源(注明合格证号和动物级别)；
- 实验动物饲养环境，包括饲料来源、室温、相对湿度、实验动物房合格证号；
- 所用剂量和动物分组，每组所用动物性别、数量及体重范围；
- 染毒后动物中毒表现和死亡情况及出现时间，大体解剖及病理所见；
- 计算 $LD_{50}$的方法；
- 列表报告结果和计算的 $LD_{50}$及其 95%可信区间(建议的表格形式见表 12－6)；
- 结论。

**表 12－6　×××对小鼠急性经口毒性试验结果**

| 动物性别 | 剂量分组/(mg/kg) | 动物数/只 | 体重($\bar{x}\pm SD$)(g) | | | 死亡动物数/只 | 死亡率/% |
|---|---|---|---|---|---|---|---|
| | | | 0 天 | 7 天 | 14 天 | | |
| | | | | | | | |

$LD_{50}$及 95%可信区间：　　　　雄性动物：　　　　雌性动物：

【注意事项】

1. 灌胃染毒时要求动物保持空腹状态，因此染毒前应禁食(不禁水)6～10 h。灌胃后至少 2～3 h 后才能喂食。油剂比水溶液要求限制喂食的时间更长。

2. 防止操作者中毒。当受试化合物为气体或易挥发液体时，配制时应在通风柜内操作。如化合物可损伤皮肤或经皮肤吸收，应注意保护操作者手、脸皮肤和防止溅入眼内。余下的受试化合物应在教师指导下销毁。

3. 相同剂量的受试物，若以不同浓度给药，死亡情况会有所不同。常用的方法是将受试物体积固定，根据实验设计的剂量将受试物配制成不同浓度的溶液进行灌胃。

4. 通常灌胃体积以体重的 1%～2%计算，最多不超过 3%，即每 100 g 体重灌胃 1～2 ml，最多不超过 3 ml。根据实际经验得出的各种实验动物灌胃量的极限是：小鼠 0.5～1 ml，大鼠 4～5 ml。

## 第二节　蓄积毒性试验

### 一、试验目的及原理

**1. 目的**　蓄积毒性试验是评价外源化学物有无蓄积毒性的重要方法，可为亚慢性、慢性毒性试验的剂量选择提供依据，是制定卫生标准、选择安全系数的主要依据。

**2. 原理** 某些毒物多次以小剂量反复进入体内，可表现出机体对该毒物的反应性增强，即一次染毒不引起反应的剂量，如多次重复染毒，则可能引起明显的毒性反应甚至死亡。这表明毒物有蓄积毒性。毒物的蓄积与进入机体的毒物剂量、重复染毒间隔时间、毒物的毒性及其代谢特点和机体反应特性条件有关。

在一定期限内每日以低于致死剂量(小于 $LD_{50}$ 剂量)给予实验动物受试物，直至出现预计的毒性效应(或死亡)为止，计算达到预计效应的总累积剂量，求出此累积剂量与一次接触该化合物产生相同效应的剂量的比值，此比值即为蓄积系数($K$ 值)。

## 二、试验材料

**1. 实验动物** 健康成年大鼠或小鼠。

**2. 器材** 注射器、灌胃针、动物体重秤。

## 三、试验步骤

采用蓄积系数法，选用大鼠或小鼠以经口灌胃或腹腔注射方法进行试验，先进行受试物的急性毒性试验，求出 $LD_{50}$。然后选取相同条件的动物 40 只(或更多)，随机分为实验和对照 2 组，每组至少 20 只，雌雄各半。在 1/20～1/5 $LD_{50}$ 范围内选择剂量，以相同染毒途径，定时、定量对实验组染毒。观察记录动物死亡数。当实验组累积发生一半动物死亡时终止染毒。累计从试验开始到出现 50%动物死亡时的累积染毒总剂量($\sum LD_{50[n]}$)，用公式 12－5 计算该毒物的蓄积系数 $K$ 值：

$$\text{蓄积系数 } K = \frac{\sum LD_{50[n]}}{\sum LD_{50[1]}} \qquad \text{(公式 12－5)}$$

式中，$\sum LD_{50[1]}$ ——一次染毒的 50%的致死剂量；

$\sum LD_{50[n]}$ ——引起动物死亡的累计总剂量。

## 四、试验结果及分析

蓄积系数的计算：如公式 12－5。根据蓄积系数值，可将毒物的蓄积作用分 4 级(表 12－7)。

**表 12－7 按蓄积系数对蓄积作用分级**

| 蓄 积 系 数 | 分 级 |
|---|---|
| K<1 | 高度蓄积 |
| 1=K<3 | 明显蓄积 |
| 3=K<5 | 中等蓄积 |
| K=5 | 轻度蓄积 |

另外一种测定毒物蓄积系数的试验方法是：动物每天按体重给一定剂量的毒物染毒。第 1～4 d，给0.10 $\sum LD_{50}$ 剂量，然后染毒剂量按 1.5 倍每 4 d 递增一次，染毒剂量安排见表 12－8。

**表 12－8 蓄积毒性试验染毒方案**

| 接触天数(d) | 1～4 | 5～8 | 9～12 | 13～16 | 17～20 | 21～24 | 25～28 |
|---|---|---|---|---|---|---|---|
| 每日接触剂量($LD_{50}$) | 0.10 | 0.15 | 0.22 | 0.34 | 0.50 | 0.75 | 1.12 |
| 4 d 接触总剂量($LD_{50}$) | 0.40 | 0.60 | 0.90 | 1.36 | 2.00 | 3.00 | 4.48 |
| 累积接触总剂量($LD_{50}$) | 0.40 | 1.00 | 1.90 | 3.26 | 5.26 | 8.26 | 12.74 |

蓄积系数的计算仍用公式 12－5，评价的标准仍按表 12－7。

# 第三节 亚慢性毒性试验

## 一、试验目的及原理

**1. 目的** 化学毒物的亚慢性毒性试验是食品毒理学重要的基本技术之一，是研究化学物毒性效应的基本试验。亚慢性毒性试验是在急性毒性试验的基础上，进一步研究多次重复染毒条件下出现的中毒体征和生化病理改变以及可能的靶器官，对受试物的主要毒作用、靶器官和最大无作用剂量或中毒阈剂量做出估计。亚慢性毒性试验可为慢性毒性试验观察指标以及试验设计提供参考。

**2. 原理** 当评价某受试物的毒作用特点时，在了解受试物的纯度、溶解特性、稳定性等理化性质和有关毒性的初步资料之后，可进行亚慢性毒性试验，以提出较长期饲喂不同剂量的受试物对实验动物引起有害效应的剂量、毒作用性质和靶器官，估计亚慢性摄入的危害性。亚慢性毒性试验所确定的最大未观察到有害作用剂量(NOAEL)可为慢性毒性试验的剂量选择和观察指标提供依据。当最大未观察到有害作用剂量(NOAEL)达到人体可能摄入量的一定倍数时，则可以此为依据外推到人，为确定人食用的安全剂量提供依据。

## 二、试验材料

**1. 实验动物** 健康大鼠或小鼠80只以上。非啮齿类可选用犬。

**2. 器材** 注射器、灌胃针、电子天平、动物天平、血细胞计数仪、病理设备、血液生化仪、显微镜。

## 三、试验步骤

**1. 实验动物及分组** 选用急性毒性试验已证明为对受试物敏感的动物种属和品系，一般选用啮齿类动物大鼠，使用雌、雄两种性别的离乳大鼠(出生后4周)。大鼠体重为80 g～100 g，体重的差异不超过平均体重的20%。

**2. 染毒剂量和试验期限** 至少应设三个剂量组和一个对照组。除不接触受试物外，对照组的其他条件均与试验组相同。每个剂量组至少20只动物，雌、雄各10只。

最高染毒剂量的设计应在引起中毒效应的前提下又不致造成动物过多死亡(死亡率应低于10%)，否则将会影响结果的评价。低剂量组应不出现任何毒性作用，估计或确定出最大未观察到有害作用剂量(NOAEL)。若掌握人群接触水平，则最低染毒剂量应高于人群的实际接触水平。中间剂量组应引起较轻的可观察到的毒性作用。若设多个中间剂量组，则各组的染毒剂量应引起不同程度毒性作用。在中、低剂量组和对照组中，动物死亡率应很低，以保证得到有意义的评价结论。

对毒性较低的物质来说，当通过饲料染毒时应特别注意确保大量的受试物混入不会对动物正常营养产生影响。对其他的染毒方式要加以特殊说明。若采用灌胃方式染毒，则每日染毒时点应相同，并定期(每周)按体重调整染毒剂量，维持单位体重染毒水平不变。

实验期的长短可根据实验目的和要求来确定，一般为1～6个月。

**3. 染毒途径** 染毒开始前至少要有5 d时间使实验动物适应实验室饲养环境。实验动物随机分组。受试物可通过混入饲料或饮水、直接喂饲以及灌胃进行染毒。首选将受试物掺入饲料中喂养(应注意受试物在饲料中的稳定性)。如有困难，也可加入饮水中或灌胃。动物单笼饲养。当受试物掺入饲料时，需将受试物剂量按每100 g体重的摄入量折算为饲料的量(mg/kg)。动物最好每周7 d染毒，但考虑到可行性，每周可染毒5 d。试验期间所有动物染毒的方式应完全相同。若为染毒目的加入其他溶剂或添加剂，这些溶剂或添加剂不应影响受试物的吸收或引起毒性作用。

(1) 饲喂法：将无异色、臭味的毒物均匀地拌入饲料中，让动物自由采食。大鼠饲料摄入量按体重的10%折算。注意扣除动物弄洒在笼底的饲料量(包括毒物)。

(2) 饮水法：将水溶性的无异味的毒物溶于饮水中，让动物自由饮用。

(3) 灌胃法：对于给药量要求准确度高和不宜混在饲料或水中的毒物，可以配成溶液(或混悬液)，采用经口灌胃的方法。经口灌胃方法的给药量较准确，故常被采用。灌胃时，体积一般不超过 1 ml/(100 g 体重・d)。各剂量组的灌胃体积应一致。每天灌胃的时间点相似。

**4. 观察指标** 观察时间应至少为 90 d。因受试物及研究目的有差异，一般可包括以下各项。

(1) 一般综合指标：观察期间对动物的任何毒性表现均应记录，记录内容包括发生时间、程度和持续时间。观察应至少包括如下内容：皮肤和被毛的改变、眼和黏膜变化、呼吸、循环、植物神经和中枢神经系统、肢体运动和行为活动等改变。应计算每周饲料消耗量(或当通过饮水染毒时的饮水消耗量)，记录每周体重变化。

(2) 血液学指标：常规项目包括血红蛋白、红细胞数、白细胞数及分类，必要时测定血小板数和网织红细胞数等。一般在实验中期和结束时各测定一次。

(3) 血液生化学指标：谷丙转氨酶(ALT 或 SGPT)、谷草转氨酶(AST 或 SGOT)、尿素氮(BUN)、肌酐(Cr)、血糖(Glu)、血清白蛋白(Alb)、总蛋白(TP)、总胆固醇(TCH)和甘油三酯(TG)均为必测指标。此外，还应根据毒物作用特点选择其他指标。

(4) 脏器重量：计算脏器系数，即某个脏器的湿重与单位体重的比值。一般实质性脏器如心、肝、脾、肺、肾、睾丸等均应计算其脏器系数。

(5) 病理学检查：实验结束时，处死所有动物进行大体尸检。如未见明显病变，可将最高剂量组和对照组实验动物的主要脏器进行病理学检查，发现病变后再对较低剂量组相应器官组织进行检查，特别要注意肝、肾、脾、胃肠、睾丸及卵巢等器官。实验过程中死亡或濒死的动物也应进行组织病理学检查。

应对下述器官和组织进行检查：① 所有最高剂量组和对照组动物重要的和可能受到损伤的器官或组织，如高剂量组动物的器官或组织有病理组织学的病变，则应扩展至其他剂量组相应的器官和组织；② 各剂量组大体解剖见有异常的器官或组织；③ 其他剂量组动物的靶器官。

## 四、试验结果及分析

**1. 结果的处理** 可通过表格形式总结试验结果，显示试验开始时各组动物数、出现损伤的动物数、损伤的类型和每种损伤的动物百分比。对所有数据应采用适当的统计学方法进行评价，统计学方法应在试验设计时确定。

**2. 试验结果的评价** 亚慢性经口毒性试验结果应结合前期试验结果，并考虑毒性效应指标和尸检及病理组织学检查结果进行综合评价。毒性评价应包括受试物染毒剂量与是否出现毒性反应、毒性反应的发生率及其程度之间的关系。这些反应包括行为或临床异常、肉眼可见的损伤、靶器官、体重变化情况、死亡效应以及其他一般或特殊的毒性作用。成功的亚慢性试验应能够提出统计学上有意义的无有害作用水平。

**3. 实验报告** 实验报告应包括如下内容：

- 受试物名称、理化性状、配制方法、所用浓度。
- 实验动物的种属、品系和来源(注明合格证号和动物级别)。
- 实验动物饲养环境，包括饲料来源、室温、相对湿度、单笼饲养或群饲、实验动物房合格证号。
- 试验方法。
- 按性别和剂量的毒性反应数据。
- 在试验期间动物死亡的时间或动物在染毒结束时是否存活。
- 毒性作用或其他作用。
- 观察到的每个异常症状的时间及其转归情况。
- 食物摄入量和动物体重资料。
- 眼科检查结果。
- 血液学检查结果。
- 临床生化检查结果。
- 尸检所见。

● 病理组织学检查所见的详细描述。

● 对结果进行处理的统计学方法。

● 结论。

**4. 试验结果的解释** 所有观察到的结果，无论计数资料和计量资料，都应以适当的统计学方法给予评价。计量资料采用方差分析或 $t$ 检验，计数资料采用 $\chi^2$ 检验、泊松分布等。

# 第四节 慢性毒性试验

## 一、试验目的及原理

**1. 目的** 慢性毒性试验是全面检测外源化学物安全性的主要内容之一，以低剂量的外源化学物长期与实验动物接触，观察对实验动物所产生的生物学效应。通过慢性毒性试验，可确定最大无作用剂量，为制定人体每日允许摄入量和最高容许浓度提供毒理学依据。

**2. 原理** 许多化学物质在环境中的浓度并不具有明显的急性毒性，然而会在长期慢性接触的情况下发生潜在、积累的毒性效应。经过长期、反复给予实验动物不同剂量的受试物后，可观察慢性毒性效应、严重程度、靶器官和损害可逆性，确定最大无作用剂量（NOAEL）和最大耐受剂量（MTD），为制定人类接触该受试物的安全限值提供科学依据。

## 二、试验材料

**1. 主要仪器** 血细胞计数仪、病理设备、动物天平、电子天平、血液生化仪、显微镜。

**2. 主要试剂** 动物标记染料（苦味酸酒精饱和溶液）、受试物。

## 三、实验步骤

**1. 实验动物及分组** 称重、编号。分组设计 3～4 个剂量组和 1 个对照组，一般用雌、雄两种性别的断乳大鼠，每组 40～100 只，动物个体体重的变动范围不应超出平均体重的 20%。如选用犬作为实验动物，则每组 8～12 只，雌雄各半。

**2. 染毒剂量和试验期限** 试验组的剂量可按几何级数或其他规律划分。各组剂量一般根据亚慢性毒性试验的未观察损害作用剂量（NOAEL）来确定。以其 1/5～1/2 为最高剂量组，1/50～1/10 为中剂量组，1/100 为低剂量组。如无亚慢性毒性试验资料，可以急性毒性试验获得的 $LD_{50}$ 为基础进行剂量组选择，即以 1/10 $LD_{50}$ 为高剂量组，1/100 $LD_{50}$ 为中剂量组，1/1 000$LD_{50}$ 为低剂量组。对照组除了不给予受试物外，其他各方面都应与试验组相同，如果受试物使用了某种毒性不明的介质，则应同时设未处理对照和介质对照。

**3. 染毒途径** 经口给予，可加入饲料、饮水中或灌胃。如果受试物是灌胃给予，应每周称体重两次，根据体重计算给予受试物的浓度。

**4. 饲养管理**

（1）同一间动物房中不得放置两种实验动物，也不能同时进行两种受试物的毒性试验；

（2）不得使用消毒剂和杀虫剂等药物；

（3）动物饲料罐中的饲料每周至少要更换两次。

**5. 指标观察与检测**

（1）一般性指标的观察：至少每天对动物进行一次外观体征、行为行动和粪便性状等方面的观察。详细记录毒性效应出现的时间和变化。如发现患病或濒危动物应及时隔离，并对濒危或死亡动物进行大体解剖并保存标本。

（2）体重与摄食量测定：在试验的前 3 个月，每周测量体重 1 次，以后如动物健康状况或体重等无异常改变，则每月测量 1 次。在试验的前 3 个月，每周测量摄食量，以后每 2 个月测量 1 次。

（3）临床检查

1）血液学检查：应在试验前、试验后每隔 6 个月及试验结束时各检查一次，项目有血红蛋白、红细胞比积、红细胞计数、白细胞总数、血小板计数、凝血功能等。每次每组大鼠至少检查雌、雄各 10 只，非啮齿类动物则全部检查。

2）生化检查：应在试验前、试验后每隔 6 个月及试验结束时进行。对大鼠每组每个性别随机选 10 只进行检查，对全部非啮齿类动物均作检查。检测项目有血清谷丙转氨酶（ALT 或 SGPT）、谷草转氨酶（AST 或 SGOT）、羟丁酸脱氢酶、肌酸激酶、碱性磷酸酶、酸性磷酸酶、乳酸脱氢酶、总蛋白（Tp）、清蛋白（Alb）、球蛋白、血糖（Glu）、总胆固醇（TCH）、甘油三酯（TG）、总胆红素、尿素氮（BUN）、肌酐（Cr）、尿比重、尿沉淀物及钙、磷、氯、钾、钠等微量元素。

(4) 尸检和组织病理学检查

1）大体剖检：对所有动物均应进行大体剖检。要检查动物的体表，所有器官与体腔（如腹腔与胸腔等）的外观、颜色、肿物、内容物（如胸腔积液）与手感等。对心、肝、脾、肺、肾、肾上腺、甲状腺与甲状旁腺、睾丸、子宫、脑、前列腺应立即称其湿重，并计算脏器系数（脏器重/体重×100%）。对所有大体解剖可见病损的器官和组织应保存于适当的固定液中，以便进行组织病理学检查。

2）组织病理学检查：包括脑、脊髓、垂体、心、肺、肝、脾、肾、胃、胰腺、十二指肠、空肠、回肠、结肠、直肠、膀胱、肾上腺、甲状腺（及甲状旁腺）、胸腺、睾丸、附睾、前列腺、卵巢、子宫、乳腺、皮肤、肌肉、骨、淋巴结、眼球等。

(5) 恢复性观察：试验结束后，每组留下部分动物继续观察 2～4 周，再处死检查，以了解毒效应的可逆程度及有无迟发性毒作用。在此期间除不给受试物外，其他观察内容与给受试物期相同。

## 四、试验结果及分析

试验结果应写入实验报告，包括下列内容：

- 实验开始和结束的时间；
- 受试物及溶剂的理化特性、受试物的配制方法；
- 实验动物名称、种系、数量、来源、饲养条件；
- 动物分组情况、染毒方法、染毒剂量和染毒期限；
- 体重与摄食量；
- 异常体征出现时间及其过程；
- 各项临床检查结果；
- 大体解剖及组织病理学检查所见；
- 每组动物死亡数、死亡日期、试验结束时动物存活情况；
- 相关靶器官、毒作用性质和特点；
- 剂量-效应关系和剂量-反应关系；
- LOAEL 还是 NOAEL 和 MTD。

根据试验所得结果，结合其他毒性试验资料，进行综合性评价。首先，应明确阳性指标的毒理学意义；其次，进一步分析与评价剂量-效应与剂量-反应关系，阐明各阳性指标之间的关系；最后，对受试物的靶器官、毒作用性质、LOAEL 还是 NOAEL 和 MTD 等提出明确意见。

以本实验获得的 LOAEL 还是 NOAEL 和 MTD 为依据，评价受试物的慢性毒性大小，从而为建立人群长期安全接触水平提供重要依据。

【注意事项】

1. 动物的饲料、垫料、笼具应参照 GLP 的要求消毒或灭菌：使用的饲料及饮水进行必要的检查、测定，防止其中含有有害物质，即使是低剂量的有害物质也可以造成假阳性结果或干扰正常的结果。

2. 合理营养：由于慢性毒性试验期限长、染毒剂量低，受试物引起的毒效应多数比较轻微，缺少特异性。因此要防止由于营养失调造成的生长发育异常及生理、生化指标的改变，以致加重或掩盖了受试物引起的毒效应，影响评价的正确性。

3. 对观察指标严格执行质量控制，保持检测方法的稳定性和一致性：实验动物的某些行为功能、生理、生化指标随年龄增长会发生一定变化，应注意与同期的对照组进行比较。

4. 加强饲养管理、防止疾病发生：慢性毒性试验期限长，动物又处于染毒条件下，容易并发其他疾病，影响对受试物引起的毒效应的辨认。如造成疾病流行，动物大批死亡，试验将彻底失败。故防止疾病发生是实验成败的关键，必须给予足够的重视。

（韩新锋）

## 思考题

1. 急性经口毒性试验中，采用改良寇氏法计算 $LD_{50}$ 对试验设计有何要求？
2. 除改良寇氏法外，还有哪些方法可计算半数致死量（$LD_{50}$）？
3. 何谓蓄积毒性作用？试验目的是什么？常用的蓄积毒性试验方法有哪些？
4. 怎样进行亚慢性毒性试验设计？
5. 如何设计慢性毒性试验的染毒时间与期限、剂量分组？

# 第十三章

# 致突变毒性试验

## 第一节　鼠伤寒沙门氏菌/哺乳动物微粒体酶试验

### 一、试验目的及原理

**1. 目的**　本试验也称为鼠伤寒沙门氏菌回复突变试验(Ames 试验),遗传毒理学体外试验,用于检测受试物能否引起鼠伤寒沙门氏菌基因组发生碱基置换或移码突变。

通过本试验,学习和掌握利用鼠伤寒沙门氏菌组氨酸缺陷菌株和哺乳动物微粒体酶鉴定外源化学物致突变性的方法。

**2. 原理**　鼠伤寒沙门氏菌的突变型(即组氨酸缺陷型)菌株在无组氨酸的培养基上不能生长,在有组氨酸的培养基上则可以正常生长。致突变物可使沙门氏菌突变型回复突变为野生型(正常型),因而在无组氨酸培养基上也能生长。故可根据在无组氨酸的培养基上菌落形成的数量,鉴定受试物是否为致突变物。对于间接致突变物,可用经多氯联苯(PCB)诱导的大鼠肝匀浆制备的 S-9 混合液作为代谢活化系统。

### 二、试验材料

**1. 仪器**　低温高速离心机,冰箱(-80℃)或液氮罐,洁净工作台,恒温培养箱,恒温水浴锅,高压灭菌器,匀浆器等。

**2. 试剂**

(1) 培养基制备:培养基成分或试剂除说明外,至少应是化学纯,无诱变性。避免重复高温处理,选择适当保存温度和期限。

1) 营养肉汤培养基:牛肉膏 2.5 g,胰胨(或混合蛋白胨)5.0 g,氯化钠 2.5 g,磷酸氢二钾($K_2HPO_4 \cdot 3H_2O$)1.3 g;加蒸馏水至 500 ml。加热溶解,调 pH 7.4,分装后 0.103 MPa 灭菌 20 min,4℃保存备用。

2) 营养肉汤琼脂培养基:用作基因型(rfa 突变,R 因子,pAQ1 质粒,△uvrB)鉴定。琼脂粉 1.5 g,营养肉汤培养基 100 ml;加热融化后调 pH 为 7.4,0.103 MPa 灭菌 20 min。

3) 底层培养基:

① 磷酸盐贮备液:磷酸氢钠铵($NaNH_4HPO_4 \cdot 4H_2O$)17.5 g,柠檬酸($C_6H_8O_7 \cdot H_2O$)10.0 g,磷酸氢二钾($K_2HPO_4$)50.0 g,硫酸镁($MgSO_4 \cdot 7H_2O$)1.0 g;加蒸馏水至 100 ml。待其他试剂完全溶解后,再将硫酸镁缓慢放入其中继续溶解,否则易析出沉淀,0.103 MPa 灭菌 20 min。

② 40%葡萄糖溶液:葡萄糖 40.0 g,加蒸馏水至 100 ml,0.055 MPa 灭菌 20 min。

③ 底层培养基(1.5%琼脂培养基):琼脂粉 6.0 g,加蒸馏水至 400 ml。融化后 0.103 MPa 灭菌 20 min。趁热(80℃)在灭菌琼脂培养基中(400 ml)无菌操作依次加入:磷酸盐贮备液 8 ml,40%葡萄糖溶液 20 ml;充分混匀,待凉至 50℃左右时倒入平皿,每皿(内径 90 mm)25 ml,37℃培养过夜以除去水分及检查有无污染。

4) 顶层培养基:

① 顶层琼脂:琼脂粉 3.0 g,氯化钠 2.5 g;加蒸馏水至 500 ml。

② 0.5 mmol/L 组氨酸-生物素溶液(诱变试验用):*D*-生物素(相对分子质量 244)30.5 mg,*L*-组氨酸(相对分子质量 155)19.5 mg;加蒸馏水至 250 ml。

③ 顶层培养基制备：加热融化顶层琼脂，每 100 ml 顶层琼脂中加 10 ml 0.5 mmol/L 组氨酸-生物素溶液。混匀，分装在 100 ml 三角烧瓶中，0.103 MPa 灭菌 20 min。用时融化分装小试管，每管 2 ml，在 45℃水浴中保温。

（2）鉴定菌株基因型用试剂和培养基的配制

1）0.8%氨苄青霉素溶液（鉴定菌株用，无菌配制）：称取氨苄青霉素 40 mg，用 0.02 mol/L 氢氧化钠溶液 5 ml 溶解，保存于 4℃冰箱。

2）0.1%结晶紫溶液（鉴定菌株用）：称取结晶紫 100 mg，溶于 100 ml 无菌水。

3）*L*-组氨酸溶液和 0.5 mmol/L *D*-生物素溶液（鉴定菌株用）：称取 *L*-组氨酸 0.404 3 g，*D*-生物素 12.2 mg，分别溶于 100 ml 蒸馏水，0.103 MPa 灭菌 20 min，保存于 4℃冰箱。

4）0.8%四环素溶液（用于四环素抗性试验和氨苄青霉素-四环素平板，无菌配制）：称取 40 mg 四环素，用 0.02 mol/L 盐酸 5 ml 溶解，保存于 4℃冰箱。

5）氨苄青霉素平板（用作 TA97、TA98、TA100 菌株的主平板）和氨苄青霉素-四环素平板（用作 TA102 菌株的主平板），每 1 000 ml 中由以下成分组成：

| | |
|---|---|
| 底层培养基 | 910 ml |
| 磷酸盐储备液 | 20 ml |
| 40%葡萄糖溶液 | 50 ml |
| 组氨酸水溶液（0.404 3 g/100 ml） | 10 ml |
| 0.5 mmol/L *D*-生物素溶液 | 6 ml |
| 0.8%氨苄青霉素溶液 | 3.15 ml |
| 0.8%四环素溶液 | 0.25 ml |

四环素仅在使用对四环素有抗性的 TA102 时加入。以上成分均已分别灭菌或无菌制备。

6）组氨酸-生物素平板（组氨酸需要试验用），每 1 000 ml 中由以下成分组成：

| | |
|---|---|
| 底层培养基 | 914 ml |
| 磷酸盐储备液 | 20 ml |
| 40%葡萄糖溶液 | 50 ml |
| 组氨酸水溶液（0.404 3 g/100 ml） | 10 ml |
| 0.5 mmol/L *D*-生物素溶液 | 6 ml |

以上成分均已分别灭菌或无菌制备。

7）二甲基亚砜：光谱纯，0.103 MPa 灭菌 20 min。

（3）活化系统（S-9 混合液）的制备：将哺乳动物如大鼠，经诱导剂处理，取肝组织制备匀浆，9 000 g 离心，上清液为 S-9 组分，与辅助成分以适当比例组成 S-9 混合液（一般按 1∶9 配成 10%混合液），用作试验中的代谢活化系统。

1）大鼠肝 S-9 的诱导和制备：选健康雄性成年 SD 或 Wistar 大鼠，体重 150 g 左右，5～6 周龄。将多氯联苯（Aroclor1254 或国产 PCB-五氯）溶于玉米油中，浓度为 200 mg/ml，按 500 mg/kg · bw 无菌操作一次腹腔注射，5 d 后断头处死动物，取出肝脏称重后，用新鲜冰冷的 0.15 mol/L 氯化钾溶液连续冲洗肝脏数次，以便除去能抑制微粒体酶活性的血红蛋白。每克肝（湿重）加预冷的 0.15 mol/L KCl 溶液 3 ml，连同烧杯移入冰浴中，用消毒剪刀剪碎肝脏，用玻璃匀浆器（低于 4 000 r/min，往复 1～2 min），或组织匀浆器（20 000 r/min，1 min）中制成肝匀浆。以上操作需注意无菌和局部冷环境。

将制成的肝匀浆在低温（4℃）高速离心机上，以 9 000 g 离心 10 min，吸出上清液即为 S-9 组分，分装。最好用液氮或干冰速冻后置－80℃低温保存。S-9 制成后，应进行无菌检查、蛋白含量测定（Lowry 法），并用间接致突变剂鉴定其生物活性合格后贮存于深低温或冰冻干燥。

2）S-9 辅助因子（混合液试剂）的配制

① 0.4 mol/L 无水 $MgCl_2$ 溶液：称取 3.8 g，加蒸馏水稀释至 100 ml。

② 1.65 mol/L KCl：称取 12.3 g，加蒸馏水稀释至 100 ml。

③ 0.2 mol/L 磷酸盐缓冲液(pH7.4),每 500 ml 由以下成分组成:

| | |
|---|---|
| 磷酸氢二钠($Na_2HPO_4$ 14.2 g/500 ml) | 440 ml |
| 磷酸二氢钠($NaH_2PO_4 \cdot H_2O$ 13.8 g/500 ml) | 60 ml |

调 pH 至 7.4,0.103 MPa 灭菌 20 min 或过滤除菌。

④ 辅酶-Ⅱ(氧化型)溶液:准确称取辅酶-Ⅱ,用无菌蒸馏水溶解配制成 0.025 mol/L 溶液,低温保存(-20℃以下)。

⑤ 葡萄糖-6-磷酸钠盐溶液:称取葡萄糖-6-磷酸钠盐,用无菌蒸馏水溶解配制成 0.05 mol/L,低温保存(-20℃以下)。

3) 10%S-9 混合液的配制:每 10 ml 由以下成分组成,临用时新鲜无菌配制。

| | |
|---|---|
| 磷酸盐缓冲液(0.2 mol/L,pH7.4) | 6.0 ml |
| 氯化钾溶液(1.65 mol/L) | 0.2 ml |
| 氯化镁溶液(0.4 mol/L) | 0.2 ml |
| 葡萄糖-6-磷酸钠盐溶液(0.05 mol/L) | 1.0 ml |
| 辅酶-Ⅱ溶液(0.025 mol/L) | 1.6 ml |
| 肝 S-9 液 | 1.0 ml |

混匀,至冰浴中待用。

## 三、菌株鉴定与保存

**1. 试验菌株** 采用四种鼠伤寒沙门氏突变型菌株 TA97、TA98、TA100 和 TA102。TA97 和 TA98 可检测各种移码型诱变剂;TA100 可检测引起碱基对置换的诱变剂;TA102 能检测出其他测试菌株不能检出或极少检出的某些诱变剂,如甲醛、各种过氧化氢化合物和丝裂霉素 C 等交联剂。一般测试受试物的诱变性时,必须通过此四个菌株的检测。

**2. 菌株的鉴定** 四种标准试验菌株必须进行基因型鉴定和自发回变菌落数鉴定,合格后才能用于致突变试验。鉴定方法如下:

(1) 增菌培养:在 5 ml 营养肉汤培养基中接种标准试验菌株培养物,37℃振荡(100 次/min)培养 10 h 或静置培养 16 h 备用。

(2) 菌株基因型鉴定

1) 组氨酸缺陷型的鉴定:加热融化底层培养基两瓶(一瓶不加组氨酸,一瓶加组氨酸),不加组氨酸者每 100 ml 底层培养基中加 0.5 mmol/L *D*-生物素 0.6 ml;加组氨酸者每 100 ml 底层培养基中加 *L*-组氨酸(每 100 ml 中含 0.404 3 g)1 ml 和 0.5 mmol/L *D*-生物素 0.6 ml,冷却至 50℃左右,各倒两个平皿。然后将试验菌株按菌株号顺序在此两种培养基上划线(直线)接种,37℃培养 24~48 h。此四种菌株应在有组氨酸的培养基表面各长出一条菌膜,而在无组氨酸的培养基上除自发回变菌落外没有菌膜,说明受试菌确为组氨酸缺陷型。

2) 深粗糙型(rfa)突变鉴定(脂多糖屏障缺陷的鉴定):深粗糙型突变的细菌,缺失脂多糖屏障,因此某些分子质量较大的物质能进入细菌体内并抑制其生长。

鉴定方法:加热融化营养肉汤琼脂培养基,取菌液 0.1 ml 移入平皿,迅速将营养肉汤琼脂培养基(冷却至 50℃左右)适量倒入平皿,混匀,平放凝固。取无菌滤纸片一小圆片放入已凝固的培养基平皿中央,用移液器在滤纸片上滴加 0.1%结晶紫溶液 10 μl,37℃培养 24~48 h,每个菌株做一个平皿。阳性菌株将在纸片周围出现一个透明的抑制带,即存在深粗糙型(rfa)突变。TA97、TA98、TA100 和 TA102 均有抑制带,而野生型鼠伤寒沙门氏菌则没有。

3) R 因子的鉴定:带有 R 因子的菌株具有抗氨苄青霉素的特性。

鉴定方法:加热融化营养肉汤琼脂培养基,冷却至 50℃左右,适量倒入平皿中,平放凝固,用移液器吸 0.8%的氨苄青霉素 10 μl,在凝固的培养基表面依中线涂成一条带,待氨苄青霉素溶液干后,用接种环与氨苄青霉素带相交叉划线接种要鉴定的菌株,并且接种一个不具有 R 因子的菌株作氨苄青霉素抗性的对照,37℃

培养 24～48 h,4 个菌株在氨苄青霉素带的周围依然生长而不受抑制,即有抗氨苄青霉素效应,证明它们都带有 R 因子。对照菌株则在氨苄青霉素带附近有一生长抑制区。

4）四环素抗性的鉴定(pAQ1 质粒的鉴定)：TA102 菌株含 pAQ1 质粒,具有抗四环素的特性。

鉴定方法：用移液器各吸取 5～10 μl 0.8%的四环素溶液和 0.8%的氨苄青霉素溶液,在营养肉汤琼脂培养基平皿表面依中线涂成一条带,待四环素和氨苄青霉素溶液干后,用接种环与四环素和氨苄青霉素带相交叉划线接种 TA102 和一种有 R 因子而无 PAQ1 质粒的菌株(作四环素抗性的对照),37℃培养 24～48 h,TA102 菌株生长将不受抑制,对照菌株有一段生长抑制区,表明 TA102 菌株有 pAQ1 质粒,具有抗四环素效应。

5）uvrB 修复缺陷型的鉴定(紫外线敏感试验)：uvrB 基因表达核酸外切酶的 b 亚基,这种核酸外切酶具有 DNA 的切补功能,对紫外线损伤的 DNA 有修补作用。uvrB 基因的变异使细菌中核酸外切酶切除变异碱基的活性丧失,菌株对紫外线高度敏感。

鉴定方法：取受试菌株在营养肉汤琼脂平皿表面划线接种。用黑纸覆盖平皿的一半,在距 15 W 紫外线灭菌灯 33 cm 处照射 8 s,37℃培养 24～48 h,对紫外线敏感的 3 个菌株(TA97、TA98、TA100)仅在没有照射过的一半生长,而具有野生型切除修复酶的菌株 TA102 在没有照射过的一半和照射过的一半均能生长。

(3) 自发回变菌落数测定：取已融化并在 45℃水浴中保温的顶层培养基 1 管(2 ml),加入测试菌菌液 0.1 ml,迅速混匀,倒在已固化的底层培养基上,转动平皿使顶层培养基均匀分布,平放固化,每一菌株做两个平皿。37℃培养 48 h 计数回变菌落数。每一株的自发回变菌落数应落在表 13－1 所列正常范围内。

**表 13－1 菌株生物学特性鉴定标准**

| 菌株 | 基因型 | | | | | 自发回变菌落数(S－9) |
|---|---|---|---|---|---|---|
| | 组氨酸缺陷 | 脂多糖屏障缺陷 | R因子 | 抗四环素 | uvrB修复缺陷 | |
| TA97 | + | + | + | － | + | 90～180 |
| TA98 | + | + | + | － | + | 30～50 |
| TA100 | + | + | + | － | + | 120～200 |
| TA102 | + | + | + | + | － | 240～320 |

注 “+”表示需要组氨酸 “+”表示抑制带 “+”表示具有 R 因子 “+”表示有四环素抗性 “+”表示无修复能力

**3. 菌株的保存** 鉴定合格的菌种应加入 9%光谱级 DMSO 作为冷冻保护剂,保存在－80℃冰箱或液氮中(－196℃),或者冰冻干燥制成干粉,4℃保存。

## 四、试验设计

受试物最低剂量为每平皿 0.2 μg;最高剂量为 5 mg 或饱和浓度,或为对细菌产生最小毒性的剂量。一般选用 4～5 个剂量,进行剂量-反应关系研究,每个剂量应做三个平皿。

溶剂可选取水、二甲基亚砜(每皿不超过 0.4 ml)或其他溶剂,无论选用什么溶剂均应无诱变性。

每次实验应同时设有阳性物对照组、溶剂对照组和未处理对照,均包括加 S－9 和不加 S－9 两种情况。阳性对照物应根据菌株的类型选择(表 13－2)。

**表 13－2 推荐用于点试法和平板掺入法的标准诱变剂**

| 方法 | S－9 | TA97 | TA98 | TA100 | TA102 |
|---|---|---|---|---|---|
| 点试法 | － | 敌克松 | 敌克松 | 叠氮钠 | 敌克松 |
| | + | 2－氨基芴 | 2－氨基芴 | 2－氨基芴 | |
| 平板掺入法 | － | 敌克松 | 敌克松 | 叠氮钠 | 敌克松 |
| | + | 2－氨基芴 | 2－氨基芴 | 2－氨基芴 | |

## 五、试验步骤

试验方法有平板掺入法、预培养平板掺入法和点试法，一般先用点试法作预试验，以了解受试物对沙门氏菌的毒性和可能的致突变性，平板掺入法是标准试验法。

**1. 平板掺入法** 在底层培养平皿上写上记号。取已融化并在45℃水浴中保温的顶层培养基1管(2 ml)，依次加入测试菌株增菌液0.1 ml，混匀；受试物溶液0.1 ml，(需活化时加10%S-9混合液0.5 ml)，混匀，迅速倒在底层培养基上，转动平皿使顶层培养基均匀分布在底层上，平放固化，37℃培养48 h观察结果。

另做阳性对照、溶剂对照和未处理对照。阳性对照不加受试物，只加标准诱变剂；溶剂对照除加受试物和标准诱变剂以外的所有试剂；未处理对照只在底层培养基上加菌液；其他方法同上。

**2. 预培养平板掺入法** 预培养对于某些受试物可取得较好的效果。因此可根据情况确定是否进行预培养。在加入顶层琼脂前，先进行以下预培养步骤：在试验中，将受试物(需活化时加10%S-9混合液)和菌液，在37℃中培养20 min，或在30℃中培养30 min，然后再加2 ml顶层琼脂，其他同上述平板掺入法。

**3. 点试法** 在底层培养基平皿上写上记号。取已融化并在45℃水浴中保温的顶层培养基1管(2 ml)，加入测试菌株增菌液0.1 ml(需活化时加10%S-9混合液0.5 ml)，混匀，迅速倒在底层培养基上，转动平皿使顶层培养基均匀分布在底层上，平放固化。取无菌滤纸圆片(直径6 mm)，小心放在已固化的顶层培养基的适当位置上，用移液器吸取10 μl受试物点于纸片上，或将少量固体受试物结晶加到纸片或琼脂表面，37℃培养48 h观察结果。同时做阳性对照、溶剂对照和未处理对照。

## 六、试验结果与分析

**1. 点试法** 如在受试物点样纸片周围长出较多密集的回变菌落，与未处理对照相比有明显区别者，可初步判定为试验阳性，但应该用掺入法试验来确证。如在平板上出现少数散在自发回变菌落，判为阴性。如在滤纸片周围见到抑菌圈，说明受试物具有细菌毒性。

**2. 掺入法** 计数培养基上的回变菌落数。如在背景生长良好的条件下，受试物每皿回变菌落数增加一倍以上(即回变菌落数等于或大于2乘以未处理对照数)，并有剂量-反应关系或至少某一测试点有重复的并有统计学意义的阳性反应，即可认为受试物为诱变阳性。当受试物浓度达到5 mg，每皿仍为阴性者，可认为是阴性。

报告的试验结果应是两次以上独立实验的重复结果。如果受试物对四种菌株(加和不加S-9)的平皿掺入试验均得到阴性结果，可认为此受试物对鼠伤寒沙门氏菌无致突变性。如受试物对一种或多种菌株(加或不加S-9)的平皿掺入试验得到阳性结果，即认为此受试物是鼠伤寒沙门氏菌的致突变物。

【注意事项】

1. 试验者必须注意个人防护，尽量减少接触污染的机会。
2. 受试的致癌物与致突变物的处理原则上按同位素废弃物处理方法进行。
3. 所用沙门氏菌试验菌株一般毒性较低，具有R因子的危害更小，但要防止沙门氏菌污染动物饲养室。

# 第二节 小鼠骨髓嗜多染红细胞微核试验

## 一、实验目的及原理

**1. 目的** 通过检测哺乳动物骨髓细胞中嗜多染红细胞(PCE)的微核率，判断受试物是否具有致突变作用，主要用于鉴别损伤染色体和干扰细胞有丝分裂的物质，即可检测断裂剂和部分非整倍体致突变剂。

**2. 原理** 微核是在细胞有丝分裂后期染色体有规律地进入子细胞形成细胞核时，留在细胞质中的染色单体或染色体的无着丝粒断片或环。这些成分在有丝分裂末期以后，单独形成一个或几个规则的次核存在于细胞质中，由于其体积明显小于细胞核，故称微核。一般认为微核是细胞内染色体断裂或纺锤丝受影响而在细胞有丝分裂后期滞留在细胞核外的遗传物质。所以，微核试验能检测化学毒物或物理因素诱导产生的染色体完整性改变和染色体分离改变这两种遗传学终点。

微核可以出现在多种细胞中，但在有核细胞中较难与正常核分叶及核突出物相区别。红细胞在成熟之前，先由成红细胞将主核排出，演变为嗜多染红细胞(polychromatic erythrocytes, PCE)，PCE细胞保持其嗜碱性约24 h，然后成为正染红细胞，并进入循环的外周血中。在PCE细胞中，主核排出，微核可留在胞浆中，并保持一定的时间，容易观察和识别。因此，观察和计数PCE细胞中的微核，可反映染色体断裂和纺锤体损伤情况。

## 二、试验材料

**1. 器材** 手术刀、手术剪、无齿镊、小型弯止血钳、带橡皮头吸管、台式离心机、刻度离心管、晾片架、电吹风机、玻璃染色缸、1 ml注射器及6号针头、载玻片及推片、定时钟、显微镜、细胞计数器、细菌过滤器等。

**2. 试剂**

(1) 小牛血清：小牛血清过滤除菌后放入56℃恒温水浴锅保温1 h进行灭活，储存于4℃冰箱。

(2) 吉姆萨(Giemsa)贮备液：取Giemsa染料1 g、甘油66 ml、甲醇66 ml。先将染料置于研钵内，加入少量甘油研细，再分次倾入剩余的甘油继续研磨，然后转移至烧杯内，盖上玻璃表面皿，置60℃水浴2 h，取出待冷却后加入甲醇，混合静置2周后，过滤于棕色瓶内，存放阴凉处。该贮备液存放时间越长，染色效果越好。临用时用pH 6.4的磷酸盐缓冲液配制为10%的应用液。

(3) 磷酸盐缓冲液

① 甲液：1/15 mol/L磷酸氢二钠($Na_2HPO_4$)，称取9.47 g无水$Na_2HPO_4$溶于1 000 ml蒸馏水；含2、7或12份结晶水时，则分别称取11.87 g、17.87 g或23.88 g。

② 乙液：1/15 mol/L磷酸二氢钾($KH_2PO_4$)，称取9.08g $KH_2PO_4$溶于1 000 ml蒸馏水。

为配制吉姆萨染液和吖啶橙染液，需配制3种磷酸盐缓冲液：pH 6.24磷酸盐缓冲液，取甲液20 ml和乙液80 ml混合即可；pH 6.47磷酸盐缓冲液，取甲液30 ml和乙液70 ml混合即可；pH 6.8磷酸盐缓冲液，取甲液49.5 ml和乙液50.5 ml混合即可。

各种pH的磷酸盐缓冲液配成后，可用pH计加以校准，调节至所需pH。

(4) 吖啶橙染液

① 吖啶橙贮备液：以0.1%吖啶橙水溶液作为贮备液。称取吖啶橙0.1 g溶于100 ml蒸馏水中。至褐色瓶内，在4℃下可保存数周。

② 吖啶橙工作液：以0.24 mmol/L吖啶橙-磷酸盐缓冲液作为工作液，临用时配制。取两份0.1%吖啶橙贮备液，30份1/15 mol/L、pH6.8磷酸盐缓冲液混匀即得。

(5) 甲醇(分析纯)、甘油(分析纯)、生理盐水。

## 三、试验步骤

**1. 动物** 一般选用7～12周龄、体重25～30 g的小鼠。每个剂量组至少用两种性别的动物各5只。若需多次采样，则每组的动物数需增加，每个采样时间至少需存有8只动物。动物购买后适应环境至少3 d。

**2. 受试物配制** 一般用蒸馏水作溶剂，如受试物不溶于水，可用食用油、医用淀粉、羧甲基纤维素等配成乳化液或悬浊液。受试物应于灌胃前新鲜配制，除非有资料表明以溶液(或悬浊液、乳浊液等)保存具有稳定性。

**3. 剂量及分组** 受试物应设三个剂量组，最高剂量组原则上为动物出现严重中毒表现和/或个别动物出现死亡的剂量，一般可取1/2 $LD_{50}$，低剂量组应不表现出毒性，分别取1/4 $LD_{50}$和1/8 $LD_{50}$作为中、低剂量。急性毒性试验，给予最大剂量受试物(最大使用浓度和最大灌胃量)动物无死亡而求不出$LD_{50}$时，高剂量组可按以下顺序设计：① 10 g/kg · bw；② 人的可能摄入量的100倍；③ 一次最大灌胃量进行设计，再下设中、低剂量组。另设溶剂对照组和阳性对照组。阳性对照组可用环磷酰胺40 mg/kg · bw经口或腹腔注射给予(首选经口)。

**4. 试验动物的处理**

(1) 染毒途径：原则上采用与人体接触化学毒物相同的途径。

(2) 染毒次数及取样时间：一般采用两次染毒或多次染毒。两次染毒：第一次染毒后24 h进行第二次染毒，6 h后取样；多次染毒：每天染毒1次，连续染毒5 d，末次染毒后24 h取样。

**5. 骨髓液的制备和涂片**

(1) 骨髓液的制备：染毒后，按确定的时间用颈椎脱臼或麻醉的方法将小鼠处死。取小鼠两侧股骨，剔去肌肉，用滤纸或纱布擦去血污和肌肉，剪去股骨两端。用配有 6 号针头 1 ml 注射器吸取小牛血清约 0.05 ml 冲洗骨髓腔数次，将冲洗物滴在载玻片上。

(2) 涂片：将玻片上的冲洗物调匀后，推片若干张。迅速干燥，可在酒精灯上短时烘烤。

(3) 固定：将干燥的涂片置甲醇液中固定 5～10 min，取出晾干。当日不染色的涂片亦应固定后保存。

(4) 染色：固定好的涂片用 1∶10 吉姆萨-磷酸盐缓冲液(pH 6.4)染色 15～30 min。用蒸馏水冲洗，干燥，待检。

(5) 封片：染色干燥后的涂片，若需长时间保存，可放入二甲苯透明 6 min，取出后趁湿滴上适量中性树脂胶，盖上盖玻片，平置。待干后即可收入盒内备检。若在短时间内进行观察，涂片不需制成封片。

(6) 镜检：先以低倍镜、高倍镜粗检，选择细胞完整、分布均匀和染色良好的区域，再以油镜检查计数。可用细胞形态是否完好，作为判断制片优劣的标准。嗜多染红细胞(PCE)呈灰蓝色，成熟的正常红细胞(NCE)呈粉红色。典型的微核多为单个、圆形，边缘光滑整齐，嗜色性与核质一致，呈紫红色或蓝紫色，直径通常为红细胞的 1/20～1/5。

每只动物需计数 1 000 个嗜多染红细胞，并计算含微核的嗜多染红细胞数，列入表 13-3。在一个嗜多染红细胞中出现两个或多个微核，仍按一个微核细胞计数。微核率按下式计算，并以千分率表示。微核率列入表 13-4。另外，观察嗜多染红细胞在红细胞中所占的比值可作为细胞毒性指标之一。一般计数 200 个红细胞，受试物组嗜多染红细胞占红细胞总数的比例不应少于对照值的 20%。否则说明受试物细胞毒性较大，PCE 形成受到严重抑制。

嗜多染红细胞微核率(‰)＝有微核的嗜多染红细胞总数/检查的嗜多染红细胞数×1 000

**表 13-3 出现微核的嗜多染红细胞数统计表**

| 性　别 | 溶剂对照组 | 低剂量组 | 中剂量组 | 高剂量组 | 阳性对照组 |
|---|---|---|---|---|---|
| 雄鼠1号 | | | | | |
| 2号 | | | | | |
| 3号 | | | | | |
| 4号 | | | | | |
| 5号 | | | | | |
| 雌鼠1号 | | | | | |
| 2号 | | | | | |
| 3号 | | | | | |
| 4号 | | | | | |
| 5号 | | | | | |

注：表内数据是观察每个鼠的 1 000 个嗜多染红细胞而发现的有微核的细胞数。

**表 13-4 微核率统计表**

| 剂量组 | 动物数 | 检查细胞总数 | 含微核细胞数 | 微核率(‰) |
|---|---|---|---|---|
| 溶剂对照组 | | | | |
| 低剂量组 | | | | |
| 中剂量组 | | | | |
| 高剂量组 | | | | |
| 阳性对照组 | | | | |

注：检查细胞总数＝检查鼠数×1 000。

## 四、试验结果与分析

本试验中只计数 PCE 中的微核，每只动物为一个观察单位。每组的雌、雄动物分别计算微核率，当雌、雄动物之间无明显的性别差异时可合并计算结果。

数据处理：一般采用 $\chi^2$ 检验、泊松分布、或双侧 $t$ 检验等统计学方法处理。

溶剂对照组和阳性对照组的微核发生率，应与试验所用动物种属及品系的文献报道结果或者是与研究的历史数据相一致。

结果判定：试验组与对照组相比，试验结果微核率有明显的剂量-反应关系并有统计学意义时，即可确认为阳性结果。若统计学差异有显著性，但无剂量-反应关系时，则需进行重复试验。结果能重复则可确定为阳性。一般阴性对照组的微核率应<5‰。

（刘志宗）

## 第三节　哺乳动物骨髓细胞染色体畸变分析试验

### 一、试验目的及原理

**1. 目的**　学习哺乳动物骨髓细胞染色体制备和分析的基本方法。了解致突变化合物诱发动物体内细胞染色体畸变的类型。

**2. 原理**　使哺乳动物（如大鼠或小鼠）经口或其他适宜途径染毒，处死前用细胞分裂中期阻断剂处理，处死后制备骨髓细胞染色体标本，分析染色体畸变。

外来化合物可以直接作用于染色体导致其结构发生改变，包括染色体/染色单体断裂、无中心粒断片、染色单体交换、环状染色体等；也可以通过干扰有丝分裂过程导致染色体数目的改变，形成非整倍体和多倍体。具有这种能力的化学物质可能对生物体产生潜在性的远期危害。

染色体畸变的产生与微核的形成原理相同，观察终点不同，染色体畸变只能在细胞分裂的中期进行观察和分析。为收集足够的中期相细胞，在收获细胞前，用秋水仙碱或乙酰甲基秋水仙碱处理细胞，以阻断微观蛋白的聚合，抑制细胞分裂时纺锤体的形成，使分裂间期和前期的细胞停留在中期相。中期相细胞通过低渗，使染色体均匀散开，然后固定、制片、染色，可在油镜下观察染色体的改变情况。

因此，小鼠骨髓细胞染色体畸变分析试验可以检测化学物质能否引起哺乳动物体细胞染色体畸变，以及畸变的性质和强弱。

### 二、试验材料

**1. 主要器材**　眼科剪、镊子、10 ml 离心管、滴管、载玻片、盖玻片、离心机、水浴箱、生物显微镜（含100×物镜）、注射器（1 ml、5 ml）、棉纱布。

**2. 试剂**

（1）500 mg/L 秋水仙碱，0.075 mol/L KCl 溶液。

（2）固定液：甲醇 3 份、冰醋酸 1 份混匀，临用时配。

（3）吉姆萨（Giemsa）贮备液：取 Giemsa 染料 1 g，逐渐加入少许甘油在研钵中研细溶解，共加入甘油66 ml混匀。加盖置于 60℃水浴中保温 2 h，冷却后再加 66 ml 甲醇混匀，于室温静置 1～2 周，过滤置棕色瓶保存，一个月以后即可使用。

（4）pH 6.8 磷酸盐缓冲液：取甲液 49.5 ml，乙液 50.5 ml 混匀即可（甲液、乙液配制同本章第二节）。

（5）环磷酰胺或丝裂霉素 C。

（6）PBS 缓冲液：$Na_2HPO_4$ 1.15 g、$NaH_2PO_4$ 0.2 g、KCl 0.2 g、NaCl 8.0 g 溶于 1 000 ml 蒸馏水中。

### 三、试验步骤

**1. 实验动物**　一般选用初成年大、小鼠，每组 6～10 只，雌雄各半。实验动物及实验动物房应符合国家相关规定。

**2. 受试物** 固体受试物应溶解或悬浮于适合的溶剂中，并稀释至一定浓度。液体受试物可直接使用或予以稀释。受试物应在使用前新鲜配制，否则就必须证实贮存不影响其稳定性。溶剂在所选用浓度下，不引起毒性效应，不与受试物发生化学反应。首选为水溶性溶剂。

**3. 染毒与取样时间** 一般染毒一次或多次，多次更为合理。应进行预实验以选择最高剂量。当有毒性时，可以引起死亡或者抑制骨髓细胞有丝分裂指数(50%以上)为指标确定最高剂量。在第一次采集样品时，需设置 3 个可供分析的剂量，在第二次采集样品时，则仅需设置最高剂量组。如果一次剂量为 2 000 mg/kg・bw 时仍未引起毒性效应，则只设 2 000 mg/kg・bw 剂量组。

可采用经口或其他适宜的染毒方式。一般情况下，染毒 1 次，但分两次采集样品，即每组动物分两个亚组，亚组 1 于染毒后 12～18 h 处死并采集第一次样品；亚组 2 于亚组 1 处死后 24 h 采集第二次样品。如果采用多次染毒，于末次染毒后 12～18 h 采集样品。于处死动物采集样品前腹腔注射细胞分裂中期阻断剂(如用秋水仙碱，于处死前 4 h，按 4 mg/kg・bw 给药)。

**4. 剂量选择** 至少设三个剂量组。最高剂量应达最大耐受剂量或毒物的 30%～80%$LD_{50}$剂量。毒性较低的化合物应以最大给药量或大于人体使用剂量的 50～100 倍。一般设 3～5 个剂量组，剂量跨度在 $10^2$～$10^3$或更大。

在每项试验中，对每种性别均应设阴性对照组和阳性对照组。除不使用受试物外，其他处理与染毒组一致。阴性对照：除设溶剂对照(即仅含溶剂)外，如果没有文献资料或历史性资料证实所用溶剂不具有有害作用或致突变作用，还应设空白对照组。阳性对照：应能引起染色体畸变率明显高于背景资料。染毒途径可以不同于受试物。所选用的阳性对照物最好与受试物类别有关。可以使用下述物质：三亚乙基蜜胺(triethylenemelamine)、甲磺酸乙酯(ethyl methanesulphonate)、乙基亚硝基脲(ethyl nitrosonrea)、丝裂霉素 C (mytomycin C)和环磷酰胺(cyclophosphamide)。一般建议给予 30～50 mg/kg 环磷酰胺或者丝裂霉素 C，经腹腔注射 1～2 次。

**5. 收集细胞** 处死动物前 2～4 h，腹腔注射秋水仙碱(小鼠剂量为 4 mg/kg・bw，大鼠剂量为 1 mg/kg・bw)。小鼠用颈椎脱臼法处死，大鼠用动脉放血法处死，迅速取出双侧股骨，剔除肌肉，用棉纱布擦净血污和残留的肌肉纤维，剪开两端关节面，用注射器吸 PBS 缓冲液 5 ml 冲出骨髓细胞于离心管中，1 500 r/min 转速离心 10 min，弃去上清；加 5 ml PBS 缓冲液洗涤一次。

**6. 低渗** 轻轻用吸管打散沉淀物，加入预热 37℃的 0.075 mol/L KCl 溶液约 8 ml，混匀，37℃低渗 15 min，再加固定液 2 ml 混匀，立即 1 000 r/min 离心 10 min，弃去上清。

**7. 固定** 重新悬浮细胞，加入固定液 5 ml 混匀，室温放置 10～20 min，然后 1 000 r/min 离心 10 min，去上清液。同样方法再固定一次，去上清液。

**8. 制片** 加 0.5 ml 固定液，轻轻悬浮细胞。用乳头吸管吸取混匀的细胞悬液，从冰冻的载玻片上方 3～5 cm 处滴片，每张片子滴 2～3 滴细胞悬液，使细胞自然分散。

**9. 干燥** 将制好的片子置空气中自然干燥，并做好标记。

**10. 染色** 用 10%Giemsa 染色液染色 10～20 min，用去离子水洗去染色液，自然晾干。

**11. 阅片** 在低倍镜下选择分散良好、细胞未破裂的中期分裂相，再用 100 倍油镜分析，观察并记录染色体结构异常和数目异常细胞。

(1) 染色体结构畸变：包括染色体型和染色单体型的断裂、缺失、断片和重排(三射体、四射体或复杂结构)，环状染色体(有着丝点和无着丝点)，粉碎性染色体。

(2) 染色体数目畸变：包括整倍体性畸变(多倍体 3n，4n)，非整倍体性畸变(2n±1，2n±2，2n±3)。

## 四、试验结果及分析

以每只动物为观察单位，每只动物观察 100 个中期分裂相中染色体的变化，计算其畸变细胞率，阴性和阳性对照组的畸变率应与所用动物的种属及有关资料相符。实验结果的数据可用泊松分布、二项分布、Dunnet、*t* 检验、$\chi^2$ 检验等多种统计分析方法分析，所得结果是相同的。各实验组畸变细胞率与阴性对照组相比较，差别有显著性意义，并有剂量反应关系，或某一剂量组呈现可重复的并有统计学意义的增加，则接触此受试物的小鼠呈现骨髓染色体畸变实验阳性。

$$细胞畸变率(\%)=\frac{有染色体畸变的细胞数}{分析染色体的细胞总数}\times 100$$

$$染色体畸变率(\%)=\frac{畸变染色体总数}{分析的染色体总数}\times 100$$

实验报告报告应包括下列内容：

(1) 受试物名称、理化性质、所用溶剂及配制；

(2) 动物种属和品系、体重、数量、性别、来源(注明合格证号和动物级别)；

(3) 实验动物饲养环境，包括饲料来源、室温、相对湿度、实验动物房合格证号；

(4) 剂量和组别：选择剂量的原则、剂量和组别、阴性和阳性对照物及剂量；

(5) 试验条件和方法：染毒途径和染毒方案、细胞毒性测定方法、所用的细胞分裂中期阻断剂及其剂量和采样时间、简述制备染色体的方法；

(6) 观察和分析的细胞数；

(7) 畸变类型和数量及畸变率；

(8) 结论。阳性结果证明受试物具有引起该种受试动物骨髓细胞染色体畸变的能力。

阴性结果表明在本试验条件下受试物不引起该种受试动物骨髓细胞染色体畸变。

【注意事项】

1. 低渗是本试验成败的关键，控制好低渗时间，做出分散良好的染色体标本，关系到实验结果的准确性。时间太短则染色体分散不开，无破裂，染色体丢失。如果 KCl 低渗效果不好，可换用 0.4%氯化钾：0.4%柠檬酸钠(1：1)混合液，15℃低渗 15 min。

2. 整个实验过程中，对细胞的操作要求轻柔，尤其是在每次细胞悬浮的时候，吸管吹打要轻，以免造成细胞破损。

3. 每次离心后弃上清时应小心，注意不要将管底的沉渣吸出，以免最后分析时剩余的细胞数过少。

## 第四节　小鼠精子畸形试验

### 一、试验目的及原理

**1. 目的**　精子畸形试验是检测受试化学毒物能否损害哺乳动物精子正常形态的试验方法。通过本试验，熟悉精子畸形的概念及类型、精子畸形试验的试验设计、试验检测的遗传学重点。学习和掌握小鼠精子畸形试验的基本方法和步骤，正常精子及畸形精子的镜下观察。了解精子畸形试验数据整理、分析方法及结果的评价。

**2. 原理**　精子畸形主要是指精子形态的异常改变，大、小鼠精子畸形受基因控制，具有高度遗传性，许多常染色体及 X、Y 性染色体基因直接或间接地决定精子形态。因此，精子形态的改变提示有关基因及其蛋白质产物的改变。在这些基因中任何一个发生突变都会导致精子畸形率增高。小鼠精子畸形试验能评价受试物对精子生成、发育的影响，可检测受试物在体内对生殖细胞的遗传毒性作用。

大、小鼠精子畸形试验可检测受试物对于精子生成、发育的影响，而且对已知的生殖细胞致突变物有高度敏感性，故精子畸形试验可用作检测受试物在体内对生殖细胞的致突变作用。但是变态反应、缺血、体温升高、感染等其他因素也可导致精子畸形。因此染毒后发现精子畸形率增高并不一定意味着受试物诱发了精细胞突变，但精子畸形率增高本身具有生殖毒理学意义。

### 二、试验材料

**1. 器材**　眼科手术剪、眼科镊子、玻璃平皿、离心管、小漏斗、生物显微镜、载玻片、带橡皮头吸管。

**2. 试剂**　磷酸盐缓冲液(称取 NaCl 8 g、KCl 0.2 g、$KH_2PO_4$ 0.12 g、$Na_2HPO_4$ 0.91 g，用蒸馏水溶解

并定容至 1 L)、生理盐水、甲醇(分析纯)、甲基磺酸甲酯或甲基磺酸乙酯或环磷酰胺、2%伊红溶液。

**3. 动物选择** 雄性小鼠,6～8 周龄,体重为 30～35 g。

## 三、试验设计

试验至少应设 3 个剂量组,并同时设立阳性对照组和阴性对照组。接触化学毒物后每组至少应存活 5 只动物。最高剂量组 5 d 总剂量应能使部分动物死亡。

一般可采用 $LD_{50}$ 的 2～4 倍剂量,或预先 5 d 给予化学毒物的 $LD_{50}$,以求得最高总剂量,然后以它的 1/2(或 1/5、1/10)作为下一剂量组的接触剂量,依此类推。

阳性对照组可用环磷酰胺 20 mg/kg 或甲基磺酸甲酯 75 mg/kg 或甲基磺酸乙酯 60 mg/kg,进行腹腔注射,每天一次,连续 5 d。阴性(溶剂)对照组给予相同体积的溶剂。常用溶剂为水、生理盐水、植物油(玉米油、花生油)等。对于不稳定或稳定性不详的受试物,应每天新鲜配制。

## 四、试验步骤

**1. 染毒与采样** 可采用一次或每天一次连续 5 d 的方法进行染毒。染毒途径多采用灌胃方式。也可采用与人体实际接触化学毒物相同的途径,如吸入和皮肤接触或腹腔注射等。

一般认为精原细胞后期或初级精母细胞早期对化学诱变剂较为敏感,在接触化学毒物后 4～5 周精子畸形率最高,故选择在第一次染毒后第 35 d 进行采样。也可在染毒后第 1、第 4 和第 10 周分三次采样,或者在染毒后每周采样一次,连续进行动态观察,直至精子形态恢复正常。

**2. 制片** 用颈椎脱臼法处死小鼠,剪开腹腔,分离并摘取双侧附睾,将附睾放入盛有约 3 ml 磷酸盐缓冲液或生理盐水的小平皿中,用眼科剪将附睾尾剪成小块,用吸管将悬浮液轻轻吹打 5～6 次,静置 3～5 min,用四层擦镜纸滤除组织碎片,吸取此精子悬液滴于清洁载玻片上,均匀推片。

**3. 固定** 待玻片晾干后用甲醇固定 5 min,干燥后即可镜检观察精子形态。

**4. 染色** 也可用 2%的伊红水溶液染色 1～2 h,然后用蒸馏水轻轻冲洗,晾干,再做镜检。

**5. 阅片** 首先,在低倍镜下选择背景清晰、精子分布均匀、重叠较少的区域,然后,在高倍镜下检查精子形态,可加上蓝色或绿色滤光片。每只小鼠检查完整的精子 200～500 个,每个剂量组至少检查 1 000 个精子。精子畸形主要表现在精子的头部,按 Wyrobeks 的分类标准,可分为:无钩、香蕉形、无定形、双头、胖头、尾折叠及双尾等形态。

头部重叠或全部重叠的精子、无头、无尾精子不进行计数。

异常精子均应记录显微镜的坐标数,以备复查。并分别记录异常类型,以便统计精子畸形率及精子类型的构成比。判断双头、双尾畸形时,要注意与两条精子的部分重叠相鉴别,判断无定形时要与人为剪碎及折叠相鉴别。

## 五、试验结果及分析

每只动物应按精子畸形类型分别记录,以便计算各实验组的精子畸形发生率(百分率)和精子畸形类型的构成比。利用 Wilcoxon 秩和检验法和其他适当的统计学方法,将受试物各剂量组精子畸形发生率分别与阴性对照组进行比较。

在结果判断时,首先要注意假阳性结果的排除。某些因素可导致机体出现精子畸形率的增高,如变态反应、感染、缺血和体温升高等。

不同品系小鼠的精子畸形率本底差异值较大,而且影响因素比较多,故在结果分析时,应该首先观察阳性和阴性的实验结果。阳性对照组精子畸形率的增高应该在实验室的历史记录或文献报道的范围之内,并与阴性对照组有显著性差异($P<0.01$);阴性对照组的精子畸形率也应与实验室的历史记录或文献报道相接近,否则实验结果可信性较差,需重复试验。一般正常小鼠的精子畸形率为 0.8%～3.4%,但每个实验室应有稳定的精子自发畸形率。

出现可重复的剂量-反应关系时,可判断试验结果为阳性。但要判定某一化学毒物为精子畸形诱变剂，至少应该有两个相邻剂量组的精子畸形率比阴性对照组显著增高($P<0.01$)；或达到阴性对照组的2倍或2倍以上，并且试验结果能够重复。如果试验组的染毒剂量已使动物发生死亡，而精子畸形仍未见增加，则可判定试验结果为阴性。在受试物的毒性作用较低且不至于引起动物死亡时，应当记录最大的染毒剂量。如有以下情况，试验必须重做：① 剂量-反应关系不确定；② 精子畸形率仅在一个剂量组升高。

精子畸形试验还可以进行畸变类型分析，不同部位的畸形对精子的活动能力和使卵子受孕的能力有不同的影响。可以结合精子计数、精子运动能力试验等进一步检测化学毒物对雄性生殖系统的毒性作用。

试验报告应包括以下内容：

(1) 受试物名称、理化性状、配制方法、所用溶剂；

(2) 动物种属和品系、体重、数量、来源(注明合格证号和动物级别)；

(3) 实验动物饲养环境，包括饲料来源、室温、相对湿度、实验动物室合格证号；

(4) 剂量分组，染毒途径和方式；

(5) 试验方法：简述操作步骤，所用统计学方法；

(6) 结果：以列表方式报告受试物对动物精子畸形发生率和精子畸形类型分析的结果(表 13－5 和表 13－6)；

(7) 结论。

**表 13－5 ×××精子畸形发生率**

| 组 别 | 剂量/(g/kg) | 动物数/只 | 受检精子总数/个 | 畸变精子数/个 | 畸变率/% | P 值 |
|---|---|---|---|---|---|---|
| 受试物 | | | | | | |
| | | | | | | |
| | | | | | | |
| 溶剂对照 | | | | | | |
| 阳性对照物(mg/kg) | | | | | | |

注：畸变率以均数±标准差表示。

**表 13－6 ×××精子畸形类型分析**

| 组 别 | 剂量/(g/kg) | 动物数/只 | 受检精子总数/个 | 精子畸形分类及比例/% | | | | | |
|---|---|---|---|---|---|---|---|---|---|
| | | | | 无钩 | 香蕉形 | 胖头 | 无定型 | 其他 | 总计 |
| 受 试 物 | | | | | | | | | |
| | | | | | | | | | |
| | | | | | | | | | |
| 溶剂对照 | | | | | | | | | |
| 阳性对照物(mg/kg) | | | | | | | | | |

【注意事项】

1. 将精子悬液采用离心等方法除去组织残渣后再制片效果会更佳，但这使制片过程变得复杂且更易造成人为误差，应慎用。

2. 在镜检时要注意鉴别制片过程中人为造成的精子损伤。特别要注意由于精子重叠和交叉所造成的如多头、双头、双尾及多尾畸形等假象。

3. 在结果判定时，要注意排除机体某些如缺血、变态反应、感染和体温升高等可能导致精子畸形率增高的因素，以免造成假阳性结果。

# 第五节 哺乳动物细胞基因突变试验

## 一、试验目的及原理

**1. 目的** 哺乳动物细胞基因突变试验是以哺乳动物细胞为材料，检测基因突变的方法。本试验以V79细胞系的HPRT基因突变试验为例，学习HPRT基因突变试验的原理和观察分析方法。

**2. 原理** HPRT基因定位于X性染色体长臂远端，在雄性细胞中为结构半合子，而在雌性细胞中则表现为1条X染色体失活，所以它在功能上也是半合子，其基因突变可表现出来。人和啮齿类动物细胞的HPRT位点的基因产物是次黄嘌呤鸟嘌呤磷酸核糖基转移酶(HPRT)，该酶参与细胞内嘌呤核苷酸生物合成的补救途径，它可以一些嘌呤类似物如6-巯基嘌呤(6-MP)，6-硫代鸟嘌呤(6-TG)及8-氮鸟嘌呤(8-AG)为底物，生成核苷-5-单磷酸，后者掺入到DNA中将引起细胞死亡。当该位点突变时，细胞就表现出对6-MP、6-TG和8-AG的抗性，可用选择培养基杀灭野生型细胞使突变体细胞形成集落，因此，利用这几种化合物能将突变细胞筛选出来。

## 二、试验材料

**1. 细胞** 中国仓鼠肺(V79)细胞株，染色体数22±1，细胞倍增时间为12～16 h，集落形成率75%～95%。将野生型细胞接种于含次黄嘌呤及胸腺嘧啶、甲氨蝶呤、甘氨酸的MEM培养液中培养1周，使野生型细胞群中存在的自发HPRT基因突变体选择性杀灭。然后重新接种于MEM培养液中。

**2. 试剂及制备**

(1) *D-Hank's液* 在天平上依次称取NaCl 8.0 g、KCl 0.4 g、$Na_2HPO_4 \cdot H_2O$ 0.06 g、$KH_2PO_4$ 0.06g、$NaHCO_3$ 0.35 g、酚红0.02 g，盛入一大烧杯中，加入1 L双蒸水溶解，分装于500 ml盐水瓶中，81磅、15～20 min高压灭菌，冷却后冰箱保存。

(2) *EMEM培养液* 采用EMEM(Eagle's minimal essential medium)培养基，用时添加10%小牛血清及适量抗生素。

(3) *0.25%胰酶* 先用少量D-Hank's液将1.25 g胰酶粉末调成糊状，再补足500 ml D-Hank's液，混匀，置4℃冰箱过夜，次日用滤纸过滤，再用滤器抽滤除菌。然后用试管分装，置低温冰箱或普通冰箱保存。使用时，用$NaHCO_3$调pH至7.6～7.8。

(4) *5.6%$NaHCO_3$溶液* 称取5.68 g $NaHCO_3$，溶于100 ml双蒸水中，可抽滤除菌，也可121℃，0.103 MPa、10 min高压灭菌。分装成小瓶，用于调整溶液的pH。调pH时要逐滴加入，并不时搅拌防止pH过高。若pH过高，可用10%醋酸溶液回调。

(5) *3%L-谷氨酰胺溶液* 称取3 g *L*-谷氨酰胺粉末，溶于100 ml双蒸水中，即配成3%的*L*-谷氨酰胺溶液。抽滤除菌，分装成小瓶，普通冰箱保存。使用时每100 ml培养液中加入1 ml 3%*L*-谷氨酰胺溶液。

(6) *双抗* 取青霉素G(钠盐)100万U和链霉素(硫酸盐)100万μg，溶于50 ml灭菌双蒸水中作为干液，浓度为每升含青霉素2万U和链霉素2万μg。使用浓度为每100 ml培养液中加入干液0.5 ml，则培养基中的终浓度为每毫升100 U青霉素和100 μg链霉素。同样分装成小瓶，冰箱保存。

(7) *完全培养基的配制*

| | |
|---|---|
| EMEM培养液 | 180 ml |
| 小牛血清 | 20 ml |
| 双抗 | 1 ml |
| 3%*L*-谷氨酰胺 | 2 ml |

用5.6%$NaHCO_3$调pH至7.0，即可使用。

(8) *6-TG 5 mg/ml贮备液* 用少量5 mol/L NaOH溶解，再用0.9%无菌NaCl溶液稀释至5 mg/ml，冰箱保存。同样，取1 ml贮存液稀释至1 L，即得终浓度为5 μg/ml的6-TG使用液。

(9) 阳性对照物　可选用甲基磺酸乙酯原(EMS)0.25～0.5 μl/ml 或 3-甲基胆蒽(MCA)1～4 μl/ml等。

(10) 大鼠肝匀浆 S-9 混合液　按 Ames 试验程序制备。

以上各试剂的配制，除高压灭菌和抽滤除菌的试剂外，其余都应在无菌条件下进行。

## 三、试验步骤

**1. 受试物的配制**　固体受试物需溶解或悬浮于溶剂中，用前稀释至适合浓度；液体受试物可以直接加入试验系统/或用前稀释至适合浓度。受试物应在使用前新鲜配制，否则就必须证实储存不影响其稳定性。

溶剂必须是非致突变物，不与受试物发生化学反应，不影响细胞存活和 S-9 活性。首选溶剂是水或水溶性溶剂。二甲基亚砜(DMSO)也是常用溶剂，但使用时浓度不应大于 0.5%。

**2. 细胞毒性试验**　在接种 $10^5$ 细胞的平皿或培养瓶中，按所设计的剂量(一般采用 10、3、1、0.3、0.1、0.03 mmol/L)加入受试物，置 37℃培养 2～4 h(或其他选定的作用时间)。然后弃去培养液，用 D-Hank's 液或者无血清培养液清洗两次，再用 0.25%胰酶消化，计数细胞，并稀释，最后以每皿或每瓶 100、200 或 500 个细胞接种于平皿或培养瓶中，置 37℃培养 7 d。

培养 7 d 后，弃去培养液，用 95%乙醇固定后，用 10%Giemsa 染色，在低倍镜下观察克隆数。以对照组的平均克隆数作为 100，求出各剂量组的相对克隆形成率。选出相对克隆形成率在 50%～5%之间的 3～5 个浓度作为染毒浓度。

测定克隆形成率，稀释细胞时，应注意尽量减少稀释误差。一般以 1∶9 的比例按 10 倍逐步稀释。细胞计数时，也应尽量准确，要求血球计数板上四大格之间的计数误差不得超过 10%。由于计数和稀释误差，若接种 100 个细胞，克隆形成数可超过 100，造成这种结果可能的一个原因就是在计数到接种细胞贴壁这段时间内，有的细胞发生了分裂。

**3. 诱变试验**

(1) 染毒：最好选用处于对数生长期的细胞，细胞经 D-Hank's 液洗涤 2 次后加入 5 ml 含不同浓度受试物的无血清培养基。同时设 S-9 混合液代谢活化组，即加入 4 ml 含受试物的无血清培养基后，再加入 1 ml S-9 混合液，37℃培养 2.5 h。受试物溶液终浓度为 0.5%～1%。S-9 混合液组分的终浓度为：NADP 4 mmol/L，6-磷酸葡萄糖 5 mmol/L，KCl 30 mmol/L，$MgCl_2$ 10 mmol/L，$CaCl_2$ 10 mmol/L，S-9 组分 3 mg 蛋白/ml，磷酸缓冲液 50 mmol/L(pH 8.0)。用 D-Hank's 液洗 2～3 次。再加入含血清的培养基，置 5% $CO_2$，37℃培养 19～22 h。

(2) 表达：为使细胞密度在表达期间不至过高，一般于表达的第 4 d 要将细胞传代一次。即用 0.25%的胰酶将细胞消化成细胞悬液，重新计数并接种。传代时细胞密度仍控制在 $10^5$ 个细胞/皿。同时，仍要测定细胞群体的克隆形成率，以便估计重培养后细胞的增殖情况。对 V79 细胞 HPRT 位点来说，表达时间一般为 7～9 d。

(3) 选择：表达结束后，各组取 $10^6$ 个细胞分别接种于不含次黄嘌呤的 100 mm 培养皿中。细胞贴壁后加入 6-TG 储存液，使 6-TG 终浓度为 5～15 μg/ml，置 5%～10% $CO_2$，37℃培养 10 d，进行突变体选择。另将各组接种 200 个细胞/皿于 100 mm 培养皿中，培养 7 d～10 d 作集落形成率测定。

(4) 固定、染色、观察：选择完毕后，弃去培养液，用生理盐水清洗两次，再以 3∶1 的乙醇-冰醋酸固定液固定，用 10%Giemsa 染色液或 1%亚甲蓝液染色，分别计数各皿中出现的集落数。

(5) 统计分析：突变频率以 $10^6$ 个活细胞中的突变细胞数表示，由在选择培养基中接种的细胞总数与观察到的突变集落数推算得到，以细胞克隆形成率校正。一般把含 50 个细胞以上的集落才称作一个克隆，分别标出各组中各平行样的细胞突变频率，计算公式如下：

$$\text{突变频率}(\%)=\frac{\text{突变型细胞克隆数}}{\text{接种细胞数}\times\text{克隆形成率}}\times 100$$

这里的克隆形成率是指接种于选择性培养基上的细胞群体在非选择性培养基上的克隆形成率。以空白对照和溶剂对照组细胞突变频率的均值作为细胞群体的自发突变频率。

## 四、试验结果及分析

为使试验所得的结果有一定的说服力，在试验过程中应符合一些基本要求，才能进行评价。

**1. 基本要求**

(1) 阴性对照(空白对照和溶剂对照)的克隆形成率的平均值应在55%～130%之间。若低于55%，应根据各平行样之间的变动范围和其他试验结果予以恰当的评价，对于低于40%的试验结果应予废弃。

(2) 溶剂对照与空白对照相比较，若溶剂对照的生长率或克隆形成率低于空白对照的70%时，试验结果应作废。

(3) 若同时进行代谢活化和非活化测定时，自发突变率应对活化和非活化分别计算。

(4) 各次试验均应设置阳性对照，每一种阳性对照物的诱变率有一正常值范围，若受试物的结果为阴性或弱阳性时，则阳性对照的诱变率在应达正常值的下限以上，否则结果不能接受。

(5) 如果试验结果表明受试物无诱变性，则应考虑所用的剂量是否足够大，是否包括存活率≤10%的剂量组，如不包括，则不能接受阴性结果的结论。

(6) 在前2 d内细胞生长数少于$2.5\times10^6$个的则不应进一步培养。

(7) 各试验组至少应有3个平行样，如因污染或操作失误损失一个平行样时，余下的2个样本之间的突变型细胞克隆数之间的差异不得超过3倍。

(8) 一般应有5个浓度组计算突变频率，但最低限度应有3个剂量组达到上述满意的要求，才能接受该次试验用于评价受试物的诱变性。

**2. 评价原则** 阳性结果根据统计分析、剂量-反应关系及试验的可重复性而定。一个阳性结果必须满足：

(1) 任何一个浓度组的突变频率最低限度应达到自发突变率的1.5倍或更高，这是受试物具有诱变性的最低要求。

(2) 各浓度组的突变频率应与浓度或毒性有相关趋势，最少在3个浓度组中如此。但这取决于组距及显示诱变性的毒性，组距小或显示诱变性时毒性较大，可能不易显示浓度反应关系。

(3) 若毒性最大的测试点的突变频率高于自发频率的3倍，应认为受试物具有诱变性。

(4) 当受试物浓度与诱发的突变率在一定范围内出现负相关时，如果细胞毒性与诱发突变率的正相关依然存在，也接受为诱发突变性的证据。

(5) 若所用浓度下的毒性已使存活率降至5%～10%，而突变时仍未达到第一项最低要求，可认为受试物在本次试验中不具诱变性。如受试物的毒性较小，但浓度已达10 mmol/L，重复试验表明仍不能达到上述第一项要求，则可认为受试物在本试验系统中不具诱变性。

**3. 实验报告** 应包括以下内容。

(1) 受试物名称、有关的理化性状、所用溶剂及其配制、剂量选择(应说明受试物对细胞毒性的测定方法、溶解情况等)

(2) 细胞株名称

(3) 试验条件和方法

1) 代谢活化系统：制备S-9时所用的诱导剂、动物品种和来源、S-9混合液的配方。

2) 对照物：阳性对照物名称和使用浓度；阴性(溶剂)对照物名称及使用浓度。

3) 培养液：所用培养液名称、血清类别和使用浓度。

4) 接种时的细胞密度以及所用培养瓶的规格。

5) 处理时间：受试物与实验系统的接触时间。

6) 表达时间

7) 结果评价方法

（4）结果

1）受试物最高剂量的确定及结果：包括细胞毒性的测定，溶解情况，对 pH 和浓度的影响（如果有影响）。

2）试验结果：试验组和对照组的突变频率及统计结果。

3）阳性对照组和阴性对照组（包括常用溶剂，如 DMSO）：在本实验室历史上的突变频率范围、均值和标准差（说明样品数）。

（5）结论

【注意事项】

1. 染毒浓度及作用时间的确定：为了确定正式试验中受试物的作用浓度，在进行正式试验之前，应先做一个细胞毒性试验，即测定不同浓度受试物作用细胞一定时间后的细胞存活率。一般用细胞染毒后的克隆形成率来表示。受试物的浓度可以从 10 mmol/L 开始逐级降低，连续测 7～10 个浓度，选出克隆形成率介于 50%～5%之间的 3～5 个浓度作为正式试验的作用浓度。

受试物的作用时间主要是依照受试物在试验条件下的稳定性而定。最好能知道受试物在体外试验条件下的半减期。受试物作用时间一般可以为 15 min～4 h，若受试物很稳定，其降解产物也无毒性效应，也可以处理过夜。如需活化，则需要考虑活化系统的稳定性。

2. 试验细胞群体数量的确定：测试细胞的自发突变频率与试验的灵敏度紧密相关。以 HPRT 位点作为遗传标志时，V79 细胞的自发突变率为 $1\times10^{-5}$，因此试验时选用的细胞群体的大小必须大于 $10^5$，选择才是有效的[以 HPRT 位点为遗传标志时，CHO 细胞的自发突变率为 $(0\sim2)\times10^{-6}$]。

3. 细胞密度：在突变型细胞的表达和选择过程中，细胞密度过高，对突变型细胞是不利的。一方面由于正常细胞的选择压力；另一方面，如存在细胞间代谢合作作用，也将不利于突变细胞的选择。因此，在突变表达时，每皿一般接种 $10^5$ 个细胞，而选择时接种 $5\times10^5$ 个细胞，并且在表达期间进行一次到几次分瓶传代，使细胞保持适当的密度，同时使细胞始终维持在对数生长期，才可能在一定的表达时间内获得稳定诱变频率。

（韩新锋）

## 思考题

1. 遗传毒理学试验配套原则有哪些？为什么要用一组试验观察化学毒物的致突变性？
2. Ames 试验的优缺点是什么？
3. 常用的体外试验的代谢活化系统是什么？
4. 染色体畸变分析试验中，在外周血培养及染色体制片过程加入 PHA、秋水仙碱及低浓度 KCl 溶液的作用是什么？
5. 动物精子畸形试验的基本原则、要求和方法。
6. 致突变试验中设立阳性及阴性对照的目的是什么？

# 第十四章

# 生殖发育毒性与致畸作用试验

## 第一节　三段生殖毒性试验

由于用一组试验研究全部生殖毒性的终点是不可能的，所以在选择试验和研究设计时，应考虑该受试物和其类似物所有可能得到的药理学、毒动学和毒理学资料。各个生殖阶段之间不得有空隙，即在三个有关联的阶段，受试物的暴露时期至少有一天的重叠，并能直接或间接地评价生殖过程的所有阶段。三段生殖毒性试验由生育力和早期胚胎发育毒性试验（一般生殖毒性）、胚体-胎体毒性试验（致畸试验）和出生前后发育毒性试验（围生期毒性试验）三部分组成。

### 一、生育力和早期胚胎发育毒性试验

**1. 目的**　评价化学物对配子成熟、交配行为、生育力、胚胎着床前和着床的影响，雌性动物应包括检测对动情期、输卵管运输、着床和胚胎着床前阶段发育的影响。雄性动物则包括检测对生殖功能的影响，如性欲、附睾的精子成熟等。

**2. 动物**　至少一种，首选大鼠。每种性别、每组的动物数应足以对数据进行统计和解释。建议每种性别、每组 16～20 只（窝）。

**3. 给药期**　说明交配前染毒时间的长度，并提供选择该染毒时间的依据。一般采取雄性交配前 4 周开始重复染毒，直至交配成功。若要保证雌性受孕成功，雄性也可继续染毒。雌性交配前 2 周开始染毒（可覆盖至少两个完整的动情期），直至着床。

**4. 交配及受孕检查**　雄性大鼠给药 4 周，雌性大鼠给药 2 周后开始同笼。交配期 2～3 周，交配比例 1∶1。实验程序应能识别出各窝的 2 个亲本，以避免不正确结果的分析和解释。

雌性受孕检查一般通过检查阴道涂片（大鼠）或阴栓（小鼠）。阴道涂片上有较多白色分泌物，镜检可见较多有核上皮细胞，则提示雌鼠处于动情前期。大鼠性周期一般为 4～5 d，小鼠性周期为 4 d，动情前期向动情期移行多在夜间。人和几种常用试验动物早期发育时间见表 14－1。阴栓是雄鼠精囊与凝固腺在雌鼠阴道凝结而成的白色块状物，形似米粒，大鼠阴栓很容易脱落。观察到阴道涂片上的精子或阴栓即提示受孕，检出日为孕 0 d，次日为孕 1 d，以此类推算孕龄。

**表 14－1　某些哺乳动物早期发育的时间**

（引自《Principles and methods of Toxicology》（第 3 版），1994）

| 物　种 | 早期发育的时间（由排卵起的天数/d） | | | |
|---|---|---|---|---|
| | 胚泡形成 | 着　床 | 器官形成期 | 妊娠长度 |
| 小鼠 | 3～4 | 4～5 | 6～15 | 19 |
| 大鼠 | 3～4 | 5～6 | 6～15 | 22 |
| 家兔 | 3～4 | 7～8 | 6～18 | ～33 |
| 猴（恒河猴） | 5～7 | 9～11 | 20～45 | 164 |
| 人 | 5～8 | 8～13 | 21～56 | 267 |

**5. 终末处死** 雌性一般在孕中期第 13～15 d 终止妊娠。雄性在证实交配并受孕成功后处死检查。

**6. 观察项目** 染毒期间观察雌、雄亲代($F_0$)体征和死亡(至少 1 次/日),体重和体重变化(至少 2 次/周),摄食量(1 次/周),镜检雌性阴道涂片(交配期间 1 次/天)和其他毒性研究中见到的靶效应。

处死时所有 $F_0$代动物均作尸体解剖和肉眼观察,进行所有动物的睾丸、附睾、卵巢和子宫的组织学检查,附睾或睾丸中的精子计数以及精子存活力测定。检查计数雌性的黄体数、着床数、吸收胎、死胎和活胎数。保存肉眼发现改变的脏器,以便进行可能的组织学评价,并保存足够的对照组的相应脏器,以供比较。对明显未孕的大鼠或小鼠(而不是对家兔),可用硫化铵子宫染色鉴别胚胎着床前死亡。

**7. 结果分析** 综合对 $F_0$代观察的各项指标和参数,用合适的统计方法分析和评价。在分析对胎体(子一代,$F_1$)的影响时,应考虑各组受影响的窝数比、每窝受影响的胎体的组平均百分率、受影响胎体总数比。

## 二、胚体-胎体毒性试验(致畸试验)

**1. 目的** 评价母体自胚泡着床到硬腭闭合期间接触受试物对妊娠雌性和对胚体-胎体发育的有害影响,主要包括增强的与非妊娠雌性有关的毒性,胚体-胎体死亡、生长改变与结构异常。

**2. 动物** 通常使用两种动物,一种是啮齿类动物,首选大鼠;另一种是非啮齿类,最好选择家兔。若仅用一种动物,需给出充分的理由。建议每组 16～20 只(窝)。雌性宜用性成熟且未交配过的动物。

**3. 给药期** 从着床期到硬腭闭合,即器官形成期,大、小鼠孕期的第 6～15 d,兔孕期的第 6～18 d。致畸试验除阴性对照外,应设阳性对照组。大、小鼠可用乙酰水杨酸或浓缩鱼肝油作为阳性对照,家兔可用 6-氨基烟酰胺。阴性对照组的作用是为自发畸形的发生提供资料;阳性对照组的作用是获得该批实验动物在试验条件下的敏感性资料。已经进行过致畸试验,并确知所用试验动物有阳性结果的实验室,可略去阳性对照。

**4. 观察项目** 染毒期观察妊娠动物的体征和死亡(1 次/日)、体重和体重变化(2 次/周)、摄食量(1 次/周)以及在其他毒性研究中已证实的重要靶效应。有流产和早产征兆的试验动物应处死并进行肉眼检查。

**5. 终末处死与标本制作** 在分娩前一天处死怀孕母体,避免自然分娩后母体吞食畸形胎仔。剖腹检查亲代受孕情况和胎体发育。处死时,对所有妊娠动物进行尸体解剖并肉眼检查任何结构异常或病理改变。保存肉眼发现有改变的脏器,以便进行组织学评价,亦保存足够的对照组相应脏器,以供比较。取出子宫,称带有胎体的子宫重,以得出妊娠雌性动物的净增重。计数黄体数、吸收胎数、活胎数与死胎数及着床点,称胎盘重并做肉眼评价,必要时可做组织学检查。称活胎体重,检查胎体性别以及外观、内脏和骨骼畸形。除逐个检查所有胎体的存活和畸形外,尚需分别检查软组织和骨骼的异常。对于大鼠,将每窝 50%活胎仔经茜素红染色后作骨骼检查;另 50%活胎仔经 Bouin's 固定后做内脏检查。骨骼和外观畸形检查常见的类型见表 14-2 和 14-3。

**表 14-2 致畸实验中可见的主要内脏畸形或异常**

| 头 部 | 胸 部 | 腹 部 |
|---|---|---|
| 嗅球发育不全 | 左位心 | 肝分叶异常 |
| 无脑 | 右大动脉弓 | 无肾 |
| 脑室扩张 | 心房(室)中隔缺损 | 肾积水 |
| 脑室积水 | 食道闭锁 | 马蹄肾 |
| 无眼球 | 肺发育不全 | 输尿管积水 |
| 小眼球 | 肺叶融合 | 无膀胱 |
| 鼻中隔缺损 | 膈疝 | 无睾丸或无卵巢、子宫或子宫发育不全 |

表 14-3 致畸实验中可见的主要骨骼畸形或异常

| 头 部 | 躯 干 | 四 肢 |
|---|---|---|
| 颅骨化骨迟缓 | 椎骨发育不全(缺损) | 肩胛骨发育不全 |
| (颅缝宽,边缘不清) | 椎骨融合 | 锁骨发育不全 |
| 枕骨化骨迟缓 | 胸骨发育迟缓(缺失) | 股骨发育错位 |
| (呈点状或哑铃状) | 胸骨化骨提前 | 肼腓骨发育不全 |
| 颅骨化骨提前 | 波状肋 | 肱骨发育不全 |
| (颅缝融合) | 融合肋 | 桡骨发育不全 |
| | 多肋或少肋 | 指趾骨化骨迟 |
| | 肋骨化骨提前 | (无化骨点) |

**6. 结果分析** 致畸作用应根据观察到的效应和产生效应的剂量水平进行评价。有必要考虑所用试验动物的物种/品系的以往致畸资料。适当的致畸研究结果应提供一个符合要求的 NOAEL(未观察到有害作用水平)的估计。虽然将实验结果外推到人的可靠性有限,然而 NOAEL 的建立有助于选择合适的安全系数。

对母体的终点评价指标包括:体重、体重变化、食物消耗量和母体毒性体征及母体畸胎出现率等。对胎体影响的评价应包括:受影响的窝数比、每窝受影响胎体数的组间均数、受影响的胎体总数比、畸胎率和单项畸胎率等。

## 三、出生前和出生后发育毒性试验(围生期毒性试验)

**1. 目的** 评价母体自着床至断乳期间接触化学物对妊娠/哺乳母体和对孕体及子代发育直至成熟的有害影响。在此期间引起的毒性反应会延迟发生,故应继续观察到性成熟。有害影响主要包括增加与未妊娠雌性有关的毒性,子代出生前和出生后死亡,生长与发育的改变,子代中的功能缺陷等。

**2. 动物** 至少一种,首选大鼠。建议每组 16～20 只(窝)。

**3. 染毒期** 雌性大鼠从着床至哺乳期终止。

**4. 实验程序及终末处死** 允许分娩和抚养子代到断乳。子代出生当天被定为出生后 0 d。在断乳时,每窝可选出部分雄性和雌性子代抚育到成熟并交配。有些实验室在 $F_1$ 代出生 0、3 或 4 d 调整窝大小,剔除多余仔鼠(每窝 8 只,尽可能雌雄各半),并在出生第 21 d 或断乳时陆续处死。评价生殖能力的 $F_1$ 代要在雄/雌同笼,子二代($F_2$)出生后处死。

**5. 观察项目** 染毒期间观察亲代体征和死亡(至少 1 次/日)、体重、体重增长(至少 2 次/周)和在以前毒性研究中见到的有评价价值的靶效应、妊娠的长度、分娩。

处死时对所有亲代和 $F_1$ 代成体进行尸解,肉眼检查任何存在的结构异常或病理改变,特别要注意生殖器官,保存发生改变的脏器并进行可能的组织学评价,保存足够对照组的相应脏器,以供比较。

子代需检查每窝出生时活仔数、死仔数、畸形数、出生时和断乳前后存活率、体重、身长、身体发育、性成熟和生育力、感觉功能、反射和行为等。身体发育的最好指标是体重,断奶前还包括张耳、开眼、出毛、出牙;断乳后包括表明性成熟开始的雌性阴道张开和雄性龟头包皮分开。

**6. 结果分析** 综合亲代($F_0$)和子代($F_1$)各项指标观察的结果,对围产期给药的毒性及影响程度做出综合评价。

【注意事项】

1. 三段生殖毒性试验必须以哺乳动物为实验对象,首选啮齿类动物大鼠。在胚体-胎体毒性研究中,传统上要求用两种哺乳动物进行试验。兔因为也有较多的背景资料,而且比大鼠更接近人的代谢类型,因此作为优先使用的非啮齿类动物。但兔的孕期长短不定(32～36 d),有时缺乏其他毒性资料,对某些抗生素和消化道紊乱有易感性,在其他生殖毒性研究中较少用。

2. 剂量选择依据为已有的急性毒性、慢性毒性、毒动学资料。高剂量应在母体中产生轻度的毒性,低剂量不应有任何可归因于受试物的有害作用;中剂量组应在高、低剂量之间按等比级差设置,应引起最小的毒作用(LOAEL)。实验结果应提供最高未观察到有害作用水平(NOAEL)的剂量。如果剂量达到 1 g/kg 仍不产生胚胎毒性或致畸毒性,则没有必要进行其他剂量水平的研究。如果高剂量组显示出明显的母体毒性但无胚胎毒性,也没有必要进行其他剂量水平的研究。

3. 受试物的暴露途径应与人的暴露途径相同,如果采用其他暴露途径,必须依据毒动学资料。暴露频率一般是一日一次,每日在相同时间染毒,并按体重调整染毒剂量。

4. 对照组应给予与试验组相同的最大容量的赋形剂。当赋形剂可能产生不良影响(如减少食物的摄取和利用)或影响受试物的作用时,应再设未处理对照组。

## 第二节 繁殖试验

繁殖试验分为一代繁殖试验、二代繁殖试验和三代繁殖试验。繁殖试验的原理是凡受试物能引起生殖机能障碍,干扰配子的形成或使生殖细胞受损,其结果除可影响受精卵或孕卵的着床而导致不孕外,尚可影响胚胎发生及胎仔发育,如胚胎死亡导致自然流产、胎仔发育迟缓以及胎仔畸形。如果对母体造成不良影响,会出现妊娠、分娩和乳汁分泌的异常,亦可出现胎仔出生后发育异常。

### 一、试验动物

选用 5～9 周龄大鼠,试验开始时动物体重的差异应在平均体重的±20%之内,购买后至少应适应 3 天。每组应有足够的雌鼠和雄鼠配对,产生约 20 只受孕雌鼠。为此,在试验开始时,一般两种性别每组各需要 30 只($F_0$);在继续的试验中用来交配的动物每种性别每组需要 25 只(至少每窝雌雄各取 1 只,最多每窝雌雄各取 2 只)。选用的亲代雌鼠应为非经产鼠、非孕鼠。

### 二、试验设计

至少设 3 个剂量的受试物组和一个对照组。健康的动物随机分为处理组和对照组,试验开始时动物体重的差异应在平均体重的±20%之内。某些受试物的高剂量组设计应考虑其对营养素平衡的影响,对于非营养成分受试物,剂量不应超过饲料的 5%。其剂量设计可选最大耐受剂量或有胚胎毒性的剂量作为高剂量,低剂量组对亲代动物应不产生全身毒性或繁殖毒性(可按最大未观察到有害作用剂量的 1/30 或可能摄入量的 100 倍)。同时设对照组,对照组的饲养和处理方式与受试物组相同;对照组可以是未处理对照、假处理对照,如果给予受试物时使用某种介质,则应设介质对照。如果受试物通过加入饲料的方式给予并引起食物摄入量和利用率的降低,需要考虑使用配对饲养的对照组。

### 三、试验步骤

**1. 受试物配制** 一般用蒸馏水作溶剂,如受试物不溶于水,可用食用油、医用淀粉、羧甲基纤维素等配成乳化液或悬浮液。除非有资料表明以溶液(或悬浊液、乳浊液等)保存具有稳定性,否则受试物应于灌胃前新鲜配制。同时应考虑使用的介质可能对受试物的吸收、分布、代谢或潴留的影响;对化学性质的影响及由此而引起的毒性特征的影响;对饲料或饮水消耗量或动物营养状况的影响。

**2. 实验动物的处理** 经口给予的受试物,可将其加入饲料、饮水中或灌胃。如果受试物是灌胃给予,应每周称体重 2 次,根据体重计算给予受试物的体积。

亲代和子代接受的受试物剂量、饲料和饮水相同。$F_1$代的雌鼠和雄鼠在断乳后每日给予。两种性别的大鼠(亲代和 $F_1$代)在交配前应每日给予受试物至少连续 10 周,并继续给予受试物至试验结束。应注意剂量的选择,剂量过大易导致不孕而无法检查生殖毒性,剂量过小则不能产生相应的生殖毒性。因此,在选择剂量之前最好进行预试验。试验期间,所有动物采用相同的方式给予受试物;连续给予受试物,每周 7 天。

**3. 交配** 每次交配时,每只雌鼠应与从同一剂量组中随机选择的单个雄鼠同笼(1∶1 交配),直到检测到阴栓,或者经过 3 个发情期或两周,查到阴栓后应尽快将雌、雄分开;如果经过 3 个发情期或两周还未进行交配，也应将雌雄鼠分开，不再继续同笼。配对同笼的雌雄鼠应作标记。所有雌鼠在交配期应每天检查精子或阴栓，直到证明已交配为止。注意雌鼠阴道检查使用的棉签、吸管、生理盐水均应无菌，以免人为原因导致不孕。查到阴栓的当天为受孕 0 d。预计已怀孕的雌鼠应分开放入繁殖笼中，孕鼠临产时应提供筑巢的垫料。

按不同剂量将受试物掺入饲料，实验动物先喂含有受试物饲料 8～12 周，即在断乳后 3 个月左右，性发育成熟可开始交配。先将亲代($F_0$)雌鼠和雄鼠按普通方法交配所生仔鼠为第一代($F_1$)。每代交配两次，故每代仔鼠共 a、b 两窝，第一代即为 $F_{1a}$和 $F_{1b}$，其余各代依次类推。

**4. 每窝仔鼠数量的标准化** 将每窝仔鼠于出生后第 4 d 调整至相同数量（一般每窝 8～10 只，不应少于 8 只），尽量做到每窝内雌雄数量相等，也可以窝内雌雄数量不等，但各窝之间两性别的鼠数应分别相同。原窝中多余的鼠应随机抽出，而不应按体重选择。

**5. 观察代数** 观察代数随受检目的而异，可做一代、二代、三代或多代观察。如果在两代繁殖试验中观察到受试物对子代有明显的生殖、形态或毒性作用，则需要进行第 3 代繁殖试验，确定受试物的蓄积作用。

(1) 一代繁殖试验法：试验方法见流程图 14－1 所示。

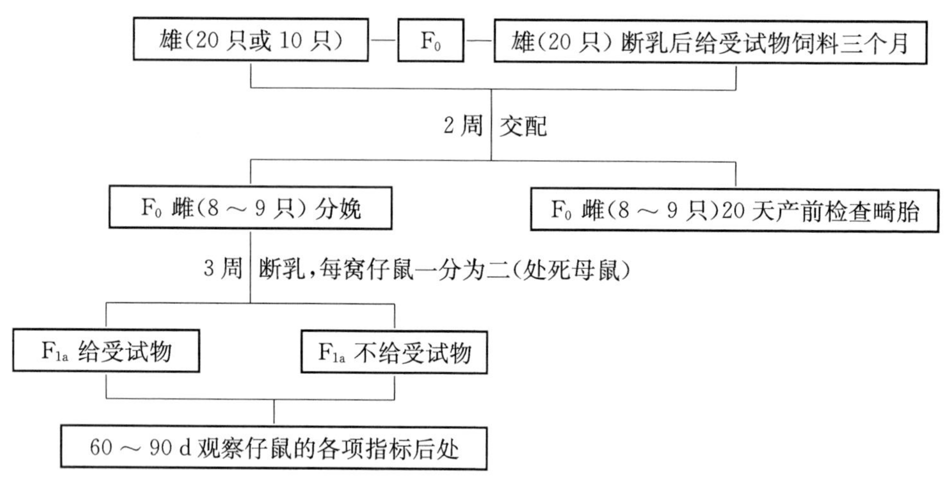


图 14－1 一代繁殖试验法示意图

（引自《食品安全性毒理学评价程序》—GB 15193.15—2003，2003）

(2) 两代繁殖试验法：亲代 $F_0$断乳后，喂含受试物饲料三个月，雌雄即可交配，所产仔鼠为 $F_{1a}$。$F_{1a}$断乳后饲喂不含受试物的基础饲料，观察三个月（图 14－1）。$F_{1a}$断乳后 10 d 将再次交配，所产仔鼠为 $F_{1b}$，将 20 只孕鼠($F_0$)中，5 只产前 2～3 d 剖腹检查胎鼠有无畸形；另 5 只自然分娩观察产后仔鼠情况；10 只孕鼠自然分娩，所产仔鼠 $F_{1b}$继续繁殖。$F_{1b}$断乳后喂含受试物饲料三个月，进行交配，所产 $F_{2a}$仔鼠在断乳后喂不含受试物的饲料，观察三个月。仔鼠 $F_{2a}$断乳后 10 天与 $F_{1b}$再次交配，产 $F_{2b}$前将 $F_{1b}$孕鼠分两群，每群 10 只（图 14－2）。

(3) 三代繁殖试验法：与两代繁殖试验相同，$F_{2b}$喂含受试物饲料，性成熟后继续交配二次，其仔鼠分别为 $F_{3a}$和 $F_{3b}$。$F_{3b}$喂养普通饲料三个月，进行观察。试验方法见流程图（图 14－3）所示。

## 四、试验结果与分析

**1. 一般情况** 做全面的临床检查，记录一般健康状况、受试物的所有毒性和功效作用所产生的症状、相关的行为改变、分娩困难或延迟迹象、所有的毒性指征及死亡率，通过每日检查($F_0$、$F_1$代雌鼠)阴栓估计性周期长短和正常状态。

**2. 体重** 亲代动物在给予受试物的第一天称重，以后每周称重，母鼠应在受孕的 0、7、14 和 21 d 称重，雌鼠哺乳期应同时称仔鼠的窝重。

**3. 食物消耗量** 在交配前及受孕期，至少每周称一次食物消耗量，如受试物掺在饮水中喂养，则至少每周记一次饮水消耗量。

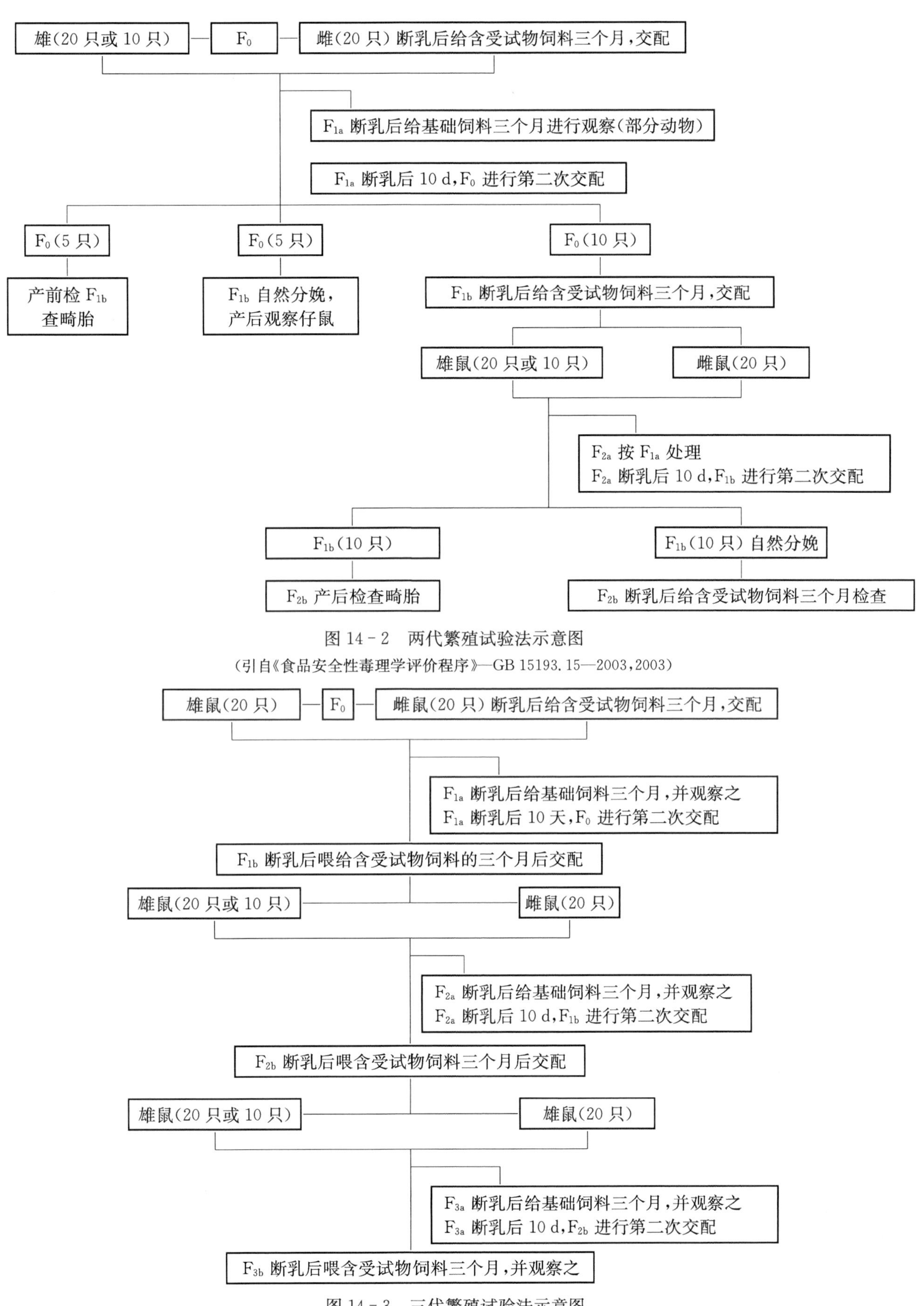


图 14 - 2　两代繁殖试验法示意图

(引自《食品安全性毒理学评价程序》—GB 15193.15—2003,2003)

图 14 - 3　三代繁殖试验法示意图

(引自《食品安全性毒理学评价程序》—GB 15193.15—2003,2003)

**4. 精子检查** 试验结束时,所有亲代($F_0$)和$F_1$代($F_2$代、$F_3$代,根据繁殖的代数确定)雄鼠均应对附睾的精子进行检查,对精子的活动性、形状及数量进行评价。精子的活动性可在镜下观察;精子形状可只检查对照组和高剂量组的亲代和子代雄鼠,每个动物至少检查200个精子。

**5. 子代观察指标** 在分娩后(哺乳0 d)应尽快检查每窝仔鼠的数量、性别、死产数、活产数及肉眼可见的异常,在出生当天死亡的,应尽可能检查其缺陷和死亡原因。记录活产数量、性别,并在出生时(或尽快)对单个活产仔鼠称重(以后至少在哺乳期的第4、7、14和21 d称重),观察并记录阴道开放或龟头包皮分开的日龄,试验结束时称重用来进行交配的$F_1$代断乳鼠,观察性别比例及性成熟情况。

**6. 器官称重** 试验结束时所有$F_0$、$F_1$代亲本动物体重;子宫(包括输卵管和子宫颈)、卵巢;睾丸、附睾(两侧总重量);脑、肝、肾、脾和已知的靶组织。

**7. 病理检查** 试验结束时和试验期间死亡的所有亲代动物均应做大体解剖,并在显微镜下检查,观察各种形态结构异常及病理改变,特别注意生殖器官。如果每窝仔鼠的数量足够,$F_1$代、$F_2$代(和$F_3$代)每窝每种性别至少取3只进行同样检查。应检查的器官及组织有:子宫、卵巢、睾丸、附睾、靶器官(如果已知其靶器官),大体观察异常的组织。

**8. 数据处理**

受孕率(%)=怀孕动物数/交配雌性动物数×100
妊娠率(%)=分娩有活体幼仔的动物数/怀孕动物数×100
出生活仔率(%)=出生时活的仔鼠数/出生时仔鼠总数×100
出生存活率(%)=产后4 d存活数/出生时活仔数×100
哺乳存活率(%)=21 d断乳时仔鼠存活数/出生4 d后仔鼠存活数×100
性别比=仔鼠成熟时雄鼠数/雌鼠数

(蒋东华)

## 第三节 大鼠体外全胚胎培养试验

### 一、试验目的及原理

**1. 目的** 在体外动态观察胚胎的正常生长发育;研究外源化学物的致畸性、发育毒性及作用机制;筛检致畸物。

**2. 原理** 9.5~10.5 d的大鼠胚胎在体外培养48 h后,其生长发育和形态分化与体内同龄胚胎生长发育和形态分化之间差异无显著性。由此判断外源化学物的胚胎毒性。

### 二、试验材料

**1. 试验动物** 成年健康未曾生育大鼠,雌鼠体重为250~280 g,雄鼠体重为280~320 g。大鼠饲养于SPF动物房,饲养期间温度控制在20~25℃,相对湿度55(±15)%,换气次数10~20次/小时。人工控制照明,昼夜交替时间为12 h/12 h。

**2. 主要仪器** 电热恒温培养箱;旋转装置;恒温水浴箱;混合气体$CO_2$:$O_2$:$N_2$(5%:5%:90%)、混合气体$CO_2$:$O_2$:$N_2$(5%:20%:75%)和混合气体$CO_2$:$O_2$:$N_2$(5%:40%:55%);超净工作台;离心机;解剖镜、显微镊、电子天平等。

**3. 主要试剂**

(1) D-Hanks液:D-Hanks液是胚胎外移过程中最常用的基础液。具体配方见表14-4。

(2) *即刻离心血清(immediately centrifugal serum, ICS)培养基的制备*:乙醚麻醉雄性大鼠,固定四肢于解剖板上;70%酒精常规消毒皮肤,剪开腹壁皮肤,暴露并分离腹主动脉;用无菌注射器从腹主动脉穿刺抽血(注意:抽血时不要用力过猛,以防溶血),去掉针头,贴壁轻柔地将血移入离心管;即刻离心(3 000 r/min)

5 min，用长柄镊子挤压离心过程中形成的白色纤维凝血块以释放血清；再离心（3 000 r/min）15 min，使血细胞完全沉淀下来；用注射器抽出上层琥珀色血清，并将血清用 0.22 μm 针头滤器过滤，即获得 ICS。用移液管将 ICS 分装至青霉素小瓶，−20℃保存备用。临用前将 ICS 置于 56℃水浴中保温 35 min，以灭活血清中的抗体。

**表 14－4　D－Hanks 液配方（g/L）**

| 成　分 | 浓　度 |
|---|---|
| NaCl | 8.0 |
| KCl | 0.4 |
| $Na_2HPO_4 \cdot 12H_2O$ | 0.12 |
| $KH_2PO_4$ | 0.06 |
| $NaHCO_3$ | 0.35 |

（3）*双抗溶液的配制*：青霉素 100 万单位，溶于消毒双蒸水 100 ml，青霉素浓度为 1 万单位/ml；链霉素 80 万单位，溶于消毒双蒸水 80 ml，链霉素浓度为 1 万单位/ml；溶液贮存于 4℃冰箱备用。

## 三、试验步骤

**1. 动物交配**　每日 18:00 时按雌雄 1∶1 合笼，次日 8:00 见阴栓者为孕第 0 d（$G_0$）。

**2. 胚胎移植方法**

（1）乙醚麻醉孕 9.5～10.5 d 的雌性大鼠；

（2）碘酒和 70%酒精消毒腹部皮肤，打开腹腔；

（3）将子宫从与卵巢连接处剪断，移入已灭菌的平皿中；

（4）用 D－Hanks 液冲洗子宫，沿系膜对侧剪开子宫取出蜕膜组织包裹的胚胎，整个过程要注意勿过度挤压蜕膜组织，防止造成胚胎变形损害；

（5）在解剖显微镜下用显微镊依次剥离蜕膜组织和富有血管的薄层 Reichert's 膜，保留完好的外胎盘圆锥（ectoplacental cone）、脏层卵黄囊（visceral yolk sac，VYS）羊膜及包裹于其中的胚胎；

（6）当胚胎的 Reichert's 膜被全部打开后，镜下仔细观察，去除受损、发育过小的胚胎。

**3. 胚胎的培养**

（1）从上述分离好的胚胎中选取体节数为 3～5 对的胚胎，用 Pasteur 吸管将胚胎移入已含培养基的培养瓶中。每个培养瓶中培养 3～4 只胚胎，保证每只胚胎平均 1 ml 培养基；

（2）加入青链霉素，使之终浓度为 100 U/ml，立即向培养基中充入混合气体 5%$CO_2$∶5%$O_2$∶90%$N_2$ 2～3 min，立即用塞子塞紧瓶口；

（3）37℃下旋转培养，转速为 40 r/min。当培养 16 h 时，按上述方法充入混合气体 $CO_2$∶$O_2$∶$N_2$（5%∶20%∶75%）2 min。当培养到 26 h 时，充入混合气体 $CO_2$∶$O_2$∶$N_2$（5%∶40%∶55%）。培养 48 h 后收获胚胎，解剖镜下观察生长发育终点。

## 四、试验结果与分析

**1. 胚胎存活率**　以可见心搏为存活指标。

**2. 评价胚胎生长发育的终点指标**　主要包括卵黄囊直径、颅臀长、头长、体节数、胚胎干重。

卵黄囊直径测定：将收获的胚胎移至盛有 Hanks 液的培养皿中，在卵黄囊呈漂浮状态下，用钟表镊稍加固定以防其漂动。然后用已标定过的目镜测微尺直接测量与外胎盘切线相平行的卵黄囊最大直径长度。

颅臀长是指自然状态下的胚胎最长体长。头长指前脑顶部至中脑背侧之间的最长距离。

体节数：一般把与前肢芽中部相垂直的体节定为第九体节，把与后肢芽中部相垂直的体节定为第二十八体节。

胚胎干重：将胚胎用 95%酒精固定脱水过夜，烘箱烘干至恒重后，电子天平称重。

**3. 评价胚胎组织器官形态分化的终点指标** 采用Brown形态学计分法来进行评价，包括17项形态指标：卵黄囊血管、尿囊、胚胎体位、心脏、前后神经管、前脑、中脑、后脑、听觉系统、视觉系统、嗅觉系统、鳃弓、上颌突、前肢芽、后肢芽和体节数。各个组织器官形态分化过程分为5个层次，分别赋予0～4分(表14-5)，各组织器官累积得分为总得分。

**表14-5 Brown的大鼠胚胎发育评分法**

| 组织器官 | 评分 | | | | |
|---|---|---|---|---|---|
| | 0 | 1 | 2 | 3 | 4 |
| 卵黄囊血管 | 无或散在血岛 | 血岛吻合 | 较少卵黄囊血管 | 完整卵黄囊血管丛 | 卵黄蒂消失、动静脉分离 |
| 体屈 | 腹凸 | 翻身转位 | 背凸 | 背凸和扭转 | |
| 心脏 | 无心跳 | “S”形心血管，有心跳 | 旋绕心血管 | 动脉球、心房、心室 | 心房分隔 |
| 神经管 | 神经板或神经褶 | 神经褶未融合 | 神经褶融合 | 后神经管形成，但开启 | 后神经管闭合 |
| 后脑 | 神经板 | 菱脑原节 | 前神经管孔形成，但未开启 | 前神经管孔闭合，脑形成 | 明显第四脑室 |
| 中脑 | 神经板 | 中脑褶 | 中脑褶融合 | 中脑褶完全融合 | 明显区分中脑和后脑 |
| 前脑 | 神经板 | 前脑褶 | 前脑褶完全融合 | 明显端脑突 | 端脑半球 |
| 听觉器官 | 不可见 | 听原基 | 听凹 | 听泡 | 听泡和背部隐窝 |
| 视觉器官 | 不可见 | 视沟 | 视原基展长 | 原始视泡眼基开启 | 晶状体板凹陷 |
| 鳃弓 | 无 | 第1对 | 第1、2对 | 第1、2、3对 | 第2对过度增长掩盖第3对 |
| 上颌突 | 无 | 明显上颌突 | 上颌突与鼻突融合 | | |
| 下颌突 | 无 | 可见下颌突 | | | |
| 前肢芽 | 不可见 | 9～13体节处肢芽隆起 | 前肢芽 | 桨形肢芽 | 前肢芽顶端外突 |
| 后肢芽 | 不可见 | 26～30体节处肢芽隆起 | 后肢芽 | 桨形肢芽 | |
| 体节 | 0～6 | 7～13 | 14～20 | 21～27 | 28～34 |

【注意事项】

1. 培养温度、时间和pH：大部分胚胎在15～25℃的D-Hanks液中停留2 h后发育较好。实验时应尽量缩短胚胎暴露于Hanks液中的时间，并保证实验温度在15～37℃。pH对WEC影响较大，实验证明，培养基最适pH为7.5～8.2，在研究弱酸或弱碱性化学物的致畸性时，培养基pH变动有可能增加培养胚胎对化学物质的敏感性，增强化学物对胚胎的损伤作用，使实验结果出现假阳性。

2. 考虑母体代谢：以WEC试验替代体内试验时，体内外实验结果相差较大，而如果将药物在体内的代谢机制和代谢过程纳入考虑范围，就能提高WEC替代体内实验的准确性。若采取加入代谢系统的方式，如胚胎与肝细胞联合培养，在培养系统中加入肝微粒体等方式，往往能取得较好的效果。

3. 有机溶剂的选择：当受试物难溶于水时，需用有机溶剂代替水作为溶剂。甲酰胺、二甲基酰胺、牛血清蛋白(BSA)、丙三醇等都可以作为WEC受试品的溶剂。而二甲基亚砜和乙醇则由于具有较强的胚胎毒性不能作为WEC受试品的溶剂。

(李 晔)

## 第四节 行为发育毒性测试方法

现在常用的行为发育毒性测试组合有两套，一是辛辛那提行为畸胎学测试组合，二是行为畸胎学研究组合。行为畸胎学测试组合主要侧重学习能力测试。如近期记忆包括T型迷宫、Y型迷宫、水迷宫等；学习能力包括主动回避反射、被动回避反射、光鉴别试验、运动鉴别试验等(表14-6)。行为畸胎学测试组合主要侧重于运动功能检测。行为致畸的危险度评价不用对所有的功能进行测验，选某种功能中有代表性的部分测验即可。也可根据化学物可能的致畸特性使测试组合有所侧重，这样更有利于评价化学物的特异行为作用。

## 一、行为畸胎学测试组合

**1. 小鼠Y型迷宫试验**　通过小鼠Y型迷宫试验可以了解毒物对动物记忆力的影响。其原理为：在一个三岔迷路内，分安全区和电击区，在电击区给小鼠电击刺激，迫使它逃避并获得迅速找到安全区的记忆力，观察毒物是否影响鼠的这种记忆力。实验时将鼠放在起步点，使其适应环境1 min。打开闸门并按动电钮，给鼠以电击刺激。根据鼠的反应而调节电压，以能引起鼠奔跑逃避为度。鼠在奔逃中，最后偶然窜到无电击的安全区。让鼠在此停留10 s，以巩固记忆。将鼠从安全区取出，放回起步点休息1 min。再给以第2次电击刺激，鼠又可逃至安全区。如此反复训练，以在10次电击中有9次"正确"进入安全区作为训练成功。染毒后再进行测验，对结果进行分析与评价。

常用指标为记忆力保存率(%)=(A−B)/A×100。A=染毒前在连续10次电击中有9次"正确"的总次数减10；B=染毒后连续10次电击中有9次"正确"的总次数减10。

**2. 小鼠跳台实验**　通过小鼠跳台实验也可了解毒物对动物记忆力的影响。实验时在反应箱底铺有通36 V电的铜栅，小鼠受到电击，其正常反应是跳上箱内绝缘的平台以避免伤害性刺激。多数动物可能再次或多次跳至铜栅上，受到电击又迅速跳回平台，如此训练5 min，并记录每只鼠受到电击的次数(错误次数)，以此作为学习成绩。24 h或48 h重做测验，此即记忆保持测验。记录受电击的动物数、第一次跳下平台的潜伏期和3 min内的错误总数。停止训练5 d后(也可以在训练后的一周、两周或其他时间点)进行记忆消退实验。

如果受试组与对照组的潜伏期、错误次数或跳下平台的动物数差异有显著性，表明毒物引起动物记忆力改变。注意动物在24 h内有其活动周期，不同时相处于不同的觉醒水平，故每次实验应选择同一时相(上午8点～12点或下午1点～4点)，前后2 d的实验要在同一时间内完成。实验应在隔音、光强度和温、湿度适宜且保持一致的行为实验室进行。减少非特异性干扰，如情绪、注意、动机、觉醒、运动活动水平、应激和内分泌等因素。

**3. 小鼠避暗实验**　通过小鼠避暗实验可以了解毒物对动物记忆力的影响。该实验利用小鼠嗜暗的习性设计一个装置，一半是暗室，一半是明室，中间有一个小洞相连。暗室底部铺有通电的铜栅，并与计时器相连，计时器可自动记录潜伏期的时间。小鼠进入暗室即受到电击，计时自动停止。末次染毒后次日(或一次染毒后1 h)开始训练。实验时将小鼠面部背向洞口放入明室，同时启动计时器。动物穿过洞口进入暗室受到电击，计时器自动停止，取出小鼠，记录每鼠从放入明室至进入暗室遭电击所需的时间，此即潜伏期。训练5 min，并记录5 min内电击次数(记忆获得)。24 h或48 h后重新做测验，记录每只动物进入暗室的潜伏期和5 min内的电击次数，并计算5 min内进入暗室(错误反应)的动物百分率(记忆巩固)。停止训练5 d后，可以在不同的时间进行一次或多次记忆消退实验(记忆再现)。若受试组小鼠进入暗室的潜伏期、错误次数或进入暗室的动物数与对照组有显著差异，表明毒物对小鼠记忆有损害作用。

**4. 大鼠穿梭箱实验(双向回避实验)**　将大鼠放入穿梭箱内任何一侧，20 s后开始呈现灯光或蜂鸣音，持续20 s，后10 s内同时给以电刺激(100 V，0.2 mV，50 Hz，AC)。大鼠在遭电击后即逃避，必须跑到对侧顶端，挡住光电管后才可中断电击，此为被动回避反应，在每次电击前给予条件刺激，反复强化后，大鼠在接受条件刺激后即跳向对侧并挡住光电管而逃避电击，此为主动回避反应。隔天训练一次，每次50次，连续训练4～5次后，动物的主动回避反应率可达80%～90%以上。根据仪器打印出来的结果分析如下指标：动物反应次数、动物主动回避时间、动物被动回避时间、动物主动回避率。停止训练5～50 d内，分2～3次测定其记忆消退情况。若实验组主动和(或)被动回避时间与对照组相比，差异有显著性，可判定毒物对动物记忆力有影响。

## 二、行为畸胎学研究组合

**1. 活动度测定**　该方法很少应用于人，在啮齿类动物主要用于行为药理及行为毒理的检测。单一项活动度测试在现代毒理学仅测定一般活动及行为评价，现已能进行定量评价。此方法为：在一特定环境中装有定位的红外线光束，记录动物于固定的时间内活动时切断光束的次数。它可监测垂直及水平位的动物活动次数，每 10 min 测一次，计 3 次，合计 30 min。正常的啮齿类动物典型表现为活动度逐渐减少。其他有用的迷路装置如 8 字型迷宫。

表 14-6 行为畸胎学研究组合试验表 （引自王心如，2012）

| 体格发育 | |
|---|---|
| 一般发育情况 | 体重，张耳，出牙，开眼，睾丸下降，阴道张开 |
| 反射及感觉功能 | 平面翻正 |
| 神经运动协调 | 空中翻正 |
| 听觉 | 听觉惊愕 |
| 躯体感觉运动 | 断崖回避，负趋地性 |
| 视觉 | 视觉定位 |
| 嗅觉 | 归巢 |
| 痛觉 | 夹尾 |
| 运动和协调功能 | |
| 运动发育 | 转体 |
| 耐力 | 前肢悬挂，爬绳 |
| 神经肌肉成熟 | 转棒，游泳，足展开 |
| 活动度 | 开阔场地，踏轮 |
| 认知能力 | |
| 近期记忆 | T 型迷宫，Y 型迷宫，水迷宫 |
| 学习能力 | 主动回避反射，被动回避反射，光鉴别试验，运动鉴别试验 |
| 社会行为 | |
| 性功能 | 交配试验 |
| 群体行为 | 群居/隔离测试 |

**2. 运动协调功能测定**

（1）*转棒实验*：转棒实验可以测定动物神经肌肉协调功能。将一个直径 4.5 cm，长 60 cm 的棒支于高 30 cm的可转动的支架上，使棒能水平旋转，且在棒上加 6 块圆片，将棒分成 6 节。测试时，每节段上放一只小鼠，以固定或加速的速度旋转。开始训练小鼠 2 h，以测定其平衡力，转速为 9 r/min 后开始正式试验，从 9 r/min 逐渐加速至 12、16、20、22 r/min，记录小鼠跌落转棒时的转速。若染毒组跌落转棒时的转速明显小于对照组，且差异有显著性，表明毒物对运动功能有影响。

（2）*游泳耐力实验*：游泳耐力实验可以观察小鼠的运动功能。一般选用成年小鼠，体重 18～22 g，适应环境 3 d 后进行游泳筛选实验。实验设计一个剂量组或多个剂量组，设一个空白对照组。染毒时间可一次，也可多次。末次染毒 30 min 后，置小鼠在游泳箱中游泳。水深不少于 30 cm，水温 25(±0.5)℃，鼠尾根部负荷 5%体重的铅皮。记录小鼠自游泳开始沉入水底的时间，作为小鼠游泳时间。若染毒组游泳时间明显小于对照组，且差异有显著性，表明毒物对运动功能有影响。

（3）*后肢撑力实验*：通过后肢撑力实验测定大鼠后肢肌力的变化，观察大鼠给予周围神经毒物后，后肢运动神经损伤情况。在正常情况下，当大鼠由一定高度落下时，可通过神经调节使其着地时双侧后肢内收而轻轻地着地；当给大鼠染毒周围神经毒物后，大鼠的周围神经损伤，支配后肢运动的神经受损，在从一定高度落下时双侧后肢内收不好，而导致着地时双侧后肢爪间滑开的距离增大，严重时可导致后肢瘫痪，从高空落下时后肢不能支撑。实验前，在操作平台上铺一张白纸，用于显示大/小鼠双侧后肢爪尖滑开的距离。轻轻抓住大鼠的背部，用棉棒蘸取蓝墨水均匀涂于大鼠的双侧后脚掌，然后使其处于水平方位，距离下方光滑着陆平面约 30 cm。松手让大鼠自由落下，准确观察其着地时双侧后肢爪间滑开的最远距离，准确量取并记录该两点间的距离。每只大鼠测定 3 次，取其平均值作为记录值，每次间隔 30 min 以上。每两周测定一次。

**3. 痛觉测定** 痛觉测定主要用于了解毒物对中枢神经系统的兴奋和抑制或麻痹作用的程度，也可揭示某种毒物（如二硫化碳）引起周围神经炎而使得某些区域的皮肤痛觉过敏、减退或消失，以观察毒物对周围神经损害的程度。痛觉测定方法很多，比较常用的有小鼠“热板”法、大鼠鼠尾热刺激法、兔扬爪和缩肢反应测定法等，此外还有化学、机械和电刺激方法，均引起实验动物对疼痛的反应。根据刺激强度、反应时间、反应强度三个指标来分析痛觉程度。

（蒋东华）

## 思考题

1. 三段生殖毒性试验指哪三个相互关联的部分？在试验中应注意哪些问题？
2. 大鼠体外全胚胎培养试验的应用范围哪些？试验的主要注意事项有哪些？

# 第十五章

# 其他常用实验技术

## 第一节 肝微粒体酶活性测定

微粒体(microsome)并非独立的细胞器，是内质网在细胞匀浆过程中形成的碎片。由于微粒体中含有混合功能氧化酶，是毒理学研究中常用的体外检测系统，在毒理学研究中有着重要地位。

肝微粒体酶系主要存在于肝细胞内质网中，该系统的主要成员为细胞色素 P－450 氧化酶(cytochrome P－450 enzymes, CYP)，其催化的氧化还原反应是人体内重要的生理生化反应，参与许多内、外源化合物的代谢和激素类化合物的合成。人肝脏中与药物代谢有关的 P－450 主要是 CYP1A2、CYP2A6、CYP2B6、CYP2C8、CYP2C9、CYP2C19、CYP2D6、CYP2E1、CYP3A4 和 CYP3A5。肝微粒体细胞色素 P－450 酶系可催化数百种化学物的氧化过程，是各种内源性和外源性化合物在体内的主要代谢酶。目前国内外对毒物代谢的研究均已进入肝微粒体水平，例如，研究猪、牛、羊、鸡和鱼等动物的细胞色素 P－450 代谢酶越来越受到重视，细胞色素 P－450 酶系对动物性食品中兽药残留的消除分析及人类食品安全评价，都具有十分重要的意义。

测定肝细胞微粒体细胞色素 P－450 氧化酶的活性，通常采用差速离心法制备肝细胞微粒体。

### 一、实验材料

**1. 匀浆器** 常用匀浆器为 Potter 型，由一聚四氟乙烯杵和玻璃套管组成。它是利用两者的间隙将细胞破碎，其间隙一般在 0.15～0.25 nm。杵由马达传动，其速度在 2 000 r/min 以内，且可调节，较适合肝细胞、肾细胞及脑细胞的破碎，对肺、甲状腺等结缔组织较多的组织效果不佳。匀浆器可从 5～50 ml 大小不等，依据实验需要加以选择。使用本法破碎细胞应注意：① 在低温下操作避免匀浆摩擦生热和室温影响实验结果；② 马达速度不宜过快，慢速可获更大的扭力矩；③ 匀浆上下次数，即杵由玻璃套管上部下到底部，再回到上部，一般肝细胞匀浆上下 8～10 次即可达到破碎目的。

**2. 离心机** 离心机是亚细胞组分制备的关键设备，一般需要低温高速离心机及超速离心机，最大转速分别为 18 000～24 000 r/min，50 000～75 000 r/min。离心机应配备各种类型的转头，以供亚细胞组分制备时差速离心选用。离心管最好为聚丙烯材料，其透明性较好。

**3. 匀浆介质和缓冲液** 最常用的匀浆介质为等渗的蔗糖 (0.25 mol/L)和 KCl (0.154 mol/L)。蔗糖为经典亚细胞组分分离研究所选用，而 KCl 更适合外源化学物代谢酶的研究，它可有效除去微粒体制备物中的血红蛋白，减少光谱测定的干扰。匀浆介质在使用前应将 pH 调至 7.4 左右。匀浆缓冲液含有 5～50 mmol/L 的 Tris(三羟甲基氨基甲烷)或 Hepes(羟乙基哌嗪乙硫磺酸)。大多数研究中常用的匀浆缓冲液为含 0.154 mol/L KCl 的 50 mmol/L Tris・HCl 缓冲液，pH7.4。

**4. 实验动物** 所用实验动物如大鼠、小鼠、金黄地鼠等，应迅速处死。避免使用麻醉剂，如乙醚、巴比妥类药物，以免影响代谢酶活性。对于大实验动物，如狗等，应在适当的麻醉条件下，放血处死。尽快取出所需脏器，如肝、肾、肺及脑等，置入冰的匀浆介质中。为减少实验误差，应参考动物的年龄、性别、品系、健康状况、饮食类型和饲养环境等因素。此外，为避免昼夜节律影响，每次实验应在相同时间处死动物；为避免肝糖原影响，大鼠应禁食过夜。

### 二、肝微粒体酶的诱导方法

肝微粒体的温孵法步骤包括：动物预处理(酶诱导)，组织匀浆制备，蛋白质(酶)含量的测定，药物代谢酶辅助因子溶液的配制，各种重要药物代谢酶的含量测定或活性测定，最后温孵。

动物预处理(酶诱导)：以药物或其他外源性物质对实验动物进行预处理，可诱导肝脏中药物代谢酶的含量及活性的增加。最常见的是苯巴比妥诱导法、β-萘黄酮诱导法和多氯联苯法。

**1. 苯巴比妥诱导法** 将苯巴比妥溶于0.85%生理盐水中，每天对实验动物进行腹腔注射，小鼠80 mg/(kg·d)，大鼠100 mg/(kg·d)，每天三次，连续给药3～5 d，即可诱导细胞色素P-450酶的活力。随后按组织匀浆的制备方法分离亚细胞组分制品。对照组动物必须腹腔注射相同体积的生理盐水。另一种方法就是苯巴比妥钠溶于实验动物饮用水中，浓度为1%(w/v)或1 ng/ml，让动物服用5～7 d，以达到诱导效果，主要诱导细胞色素P-450。实验前一天晚上再换成纯饮用水，次日，按组织匀浆的制备方法分离亚细胞组分制品。

**2. β-萘黄酮(β-naphthoflavone)诱导法** β-萘黄酮是多环芳烃类的诱导物，可诱导细胞色素P-448，同类诱导物还有3-甲基胆蒽(3-methylcholanthrene)。将β-萘黄酮溶于玉米油中，每天对动物进行腹腔注射，小鼠40 mg/(kg·d)，大鼠80 mg/(kg·d)，连续给药3～4 d，即可达到诱导作用。随后按组织匀浆的制备方法分离亚细胞组分制品。对照动物必须腹腔注射相同体积的玉米油。

**3. 多氯联苯法** 常用多氯联苯诱导物是Arochlorl 254，它是混合型的诱导物，即同时诱导细胞色素P-450和细胞色素P-448，剂量依多氯联苯种类不同而异，需通过预试验来确定。

## 三、肝脏微粒体的制备

肝脏微粒体制备的所有操作都应在低温条件下进行。全部器械如匀浆器、烧杯、离心管以及缓冲液应放4 ℃冰箱内预冷。并于实验当日置于冰上。烧杯(50 ml)中加约20 ml蔗糖溶液，放于冰上。将大鼠(体重200～250 g)断头处死，放尽血液。立即开腹，迅速取出肝脏(约10 g)，剪去结缔组织和血管，放于预冷的蔗糖溶液中，用预冷的缓冲液清洗2～3次，尽可能洗去血液。肝脏用滤纸擦干后，称重。将肝脏转入50 ml烧杯内，将烧杯置于冰浴中，用剪刀将肝脏剪成小的组织块，再用预冷的蔗糖缓冲液洗2～3次，直至洗出液呈无色或淡黄色。再用剪刀剪成浆状。加4倍肝重的蔗糖溶液，转入匀浆器内，在冰浴中用匀浆机匀浆30 s，匀浆速度为1 100 r/min，用连续较长的时间依次逐渐将杵伸到玻璃管的底部。当杵没有额外阻力能进入玻璃管底部(大约需6次上下)时，再做4次上下即完成匀浆步骤。此步骤应注意温度在0～4℃，由玻璃管底部抽起杵时应缓慢拉起，避免产生真空效应，引起机械损伤。将匀浆液转入离心管中，冷冻离心20 min(4 ℃，20 000 g)。第一次离心去除线粒体、细胞核等物质时，离心管上层漂浮有脂质层，应用吸管将其除去，再收集上清液。取上清液4 ℃，100 000 g离心60 min。弃去上清液，第二次超速离心后，为减少血红蛋白的影响，可加匀浆介质将沉淀重新悬浮，将所制备的微粒体再洗涤一次。所有沉淀用4倍肝重的焦磷酸钾缓冲液涡旋混悬均匀。再次4 ℃，100 000 g离心60 min。沉淀用Tris缓冲液涡旋混悬均匀。分装于EP管中(1.0 ml/管)，沉淀即微粒体，悬浮于4倍肝重的10 mmol/L Hepes·HCl缓冲液，pH7.6，内含0.154 mol/L KCl，1 mmol/L EDTA和20%甘油，贮存于-80℃或液氮中保存备用。需要注意的是，贮存方式和时间对微粒体酶的活性或特征会有不同程度的影响。

除超速离心法制备微粒体外，还有凝胶过滤、钙沉淀法和等电点沉淀法也可以制得微粒体。凝胶过滤法不适于做多个样品。钙沉淀法适于没有超速离心机的实验室使用。其方法是在去线粒体的上清液中加入$CaCl_2$，使钙离子终浓度为8 mmol/L，在较低的离心条件，2 000～25 000 g，20 min即可将其沉淀。该法不足之处是钙离子可影响某些酶的活性以及造成核糖体的丢失。等电点沉淀法是利用pH改变，使微粒体沉淀出来，弃去线粒体的上清液，用醋酸缓冲液把pH调至5.5时，10 000 g，离心10 min，即可制得微粒体。其优点也是不需超速离心机，不足之处是酸性条件下，可能使某些酶和细胞色素P-450酶失活。

## 四、肝微粒体酶活性测定方法

肝微粒体酶活性测定方法最常见的是采用紫外和荧光分光光度法。实验中首先应用Lowery法测定肝微粒体蛋白浓度，在试管中分别加入一系列的BSA母液(500 g/ml)，补充0.1 mol/L NaOH至1 ml，按照Lowry法测蛋白。以系列浓度的牛血清白蛋白为横坐标，OD值为纵坐标得到标准曲线(图15-1)，通过标准曲线建立标准曲线方程,计算相关系数 r。微粒体样品中蛋白浓度测定是将待测肝微粒体样本稀释 20 倍,取稀释后样本 0.1 ml,其余同标准曲线操作步骤。依据线性回归方程计算待测样本中蛋白含量。

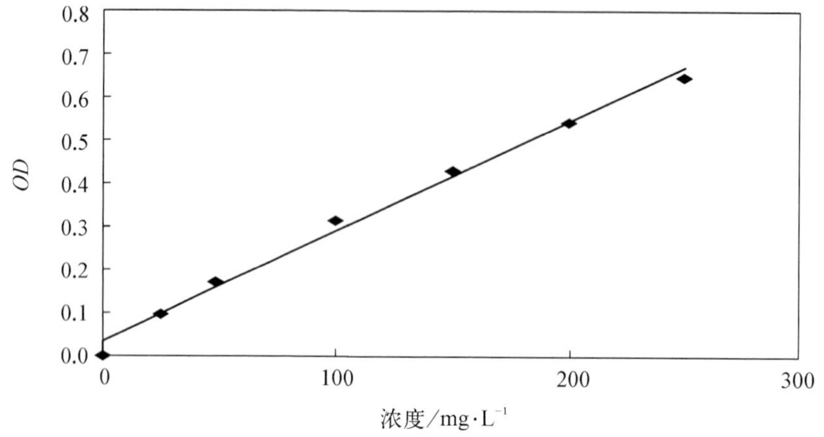


图 15-1 牛血清白蛋白标准曲线

(引自朱曼,2004)

细胞色素 P-450 含量测定采用一氧化碳(CO)还原差示光谱法,还原型细胞色素 P-450 可与 CO 结合,在波长 450 nm 处出现最大吸收峰,因此,可应用紫外分光光度计于波长 450 nm 处进行测定。氧化型细胞色素 b5 经还原剂作用后转变成还原型细胞色素 b5,在波长 423 nm 处呈最大吸收(图 15-2),因此,可通过测定还原型与氧化型细胞色素 b5 的差示光谱。有学者曾采用上述方法测定草鱼肝微粒体细胞色素 P-450 酶活性,细胞色素 P-450 是一种血红蛋白,当铁蛋白的铁离子被还原,与 CO 结合形成复合物,在 450 nm 处有最高吸收峰,它的还原形式在体外极不稳定,易被蛋白酶酶解,充 CO 气体的速度太快也会使泡沫太多导致蛋白变性。失活的细胞色素 P-450 酶在充 CO 后扫描 420 nm 处吸收峰比较明显,因此,在制备和保存过程中需在缓冲液中添加蛋白酶抑制剂,有效防止 CYP 活性的丧失,保证测出数值的准确性。细胞色素 b5 的还原形式在波长 423 nm 处有最大吸收峰(图 15-2)。

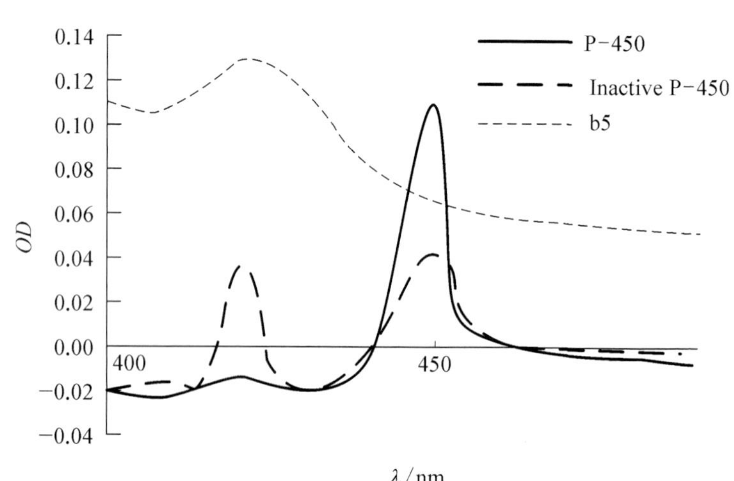


图 15-2 细胞色素酶系扫描光谱图

(引自张宁,2007)

## 第二节 单细胞凝胶电泳检测技术

单细胞凝胶电泳(single cell electrophoresis assay, SCGE)又称体外彗星试验(*in vivo* comet assay),该方法起源于无电泳单细胞凝胶分析,在载玻片上包埋单个细胞,放在温和的碱性条件下使细胞溶解并允许部分 DNA 解旋,用吖啶橙染色后测定绿色荧光(显示双链 DNA)和红色荧光(显示单链 DNA)的比率,就可量化 DNA 损伤的程度。1984 年,Ostling 以变性剂和高浓度盐使细胞溶解,然后在中性条件下检测 γ 射线引起的 DNA 双链断裂情况。1988 年,Singh 等进一步发展了此技术,使细胞在碱性条件下电泳,大大提高了分析的灵敏度,不仅可以检测出双链断裂,而且可以检测出单链断裂及碱易变位点,因此被广泛采用。1997 年,Santos 等将 SCGE 技术与 DNA 荧光原位杂交技术(fluorescence in situ hybridization, FISH)结合起来,为 SCGE 技术的应用开辟了新的途径。2001 年,Nadin 等又建立了 SCGE 银染法,进一步提高了损伤 DNA 分析的灵敏度。因此，SCGE是在核酸沉淀法和弱碱性条件下的单细胞凝胶电泳等检测技术的基础上逐渐发展起来的一种在单细胞水平检测哺乳动物有核细胞DNA损伤与修复的新技术，被越来越广泛地用于基因毒性测试。

该方法的优点是可以敏感检测不同组织或特殊细胞样品中的DNA低浓度损伤，SCGE一般只需几千个细胞，适用于任何可制成单细胞悬液的真核细胞，所需设备简单，无需放射性示踪剂，试剂花费少且易得，而且快速、灵敏，从采样到结果分析只需数小时，每$10^9$个道尔顿DNA分子中可检测出0.1个DNA断裂。由于以上优点，SCGE已成为一个评定DNA损伤的标准方法，逐渐被广泛应用于遗传毒性试验、人类生物监测和分子流行病学、生态毒理学以及DNA损伤修复的基础研究。

## 一、SCGE技术测定原理

根据电泳条件，SCGE可分为中性和碱性SCGE。在通常情况下，DNA双链以组蛋白为核心盘旋形成核小体，在核小体中DNA为负超螺旋结构，如果有去污剂进入细胞，核蛋白被浓盐提取，DNA便形成残留的类核，如果类核中DNA断裂，就会在核外形成一个DNA晕轮，DNA断裂将引起超螺旋松散，电泳时DNA片段向阳性伸展，形成特征性彗星尾，这时彗星尾可能还与头部有秩序的结构以单链相连。在中性电泳液中，核DNA仍保持双螺旋结构，当DNA双链断裂时，其断片才能进入凝胶中，电泳时断片向阳极迁移，形成荧光拖尾现象，形似彗星。在碱性电泳液中，DNA双链解螺旋变性为单链，单链断裂的碎片分子小可进入凝胶中，电泳时断裂或离开核DNA向阳性迁移，形成拖尾。细胞DNA受损愈重，产生断裂或键易变性断片就愈多，其断链或断片也就愈小，在电场作用下迁移的DNA量多，迁移的距离长，表现为尾长增加和尾部荧光强度增强，因此，通过测定DNA迁移部分的吸光度或迁移长度可定量测定单个细胞DNA损伤程度。

## 二、SCGE基本操作步骤

SCGE可用DNA单链或双链断裂的检测，其方法主要区别在于电泳条件不同。双链断裂检测使用中性SCGE，单链断裂检测使用碱性SCGE，其基本操作程序如下。

**1. 单细胞悬液的制备** SCGE适于一切真核细胞，样品细胞需要量少。细胞可来自培养的细胞系或从活体组织分离的细胞。由于胰蛋白酶消化和搔刮可导致DNA损伤，因此，建议在磨砂玻片上进行单层培养，然后原位诱导损伤和进行SCGE。目前用过的细胞有人的淋巴细胞、表皮细胞、成纤维细胞、睾丸细胞、肿瘤细胞等，动物肝细胞和血细胞，植物细胞等。体内试验中，可经某一途径给动物以受试物，随后取出细胞进行SCGE检测。体外实验中，可直接将受试物加至生长培养基中或对包埋于琼脂糖中的细胞染毒，直接检测DNA损伤或培养后检测DNA修复情况。裂解后的细胞体外染毒，与标准的SCGE(先染毒后裂解)方法相比，细胞体外染毒对无需代谢活化而直接诱导DNA损伤的药物检测更敏感，二者合用对分析遗传毒药物的化学与生物学特性更为有利。

**2. 制片** 制备好细胞悬液之后制片，可制成单层凝胶、“三明治”凝胶和双层凝胶。单层凝胶的缺点是凝胶块易与玻片分离。“三明治”凝胶是在具有磨砂区的玻片上重复铺三层凝胶，第一层为100 μl的5 g/L正常融点凝胶，第二层是在37℃下与细胞悬液按10∶1比例混合的75 μl的5 g/L低融点凝胶，第三层为100 μl的5 g/L低融点凝胶。双层凝胶不铺第3层。经实验发现，单层胶法效果不好，胶太薄容易漂浮；三层胶虽然解决了脱落漂浮的问题，但会影响观察的效果；而双层胶法既能使胶面较好地附着，又能使细胞尽可能多地处于同一平面，染色效果更好。

**3. 细胞溶解** 中性与碱性SCGE所用的细胞溶解液不同，不同实验室亦有不同方案。一般用pH10～12含去污剂的高盐溶液做溶解液，在4℃下至少溶解1 h。目的是去除细胞浆，只留核中的DNA，为了避免脱胶，裂解液在使用前需预冷，同时裂解液中要加入1%DMSO以减少裂解中自由基对DNA的额外损伤。有些实验还需要加入蛋白酶K，以清除蛋白质残基，避免DNA修复酶的作用。

**4. 碱处理及电泳** 裂解后，碱性SCGE在电泳前将玻片浸没于新鲜配制的碱性电泳缓冲液(1 mmol/L $Na_2EDTA$和300 mmol/L NaOH，pH=13)中，静置20～60 min，使DNA单链断裂损伤充分显示出来。然后在低电压(0.5～5 V/cm)和短时间(20～30 min)内进行电泳(中性与碱性SCGE的电泳缓冲液分别为中性与碱性)。电压过高或电泳时间过长,彗星细胞拖尾以致彗星消失,而非彗星细胞也会泳出尾部形成假阳性结果;反之,电压过低或时间过短,DNA 断片不易泳出,受损细胞无拖尾而造成假阴性结果。

**5. 阅片** 在玻片上滴加溴乙锭、4',6-二脒基-2-苯基吲哚(DAPI,蓝色荧光染料),加盖盖玻片,即可在荧光显微镜下观察。上述过程均应在黄光或暗室中操作,避免引起额外的 DNA 损伤。

## 三、实验结果分析

荧光染色后的标本应尽快在荧光显微镜下观察。在荧光显微镜下放大 200 倍或 400 倍进行图像观察,用目镜测微尺直接测定或显微摄像后对负片进行分析,也可用计算机影像分析系统。DNA 损伤的测定指标有核尾(tail)、核头(head)、总慧长、尾部光密度、总光密度、尾矩(tail moment length)及尾惯量等。这些指标各有优缺点。彗星图像分析方法有:目镜测微尺直接测量,显微照相后用两脚规测量,经图像分析仪进行分析,或借助专门的图象分析软件如 Lucia、Auto Gentox 等彗星图象分析软件进行分析。简单的方法是据 DNA 损伤程度主观分级评分,如分为 5 级:无损伤(DNA 损伤<5%)、低损伤(5%~20%)、中度损伤(20%~40%)、高度损伤(40%~95%)、完全损伤(> 95%)。此法具有一定主观性,精确性差,但具有实用价值。一个典型的单细胞凝胶电泳的结果在经过荧光染色后,可以见到如图 15-3 所示的图像。

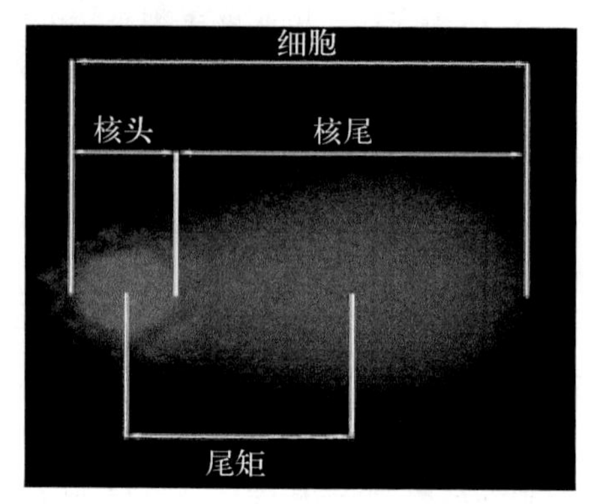


图 15-3 荧光染色后典型的单细胞凝胶电泳图

影响 SCGE 灵敏性及检测效率的主要因素有:① 低熔点琼脂糖的浓度;② 细胞溶解液的组分;③ 电泳缓冲液的组分与 pH;④ 电泳条件包括电压、电流强度和电泳时间,电泳时间与 DNA 迁移长度直接有关;⑤ 碱处理时间,适当延长可使 DNA 损伤表达增加,因此,延长碱处理和电泳时间可提高 SCGE 的灵敏性,可检出低剂量辐射造成的细微 DNA 损伤;⑥ 细胞周期,因为染色体的结构会影响 DNA 的影像形成。此外,还与凝胶、染色剂、放大率及统计方法等因素有关。

# 第三节 DNA 加合物检测技术

DNA 加合物是指化学毒物经生物系统代谢并活化后的亲电活性产物与 DNA 分子特异位点结合形成的共价结合物,是 DNA 化学损伤的最重要和最普遍形式。目前认为外源化合物与 DNA 发生共价结合,形成的结合物一旦逃避自身的修复,就可能导致某些特异位点的基因突变。因此,DNA 加合物的形成被认为是致肿瘤过程的一个重要阶段,可作为接触生物标志物,反映毒物到达靶位的内接触剂量;也可作为一种效应标志物,反映 DNA 受到有毒化学物质损伤的效应剂量。

DNA 加合物检测方法主要应用于以下几个方面:① 通过对大分子加合物的生物监测可以对人类接触来自环境和职业性的致癌剂提供更确切的接触评估,可应用于环境致癌物的暴露监测,从而大大加强了传统的流行病学研究;② 鉴定引起人类癌症因素,阐明化学致癌的基本机制;③ 研究 DNA 损伤和修复机理;④ 了解化学抗癌药物的作用机理、治疗效果以及药物抗性,指导化学抗癌药物的合成。

可靠、灵敏、准确的分析检测技术是 DNA 加合物作为生物标志物得到广泛应用的关键。当前 DNA 加合物分析检测的方法主要包括:加速器质谱法、连接物介导的聚合酶链反应、$^{32}$P 后标记法、碱洗脱法、核磁共振法、免疫学方法、纳米探针测定法、微流控芯片法、高效液相色谱法、色谱-质谱法和荧光测定法等。其中 $^{32}$P后标记法、连接物介导的聚合酶链反应和碱洗脱法较为常用。

## 一、$^{32}$P-后标记法

$^{32}$P-后标记法目前已成为灵敏度最高、应用最为广泛的 DNA 加合物测定方法。

**1. 技术原理** 首先将完整的 DNA 链水解成为 3'-单核苷酸;然后用核糖核酸酶 P1/S2 选择性地使核苷酸 3'端去磷酸化,使带有加合物的核苷酸不发生去磷酸化反应并可被 γ-$^{32}$P ATP 标记,将标记的加合物通过薄层层析技术分离、放射自显影、液闪仪计数定量。

**2. 器材** 紫外分光光度计、高速台式离心机、TLC薄层板、Kodak X线片、−80℃低温冰箱、液闪仪和闪烁杯。

**3. 实验方法**

(1) DNA的提取和纯化

1) 组织或细胞样品的准备：a. 对于组织样品，取1 g经液氮速冻后的组织样品用经液氮预冷的研钵研磨成粉末，悬浮于10倍体积的裂解缓冲液中。b. 对于贴壁生长的培养细胞，用预冷的PBS洗涤细胞两次，0.25%胰蛋白酶消化或用细胞刮棒将细胞从培养皿或培养瓶中分离，1 500 g离心10 min，收集细胞，细胞经预冷的PBS洗涤两次后，悬浮于1倍体积的裂解缓冲液中。c. 悬浮生长的培养细胞，将细胞收集到离心管中，1 500 g离心10 min，收集细胞，预冷PBS洗涤两次后，悬浮于1倍体积的裂解缓冲液。

2) 细胞的裂解与消化：将上述准备好的样品置于盖紧的离心管中，50 ℃水浴振荡温育12～18 h或37 ℃水浴振荡温育过夜。

3) DNA的抽提：样品冷至室温后，加入等体积的Tris-饱和酚，缓慢摇动20 min，3 500 g低温(4 ℃)离心10 min，小心吸出上清，置新管中。加入等体积氯仿-异戊醇，同法重复抽提2次。

4) DNA纯化：加入1/10体积的3 mol/L乙酸钠(终浓度为0.3 mol/L)和2倍体积预冷的无水乙醇，颠倒混匀，置冰上5 min后，1 500 g离心5 min，弃上清。加入1 ml 70%乙醇，颠倒混匀，10 000 g离心5 min，弃上清。沉淀用70%乙醇洗涤两次，室温风干。沉淀用TE溶解，4 ℃可短期保存，−20 ℃可保存1～2年。

5) 测定DNA纯度和浓度：采用紫外分光光度法，根据核酸和蛋白质分别在260 nm和280 nm处有最大吸收峰，用TE调零。测定样品在260 nm及280 nm处的吸光度值($A_{260}$、$A_{280}$)，DNA样品的$A_{260}/A_{280}$为1.8～2.0，说明DNA纯度较高；若小于1.75，表明样品中可能含有较多的蛋白需进一步提纯；若大于2.0，则表明可能DNA分子断裂成为小分子或有RNA污染。DNA样品的浓度测定：单链DNA浓度(μg/ml)= $A_{260}$/0.027×稀释倍数；双链DNA浓度(μg/ml)= $A_{260}$/0.020×稀释倍数。

(2) $^{32}$P-后标记

1) DNA水解：取1～4 μg DNA，加入2 μl 20 mmol/L琥珀酸钠8 mmol/L氯化钙缓冲液(pH6.0)，3 μl牛脾磷酸二酯酶，3 μl微球菌内切酶，离心混合，于37 ℃下保温2～3 h，将DNA水解为单核苷酸。

2) 正常核苷酸3'端去磷酸化：加入10 μg核糖核酸酶$P_1$，37 ℃下保温40 min，将正常的单核苷酸水解，使带加合基团的核苷酸相对含量增加；随后加入3 μl 0.5 mol/L Tris(pH9.0)终止反应。

3) γ-$^{32}$P ATP标记被修饰的核苷酸：加入3 μl T4多核苷酸激酶和100 μCi γ-$^{32}$P ATP(>5 000 Ci/mol)，37 ℃保温40 min，使带加合基团的核苷酸标记，最后加入1 μl腺苷三磷酸酶(1 U)，37 ℃保温40 min，水解未反应的腺苷三磷酸(γ-$^{32}$P ATP)。

(3) 薄层层析：在TLC薄层板(10 cm×10 cm)左下角1.8 cm×1.8 cm处点上前述处理后的DNA溶液5 μl，用1 mol/L磷酸二氢钠溶液(pH6.0)对薄层板进行第1次层析，过夜；用4.5 mol/L甲酸锂在与第1次层析相反的方向进行第2次层析，使加合物在Y轴方向展开，层析时间3～5 h；用0.5 mol/L Tris缓冲液，再与第2次层析垂直的方向进行第3次层析，加合物在X轴方向展开，层析时间1～2 h；第4次用1.7 mol/L磷酸钠(pH5.5)再与第3次相同的方向层析以进一步固定加合物，并进一步去除薄层板上的非加合物放射性。每次层析均在薄层板上端接有滤纸，使层析更充分。每次层析后均将薄层板用双蒸水漂洗，晾干。

(4) 放射性自显影及液闪仪定量：薄层层析完成后，用Kodak X线片−80℃下进行放射自显影，显影时间在3～8 h之间。根据放射自显影显示的DNA加合物的位置，刮取层析板上加合物所在处的斑点，放入闪烁杯，同时刮取对照组相应位置同样大小的斑点作本底对照。加入10 ml闪烁液测其每分钟衰变数(cpm)。

(5) 结果分析与评价：DNA加合物含量用相对加合物标记率(relative adduct labeling, RAL)表示。

$$RAL=(\text{DNA加合物 cpm}-\text{本底 cpm})/(3\,240\times\text{DNA量}(\mu g)\times 3.75\times 10^{6})$$

式中：3 240为1 μg DNA所含单核苷酸的pmol数；$3.75\times10^6$为1 pmol单核苷酸在过量的ATP条件下完全标记后可测得的放射性计数cpm。

**4. $^{32}$P-后标记法的应用** $^{32}$P-后标记法具有许多优点，使其在DNA加合物的研究中得到广泛应用。首先是方法的高灵敏度，可从每$10^{10}$个核苷酸中检测出一个加合物。其次，该方法的DNA需要量少，仅需1～10 μg，这对于只能获得有限DNA样品的研究来说至关重要。另外，可用于测定接触复杂混合物形成的多种加合物。$^{32}$P-后标记法最适合于检测大的和疏水性的加合物，如多环芳烃或者芳香族杂环所形成的加合物。但测定体积较小的加合物，如烷化剂产生的加合物，则难以得到满意的效果。$^{32}$P-后标记法最关键而又容易被忽视的一点就是加合物的富集。目前常采用丁醇抽提法和核糖核酸酶P1介导的富集方法。

## 二、连接物介导的聚合酶链反应

连接物介导的聚合酶链反应(LMPCR)是一种以PCR技术为基础检测哺乳动物基因单个核苷酸的DNA加合物方法。采用诸如T4内切酶、碱基切除修复酶系统、核酸酶和化学裂解法，将加合物转化为DNA链并使其断裂，然后用连接物介导的聚合酶链反应检测断裂位置。该方法已用于标记紫外线辐射致DNA损伤的分布、多环芳烃和黄曲霉毒素B致DNA损伤加合物的检测。

## 三、碱洗脱法

这是一种用来检测特殊DNA加合物的技术。在化学物和DNA相互作用的过程中，常常产生一种很重要的DNA损伤，即DNA交联。目前许多化学致癌物均先引起DNA交联，而后产生致癌作用。检测DNA-DNA交联的基本方法是碱洗脱法。为了区分一个化合物产生DNA损伤是通过链断裂还是通过交联，采用Kohn的洗脱率原理，主要将细胞与化学物一起孵育，然后移去受试物，将细胞悬液用3Gy或6Gy的X-射线照射，裂解细胞以释放DNA，经一定孔径的滤膜过滤，X-射线照射的作用是使DNA链断裂，交联的DNA因滞留于滤膜上而洗脱较慢。利用特殊孔径的滤膜可以将DNA-DNA交联、DNA-蛋白质交联与其他的DNA损伤区分开来。检测DNA-DNA链间交联和DNA-蛋白质交联的原理不同。DNA-DNA链间交联的出现是由于形成两条或者多条DNA链间的交联，使其不能通过滤膜而减慢了洗脱速率，而DNA-蛋白质交联则是因为蛋白质在碱性条件下趋于吸附滤膜而降低洗脱速率。因此，可以通过蛋白酶降解蛋白质与滤膜的吸附区别这两种类型的交联。检测DNA-DNA交联时在裂解液中要加蛋白酶K，而检测DNA-蛋白质交联时，裂解液中不能含有蛋白酶K。

（唐俊妮）

# 第四节 食品中有害物质残留量检测技术

近年来，我国食品安全问题频发，食品中有害物质残留的检测已成为食品安全监督管理的重要手段和内容。本节将主要介绍几种食品中有害物质残留量的常用检测技术。

## 一、原子吸收分光光度法测定铅残留量

食品中重金属元素残留量测定方法主要有原子吸收法、比色法、电化学分析法。原子吸收法简便、灵敏度高、精密度好，是目前应用较为普遍的方法。

**1. 原理** 样品经处理后，注入原子吸收分光光度计中，经原子化后，吸收283.3 nm共振线，在一定浓度范围内，其吸光度与铅含量成正比，可通过与标准系列比较定量。

**2. 仪器** 原子吸收分光光度计。

**3. 测定方法**

(1) 样品制备：粮食、豆类去杂质后磨碎，过1 mm筛，储于塑料瓶中，保存备用。蔬菜、水果、鱼类、肉类及蛋类等水分含量高的鲜样匀浆后储于塑料瓶中备用。

(2) 样品预处理：可根据实验室条件选用以下任何一种方法消解。称取1.0～5.0 g（根据铅含量而定）样品于瓷坩埚中，加5 ml硝酸放置30 min，小火蒸干。马福炉内500℃灰化1 h，冷却。再加1 ml硝酸浸湿灰

分，小火蒸干。取 2 g 过硫酸铵覆盖灰分，800℃灰化 20 min 后放冷。用硝酸溶液（1+199）少量多次洗入 10 ml 容量瓶中，用水定容至刻度，混匀备用。用与样品等量的硝酸和过硫酸铵做试剂空白。

（3）样品溶液中铅含量测定

1）仪器参考条件：波长 283.3 nm，狭缝 0.2～1.0 nm，灯电流 5～7 mA，干燥温度 120 ℃ 20 s，灰化温度 450 ℃ 15～20 s，原子化温度 1 700～2 300℃ 4～5 s，背景校正为氘灯或塞曼效应；

2）标准曲线绘制：吸取铅标准使用液 0、10.0、20.0、40.0、60.0、80.0 ng/ml 各 10 μl 注入石墨炉，测得其吸光值并绘制标准曲线；

3）样品测定：分别吸取样品溶液和试剂空白液各 10 μl 注入石墨炉，测得吸光度值，外标法求得样品溶液中铅的含量。

**5. 计算**

$$X = \frac{(C_1 - C_0) \times V \times 1\,000}{m \times 1\,000}$$

式中 $X$ 为样品中铅含量（μg/kg 或 μg/L）；$C_1$ 为测定样品消化液中铅含量（ng/ml）；$C_0$ 为空白液中铅含量（ng/ml）；$V$ 为样品消化液定量总体积（ml）；$m$ 为样品质量或体积（g 或 ml）。

## 二、二硫腙分光光度法测定汞残留量

**1. 原理**　样品经消化后，汞离子在酸性溶液（pH1.8～2.0）中可与二硫腙生成橙红色络合物，可溶于三氯甲烷，在 510 nm 波长处有最大吸收峰，在一定浓度范围内，其吸光度与汞含量成正比，可通过与标准系列比较定量。为防止铁、锌等离子的干扰，可加入柠檬酸铵、氰化钾、盐酸羟胺作掩蔽剂。

**2. 仪器**　可调式电热板或可调式电炉、可见分光光度计。

**3. 测定方法**

（1）样品消化

1）粮食或水分少的食品：称取 20.00 g 捣碎、混匀的样品，置于消化装置锥形瓶中。加玻璃珠数粒及 80 ml 硝酸、15 ml 硫酸，转动锥形瓶，防止局部炭化。装上冷凝管，小火加热，待开始发泡即停止加热，发泡停止后加热回流 2 h（如加热过程中溶液变棕色，再加 5 ml 硝酸，继续回流 2 h），放冷，适量水洗冷凝管，洗液并入消化液中，取下锥形瓶，加水至总体积为 150 ml。取与消化样品相同量的硝酸和硫酸，按与样品相同方法做试剂空白试验。

2）肉、蛋、水产品：称 20.00 g 样品捣碎、混匀，置于消化装置锥形瓶中，加玻璃珠数粒及 45 ml 硝酸、15 ml硫酸，其余步骤同 1）。

3）蔬菜、水果、薯类、豆制品：称取 50 g 捣碎、混匀的样品。置于消化装置锥形瓶中，加玻璃珠数粒及 45 ml 硝酸、15 ml 硫酸，其余步骤同 1）。

4）牛乳及乳制品：称取 50.00 g 牛乳、酸牛乳，或相当于 50.00 g 牛乳的乳制品（全脂乳粉 6.00 g、甜炼乳 20.00 g、淡炼乳 12.50 g）置于消化装置锥形瓶中，加玻璃珠数粒、45 ml 硝酸和一定体积的硫酸（牛乳、酸牛乳加 15 ml 硫酸，乳制品加 10 ml 硫酸），其余步骤同 1）。

5）植物油及动物油脂：称取 10.00 g 样品，置于消化装置锥形瓶中，加玻璃珠数粒及 15 ml 硫酸，小心混匀至溶液变棕色，然后加入 45 ml 硝酸，其余步骤同 1）。

（2）样品溶液中汞含量测定：取 0、0.5、1.0、2.0、3.0、4.0、5.0、6.0 ml 汞标准使用液，分别置于 125 ml 分液漏斗中，加 10 ml 硫酸（1+19），再加水至 40 ml 混匀。加 20 g/L 盐酸羟铵溶液 1 ml，放置 20 min，适时振摇。振摇后放冷，再向分液漏斗中加 5.0 ml 二硫腙使用液，剧烈振摇 2 min，静置分层，经脱脂棉将三氯甲烷层滤入 1 cm 比色杯中，以三氯甲烷调零，测量 490 nm 波长处吸光度，标准管吸光度减去零管吸光度，绘制标准曲线。

取上述样品和试剂空白消化液（全量），加 20 ml 水，电炉上煮沸 10 min（以除去 $NO_2$），冷却。向样品消化液和试剂空白液中加 50 g/L 的高锰酸钾溶液至溶液呈紫色，然后加 20 g/L 的盐酸羟胺溶液至紫色褪去，加 2 滴溴麝香草酚蓝指示液，用氨水调节 pH，使橙红色变为橙黄色（pH1～2）。定量转移至 125 ml 分液漏斗中。振摇冷却后，向分液漏斗中加 5.0 ml 二硫腙使用液，剧烈振摇 2 min。静置分层后，经脱脂棉将三氯甲烷层滤入 1 cm 比色杯中，与标准系列在相同条件下测定吸光度，再与标准系列比较得到样品汞含量。

**4. 计算**

$$X = \frac{(A_1 - A_0) \times 1\,000}{m \times 1\,000}$$

式中 $X$ 为样品中汞的含量(mg/kg)；$A_1$ 为样品消化液中汞的质量(μg)；$A_0$ 为试剂空白液中汞的质量(μg)；$m$ 为样品质量(g)。

## 三、气相色谱法测定植物性食品中有机磷农药残留量

食品中农药残留的分析，早期广泛使用的是酶化学法、比色法等。后来使用薄层色谱法和酶化学抑制法相结合的方法。近年来，色谱法尤其是气相色谱法被广泛地用于测定食品中农药残留量，该方法灵敏度高、专一性强，可同时测定多种农药；而高效液相色谱法则对非挥发性或热不稳定性农药残留有很好的分析效果。

**1. 原理** 食品中残留的有机磷农药用有机溶剂提取，经纯化浓缩后，注入气相色谱仪，气化后在载气的携带下于色谱柱中分离，由火焰光度检测器检测。当含有机磷的试样在富氢火焰上燃烧，会以 HPO 碎片的形式放射出波长 526 nm 的特征光。这种光经滤光片选择后，由光电倍增管接收转换为电信号，再由微电流放大器放大后被记录下来。根据色谱峰的保留时间定性，通过外标法将试样的峰面积或峰高与标准品的峰面积或峰高进行比较定量。

**2. 仪器** 气相色谱仪附火焰光度离子化检测器、组织捣碎机、旋转蒸发仪、电动振荡器。

**3. 测定方法**

(1) 样品制备

1) 蔬菜、水果：水果、蔬菜样品洗净、晾干，取可食部分 50 g，置于 300 ml 烧杯中，加入 50 ml 水和 100 ml 丙酮，组织捣碎机中提取 1～2 min，匀浆液经铺有二层滤纸和 10 g Celite 545 布氏漏斗负压抽滤，分取 100 ml 滤液至分液漏斗中。

2) 粮食：称取 25 g 样品于锥形瓶中，置于 300 ml 烧杯中，加入 50 ml 水和 100 ml 丙酮，以下步骤按蔬菜、水果制备方法操作。

(2) 净化：将制备的滤液转移至分液漏斗中，加入 10～15 g 氯化钠使溶液处于饱和状态，依次用 50 ml、50 ml、30 ml 二氯甲烷提取，合并三次提取液，经装有 20～30 g 无水硫酸钠的玻璃漏斗脱水过滤至烧瓶中，在旋转蒸发仪 40℃水浴上浓缩近干，定容至 1 ml。

(3) 测定

1) 气相色谱参考条件：色谱柱为 BP5 或 QV－101 2.5 mm×0.32 mm(内径)石英弹性毛细管柱。气体流速：氮气 50 ml/min，氢气 100 ml/min，空气 50 ml/min。温度：柱箱 240℃，净化室 260℃，检测器 270℃。

2) 色谱分析：量取 1 μl 混合标准溶液及试样净化液注入色谱仪中，以保留时间定性，以试样峰高或峰面积与标准比较定量。

**4. 计算**

$$X_i = \frac{h_i \times E_{si} \times 1\,000}{h_{si} \times m \times f}$$

式中，$X_i$为试样中 i 组分有机磷农药的含量(mg/kg)；$h_i$为试样中 i 组分的峰高或峰面积；$h_{si}$为一标样中 i 组分的峰高或峰面积；$E_{si}$为标样中 i 组分的质量(ng)；$m$ 为试样质量(g)；$f$ 为换算系数(粮食为 1/2，蔬菜为 2/3)。

## 四、高效液相色谱法检测动物性食品中土霉素的残留

目前兽药残留最常见的分析方法有薄层色谱法(TIC)、气相色谱法(GC)、高效液相色谱法(HPLC)、气

相色谱-质谱法（GC－MS）和液相色谱-质谱法（HPLC－MS）等。近年来，应用快速测试剂盒进行兽药残留的检测也得到了广泛应用。下面介绍 HPLC 法测定动物性食品中土霉素的残留。

**1. 仪器** 高效液相色谱仪（HPLC）（附紫外检测器）。

**2. 色谱条件**

（1）检测器：紫外检测器，检测波长为 355 nm，灵敏度为 0.002 AUFS。

（2）色谱柱：ODS－$C_{18}$（5 μm），6.2 mm×150 mm.

（3）流动相：乙腈＋0.01 mol/L 磷酸二氢钠溶液，使用前超声波脱气 10 min。

（4）柱温：室温。

（5）流速：1.0 ml/min，进样量为 10 μl。

**3. 测定方法**

（1）样品测定：称取 5.00（±0.01）g 切碎的肉样（＜5 mm），置于 50 ml 三角烧瓶中，加入 5％高氯酸 25 ml，振荡提取 10 min，移入到离心管中，2 000 r/min 离心 3 min，上清液 0.45 μm 滤膜过滤，取滤液 10 μl 进样，记录峰面积，从工作曲线上查得含量。

（2）绘制标准曲线：分别称取 7 份切碎的肉样，每份为 5.00（±0.01）g，分别加入标准溶液 0、25、50、100、150、200、250 μl（含土霉素为 0，2.5，5.0，10.0，15.0，20.0，25.0 μg），置于 50 ml 锥形烧瓶中，按样品测定方法操作，以峰面积为纵坐标，以抗生素含量为横坐标，绘制标准曲线。

**5. 计算**

$$X=\frac{A\times 1\,000}{m\times 1\,000}$$

式中，$X$ 为样品中抗生素含量（mg/kg）；$A$ 为样品溶液中的抗生素质量（μg）；$m$ 为样品质量（g）。

（张晓宏）

## 思考题

1. 单细胞凝胶电泳评价 DNA 损伤的优点有哪些？
2. DNA 加合物检测的用途？
3. DNA 加合物分析检测的方法有哪些？
4. 简述 $^{32}P$-后标记法测定 DNA 加合物的原理？
5. 气相色谱法测定食品中有机磷农药残留的原理是什么？
6. 测定食品中土霉素残留的常用方法有哪些？

# 第十六章

# 案例讨论与分析

## 第一节　食品中有害物质限量标准制定

### 一、目的

掌握食品中有害物质限量标准制定过程、制定的指标及需要考虑的因素，并熟练应用该制定程序。

### 二、基本理论

食品中有害物质限量标准制通常是根据危害性分析的基本原理，首先确定待评物质的最大无作用剂量，并据此计算出人体每日容许摄入量、每日总膳食中的容许含量、每种食物中的最大容许量，根据食品中某有毒物质的最大容许含量并结合具体情况分析和制定该有毒物质在食品中的限量标准。其基本流程如下图：

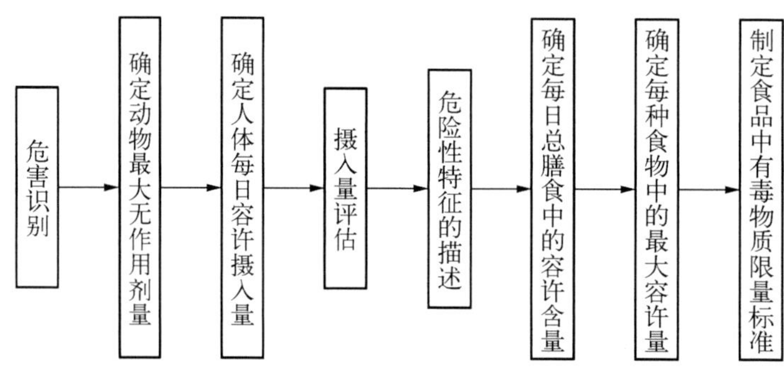


图 16-1　食品中有毒有害物质限量标准的制定步骤

### 三、案例分析

**1. 危害识别**　在对食品或食品中的有害物质制定限量标准之前，同样要求做好充分的准备工作。要了解待评物质的基本数据，如有毒有害物质名称、化学结构式、分子质量、价态；理化性质如熔点或沸点、挥发性、溶解性、pH、纯度、杂质等；了解有毒有害物质在食品中的存在方式；还应了解人类可能接触的途径、剂量、过度接触以及滥用或误用的可能性等，以便进行合理的试验设计。铅为灰白色金属，有延展性。金属铅不溶于水，但溶于硝酸溶液和热的硫酸溶液。其氧化态有 0 价、2 价和 4 价。在无机化合物中，铅通常为 2 价。食物中的铅通常来源于土壤和食品容器、用具等的污染。铅主要损害神经系统、造血器官和肾脏，常见症状是食欲不振、胃肠炎、口腔金属味、失眠、头昏、头痛、关节肌肉酸痛、腰痛、贫血等。

**2. 确定动物最大无作用剂量(MNL)**　在确定最大无作用剂量时，应采用动物最敏感的指标或最易受到毒性损害的指标。除了考虑一般毒性外，还要考虑铅的特殊毒性指标，如致畸、致癌、致突变以及迟发型神经毒性。在慢性试验期间观察动物长期（小鼠为 18 个月，大鼠为 24 个月）摄入受试物所产生的毒性反应，确定铅的最大无作用剂量为 0.446 mg/kg · bw（人推荐剂量的 100 倍），并确定铅无致癌性但有神经毒性。

**3. 确定人体每日容许摄入量(ADI)**　在动物最大无作用剂量的基础上确定人体每日容许摄入量，根据公式：ADI(mg/kg · bw)＝MNL(mg/kg · bw)×1/100 计算 ADI 值为 4.46 μg/kg · bw。

**4. 摄入量评估** 对于有害物质膳食摄入量估计需要有关食品消费量和这些食物中相关有害物质浓度资料。根据2002年中国居民营养与健康状况调查结果及我国不同资料来源各类食品中铅污染水平，可以得到如下数据(表16-1)。

**表16-1 中国居民食物摄入情况、铅污染水平** (引自吴永宁，2003)

| 食物名称 | 摄入量/g | 铅污染水平/(mg/kg) |
|---|---|---|
| 谷物 | 402 | 0.027 |
| 蔬菜 | 275 | 0.068 |
| 水果 | 46 | 0.039 |
| 畜禽肉 | 69 | 0.115 |
| 水产品 | 30 | 0.098 |
| 奶类 | 26 | 0.026 |
| 豆类 | 4 | 0.097 |

**5. 确定每日总膳食中的容许含量** 假设人体实际每日从膳食中摄入铅的量占80%，那么人体每日总膳食中铅的容许含量=4.46 μg/kg×0.8×60(体重以60 kg计算)=214.3 μg/(人·d)。

**6. 危险性特征描述** 在食品污染领域，"重金属"一般是指对生物有显著毒性的元素(如铅、镉、汞、铬、锡、铜、锌、钡、锑、铊等)。有害金属进入人体后，多以原形金属元素或金属离子形式存在，有些还可以转变成毒性更强的化合物。虽然一次大剂量可以引起急性中毒，但大多数属于低剂量长期摄入后在机体内的蓄积造成的慢性食源性危害。

**7. 确定每种食物中的最大容许量** 依据我国2002年营养调查统计的全国平均每标准人每日食物消费量，谷类食物中铅的最大容许量(mg/kg)=每日总膳食容许含量(mg)/含有该物质的食物每日摄入量之和(g)=0.214 3 mg×1 000/(402+275+46+69+30+26+4) kg=214.3/852(mg/kg)=0.252 mg/kg。

**8. 制定食品中有毒物质的限量标准** 根据谷物中铅的最大容许含量、铅的毒性，综合各类食品的摄入量及铅污染的水平便可制定食品中铅的限量标准。

**表16-2 建议修订的食品中铅限量标准(单位：mg/kg)** (引自吴永宁，2003)

| 食物名称 | 建议标准 | GB14935—1994 |
|---|---|---|
| 谷物 | 0.2 | 0.4 |
| 蔬菜 | 0.1 | 0.2 |
| 水果 | 0.1 | 0.2 |
| 畜禽肉 | 0.2 | 0.5 |
| 水产品 | 0.5 | — |
| 鲜乳 | 0.05 | 0.05 |
| 豆类 | 0.2 | 0.8 |

综上，将食品中有毒有害物质限量标准的制定步骤总结如下：首先进行危害识别，通过流行病学研究、动物试验或以前的资料来确定人体摄入的铅的潜在危害作用、危害作用发生的可能性、以及产生这种危害作用的确定性与不确定性。然后根据动物实验确定铅确定最大无作用剂量。根据这个结果计算出人体每日容许摄入量、每日总膳食中的容许含量，再根据我国营养调查统计的全国平均每标准人每日食物消费量计算出每种食物中的最大容许量并制定食品中有毒有害物质限量标准。

## 四、结论

目前FAO/WHO(联合国粮农组织和世界卫生组织)下的JECFA(食品添加剂联合专家委员会)发布铅的暂定每周允许摄入量为0.025 mg/kg·bw。在一般情况下，可根据食品中铅的最大容许含量来制定食品中铅的限量标准。但在实际制定过程中，必须根据具体情况进行分析。首先应坚持安全第一的原则，铅是蓄积毒性较强的物质，这就需要缩小由上述研究所确定的最大容许量标准。另外，还应对污染或残留该有毒物质的食品进行符合统计学样本量的抽样检测，食品中铅实际污染或残留量小于前述研究所获得的最大容许量，此时应结合实际污染或残留量和食物人均摄入情况来制定限量标准，最后确定各类食品中铅的限量标准。

（徐伟丽）

## 第二节　糖精的毒理学研究

### 一、目的

以糖精的毒理学研究为例，了解管理毒理学的评价方法和过程，掌握管理毒理学在研究外源化学物对机体作用机制中的作用。

### 二、基本理论

管理毒理学是毒理学的分支学科，是将毒理学的原理、技术和研究结果应用于化学物的监督管理，并为相关法律法规、卫生标准等的制定提供科学依据，以达到防止人类中毒性健康危害的发生和保护环境的目的。管理毒理学的核心内容是外源化学物的毒理学安全性评价、危险度评定以及相关卫生法规、卫生标准的制定及贯彻执行。

### 三、案例及分析

**1. 糖精的基本情况**　糖精从煤焦油里提炼出来，其成分主要是糖精钠，学名为邻苯甲酰磺酰亚胺，别名：1,1,3－三氧代－2,3－二氢苯并［d］异噻唑，英文名 Saccharin；分子式 $C_7H_5O_3NS$，相对分子质量为183.18；CAS 号 81－07－2。

糖精比蔗糖甜 300～500 倍，在生物体内不分解，由肾排出体外。但其急性毒性不强，争议主要是其致癌性。

**2. 关于糖精安全性的早期资料**　急性毒性低，动物经口 $LD_{50}$ 在 5～17.5 g/kg 之间，如兔经口 $LD_{50}$ 为5 000～8 000 mg/kg；每日摄取安全容许量(ADI)为 0～2.5 mg/kg。志愿受试者每天食用 4.8 g，连续 5 个月未发现有不良反应。

**3. 关于糖精致癌性的安全性评价**　由于糖精本身具有甜度高等优点，多年来，糖精都是世界上唯一大量生产与使用的合成甜味剂。制造糖精的原料主要有甲苯、氯磺酸、邻甲苯胺等，均为石油化工产品。

1958 年，美国食品药品管理局(FDA)开始对食品添加剂的使用进行管理，当时糖精已经在美国广泛使用，因此，它被列入最早的 675 种“公认安全”(GRAS)的食品原料名单之中。1969 年，有学者报道，含 5%糖精的饲料对肿瘤发生率没有影响，如果将糖精与环己基氨基磺酸钠以 1∶9 掺入饲料，当摄入量达到2 500 mg/kg 时，可诱发大鼠膀胱癌。由此人们进行了大量关于糖精的毒理学试验，并采用不同品系的大鼠和小鼠。还有人试图测定糖精对已知致癌物所致肿瘤数量的影响。这些试验结果未能得出确切的结论，因为不能排除其他因素对膀胱肿瘤发生的作用。OTS(邻甲苯碘酰胺)是糖精的主要杂质，在一些得到阳性结果的试验中所用的糖精中，OTS 的含量相当高。1977 年，加拿大政府的实验室进行了一次大规模的 OTS 致癌试验。给两种性别大鼠的亲代和第一代仔鼠喂以不同剂量 OTS，并控制尿液 pH、膀胱寄生虫和结石。结果证明 OTS 对这些动物并不致癌，而作为对照的糖精却主要在少数雄性动物中引起了膀胱癌。子代较亲代敏感。根据这个实验结果，加拿大和美国 FDA 提议禁止使用糖精，并决定取消糖精的“公认安全”资格。

人们在进行动物致癌性试验的同时，还开展了流行病学调查。大部分调查没有发现食用糖精与膀胱肿瘤的发生率呈相关，仅有少数报告表明在男性糖精食用者中膀胱肿瘤的发生有轻度增加。同时还进行了许多短期的致突变实验，但均不能得到糖精具有致癌性的肯定结论。因此，1980 年，国际癌症研究所(IARC)将糖精及其盐类对人类致癌性划为 2B 组(对人类是可能致癌物)，1999 年降低为 3 组(现有的证据不能分类为人类致癌物)，恢复了糖精作为食品添加剂的使用和生产。

### 四、结论

大量关于糖精毒性研究的毒理学试验、机制研究和评价结果提示：非遗传毒性致癌物的致癌机制有明显的物种特异性，不能外推对人类的致癌危害；化学品的安全性评价资料对化学品的生产及使用具有决定性作用；化学品毒性评价需要更多的试验结果及机制研究，在很多试验中可能出现许多出乎预料的复杂因素；毒理学动物试验结果外推到人，具有多种形式的不确定性，必须进行以机制为基础的健康危险性评定，并且应结合新的研究结果进行再评价。

# 第三节 毒物动力学模型应用举例

## 一、目的

掌握毒物动力学模型的特征及实际应用。

## 二、基本理论

一室模型或称为单室模型，是将机体视为单一室。外源化学物进入机体后，能迅速均匀地分布于全室之中。一室模型中，外源化学物从机体的清除速率与进入机体的量成正比，为一级速率。实践证明，外源化学物在机体内随时间变化的规律呈一室模型者较为少见，即外源化学物进入机体后，并非迅速地均匀分布到全身，而是从血浆(包括体液)到组织脏器有一个逐步分布与逐步平衡的过程，这种动力过程为多室模型，而以二室模型为多。

## 三、案例

**1. 案例(1)** 大鼠静脉注射某种化合物 50 mg/kg，不同时间取血测定血浆中化合物浓度，如表 16-3 和图 16-2。试判断该化合物在体内的过程符合何种类型的房室模型，并计算相关参数。

**表 16-3 血浆中化合物浓度**

| 时间/h | 化合物浓度/(μg/ml) | |
|---|---|---|
| | 测定值 | 计算值 |
| 1 | 0.31 | 0.314 |
| 2 | 0.26 | 0.266 |
| 3 | 0.23 | 0.225 |
| 4 | 0.18 | 0.191 |
| 5 | 0.16 | 0.162 |
| 6 | 0.14 | 0.137 |
| 8 | 0.10 | 0.098 |
| 10 | 0.04 | 0.070 |

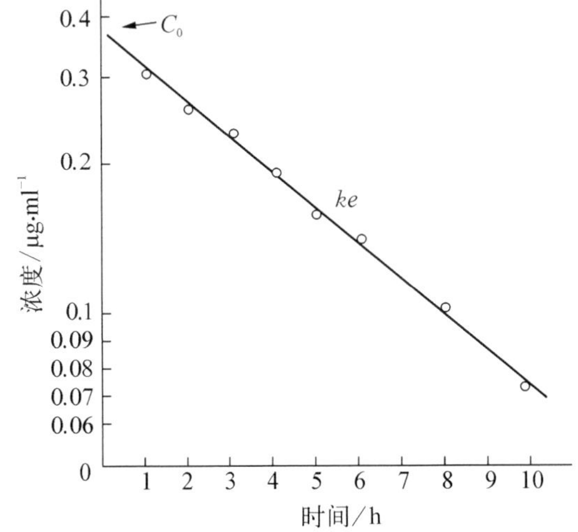


图 16-2 血浆注射某化合物后时量曲线

(引自仲来福等，1985)

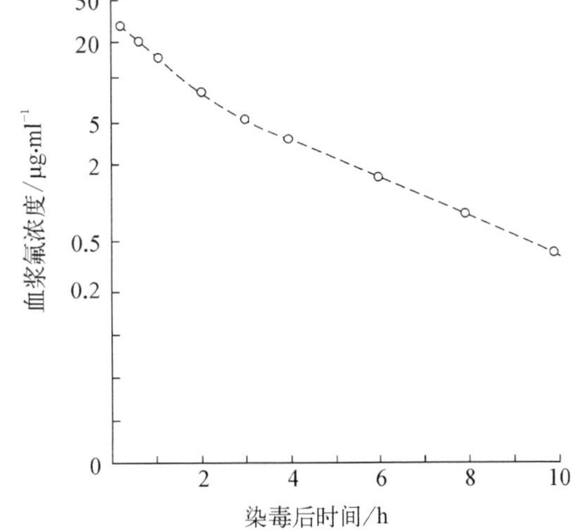


图 16-3 静注氟化钠后血浆氟离子浓度-时间曲线

(引自仲来福等，1985)

**2. 案例(2)**　30 mg/kg 氟化钠(相当于 13.57 mg/kg 氟),经兔耳静脉注射染毒,按时采样测定血浆氟离子浓度,并对应时间在半对数坐标纸上作图,得到时量曲线(图 16－3)。试判断该化合物在体内的过程符合何种类型的房室模型,并计算相关参数。

## 四、案例分析

**1. 案例(1)分析**　根据该时量曲线的特点,可认为该化学物在体内过程符合一级速率一室模型。用几何法求斜率,即 $ke$:$-ke=\dfrac{\ln C_1-\ln C_2}{t_2-t_1}$,取 3 h 与 6 h 测定值计算,则 $-ke=\dfrac{\ln 0.23-\ln 0.14}{6-3}=-0.1655$

$\therefore ke=0.1655\text{h}^{-1}$

此例没有测定零时血浆中化合物浓度,但直线外延交于 Y 轴,即为 $C_0=0.37\ \mu\text{g/ml}$

所以按照方程:

$$C=C_0\text{e}^{-ket}=0.37\text{e}^{-0.1655t}$$

$$t_{1/2}=\frac{0.693}{ke}=\frac{0.693}{0.1655}=4.19\ \text{h}$$

$$AUC=\frac{C_0}{ke}=\frac{0.37}{0.1655}=2.356\ \mu\text{g}\cdot\text{h}\cdot\text{ml}^{-1}$$

$$V_\text{d}=\frac{D}{C_0}=\frac{50}{0.37}=135.14\ \text{L/kg}$$

$$CL=\frac{D}{AUC}=\frac{50}{2.2356}=22.37\ \text{L/(h}\cdot\text{kg)}$$

依据公式 $C=C_0\text{e}^{-ket}=0.37\text{e}^{-0.1655t}$,可求得各时间血浆中化合物的理论计算值,且可依据所获得的各参数了解该化合物的动力学特征,以进行比较毒理学研究。

**2. 案例(2)分析**　根据该时量曲线的特点,可认为氟化钠在体内过程符合一级速率二房室模型。首先求消除相的线性方程。

$$b=\frac{\sum t\log C-\sum t\log C/n}{\sum t^2-(\sum t)^2/n}=\frac{-0.1754-31\times 0.7803/5}{225-31^2/5}=-0.1528$$

$$a=\frac{\sum \log C-b\sum t}{n}=\frac{0.7803-(-0.1528)\times 31}{5}=1.1304$$

**表 16－4　消除相采样时间和 $F^-$ 血浆浓度**

| 时间(t)/h | $F^-$ 血浆浓度(C)/(μg/ml) | logC | tlogC | $t^2$ |
|---|---|---|---|---|
| 3 | 5.25 | 0.7202 | 2.1606 | 9 |
| 4 | 2.91 | 0.4639 | 1.8556 | 16 |
| 6 | 1.27 | 0.1038 | 0.6228 | 36 |
| 8 | 0.74 | −0.1038 | −1.0464 | 64 |
| 10 | 0.42 | −0.3768 | −3.7680 | 100 |
| $\sum$ 31 | | 0.7803 | −0.1754 | 225 |

消除相线性方程为:

$$Y=a+bt=1.1034-0.1528t$$

据此方程计算出 0.25 h 至 2 h 各时点的外推 $F^-$ 血浆浓度值,并求分布相方程。

**表 16-5　分布相采样时间、$F^-$ 血浆浓度以及差值计算**

| 时间($t$)/h | $F^-$ 血浆浓度($C$)/($\mu$g/ml) | 外推值 | 差值 | log$C$ | $t$log$C$ | $t^2$ |
|---|---|---|---|---|---|---|
| 0.25 | 30.51 | 11.62 | 18.89 | 1.276 2 | 0.319 1 | 0.062 5 |
| 0.5 | 21.30 | 10.64 | 10.66 | 1.027 8 | 0.513 9 | 0.25 |
| 1.0 | 15.05 | 8.92 | 6.13 | 0.787 5 | 0.787 5 | 1.0 |
| 1.5 | 10.70 | 7.49 | 3.21 | 0.506 5 | 0.759 8 | 2.25 |
| 2.0 | 7.82 | 6.28 | 1.54 | 0.187 5 | 0.375 0 | 4.0 |
| $\sum$ 5.25 | | | | 3.785 5 | 2.755 3 | 7.562 5 |

$$b' = \frac{\sum t\log C - \sum t\log C/n}{\sum t^2 - (\sum t)^2/n} = \frac{2.755\,3 - 5.25\times 3.785\,5/5}{7.562\,5 - 5.25^2/5} = -0.594\,9$$

$$a' = \frac{\sum \log C - b\sum t}{n} = \frac{3.785\,5 - (-0.594\,9)\times 5.25}{5} = 1.381\,7$$

分布相的线性方程为：

$$Y' = a' + b't = 1.381\,7 - 0.594\,9t$$

$$\because a' = \log A, a = \log B, b' = -\frac{\alpha}{2.303}, b = -\frac{\beta}{2.303}$$

$$\therefore A = \log^{-1}1.381\,7 = 24.08\ \mu\text{g/ml}$$

$$B = \log^{-1}1.103\,4 = 12.69\ \mu\text{g/ml}$$

$$\alpha = -2.303b' = 1.37\ \text{h}^{-1}$$

$$\beta = -2.303b = 0.35\ \text{h}^{-1}$$

将 $A$、$B$、$\alpha$ 和 $\beta$ 代入指数方程，得：

$$C_1 = 24.08\text{e}^{-1.37t} + 12.69^{-0.35t}$$

求其他参数：

$$K_{21} = \frac{A\beta + B\alpha}{A+B} = \frac{24.08\times 0.35 + 12.69\times 1.37}{24.08 + 12.69} = 0.70\ \text{h}^{-1}$$

$$K_{10} = \frac{\alpha\beta}{K_{21}} = \frac{1.37\times 0.35}{0.70} = 0.69\ \text{h}^{-1}$$

$$K_{12} = \alpha + \beta - K_{10} - K_{21} = 1.37 + 0.35 - 0.69 - 0.70 = 0.33\ \text{h}^{-1}$$

$$t_{1/2\alpha} = \frac{0.693}{\alpha} = \frac{0.693}{1.37} = 0.51\ \text{h}$$

$$t_{1/2\beta} = \frac{0.693}{\beta} = \frac{0.693}{0.35} = 1.92\ \text{h}$$

$$V_1 = \frac{X_0}{A+B} = \frac{13.57}{24.08 + 12.69} = 0.37\ \text{L/kg}$$

$$V_d = V_1\left(1 + \frac{K_{12}}{K_{21} - \beta}\right) = 0.37\times\left(1 + \frac{0.33}{0.70 - 0.35}\right) = 0.72\ \text{L/kg}$$

$$AUC = \frac{A}{\alpha} + \frac{B}{\beta} = \frac{24.08}{1.37} + \frac{12.69}{0.35} = 53.84\ \text{mg/L}\cdot\text{h}^{-1}$$

$$CL = V_d\cdot\beta = 0.72\times 0.35 = 0.25\ \text{L/kg}\cdot\text{h}^{-1}$$

## 五、结论

通过以上的实例，可得到毒物代谢动力学的分析步骤如下：① 根据受试化学物的样品测定数值在半对数坐标纸上的分布情况，确定房室模型；② 根据选择的房室模型，建立微分方程并求解；③ 计算各项基本参数;④ 应用这些参数,分析受试化学物的动力学特点。

（任 锐）

## 第四节 酱油中黄曲霉毒素$B_1$的危险性分析

### 一、目的

以黄曲霉毒素$B_1$($AFB_1$)危险性分析为例,掌握危险性分析方法及过程。

### 二、基本原理

危险性分析方法是CAC制定的,用于食品安全、食品标准等问题的国际公认评价体系。由三部分组成,即危险性评估、危险性管理和危险性信息交流。

### 三、案例及分析

$AFB_1$是剧毒物质,主要损害肝脏,中毒者常出现水肿、昏迷甚至死亡。我国酱油的年消费量高达500万吨,人均消费量为0.36公斤,其原料及加工过程极易受$AFB_1$的污染,因此,对我国酱油中$AFB_1$进行危险性分析具有重要的意义。

**1. $AFB_1$的危险性评估** 主要包括$AFB_1$危害识别、危害描述、暴露评估及危险性特征描述。$AFB_1$危害识别主要包括$AFB_1$的基本资料、引起急慢性中毒和致癌性的描述及人群流行病学研究;危害描述主要对$AFB_1$危害健康作用进行定性、定量评价的过程;暴露评估包括确定酱油中$AFB_1$含量水平和可能摄入量的估计;危险性描述是对酱油中$AFB_1$引发癌症的概率及发生的严重性进行定性、定量估计。

(1) $AFB_1$危害识别

1) $AFB_1$的基本资料:黄曲霉毒素(AF)是一类二呋喃香豆素的衍生物,熔点为200～300℃。微溶于水,易溶于油脂及有机溶剂,一般在中性溶液中较稳定,但在强碱溶液中迅速分解产生钠盐。AF主要由黄曲霉、寄生曲霉及特曲霉菌等产生,根据其在紫外光下可发出蓝色或绿色荧光的特性,分为$AFB_1$、$AFB_2$、$AFG_1$和$AFG_2$。其中以$AFB_1$的毒性最强,高温(200℃)及紫外线照射等都不能使其破坏。$AFB_1$在生物体内的代谢产物有$AFB_1$-8,9-二醇和$AFB_1$-8,9-环氧化物,后者可能是$AFB_1$的终致癌物。

2) $AFB_1$的毒理学资料:AF是目前所知致癌性最强的物质之一,可诱发多种癌症,如肝癌、前胃癌、垂体腺癌等。AF的急性毒性主要表现为肝毒性,包括急性肝损伤、肝硬化、肝肿瘤等,中毒症状主要表现为呕吐、厌食、发热、黄疸和腹水等肝炎症状。$AFB_1$可引起急慢性中毒,雏鸭和初生的大鼠对其毒性最为敏感。人对$AFB_1$也较敏感,摄入$AFB_1$ 2～6 mg即可发生急性中毒甚至死亡。

3) $AFB_1$的人群流行病学调查资料:大量的流行病学资料证实,AF高水平摄入和人类肝癌的发病率密切相关。对广西扶绥某肝癌高发村的调查表明,其饮食中76.7%花生样品、66.7%的烹饪花生油及23.3%的大米样品中均检测到$AFB_1$。对不同家庭的15名男性及14名女性的检测表明:尿中$AFB_1$代谢产物可在88.9%的样本中测到;2次血清AF白蛋白加合物(AF-Alb)检测平均水平分别为1.24(±0.31)和1.21(±0.19)pmol/mg。AF对动物及人类的健康造成了严重的影响,如在英国、印度、肯尼亚、中国台湾及内地的广西、江苏、贵州等地均有AF引发的人畜中毒。

(2) $AFB_1$的危害特征描述:$AFB_1$的半数致死量为0.36 mg/kg·bw,属于剧毒毒物范围(动物半数致死量<10 mg/kg),毒性比氰化钾大10倍,比砒霜大68倍。JECFA第56次会议对$AFB_1$的代谢产物$AFM_1$在乳与乳制品中的两个限量值(0.05 μg/kg和0.5 μg/kg)进行了评估,但对于黄曲霉毒素的评估还没有完成。美国联邦政府相关法律规定,人类消费食品和奶牛饲料中总AF含量不能超过15 μg/kg;牛奶中含量不能超过0.5 μg/kg;其他动物饲料中的含量不得超过300 μg/kg。欧盟国家的规定,人类生活消费品中的$AFB_1$的含量不能超过0.05 μg/kg。WHO给出了建议的$AFB_1$的危害程度,平均危害程度的计算公式为:危害程度

(potency)=0.01×(1−P)+0.3×P,其中 P 为人群乙肝病毒感染率。在进行风险评估时一般按 1%、5%和 25%三个水平计算,危害程度分别为 0.013、0.025 和 0.083;或者按照当地人群乙肝病毒实际感染率计算,如果以我国乙肝病毒携带者 10%计算,则危害程度为 0.039。

(3) $AFB_1$ *暴露评估*:人类暴露于 $AFB_1$ 的主要途径为食用被其污染的食物。其中粮食、花生及坚果等易孳生产毒真菌,而食用了被 $AFB_1$ 污染的饲料的肉、蛋、奶等是另外一个重要的潜在暴露源。我国是世界 $AFB_1$ 污染严重地区,通过食品中 $AFB_1$ 的污染水平和人群对含有 $AFB_1$ 的食物摄入量,计算人群 $AFB_1$ 的膳食暴露量。对于酱油的 $AFB_1$ 暴露量计算如下:酱油产品每日摄入量的资料来源于《2009 中国卫生统计年鉴》,取全国平均每日膳食摄入量 8.9 g。结合检测得到各省酱油 $AFB_1$ 的平均含量,得到我国居民对酱油中 $AFB_1$ 的暴露量,见表 16-6。其中,全国居民对酱油中 $AFB_1$ 暴露量为 0.003 3 μg,总体低于我国及欧盟标准暴露量;省份 2 和 3 对平均暴露量贡献最大,因此,在所调查的 5 个省份中,降低这两个省份的 $AFB_1$ 污染水平是控制整体污染的关键。

**表 16-6 我国酱油中黄曲霉毒素 $B_1$ 的暴露量** (引自孙秀兰,2010)

| 省 份 | 每日膳食摄入量/g | 平均暴露评估 | | 95%置信区间上限暴露量评估 | | 依据我国/欧盟标准的假设暴露量 | |
|---|---|---|---|---|---|---|---|
| | | $AFB_1$ 平均含量/(μg/kg) | 平均暴露量/μg | $AFB_1$ 95%置信区间含量上限/(μm/kg) | 95%置信区间上限暴露量/μg | 我国/欧盟标准限量/(μm/kg) | 我国/欧盟标准平均暴露量/μg |
| 省份 1 | 8.9 | 0.356 0 | 0.003 2 | 0.696 6 | 0.006 2 | 5/2 | 0.044 5/0.017 8 |
| 省份 2 | 8.9 | 0.463 6 | 0.004 1 | 0.833 5 | 0.007 4 | 5/2 | 0.044 5/0.017 8 |
| 省份 3 | 8.9 | 0.527 3 | 0.004 7 | 0.929 7 | 0.008 3 | 5/2 | 0.044 5/0.017 8 |
| 省份 4 | 8.9 | 0.314 3 | 0.002 8 | 0.618 0 | 0.005 5 | 5/2 | 0.044 5/0.017 8 |
| 省份 5 | 8.9 | 0.208 3 | 0.001 9 | 0.549 5 | 0.004 9 | 5/2 | 0.044 5/0.017 8 |
| 平 均 | 8.9 | 0.373 9 | 0.003 3 | 0.730 2 | 0.006 5 | 5/2 | 0.044 5/0.017 8 |

(4) $AFB_1$ *危险性特征描述*:$AFB_1$ 致原发性肝细胞癌(HCC)的风险以暴露量乘以危害程度计算。依据我国及欧盟标准的假设暴露量,得到不同乙肝阳性率水平下 $AFB_1$ 的风险值。依据我国标准,在 1%、5%、10%和 25%乙肝病毒阳性率水平下,$AFB_1$ 的风险分别为:0.96、1.85、2.89 和 6.16 例/($10^7$ 人·年);依据欧盟标准的风险为:0.39、0.74、1.16 和 2.46 例/($10^7$ 人·年)。依据我国标准允许风险程度的最大值,我国每千万人中就有六个人可能由于食用了污染 $AFB_1$ 的酱油而诱发 HCC,远高于欧盟标准的风险限值两人。对全国五省份酱油 $AFB_1$ 污染调查结果显示:在我国乙肝病毒感染率水平(10%)下,以 $AFB_1$ 含量五省平均值及 95%可信上限计算得到的风险分别为 0.21 例/($10^7$ 人·年)和 0.42 例/($10^7$ 人·年),远低于我国及欧盟限量值计算所得的风险(表 16-7)。

**表 16-7 我国酱油中黄曲霉毒素 $B_1$ 的安全风险情况** (引自孙秀兰,2010)

| 含量/(μg/kg) | 乙肝阳性率+/% | 平均危害程度 | $AFB_1$ 暴露量 | | $AFB_1$ 对肝癌发病率分先(癌症病例/每年·$10^7$) |
|---|---|---|---|---|---|
| | | | μg/(人·d) | ng/(kg·bw·d) | |
| 本次调查全国平均值 | 1 | 0.013 0 | 0.003 3 | 0.055 0 | 0.07 |
| | 5 | 0.025 0 | 0.003 3 | 0.055 0 | 0.14 |
| | 10 | 0.039 0 | 0.003 3 | 0.055 0 | 0.21 |
| | 25 | 0.083 0 | 0.003 3 | 0.055 0 | 0.46 |
| 全国平均值 95%可信上限 | 1 | 0.013 0 | 0.006 5 | 0.108 3 | 0.14 |
| | 5 | 0.025 0 | 0.006 5 | 0.108 3 | 0.27 |
| | 10 | 0.039 0 | 0.006 5 | 0.108 3 | 0.42 |
| | 25 | 0.083 0 | 0.006 5 | 0.108 3 | 0.90 |

续 表

| 含量 /(μg/kg) | 乙肝阳性率 +/% | 平均危害程度 | $AFB_1$暴露量 | | $AFB_1$对肝癌发病率分先(癌症病例/每年·$10^7$) |
|---|---|---|---|---|---|
| | | | μg/(人·d) | ng/(kg·bw·d) | |
| 依据我国标准的假设暴露量估计 | 1 | 0.013 0 | 0.044 5 | 0.741 7 | 0.96 |
| | 5 | 0.025 0 | 0.044 5 | 0.741 7 | 1.85 |
| | 10 | 0.039 0 | 0.044 5 | 0.741 7 | 2.89 |
| | 25 | 0.083 0 | 0.044 5 | 0.741 7 | 6.16 |
| 依据欧盟标准的假设暴露量估计 | 1 | 0.013 0 | 0.017 8 | 0.296 7 | 0.39 |
| | 5 | 0.025 0 | 0.017 8 | 0.296 7 | 0.74 |
| | 10 | 0.039 0 | 0.017 8 | 0.296 7 | 1.16 |
| | 25 | 0.083 0 | 0.017 8 | 0.296 7 | 2.46 |

注：每 ng / (kg·bw·d) $AFB_1$摄入量导致每年 1 000 000 人发生癌症的病例数;体重以 60 kg 计

**2. 危险性管理** 为了保护人类健康，提高生命质量，避免或者减少 $AFB_1$ 造成的危害，应针对我国现状采取相应的管理对策。危险性管理即风险管理包括：① 进一步强化膳食中 $AFB_1$ 过程控制和管理；② 增强消费者食品安全意识和自我保护能力，加强法律法规知识培训，采取综合控制技术防止 $AFB_1$ 的危害；③ 制定安全技术标准，增强对 $AFB_1$ 的监管力度；④ 落实监督和检查措施，加强各级、各部门切实制定并落实对本行政区域内的食品黄曲霉毒素监督管理计划。

**3. 危险性信息交流** $AFB_1$ 危险性信息交流需要危险性评估人员、危险性管理人员、消费者及其他有关团体在内的所有参与者之间相互交流意见。其目的是为了使所有的参与者理解和执行危险性管理的决策，提高整个危险性分析过程的效果。

## 四、结论

通过对酱油中 $AFB_1$ 的危险性分析得出：评估的五个省份中酱油中 $AFB_1$ 风险较低，总体安全性良好。但在各别省份中暴露量较高，对当地居民存在一定的危害性，应加强对其省份 $AFB_1$ 污染的控制，并进一步完善对酱油中 $AFB_1$ 的监管体系。

（宋 微）

### 思考题

1. 在制定食品有害物质限量标准之前要做哪些准备工作？
2. 从糖精钠的毒理学评价的案例中可以得到怎样的启示？
3. 结合本章节的案例，如何理解食品毒理学安全性与危险性？

# 参考文献

白新鹏. 食品安全危害及控制措施[M]. 北京：中国计量出版社，2010.

陈皑，周瑛，王萍亚，等. 气相色谱法测定蔬菜和水果中的有机磷残留农药[J]. 浙江工业大学学报，2004，32(5)：585－588.

陈炳卿. 营养与食品卫生学(第四版)[M]. 北京：人民卫生出版社，2001.

陈华艳，蔡永铭. 基于房室模型的药代动力学仿真[J]. 数理医药学杂志，2011，24(1)：1－4.

陈君石. 食品毒理学的新进展(综述)[J]. 中国食品卫生杂志，1995，7(2)：45－47.

陈叶桐，梁润. 不同源性食品性激素残留的检测方法浅析[J]. 广州化工，2012，40(11)：69－71.

丛绍强，阴冠程，张永波，等. PK－PD结合模型在药学研究中的应用[J]. 社区医学杂志，2005，3(2)：39－40.

戴伟，杜华华，傅玲琳，等. 同水平饲料铅对罗非鱼生长性能及组织中铅残留的影响[J]. 浙江大学学报，2009，3：345－349.

邓义才，殷秋妙，赵沛华. 果蔬中砷和汞残留检测方法的研究[J]. 广东农业科学，2006，1：81－82.

丁成翔，代汉慧，陈冬东. 六种着色剂毒性研究进展[J]. 检验检疫学刊，2009，19(2)：70－73.

方建龙，白雪涛，徐东群. 多环芳烃 DNA 加合物检测技术研究进展[J]. 环境与健康杂志，2012，29(1)：92－94.

顾祖维. 现代毒理学概论[M]. 北京：化学工业出版社，2005.

郭浩，王燕飞，邹明强，等. 农兽药多残留检测方法的研究进展[J]. 中国畜牧兽医，2012，39(1)：50－55.

韩池. 中国食品毒理学的现状和发展[J]. 中国食品卫生杂志，2003，15(6)：481－483.

韩佳寅，梁爱华. 全胚胎培养技术及其应用研究进展[J]. 中国中药杂志，2010，35(5)：549－553.

姜秋. 肉品中兽药残留的来源、危害及检测技术[J]. 肉类工业，2012，371(3)：44－47.

蒋士强，王静，张作芳. 加强以食品毒理学为核心的安全风险评估建立完善的食品标准体系和安全链[J]. 食品安全导刊，2011，(7)：80－82.

金泰廙. 毒理学基础[M]. 上海：复旦大学出版社，2003.

琚大伟，阮祥春，吴虹，等. 甲砜霉素残留检测研究进展[J]. 中国蜂业中旬刊，2011，62(7)：56－60.

李冰，李剑勇，周绪正，等. 动物性食品中兽药残留分析检测技术研究进展[J]. 畜牧与兽医，2012，44(5)：82－86.

李宏梁. 食品添加剂安全与应用[M]. 北京：化学工业出版社，2011.

李建科. 食品毒理学[M]. 北京：中国计量出版社，2009.

李宁. 国内食品安全性毒理学评价的现状和发展[J]. 毒理学杂志，2007，21(5)：368－370.

李勇. 营养与食品卫生学[M]. 北京：北京大学医学出版社，2005.

李悠慧. 我国食品毒理学发展 50 年[J]. 中国食品卫生杂志，1999，11(6)：5－7.

刘东涛，张涛，李明皓. 原发性肝细胞癌中黄曲霉素 B1－DNA 加合物暴露水平分析[J]. 宁夏医科大学学报，2012，34(4)：345－348，361.

刘洪波，谭宗庆，孙棉龄，吴德生. 大鼠全胚胎培养方法的建立及其在若干农药致畸研究中的应用[J]. 四川环境，1997，16(2)：21－25.

刘宁，沈明浩. 食品毒理学[M]. 北京：中国轻工业出版社，2005.

刘胜学，杨录军. 卫生毒理学实验教程[M]. 西安：第四军医大学出版社，2006.

刘树云. 三聚氰胺在蛋鸡体内残留和消除规律的研究[D]. 北京：中国农业科学院，2010.

马志科，昝林森. 黄曲霉毒素危害、检测方法及生物降解研究进展[J]. 动物医学进展，2009，30(9)：91－94.

彭少华，戴乾圜. DNA 加合物检测技术的进展[J]. 卫生毒理学杂志，1998，12(2)：119－122.

曲祖乙，刘靖. 食品分析与检验[M]. 北京：中国环境科学出版社，2006.

沈建忠. 动物毒理学[M]. 北京：中国农业出版社，2002.

石彦昌. 探讨食品安全快速检测技术的应用[J]. 医药前沿，2012，2(5)：282.

史贤明. 食品安全与卫生学(第五版)[M]. 北京：中国农业出版社，2009.

宋书锋. 保健食品中甜味剂的风险评估和限量标准的定制研究[D]. 北京：中国疾病预防控制中心硕士学位论文，2009.

孙雷，毕言锋，李丹，等. 猪肉中磺胺类药物残留检测能力验证分析[J]. 中国兽药杂志，2012，46(2)：23－26.

孙平，张津凤. 食品添加剂应用手册[M]. 北京：化学工业出版社，2011.

孙平. 食品添加剂[M]. 北京：中国轻工业出版社，2011.

孙秀兰，晏丽，徐丹，等. 酱油中黄曲霉毒素 $B_1$ 的风险评估. 中国微生态学杂志，2010，22(8)：748－753.

孙震. 简明食品毒理学[M]. 北京：化学工业出版社，2009.

谭培栋，周大庆，解丽霞，等. 食品药物残留检测中的样品前处理[J]. 山东畜牧兽医，2011，32(8)：93－94.

田永峰，侯宏卫，刘勇，等. 乙烯基 DNA 加合物检测技术研究[J]. 科技导报，2012，30(17)：73－79.

汪莉君，邵华. DNA加合物检测技术研究进展[J]. 中国公共卫生，2008，24(2)：187－188.
王枫，史永亮. 食品毒理学[M]. 西安：第四军医大学出版社，2003.
王利兵. 食品添加剂安全与检测[M]. 北京：科学出版社，2011.
王向东. 食品毒理学[M]. 南京：东南大学出版社，2007.
王心如. 毒理学基础(第4版)[M]. 北京：人民卫生出版社，2003.
王心如. 毒理学基础(第5版)[M]. 北京：人民卫生出版社，2007.
王心如. 毒理学基础(第6版)[M]. 北京：人民卫生出版社，2012.
王心如. 毒理学实验方法和技术[M]. 北京：人民卫生出版社，2003.
王心如. 毒理学试验方法与技术(第2版)[M]. 北京：人民卫生出版社，2007.
王心如. 毒理学试验方法与技术(第3版)[M]. 北京：人民卫生出版社，2012.
王雅楠，宋殿荣. 胚胎毒性体外试验的研究进展[J]. 国际生殖健康/计划生育杂志，2010，29(4)：277－280.
王颖. 同步筛检多种残留药物的免疫学检测方法的研究[D]. 长春：吉林大学硕士学位论文，2008.
王玉瑾. 滥用药物在动物体内的分布特征及毒物动力学研究[D]. 太原：山西医科大学，2007.
王张，李春雨，黄雷雷，等. 基于顶空气相色谱法研究急性酒精中毒小鼠的TK－TD相关性[J]. 中药药理与临床，2012，28(3)：46－48.
魏宏. 浅谈喹诺酮类兽药在动物食品中的残留检测方法[J]. 中国动物保健，2011，13(3)：34－35.
吴坤，孙长颢. 食用食品毒理学[M]. 哈尔滨：黑龙江科学技术出版社，1997.
吴坤. 营养与食品卫生学(第五版)[M]. 北京：人民卫生出版社，2007.
吴永宁. 现代食品安全科学[M]. 北京：化学工业出版社，2003.
夏春. 新型食品甜味剂的发展状况和检测、使用规范的探讨[J]. 现代农业科技，2006，9：205－206.
徐海滨. 食品安全性评价[M]. 北京：中国林业出版社，2008.
严卫星，丁晓雯. 食品毒理学[M]. 北京：中国农业大学出版社，2009.
杨慧赞. 苯并[a]芘在栉孔扇贝(Chlamys farreri)体内的毒代与毒效动力学研究[D]. 青岛：中国海洋大学硕士学位论文，2008.
姚群峰，徐顺清，周宜开，等. DNA加合物检测技术研究进展[J]. 国外医学(分子生物学分册)，2000，22(6)：329－333.
叶妮，周明霞，冯忠泽，等. 我国兽药残留标准现状和问题研究[J]. 农产品质量与安全，2011，(6)：29－31.
约翰-亭布瑞著. 庄胜雄译. 毒物魅影[M]. 桂林：广西师范大学出版社，2007.
张爱华，孙志伟. 毒理学基础[M]. 北京：科学出版社，2008.
张本忠，高小玲. 应用小鼠胚胎体外培养技术研究氟的胚胎发育毒性[J]. 兰州医学院学报，2004，30(1)：1-3.
张玉鑫. 天然防腐剂乳酸链球菌素的研究进展[J]. 农业科技与装备，2010，5：27－29.
赵旭壮，李明元. 动物性食品中磺胺类药物残留检测研究进展[J]. 中国食品卫生杂志，2012，24(3)：292－296.
郑波，李龙，石年，等. 螨胺磷在大鼠体内的代谢动力学研究[J]. 卫生毒理学杂志，1999，13(2)：98－101.
郑定仙. 我国食品毒理学回顾与展望[J]. 中国热带医学，2006，6(10)：1880－1881.
中华人民共和国国家标准《繁殖试验》GB15193. 15－2003.
中华人民共和国国家质量监督检验检疫总局. 食品安全性毒理学评价程序和方法[S]. 北京：中国标准出版社，2003.
周家华. 食品添加剂安全使用指南[M]. 北京：化学工业出版社，2011.
周宗灿. 毒理学教程(第三版)[M]. 北京：北京医科大学出版社，2006.
庄志雄. 毒理基因组学对毒理学发展的影响[J]. 毒理学杂志，2003，19(1)：5－8.
Ashauer R，Escher BI. Advantages of toxicokinetic and toxicodynamic modelling in aquatic ecotoxicology and risk assessment[J]. J Environ Monit，2010，12(11)：2056－2061.
Ashauer R，Hintermeister A，Caravatti I，et al. Toxicokinetic and toxicodynamic modeling explains carry-over toxicity from exposure to diazinon by slow organism recovery[J]. Environ Sci Technol，2010，44(10)：3963－3971.
Bogaards JJ，Freidig AP，van Bladeren PJ. Prediction of isoprene diepoxide levels *in vivo* in mouse，rat and man using enzyme kinetic data *in vitro* and physiologically-based pharmacokinetic modeling[J]. Chem Biol Interact，2001，138(3)：247－265.
Brown NA，Fabro S. Quantitation of rat embryonic development in vitro：a morphological scoring system[J]. Teraol，1981，24(1)：65－78.
Ciffroy P，Tanaka T，Johansson E，et al. Linking fate model in freshwater and PBPK model to assess human internal dosimetry of B(a)P associated with drinking water[J]. Environ Geochem Health，2011，33(4)：371－387.
Curtis D. Klaassen著. 黄吉武，周宗灿译. 毒理学-毒物的基础科学(第六版)[M]. 北京：人民卫生出版社，2005.
E. 霍奇森，等著. 江桂斌，汪海林，吕雪飞，等译. 现代毒理学(第三版)[M]. 北京：科学出版社，2011.
New DA. Whole embryo culture，teratogenesis and the estimation of teratological risk [J]. Teratology，1990，42(6)：635－642.
Wintermyer M，Skaidas A，Roy A，et al. The development of a physiologically-based pharmacokinetic model using the distribution of 2，3，7，8-tetrachlorodibenzo-p-dioxin in the tissues of the eastern oyster (Crassostrea virginica) [J]. Mar Environ Res，2005，60(2)：133－152.

# 附　　录

附表 1　霍恩氏法(Horn)$LD_{50}$值计算及其可信区间

附表 1 用于每组 5 只动物，其剂量递增公比为 $\sqrt[3]{10}$，意即 $10\times\sqrt[3]{10}=21.5$，$21.5\times\sqrt[3]{10}=46.4$……余此类推。此剂量系列排列如下：

$$\left.\begin{matrix}1.00\\2.15\\4.64\end{matrix}\right]\times 10^{t}\qquad t=0,\pm1,\pm2,\pm3\cdots$$

**附表 1　霍恩氏法(Horn)$LD_{50}$值计算及其可信区间(剂量递增法测定 $LD_{50}$ 计算用表 1)**

| 组 1　组 2　组 3　组 4<br>或<br>组 1　组 3　组 2　组 4 | | | | 剂量 1=0.464<br>剂量 2=1.00<br>剂量 3=2.15<br>剂量 4=4.64<br>$\times 10^{t}$ | | 剂量 1=1.00<br>剂量 2=2.15<br>剂量 3=4.64<br>剂量 4=10.0<br>$\times 10^{t}$ | | 剂量 1=2.15<br>剂量 2=4.64<br>剂量 3=10.0<br>剂量 4=21.5<br>$\times 10^{t}$ | |
|---|---|---|---|---|---|---|---|---|---|
| | | | | $LD_{50}$ | 95%可信限 | $LD_{50}$ | 95%可信限 | $LD_{50}$ | 95%可信限 |
| 0 | 0 | 3 | 5 | 2.00 | 1.37—2.91 | 4.30 | 2.95—6.26 | 9.26 | 6.36—13.5 |
| 0 | 0 | 4 | 5 | 1.71 | 1.26—2.33 | 3.69 | 2.71—5.01 | 7.94 | 5.84—10.8 |
| 0 | 0 | 5 | 5 | 1.47 | — | 3.16 | — | 6.81 | — |
| 0 | 1 | 2 | 5 | 2.00 | 1.23—3.24 | 4.30 | 2.65—6.98 | 9.26 | 5.70—15.0 |
| 0 | 1 | 3 | 5 | 1.71 | 1.05—2.78 | 3.69 | 2.27—5.99 | 7.94 | 4.89—12.9 |
| 0 | 1 | 4 | 5 | 1.47 | 0.951—2.27 | 3.16 | 2.05—4.88 | 6.81 | 4.41—10.5 |
| 0 | 1 | 5 | 5 | 1.26 | 0.926—1.71 | 2.71 | 2.00—3.69 | 5.84 | 4.30—7.94 |
| 0 | 2 | 2 | 5 | 1.71 | 1.01—2.91 | 3.69 | 2.17—6.28 | 7.94 | 4.67—13.5 |
| 0 | 2 | 3 | 5 | 1.47 | 0.862—2.50 | 3.16 | 1.86—5.38 | 6.81 | 4.00—13.5 |
| 0 | 2 | 4 | 5 | 1.26 | 0.775—2.05 | 2.71 | 1.69—4.41 | 5.84 | 3.60—9.50 |
| 0 | 2 | 5 | 5 | 1.08 | 0.741—1.57 | 2.33 | 1.60—3.99 | 5.01 | 3.44—7.30 |
| 0 | 3 | 3 | 5 | 1.26 | 0.740—2.14 | 2.71 | 1.59—4.62 | 5.84 | 3.43—9.95 |
| 0 | 3 | 4 | 5 | 1.03 | 0.665—1.75 | 2.33 | 1.43—3.78 | 5.01 | 3.08—8.14 |
| 1 | 0 | 3 | 5 | 1.96 | 1.22—3.14 | 4.22 | 2.63—6.76 | 9.09 | 5.66—14.6 |
| 1 | 0 | 4 | 5 | 1.62 | 1.07—2.43 | 3.48 | 2.31—5.24 | 7.50 | 4.98—11.3 |
| 1 | 0 | 5 | 5 | 1.33 | 1.05—1.70 | 2.87 | 2.26—3.65 | 6.19 | 4.87—7.87 |
| 1 | 1 | 2 | 5 | 1.96 | 1.06—3.60 | 4.22 | 2.29—7.75 | 9.09 | 4.94—16.7 |
| 1 | 1 | 3 | 5 | 1.62 | 0.866—3.01 | 3.48 | 1.87—6.49 | 7.50 | 4.02—16.7 |
| 1 | 1 | 4 | 5 | 1.33 | 0.737—2.41 | 2.87 | 1.59—5.20 | 6.19 | 3.42—11.2 |
| 1 | 1 | 5 | 5 | 1.10 | 0.661—1.83 | 2.37 | 1.42—3.95 | 5.11 | 3.07—8.51 |
| 1 | 2 | 2 | 5 | 1.62 | 0.818—3.19 | 3.48 | 1.76—6.37 | 7.50 | 3.80—14.8 |
| 1 | 2 | 3 | 5 | 1.33 | 0.658—2.70 | 2.87 | 1.42—5.82 | 6.19 | 3.05—12.5 |
| 1 | 2 | 4 | 5 | 1.10 | 0.550—2.20 | 2.37 | 1.19—4.74 | 5.11 | 2.55—10.2 |
| 1 | 3 | 3 | 5 | 1.10 | 0.523—2.32 | 2.37 | 1.13—4.99 | 5.11 | 2.43—10.8 |
| 2 | 0 | 3 | 5 | 1.90 | 1.00—3.58 | 4.08 | 2.16—7.71 | 8.80 | 4.66—16.6 |
| 2 | 0 | 4 | 5 | 1.47 | 0.806—2.67 | 3.16 | 1.74—5.76 | 6.81 | 3.74—12.4 |
| 2 | 0 | 5 | 5 | 1.14 | 0.674—1.92 | 2.45 | 1.45—4.13 | 5.28 | 3.13—8.89 |
| 2 | 1 | 2 | 5 | 1.90 | 0.839—4.29 | 4.08 | 1.81—9.23 | 8.80 | 3.89—19.9 |
| 2 | 1 | 3 | 5 | 1.47 | 0.616—3.50 | 3.16 | 1.33—7.53 | 6.81 | 2.86—16.2 |
| 2 | 1 | 4 | 5 | 1.14 | 0.466—2.77 | 2.45 | 1.00—5.98 | 5.28 | 2.16—12.9 |

续 表

| 组1 组2 组3 组4 或 组1 组3 组2 组4 | | | | 剂量1=0.464<br>剂量2=1.00<br>剂量3=2.15<br>剂量4=4.64 } ×10$^t$ | | 剂量1=1.00<br>剂量2=2.15<br>剂量3=4.64<br>剂量4=10.0 } ×10$^t$ | | 剂量1=2.15<br>剂量2=4.64<br>剂量3=10.0<br>剂量4=21.5 } ×10$^t$ | |
|---|---|---|---|---|---|---|---|---|---|
| | | | | $LD_{50}$ | 95%可信限 | $LD_{50}$ | 95%可信限 | $LD_{50}$ | 95%可信限 |
| 2 | 2 | 2 | 5 | 1.47 | 0.573—3.76 | 3.16 | 1.24—8.10 | 6.81 | 2.66—17.4 |
| 2 | 2 | 3 | 5 | 1.14 | 0.406—3.18 | 2.45 | 0.875—6.85 | 6.28 | 1.89—14.8 |
| 0 | 0 | 4 | 4 | 1.96 | 1.18—3.26 | 4.22 | 2.53—7.02 | 9.09 | 5.46—15.1 |
| 0 | 0 | 5 | 4 | 1.62 | 1.27—2.05 | 3.48 | 2.74—4.42 | 7.50 | 5.90—9.53 |
| 0 | 1 | 3 | 4 | 1.96 | 0.978—3.92 | 4.22 | 2.11—8.44 | 9.09 | 4.54—18.2 |
| 0 | 1 | 4 | 4 | 1.62 | 0.893—2.92 | 3.48 | 1.92—6.30 | 7.50 | 4.14—13.6 |
| 0 | 0 | 3 | 5 | 2.00 | 1.37—2.91 | 4.30 | 2.95—6.26 | 9.26 | 6.36—13.5 |
| 0 | 0 | 4 | 5 | 1.71 | 1.26—2.33 | 3.69 | 2.71—5.01 | 7.94 | 5.84—10.8 |
| 0 | 0 | 5 | 5 | 1.47 | — | 3.16 | — | 6.81 | — |
| 0 | 1 | 2 | 5 | 2.00 | 1.23—3.24 | 4.30 | 2.65—6.98 | 9.26 | 5.70—15.0 |
| 0 | 1 | 3 | 5 | 1.71 | 1.05—2.78 | 3.69 | 2.27—5.99 | 7.94 | 4.89—12.9 |
| 0 | 1 | 4 | 5 | 1.47 | 0.951—2.27 | 3.16 | 2.05—4.88 | 6.81 | 4.41—10.5 |
| 0 | 1 | 5 | 5 | 1.26 | 0.926—1.71 | 2.71 | 2.00—3.69 | 5.84 | 4.30—7.94 |
| 0 | 2 | 2 | 5 | 1.71 | 1.01—2.91 | 3.69 | 2.17—6.28 | 7.94 | 4.67—13.5 |
| 0 | 2 | 3 | 5 | 1.47 | 0.862—2.50 | 3.16 | 1.86—5.38 | 6.81 | 4.00—13.5 |
| 0 | 2 | 4 | 5 | 1.26 | 0.775—2.05 | 2.71 | 1.69—4.41 | 5.84 | 3.60—9.50 |
| 0 | 2 | 5 | 5 | 1.08 | 0.741—1.57 | 2.33 | 1.60—3.99 | 5.01 | 3.44—7.30 |
| 0 | 3 | 3 | 5 | 1.26 | 0.740—2.14 | 2.71 | 1.59—4.62 | 5.84 | 3.43—9.95 |
| 0 | 3 | 4 | 5 | 1.03 | 0.665—1.75 | 2.33 | 1.43—3.78 | 5.01 | 3.08—8.14 |
| 1 | 0 | 3 | 5 | 1.96 | 1.22—3.14 | 4.22 | 2.63—6.76 | 9.09 | 5.66—14.6 |
| 1 | 0 | 4 | 5 | 1.62 | 1.07—2.43 | 3.48 | 2.31—5.24 | 7.50 | 4.98—11.3 |
| 1 | 0 | 5 | 5 | 1.33 | 1.05—1.70 | 2.87 | 2.26—3.65 | 6.19 | 4.87—7.87 |
| 1 | 1 | 2 | 5 | 1.96 | 1.06—3.60 | 4.22 | 2.29—7.75 | 9.09 | 4.94—16.7 |
| 1 | 1 | 3 | 5 | 1.62 | 0.866—3.01 | 3.48 | 1.87—6.49 | 7.50 | 4.02—16.7 |
| 1 | 1 | 4 | 5 | 1.33 | 0.737—2.41 | 2.87 | 1.59—5.20 | 6.19 | 3.42—11.2 |
| 1 | 1 | 5 | 5 | 1.10 | 0.661—1.83 | 2.37 | 1.42—3.95 | 5.11 | 3.07—8.51 |
| 1 | 2 | 2 | 5 | 1.62 | 0.818—3.19 | 3.48 | 1.76—6.37 | 7.50 | 3.80—14.8 |
| 1 | 2 | 3 | 5 | 1.33 | 0.658—2.70 | 2.87 | 1.42—5.82 | 6.19 | 3.05—12.5 |
| 1 | 2 | 4 | 5 | 1.10 | 0.550—2.20 | 2.37 | 1.19—4.74 | 5.11 | 2.55—10.2 |
| 1 | 3 | 3 | 5 | 1.10 | 0.523—2.32 | 2.37 | 1.13—4.99 | 5.11 | 2.43—10.8 |
| 2 | 0 | 3 | 5 | 1.90 | 1.00—3.58 | 4.08 | 2.16—7.71 | 8.80 | 4.66—16.6 |
| 2 | 0 | 4 | 5 | 1.47 | 0.806—2.67 | 3.16 | 1.74—5.76 | 6.81 | 3.74—12.4 |
| 2 | 0 | 5 | 5 | 1.14 | 0.674—1.92 | 2.45 | 1.45—4.13 | 5.28 | 3.13—8.89 |
| 2 | 1 | 2 | 5 | 1.90 | 0.839—4.29 | 4.08 | 1.81—9.23 | 8.80 | 3.89—19.9 |
| 2 | 1 | 3 | 5 | 1.47 | 0.616—3.50 | 3.16 | 1.33—7.53 | 6.81 | 2.86—16.2 |
| 2 | 1 | 4 | 5 | 1.14 | 0.466—2.77 | 2.45 | 1.00—5.98 | 5.28 | 2.16—12.9 |
| 2 | 2 | 2 | 5 | 1.47 | 0.573—3.76 | 3.16 | 1.24—8.10 | 6.81 | 2.66—17.4 |
| 2 | 2 | 3 | 5 | 1.14 | 0.406—3.18 | 2.45 | 0.875—6.85 | 6.28 | 1.89—14.8 |
| 0 | 0 | 4 | 4 | 1.96 | 1.18—3.26 | 4.22 | 2.53—7.02 | 9.09 | 5.46—15.1 |
| 0 | 0 | 5 | 4 | 1.62 | 1.27—2.05 | 3.48 | 2.74—4.42 | 7.50 | 5.90—9.53 |
| 0 | 1 | 3 | 4 | 1.96 | 0.978—3.92 | 4.22 | 2.11—8.44 | 9.09 | 4.54—18.2 |
| 0 | 1 | 4 | 4 | 1.62 | 0.893—2.92 | 3.48 | 1.92—6.30 | 7.50 | 4.14—13.6 |

附表2 霍恩氏法(Horn)$LD_{50}$值计算及其可信区间

附表2用于每组5只动物，其剂量递增公比为$\sqrt{10}$，意即$10\times\sqrt{10}=31.6$，$31.6\times\sqrt{10}=100$……余此类推。此剂量序列可排列如下：

$$\left.\begin{matrix}1.00\\3.16\end{matrix}\right\}\times10^t \qquad t=0,\pm1,\pm2,\pm3\cdots$$

**附表 2 霍恩氏法(Horn)$LD_{50}$值计算(剂量递增法测定$LD_{50}$计算用表 2)**

| 组1 组2 组3 组4<br>或<br>组1 组3 组2 组4 | | | | 剂量1=0.316<br>剂量2=1.00<br>剂量3=3.16<br>剂量4=10.0 } ×10$^t$ | | 剂量1=1.00<br>剂量2=3.16<br>剂量3=10.0<br>剂量4=31.6 } ×10$^t$ | |
|---|---|---|---|---|---|---|---|
| | | | | $LD_{50}$ | 95%可信限 | $LD_{50}$ | 95%可信限 |
| 0 | 0 | 3 | 5 | 2.82 | 1.60—4.95 | 8.91 | 5.07—15.7 |
| 0 | 0 | 4 | 5 | 2.24 | 1.41—3.55 | 7.08 | 4.47—11.2 |
| 0 | 0 | 5 | 5 | 1.78 | — | 5.62 | — |
| 0 | 1 | 2 | 5 | 2.82 | 1.36—5.84 | 8.91 | 4.30—18.5 |
| 0 | 1 | 3 | 5 | 2.24 | 1.08—4.64 | 7.08 | 3.42—14.7 |
| 0 | 1 | 4 | 5 | 1.78 | 0.927—3.41 | 5.62 | 2.93—10.8 |
| 0 | 1 | 5 | 5 | 1.41 | 0.891—2.24 | 4.47 | 2.82—7.08 |
| 0 | 2 | 2 | 5 | 2.24 | 1.01—4.97 | 7.08 | 3.19—15.7 |
| 0 | 2 | 3 | 5 | 1.78 | 0.801—3.95 | 5.62 | 2.53—12.5 |
| 0 | 2 | 4 | 5 | 1.41 | 0.682—2.93 | 4.47 | 2.16—9.25 |
| 0 | 2 | 5 | 5 | 1.12 | 0.638—1.97 | 3.55 | 2.02—6.24 |
| 0 | 3 | 3 | 5 | 1.41 | 0.636—3.14 | 4.47 | 2.01—9.92 |
| 0 | 3 | 4 | 5 | 1.12 | 0.542—2.32 | 3.55 | 1.71—7.35 |
| 1 | 0 | 3 | 5 | 2.74 | 1.35—5.56 | 8.66 | 4.26—17.6 |
| 1 | 0 | 4 | 5 | 2.05 | 1.11—3.80 | 6.49 | 3.51—12.0 |
| 1 | 0 | 5 | 5 | 1.54 | 1.07—2.21 | 4.87 | 3.40—6.98 |
| 1 | 1 | 2 | 5 | 2.74 | 1.10—6.82 | 8.66 | 3.48—21.6 |
| 1 | 1 | 3 | 5 | 2.05 | 0.806—5.23 | 6.49 | 2.55—16.5 |
| 1 | 1 | 4 | 5 | 1.54 | 0.632—3.75 | 4.87 | 2.00—11.9 |
| 1 | 1 | 5 | 5 | 1.15 | 0.537—2.48 | 3.65 | 1.70—7.85 |
| 1 | 2 | 2 | 5 | 2.05 | 0.740—5.70 | 6.49 | 2.34—18.0 |
| 1 | 2 | 3 | 5 | 1.54 | 0.534—4.44 | 4.87 | 1.69—14.1 |
| 1 | 2 | 4 | 5 | 1.15 | 0.408—3.27 | 3.65 | 1.29—10.3 |
| 1 | 3 | 3 | 5 | 1.15 | 0.378—3.53 | 3.65 | 1.20—11.2 |
| 2 | 0 | 3 | 5 | 2.61 | 1.01—6.77 | 8.25 | 3.18—21.4 |
| 2 | 0 | 4 | 5 | 1.78 | 0.723—4.37 | 5.62 | 2.29—13.8 |
| 2 | 0 | 5 | 5 | 1.21 | 0.554—2.65 | 3.83 | 1.75—8.39 |
| 2 | 1 | 2 | 5 | 2.61 | 0.768—8.87 | 8.25 | 2.43—28.1 |
| 2 | 1 | 3 | 5 | 1.78 | 0.484—6.53 | 5.62 | 1.53—20.7 |
| 2 | 1 | 4 | 5 | 1.21 | 0.318—4.62 | 3.83 | 1.00—14.6 |
| 2 | 2 | 2 | 5 | 1.78 | 0.434—7.28 | 5.62 | 1.37—23.0 |
| 2 | 2 | 3 | 5 | 1.21 | 0.259—5.67 | 3.83 | 0.819—17.9 |
| 0 | 0 | 4 | 4 | 2.74 | 1.27—5.88 | 8.66 | 4.03—18.6 |
| 0 | 0 | 5 | 4 | 2.05 | 1.43—2.94 | 6.49 | 4.53—9.31 |
| 0 | 1 | 3 | 4 | 2.74 | 0.968—7.75 | 8.66 | 3.06—24.5 |
| 0 | 1 | 4 | 4 | 2.05 | 0.843—5.00 | 6.49 | 2.67—15.8 |
| 0 | 1 | 5 | 4 | 1.54 | 0.833—2.85 | 4.87 | 2.63—9.01 |
| 0 | 2 | 2 | 4 | 2.74 | 0.896—8.37 | 8.66 | 2.83—26.5 |
| 0 | 2 | 3 | 4 | 2.05 | 0.711—5.93 | 6.49 | 2.25—18.7 |
| 0 | 2 | 4 | 4 | 1.54 | 0.604—3.92 | 4.87 | 1.91—12.4 |
| 0 | 2 | 5 | 4 | 1.15 | 0.568—2.35 | 3.65 | 1.80—7.42 |
| 0 | 3 | 3 | 4 | 1.54 | 0.555—4.27 | 4.87 | 1.76—13.5 |
| 0 | 3 | 4 | 4 | 1.15 | 0.463—2.88 | 3.65 | 1.47—9.10 |
| 1 | 0 | 4 | 4 | 2.61 | 0.953—7.15 | 8.25 | 3.01—22.6 |
| 1 | 0 | 5 | 4 | 1.78 | 1.03—3.06 | 5.62 | 3.27—9.68 |
| 1 | 1 | 3 | 4 | 2.61 | 0.658—10.4 | 8.25 | 2.08—32.7 |
| 1 | 1 | 4 | 4 | 1.78 | 0.528—5.98 | 5.62 | 1.67—18.9 |
| 1 | 1 | 5 | 4 | 1.21 | 0.442—3.32 | 3.83 | 1.40—10.5 |
| 1 | 2 | 2 | 4 | 2.61 | 0.594—11.5 | 8.25 | 1.88—36.3 |

续 表

| 组1 组2 组3 组4<br>或<br>组1 组3 组2 组4 | | | | 剂量1=0.316<br>剂量2=1.00<br>剂量3=3.16<br>剂量4=10.0<br>$\times 10^t$ | | 剂量1=1.00<br>剂量2=3.16<br>剂量3=10.0<br>剂量4=31.6<br>$\times 10^t$ | |
|---|---|---|---|---|---|---|---|
| | | | | $LD_{50}$ | 95%可信限 | $LD_{50}$ | 95%可信限 |
| 1 | 2 | 3 | 4 | 1.78 | 0.423—7.48 | 5.62 | 1.34—23.6 |
| 1 | 2 | 4 | 4 | 1.21 | 0.305—4.80 | 3.83 | 0.966—15.2 |
| 1 | 3 | 3 | 4 | 1.21 | 0.276—5.33 | 3.83 | 0.871—16.8 |
| 2 | 0 | 4 | 4 | 2.37 | 0.539—10.4 | 7.50 | 1.70—33.0 |
| 2 | 0 | 5 | 4 | 1.33 | 0.446—3.99 | 4.22 | 1.41—12.6 |
| 2 | 1 | 3 | 4 | 2.37 | 0.307—18.3 | 7.50 | 0.970—58.0 |
| 2 | 1 | 4 | 4 | 1.33 | 0.187—9.49 | 4.22 | 0.592—30.0 |
| 2 | 2 | 2 | 4 | 2.37 | 0.262—21.4 | 7.50 | 0.830—67.8 |
| 2 | 2 | 3 | 4 | 1.33 | 0.137—13.0 | 4.22 | 0.433—41.0 |
| 0 | 0 | 5 | 3 | 2.61 | 1.19—5.71 | 8.25 | 3.77—18.1 |
| 0 | 1 | 4 | 3 | 2.61 | 0.684—9.95 | 8.25 | 2.16—31.5 |
| 0 | 1 | 5 | 3 | 1.78 | 0.723—4.37 | 5.62 | 2.29—13.8 |
| 0 | 2 | 3 | 3 | 2.61 | 0.558—12.2 | 8.25 | 1.76—38.6 |
| 0 | 2 | 4 | 3 | 1.78 | 0.484—6.53 | 5.62 | 1.53—20.7 |
| 0 | 2 | 5 | 3 | 1.21 | 0.467—3.14 | 3.83 | 1.48—9.94 |
| 0 | 3 | 3 | 3 | 1.78 | 0.434—7.28 | 5.62 | 1.37—23.0 |
| 0 | 3 | 4 | 3 | 1.21 | 0.356—4.12 | 3.83 | 1.13—13.0 |
| 1 | 0 | 5 | 3 | 2.37 | 0.793—7.10 | 7.50 | 2.51—22.4 |
| 1 | 1 | 4 | 3 | 2.37 | 0.333—16.9 | 7.50 | 1.05—53.4 |
| 1 | 1 | 5 | 3 | 1.33 | 0.303—5.87 | 4.22 | 0.958—18.6 |
| 1 | 2 | 3 | 3 | 2.37 | 0.244—23.1 | 7.50 | 0.771—73.0 |
| 1 | 2 | 4 | 3 | 1.33 | 0.172—10.3 | 4.22 | 0.545—32.6 |
| 1 | 3 | 3 | 3 | 1.33 | 0.148—12.1 | 4.22 | 0.467—38.1 |

**附表 3 计算哺乳动物相对剂量参考值**

| 物 种 | 平均寿命/a | 体重/kg | 食物消耗/g/d | 食物消耗因子* | 水消耗/(ml/d) | 呼吸率/($m^3$/d) |
|---|---|---|---|---|---|---|
| 人 | 70 | 70 | 2 000 | 0.028 | 1 400 | 20 |
| 小鼠 | 1.5—2 | 0.03 | 4 | 0.13 | 6 | 0.052 |
| 大鼠 | 2 | 0.35 | 18 | 0.05 | 50 | 0.29 |
| 地鼠 | 2.4 | 0.14 | 12 | 0.083 | 27 | 0.13 |
| 豚鼠 | 4.5 | 0.84 | 34 | 0.040 | 200 | 0.40 |
| 兔 | 7.8 | 3.8 | 186 | 0.049 | 410 | 2 |
| 猫 | 17 | 3 | 90 | 0.030 | 220 | 1.2 |
| 犬 | 12 | 12.7 | 318 | 0.025 | 610 | 4.3 |
| 恒河猴 | 18 | 8 | 320 | 0.040 | 530 | 5.4 |

*食物消耗/体重/天。据 US EPA,1985.

**附表 4 哺乳动物计算体表面积常数**

| 物 种 | 常 数 (K) |
|---|---|
| 大鼠 | 9.6 |
| 小鼠 | 9.0 |
| 兔 | 10.0 |
| 豚鼠 | 9.0 |
| 猴 | 11.8 |
| 犬 | 11.0 |
| 猫 | 8.7 |

注：$A=KW^{2/3}$，A=体表面积($cm^2$)，K=常数，W=体重(g)。

**附表 5　人和动物间按体表面积折算的等效剂量比率表**

| | 小鼠(20 g) | 大鼠(200 g) | 豚鼠(400 g) | 兔(1.5 kg) | 猫(2.0 kg) | 猴(4.0 kg) | 犬(12.0 kg) | 成人(70.0 kg) |
|---|---|---|---|---|---|---|---|---|
| 小鼠 20 g | 1.0 | 7.0 | 12.25 | 27.8 | 29.7 | 64.1 | 124.2 | 387.9 |
| 大鼠 200 g | 0.14 | 1.0 | 1.74 | 3.9 | 4.2 | 9.2 | 17.8 | 56.0 |
| 豚鼠 400 g | 0.08 | 0.57 | 1.0 | 2.25 | 2.4 | 5.2 | 10.2 | 31.5 |
| 兔 1.5 kg | 0.04 | 0.25 | 0.44 | 1.0 | 1.08 | 2.4 | 4.5 | 14.2 |
| 猫 2.0 kg | 0.03 | 0.23 | 0.41 | 0.92 | 1.0 | 2.2 | 4.1 | 13.0 |
| 猴 4.0 kg | 0.016 | 0.11 | 0.19 | 0.42 | 0.45 | 1.0 | 1.9 | 6.1 |
| 犬 12.0 kg | 0.008 | 0.06 | 0.10 | 0.22 | 0.23 | 0.52 | 1.0 | 3.1 |
| 人 70.0 kg | 0.002 6 | 0.018 | 0.031 | 0.07 | 0.078 | 0.16 | 0.32 | 1.0 |

**附表 6　实验动物与人体的每公斤体重等效剂量折算系数 W 表**

| 物种 | 小鼠(0.02 kg) | 大鼠(0.2 kg) | 豚鼠(0.4 kg) | 兔(1.5 kg) | 猫(2 kg) | 犬(12 kg) | 成人(60 kg) |
|---|---|---|---|---|---|---|---|
| 小鼠(0.02 kg) | 1.0 | 1.4 | 1.6 | 2.7 | 3.2 | 4.8 | 9.01 |
| 大鼠(0.2 kg) | 0.7 | 1.0 | 1.14 | 1.88 | 2.3 | 3.6 | 6.25 |
| 豚鼠(0.4 kg) | 0.61 | 0.87 | 1.0 | 1.65 | 2.05 | 3.0 | 5.55 |
| 兔(1.5 kg) | 0.37 | 0.52 | 0.6 | 1.0 | 1.23 | 1.76 | 3.30 |
| 猫(2 kg) | 0.30 | 0.42 | 0.48 | 0.81 | 1.0 | 1.44 | 2.70 |
| 犬(12 kg) | 0.21 | 0.28 | 0.34 | 0.56 | 0.68 | 1.0 | 1.88 |
| 成人(60 kg) | 0.11 | 0.16 | 0.18 | 0.304 | 0.371 | 0.531 | 1.0 |

**附表 7　推荐的受试物给以容量(ml/kg)**

| 途径 | 灌胃 | | 经皮 | | IV | | IP | | SC | | IM | | 鼻 a | |
|---|---|---|---|---|---|---|---|---|---|---|---|---|---|---|
| 物种 | 常用 | 限量 | 常用 | 限量 | 常用 | 限量 | 常用 | 限量 | 常用 | 限量 | 常用 | 限量 | 常用 | 限量 |
| 小鼠 | 10 | 20～50 | — | — | 5 | 15～25 | 5～10 | 30～50 | 1～5 | 10～20 | 0.1 | 0.5～1 | — | — |
| 大鼠 | 10 | 20～50 | 2 | 6 | 1～5 | 10～20 | 5～10 | 10～20 | 1 | 10～20 | 0.1～1 | 1～10 | 0.1 | 0.2 |
| 兔 | 10 | 10～20 | 2 | 8 | 1～3 | 5～10 | — | 1～2.5 | 5～10 | 0.1～0.5 | 1 | 0.2 | 1 | |
| 犬 | 10 | 10～20 | — | 1 | 5～10 | 3 | 5 | 0.5 | 1～2 | 0.1～0.2 | 1 | 0.2 | 2 | |
| 猴 | 10 | 10 | — | 1 | 5～10 | 3 | 5 | 0.5 | 1～2 | 0.1～0.5 | 1 | 0.2 | 1 | |

注：IV：静脉推注；IP：腹腔注射；SC：皮下注射；IM：肌肉注射(一般指臀大肌)；a 滴鼻量：ml/动物，1/2 量/鼻孔。

**附表 8　推荐的最大给药/染毒容量/(ml/kg)**

| 物　种 | 灌胃 | IV | IP | IM | SC | ID |
|---|---|---|---|---|---|---|
| 小鼠 | 20 | 10 | 20 | 0.05/只 | 20 | 0.5 |
| 大鼠 | 20 | 5 | 10 | 0.1/只 | 5 | 0.5 |
| 豚鼠 | 20 | 5 | 10 | 0.1/只 | 5 | 0.5 |
| 兔 | 10 | 2 | 4 | 0.25 | 1 | 0.5 |
| 犬 | 10 | 2.5 | 1 | 0.25 | 1 | 0.5 |
| 灵长类 | 10～15 | 2～2.5 | — | 0.5 | 2 | 0.5 |

**附表 9　推荐的体内实验常用溶剂和赋型剂**

1. 丙酮(acetone)：大鼠经口 $LD_{50}$ 为 10.7 mg/kg，重复用于皮肤可脱脂。用于皮肤和经口，经口限量为 5 ml/kg。
2. 羧甲基纤维素(carboxyl methyl cellulose，CMC)：惰性。0.1%～5%水溶液，用于经口。
3. 玉米油(corn oil)：用于经口、皮肤、阴道、皮下。
4. 二甲基甲酰胺(N，N-dimethylformamide，DMFO)：大鼠经口 $LD_{50}$ 为 7.6 ml/kg，对原代细胞无细胞毒性。用于经口、皮肤、ip、iv(浓度最高为 1%)。
5. 二甲基亚砜(dimethyl sulfoxide，DMSO)：大鼠经口 $LD_{50}$ 17.9 ml/kg，小鼠腹腔注射 $LD_{50}$ 11.6 ml/kg。重复用于皮肤可脱脂，对原代细胞无细胞毒性。用于所有的途径，浓度达 5%可增强吸收。
6. 乙醇(ethanol)：大鼠经口 $LD_{50}$ 为 7.6 ml/kg，小鼠静脉推注 $LD_{50}$ 为 11.6 ml/kg。用于皮肤和经口，低浓度可用于其他用途。经口限量为5 ml/kg。

续 表

7. 甘油、丙三醇(glycerol)：大鼠经口 $LD_{50}$为 20 ml/kg。用于经口、皮肤、IP、IV(其水溶液)。
8. 阿拉伯胶(gum arabic)：惰性。经口，作为稀释或增粘剂。
9. 乳糖(lactose)：经口，作为稀释剂，以降低刺激性。
10. 甲基纤维素(methyl cellulose)：惰性。0.1%～5%水溶液，用于经口。
11. 甲基乙基酮，丁酮(methyl ethyl ketone，MEK)：大鼠经口 $LD_{50}$为 6.86 ml/kg，重复用于皮肤可脱脂。
12. 凡士林油(mineral oil；liquid petrolatum)：经口、阴道、直肠、皮肤，用作悬浮剂。
13. 橄榄油(olive oil)：经口。
14. 花生油(peanut oil/arachis oil)：经口、皮肤、阴道、直肠、皮下和肌肉注射。
15. 凡士林(petrolatum/vaseline/petroleum jelly)：惰性。皮肤、阴道、直肠。
16. 聚乙二醇-400(polyethylene glycol-400，PEG400)：小鼠经口 $LD_{50}$为 27.3 ml/kg，大鼠经口 $LD_{50}$为 30 ml/kg。用于经口，作助溶剂。
17. 生理盐水(saline)：除皮肤和眼周围外，所有的途径。
18. 吐温 80(tween 80)：用于经口，作助溶剂。
19. 水(water)：所有的途径，首选。

**附表 10　血液学参数的稳定性(4 ℃)**

| 血液学参数 | 时间 |
|---|---|
| 红细胞计数 | 2 d |
| 白细胞计数 | 3 d |
| 网织红细胞计数 | 1 d |
| 血小板计数 | 2～4 h |
| 血红蛋白 | 7 d |
| 红细胞比容 | 2～4 h |

**附表 11　血液试验样品的稳定性**

| 临床化学参数 | 稳定时间/温度 | | |
|---|---|---|---|
| | 室温(37 ℃) | 冷藏(4 ℃) | 冷冻(－20 ℃) |
| 白蛋白 | 4 d | 30 d | 稳定 |
| 碱性磷酸酶(ALP) | 2 d | 7 d | 稳定 |
| 天冬酸氨基转移酶(AST) | 4 d | 14 d | 稳定 |
| 胆红素(避光) | 2 d | 4～7 d | 90 d |
| 钙 | 7 d | 稳定 | 稳定 |
| 氯化物 | 7 d | 7 d | 稳定 |
| 胆固醇 | 7 d | 7＋d | 稳定 |
| 肌酸磷酸激酶 | 48 h | 7 d | 稳定 |
| 肌酐 | 1 d | 1 d | 稳定 |
| 球蛋白 | 4 d | 30 d | 稳定 |
| 葡萄糖 | 1 h | 2 d | 稳定 |
| 乳酸脱氢酶 | 7 d | 不稳定 | 不稳定 |
| 钾 | 14 d | 30 d | 稳定 |
| 蛋白质 | 7 d | 30 d | 稳定 |
| 钠 | 14 d | 30 d | 稳定 |
| 甘油三酯 | 4 d | 7＋d | 稳定 |
| 尿素氮 | 3～5 d | 7 d | 稳定 |
| 尿酸 | 3 d | 3～5 d | 稳定 |